AF277733

CORAZÓN, ENVEJECIMIENTO Y EJERCICIO

Educació. Materials 123

Antonio Manuel Alberola Aguilar, Iván de Amo Galán, Óscar Julián Arias Mutis, Carlos Bertolín Boronat, Vicente Bodí Peris, Lourdes Bondanza Saavedra, Consuelo Borrás Blasco, Conrado Calvo Saiz, Joaquín Cánoves Femenía, Francisco Javier Chorro Gascó, Elena de Dios Lluch, Eloy Domínguez Mafé, Rafael de la Espriella Juan, José Antonio Ferrero Cabedo, Ángel Ferrero de Loma Osorio, Cristina Flor Rufino, Sergio García Blas, Elisa García Tercero, Patricia Genovés Martínez, María Carmen Gómez-Cabrera, José Jalife, Magdalena Linge Martín, Luis Mainar Latorre, Víctor Marcos Garcés, Ángel Martínez Brotons, Héctor Merenciano González, Fernando Millán-Domingo, Gema Miñana Escrivá, Gonzalo Núñez Marín, Julio Núñez Villota, Patricia Palau Sampio, Ricardo Ruiz-Granell, Amparo Ruiz Saurí, Guillermo Sáez Tormo, Juan Miguel Sánchez Gómez, Juan Sanchis Forés, Enrique Santas Olmeda, Luis Such Belenguer, Luis Such Miquel, Francisco José Tarazona Santabalbina, Isabel Trapero Gimeno, Carlos Vergara Uzcátegui, José Viña Ribes, Manuel Zarzoso Muñoz

CORAZÓN, ENVEJECIMIENTO Y EJERCICIO

*Francisco Javier Chorro Gascó,
José Viña Ribes, eds.*

UNIVERSITAT DE VALÈNCIA

Colección: Educació. Materials

FOTOCOPIAR LIBROS
NO ES LEGAL

Esta publicación no puede ser reproducida, ni total ni parcialmente, ni registrada en, o transmitida por, un sistema de recuperación de información, en ninguna forma ni por ningún medio, ya sea fotomecánico, fotoquímico, electrónico, por fotocopia o por cualquier otro, sin el permiso previo de la editorial.

© Del texto: los autores y las autoras, 2026
© De esta edición: Universitat de València, 2026

Coordinación editorial: Maite Simón
Corrección: David Lluch
Maquetación: Celso Hernández de la Figuera
Diseño de la cubierta: Celso Hernández de la Figuera

ISBN: 978-84-1118-676-6 (papel)
ISBN: 978-84-1118-677-3 (ePub)
ISBN: 978-84-1118-678-0 (PDF)
Depósito legal: V-226-2026

Imprenta: Ulzama Digital

Índice general

Prefacio

Francisco Javier Chorro Gascó
José Viña Ribes

Los datos demográficos globales muestran el progresivo envejecimiento de la población. En España, según los datos del Instituto Nacional de Estadística, el porcentaje de personas con edad igual o mayor a 65 años ha ido aumentando progresivamente desde el 10,20 % en 1975, al 16,53 % en 2000 y al 20,42 % en 2024. Así mismo, el índice de envejecimiento, es decir, el porcentaje de población de 60 años o más con respecto a la población de edad inferior a 16 años, ha aumentado desde el 34,99 % en 1975, al 103,33 % en 2000 y al 142,35 % en 2024 (fig. 1). Estos cambios demográficos van unidos al aumento de la esperanza de vida al nacer, que en la actualidad es de 83,77 años (mujeres: 86,34 años, hombres: 81,11 años), mientras que en 1975 era de 73,44 años (mujeres: 76,25 años; hombres: 70,53 años).

Los datos proporcionados por la OMS correspondientes a la población mundial muestran que, en 2020, el número de personas de edad igual o mayor a 60 años sobrepasaba al de las de edad inferior a 5 años. Las estimaciones indican que entre 2015 y 2050 la proporción de personas de edad igual o mayor a 60 años aumentará desde el 12 hasta el 22 %. La población de esta franja de edad aumentará desde 1.000 millones en 2020 a 1.400 millones en 2030 y en 2050 se duplicará la cifra de 2020. También se ha calculado que el número de personas de edad igual o mayor a 80 años se triplicará entre 2020 y 2050, para alcanzar los 426 millones. Entre los factores que se relacionan con estos cambios demográficos y con el progresivo aumento de la esperanza de vida de la población se encuentran la disminución de la mortalidad por enfermedades transmisibles, la reducción de la mortalidad infantil y cambios sostenidos en las tasas de natalidad.

Por otra parte, el envejecimiento se caracteriza por una disminución progresiva de las funciones fisiológicas y de la capacidad de adaptación del organismo al medio que le rodea. A nivel poblacional plantea retos diversos que abarcan, entre otras, cuestiones económicas, laborales y sanitarias. Las necesidades de atención sanitaria, de sistemas sociales de apoyo y de cuidados familiares y comunitarios irán aumentando y es imprescindible afrontar estos retos de manera eficaz para asegurar el bienestar de la población en todas las franjas de edad.

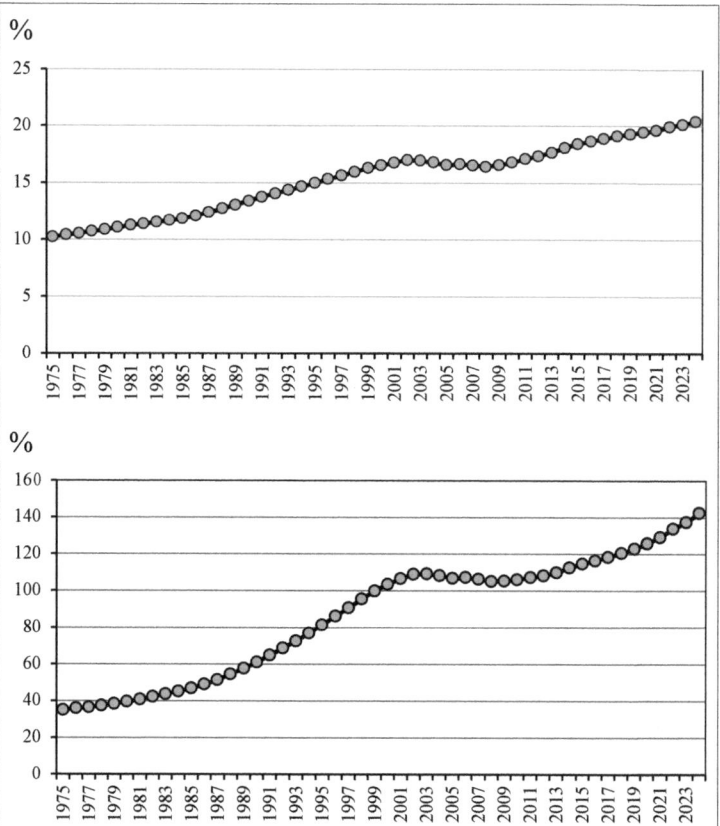

Fig. 1 Cambios demográficos indicadores del envejecimiento de la población en España desde 1975 hasta 2024. *Arriba*: porcentaje de población cuya edad es igual o mayor a 65 años. *Abajo*: índice de envejecimiento. *Fuente*: Instituto Nacional de Estadística.

  La mayor longevidad de la población es el resultado de cambios positivos en las condiciones de vida y refleja los avances y las mejoras en múltiples aspectos que afectan a la vida cotidiana de las personas, entre ellos mejoras en la nutrición, en la salubridad, en la sanidad, en la lucha contra las enfermedades, en las condiciones laborales o en los sistemas de protección social. Estos avances, que hacen posible aumentar la esperanza de vida, a su vez se acompañan de un incremento de condiciones que, inevitablemente, acompañan al envejecimiento, entre ellas diversas enfermedades no transmisibles y enfermedades degenerativas que, como ocurre con las enfermedades cardiovasculares (ECV), constituyen la principal causa de muerte tanto en España (fig. 2) como a nivel global. Para las próximas décadas se calcula un claro aumento de su prevalencia, así como de la morbimortalidad asociada a ellas. A nivel mundial se prevén 20,5 millones de muertes por ECV en 2025 y 35,6 millones en 2050.

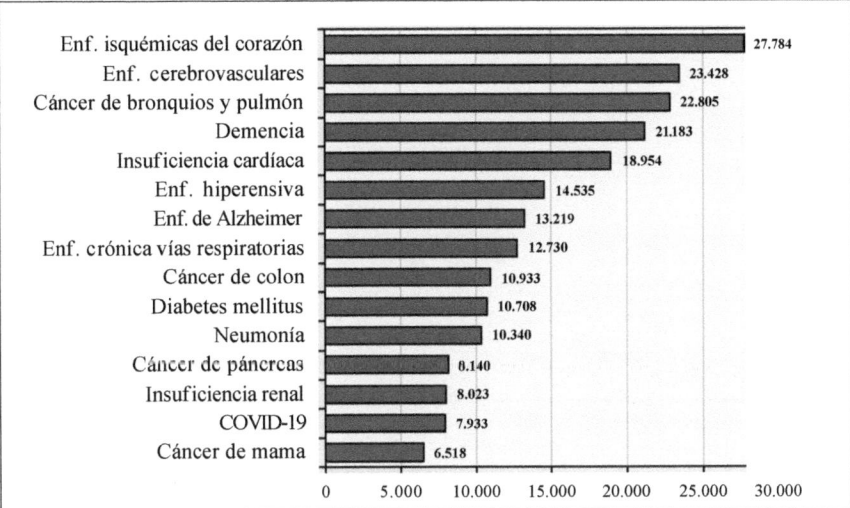

Fig. 2 Principales causas de muerte en España (2023). *Fuente*: Instituto Nacional de Estadística.

Un aspecto muy importante relacionado con el aumento de la expectativa de vida es el incremento de la fragilidad, que, si no se trata, lleva a la dependencia. La figura 3 muestra el porcentaje de personas de más de 65 años que serán dependientes con el paso de los años. Los datos son de Eurostat en su reunión en Lisboa en 2000. La predicción se ha cumplido y en España, hoy, el 30 % de los mayores de 65 años son dependientes. La predicción es que, en 2050, lo serán el 50 %. El enorme desgaste personal y el gasto económico de este hecho nos deben mover a tomar las medidas que se pueda para disminuir la dependencia. El ejercicio controlado, personalizado, multicomponente y social es una de las más eficaces medidas para lograr disminuir el número de personas dependientes.

La prevención y el control de las enfermedades no transmisibles constituyen una de las prioridades de los programas de salud pública. En esta prevención juegan un papel relevante las conductas individuales y los hábitos de vida. La reducción de los denominados factores de riesgo abarca cuestiones como la alimentación saludable, la actividad física o el control de la hipertensión, de la diabetes, de la obesidad y el sobrepeso, el tabaquismo o el consumo excesivo de alcohol. Los programas de intervención para mejorar la salud incluyen la promoción de cambios en la conducta y en los hábitos de vida, además de actuaciones terapéuticas encaminadas a controlar factores de riesgo concretos, todo ello con la finalidad de disminuir el deterioro funcional y reducir o evitar las manifestaciones clínicas y las limitaciones asociadas a estas.

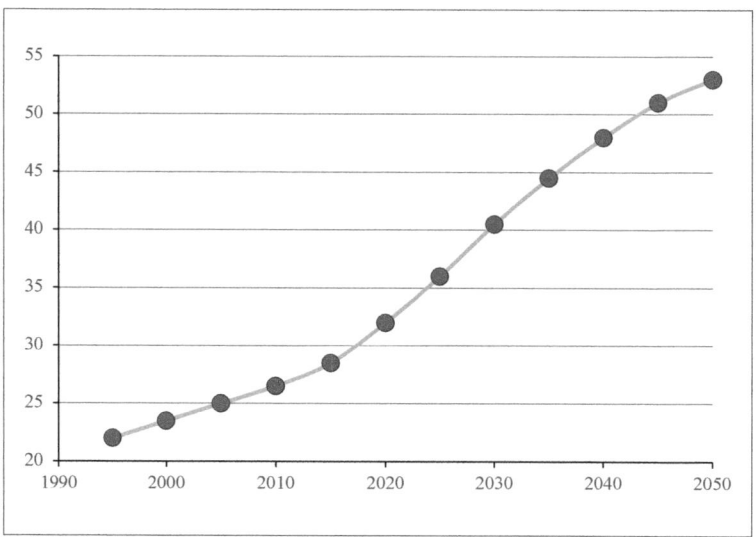

Fig. 3   Estimación del porcentaje de personas mayores de 65 años dependientes. *Fuente*: Eurostat, reunión de Lisboa 2000.

Entre los factores que más influyen en la disminución de la capacidad funcional asociada al envejecimiento se encuentra la inactividad física. El ejercicio se relaciona con efectos beneficiosos en diversas áreas. Grados ligeros de actividad física ya son provechosos y su realización se debe adaptar a las características de cada persona. Los beneficios se concretan en la disminución del riesgo de padecer enfermedades como la cardiopatía isquémica, los accidentes cerebrovasculares, el cáncer y la diabetes, entre otras enfermedades no transmisibles; en mejoras en la capacidad funcional tanto física como mental y por lo tanto en una mejor calidad de vida; en un mejor control del sobrepeso, de la obesidad, del síndrome metabólico, de la hipertensión arterial y de la fragilidad, así como en un menor riesgo de osteoporosis.

Los mecanismos implicados en estos efectos positivos abarcan procesos protectores frente a la aterosclerosis, las dislipemias o la intolerancia a la glucosa, mejoras en la función endotelial, en la rigidez arterial, en la inflamación sistémica, en la inmunidad o en el control de la presión arterial, entre otros. Estos efectos se traducen en un menor riesgo de enfermedad coronaria, de insuficiencia cardíaca y de muerte tanto por causas cardiovasculares como por el resto de causas.

La promoción de la actividad física y la consiguiente disminución de estilos de vida sedentarios es una tarea prioritaria objeto de atención de sociedades científicas y organismos oficiales tanto a nivel nacional como internacional. En España (fig. 4), la encuesta de condiciones de vida correspondiente a 2022 indica que el porcentaje de personas de 16 y más años que declaraban una vida sedentaria era del 27,4 %, mayor en mujeres (29,1 %) que en hombres (25,7 %). Así mismo, la vida sedentaria es más frecuente en las personas de mayor edad (38,5 % en la franja de edad de 65 o más años) y, en relación con la educación, a mayor nivel de estudios menor es el nivel de sedentarismo.

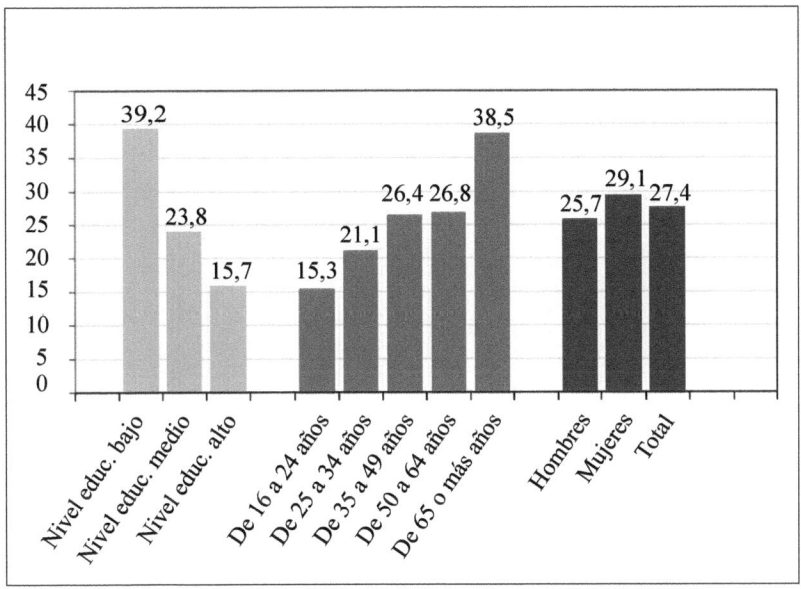

Fig. 4   Porcentaje de población española sedentaria (2022). Datos globales y según la edad, el sexo y el nivel educacional. *Fuente*: Instituto Nacional de Estadística.

El seguimiento de las recomendaciones relacionadas con la práctica de actividad física durante el tiempo libre se ve facilitado tanto por medidas estructurales (disponibilidad de espacios e instalaciones adecuados) como organizativas a nivel social y laboral. Sin embargo, a la hora de seguir las recomendaciones de las sociedades científicas es necesaria la motivación personal. Entre los objetivos del presente trabajo se encuentra el de contribuir a que se conozcan y difundan las actuaciones que facilitan el disfrute de una longevidad saludable.

Abreviaturas

ABVD	Actividades básicas de la vida diaria
AF	Actividad física
AGES	Productos finales de glicación avanzada
AHA	American Heart Association
AI	Angina inestable
AIVD	Actividades instrumentales de la vida diaria
ANG	Angiotensina
APD	Duración del potencial de acción
ATP	Trifosfato de adenosina
ATTR	Amiloidosis por transtiretina
BAV	Bloqueo auriculoventricular
BRDHH	Bloqueo de la rama derecha del haz de His
BRIHH	Bloqueo de la rama izquierda del haz de His
CFS	Escala de fragilidad física
CTE	Cadena de transporte electrónico
DAI	Desfibrilador automático implantable
E	Ejercicio
EAC	Enfermedad arterial coronaria
ECV	Enfermedades cardiovasculares
EEF	Estudio electrofisiológico
EMF	Electroestimulación muscular funcional
EMI	Entrenamiento de la musculatura inspiratoria
ESC	Sociedad Europea de Cardiología
EV	Extrasístole ventricular
FA	Fibrilación auricular
FC	Frecuencia cardíaca
FEVI	Fracción de eyección ventricular izquierda

FFRCV	Factores de riesgo cardiovascular
FITT	Frecuencia, intensidad, tipo y tiempo de ejercicio
GC	Gasto cardíaco
HBA	Hemibloqueo anterior
HIIT	Entrenamiento en intervalos de alta intensidad
HR máx.	Frecuencia cardíaca máxima
IAMCEST O IAMEST	Infarto agudo de miocardio con elevación del ST
IAMSEST	Infarto agudo de miocardio sin elevación del ST
IC	Insuficiencia cardíaca
ICP	Intervención coronaria percutánea
IMC	Índice de masa corporal
ISGLT2	Inhibidores del cotransportador 2 de sodio y glucosa
LDH	Lactato deshidrogenasa
LDL	Lipoproteínas de baja densidad
MCA	Miocardiopatía auricular
MCH	Miocardiopatía hipertrófica
MD	Miocardiopatía dilatada
MEC	Matriz extracelular
MET	Equivalente metabólico
MIIT	Entrenamiento en intervalos de moderada intensidad
MMP	Metaloproteinasa
MSC	Muerte súbita cardíaca
NO	Óxido nítrico
NYHA	New York Heart Association
OMS	Organización Mundial de la Salud
PA	Potencial de acción
PDH	Piruvato deshidrogenasa
PM	Personas mayores
PVM	Prolapso de la válvula mitral
QTC	QT corregido
RCBE	Rehabilitación cardíaca basada en el ejercicio físico
RHBC	Programa de rehabilitación cardíaca
RI	Receptor de insulina
RMC	Resonancia magnética cardíaca
RMN	Resonancia magnética nuclear
ROS	Especies reactivas de oxígeno
RTG	Realce tardío de gadolinio
SAP	Pentraxina amiloide sérica
SBR	Síndrome de Brugada
SCA	Síndrome coronario agudo
SCASEST	SCA sin elevación del ST
SCC	Síndrome coronario crónico
SPARC	Proteína secretada ácida rica en cisteína
SPPB	Batería corta de desempeño físico

SQTC	Síndrome de QT corto
SQTL	Síndrome de QT largo
STH	Hormona del crecimiento
TA	Taquicardia auricular
TAC O TC	Tomografía axial computarizada
TG	Triglicéridos
TPSV	Taquicardia paroxística supraventricular
TRN	Taquicardia por reentrada nodal
TRVA	Taquicardia por reentrada utilizando una vía accesoria
TSVD	Trato de salida del ventrículo derecho
TSVI	Trato de salida del ventrículo izquierdo
TTR	Transtiretina
TV	Taquicardia ventricular
TVMS	Taquicardia ventricular monomorfa sostenida
TVNS	Taquicardia ventricular no sostenida
TVPC	Taquicardia ventricular polimórfica catecolaminérgica
VO_2 máx.	Consumo máximo de O_2
VD	Ventrículo derecho
VS	Volumen sistólico
W máx.	Potencia máxima
WPW	Wolff-Parkinson-White

PARTE I
CONSIDERACIONES
GENERALES

1. Fisiología del envejecimiento

Consuelo Borrás Blasco
José Viña Ribes

1. Introducción al envejecimiento

1.1 *Definición de envejecimiento*

El envejecimiento es un proceso fisiológico continuo y complejo caracterizado por una disminución progresiva de las funciones fisiológicas y la resistencia a los factores de estrés. Se trata de un proceso multifactorial cuya conceptualización presenta desafíos significativos.

La identificación de su punto de inicio es particularmente incierta, dado que el envejecimiento no es un evento discreto, sino un proceso gradual que ocurre a lo largo del tiempo (Gladyshev et al., 2024). Generalmente, se considera que comienza una vez finalizado el desarrollo físico del individuo. Esta perspectiva se basa en la idea de que las bases biológicas del envejecimiento se manifiestan tras alcanzar la madurez reproductiva y finalizar el crecimiento; sin embargo, es importante resaltar que el desarrollo no termina abruptamente, sino que se desacelera de manera gradual. Muchos expertos coinciden en que el envejecimiento se hace más evidente a partir del momento de máxima vitalidad, que en los seres humanos se sitúa alrededor de los 30 años. Esta idea se apoya en la observación de que la mayoría de las funciones corporales alcanzan su valor más alto poco antes de esa edad y a partir de ahí comienza un descenso gradual pero constante. No obstante, es crucial entender que el envejecimiento no es un proceso uniforme en todos los individuos, ni incluso en un mismo individuo. Esto complica aún más la determinación de un punto de inicio único. Desde una perspectiva más amplia, algunos investigadores argumentan que el envejecimiento es un proceso que comienza mucho antes, incluso desde la concepción (Entringer et al., 2011). En conclusión, aunque la noción de que el envejecimiento empieza alrededor de los 30 años es ampliamente aceptada, se trata de la simplificación de un proceso mucho más complejo y variable. La determinación del inicio del envejecimiento depende en gran medida de cómo se defina y mida este proceso, y puede variar significativamente entre individuos y sistemas biológicos.

Una definición alternativa propone que el envejecimiento es la disminución progresiva de la capacidad del organismo para adaptarse al estrés, sea cual sea su naturaleza. Esta pérdida de adaptabilidad se evidencia tanto a nivel celular como en el organismo completo. Un ejemplo ilustrativo es la respuesta a la glucosa: mientras que los niveles basales de glucemia pueden ser similares en individuos de 30 y 90 años, la tolerancia a una sobrecarga oral de glucosa disminuye significativamente en la persona de más edad. Es importante destacar que esta reducción se considera un cambio fisiológico normal asociado al envejecimiento, no una condición patológica. De manera similar, la capacidad inmunológica experimenta un declive con la edad. Aunque tanto una persona joven como una mayor pueden estar saludables en condiciones normales, ante una infección, el individuo más joven suele mostrar una mayor resistencia y una recuperación más rápida.

1.2 *Diferenciación entre envejecimiento cronológico y biológico*

El estudio del envejecimiento se complica aún más por el fenómeno conocido como envejecimiento diferencial. Este concepto tiene que ver con que no todos los individuos envejecen al mismo ritmo y que, incluso dentro de un mismo organismo, distintos sistemas y órganos pueden envejecer a velocidades distintas. El envejecimiento cronológico hace referencia a los años vividos desde que nacemos, mientras que el envejecimiento biológico se refiere a la condición física y funcional del organismo. El primero, el cronológico, es muy fácil de establecer si sabemos nuestra fecha de nacimiento; el segundo, el biológico, es muy difícil de determinar, pues dentro de un individuo ni siquiera todas las funciones envejecen a igual ritmo y no será lo mismo cuantificar la edad biológica teniendo en cuenta, por ejemplo, la función renal que la función muscular. Por ello, se han buscado otros modos de cuantificarla basándose en parámetros más generales, como la función inmunitaria o la edad epigenética.

Los parámetros inmunitarios se consideran fundamentales y altamente representativos de la edad biológica de una persona (Martínez de Toda et al., 2016). Se ha demostrado que existe relación entre una buena función de las células T y una mayor longevidad. De hecho, las personas que superan los ochenta años y los centenarios que mantienen una buena salud presentan una funcionalidad de sus células inmunitarias comparable a la de los adultos. Los leucocitos de los centenarios, por ejemplo, conservan un estado funcional y redox similar al de los adultos, lo que sugiere que mantener una función inmunitaria adecuada está relacionado con una mayor longevidad y un envejecimiento saludable (Borras et al., 2015). Es importante destacar que el deterioro del sistema inmunitario asociado al envejecimiento, conocido como inmunosenescencia, no solo varía entre individuos de la misma edad cronológica, sino que también puede reflejar y modificar la velocidad a la que se produce el envejecimiento. Esto refuerza la idea de que la función inmunitaria es un indicador valioso de la edad biológica y el estado general de salud de un individuo.

Por otro lado, el descubrimiento de la edad epigenética como marcador de la edad biológica ha revolucionado nuestra comprensión del proceso de envejecimiento y ha abierto nuevas vías para la investigación y las aplicaciones clínicas. Este avance, en gran medida iniciado por Steve Horvath y sus colegas, ha proporcionado una herramienta muy eficiente para evaluar la edad biológica de un individuo con una precisión y exactitud sin precedentes (Levine et al., 2018).

En esencia, la edad epigenética se basa en el análisis de los patrones de metilación del ADN, que cambian de manera predecible con el tiempo. Se ha probado que estos cambios, a menudo denominados «reloj epigenético», presentan una elevada correlación con la edad cronológica en varios tejidos y tipos de células. Además, la edad epigenética ha demostrado un notable poder predictivo para una variedad de resultados de salud, incluida la mortalidad por todas las causas, el riesgo de cáncer y el deterioro cognitivo.

El desarrollo de los relojes epigenéticos ha progresado a lo largo de varias generaciones, cada una de las cuales se ha basado en los conocimientos de sus predecesores. Los relojes de primera generación, como el reloj pan-tejido de Horvath y el reloj basado en sangre de Hannum, se entrenaron principalmente en la edad cronológica. Posteriormente, los relojes de segunda generación, como DNAm PhenoAge y DNAm GrimAge, incorporaron factores adicionales relacionados con la salud, lo que mejoró su capacidad para predecir resultados relacionados con la edad. Más recientemente, los relojes de tercera generación han ampliado la aplicabilidad de esta tecnología en distintas especies, facilitando estudios comparativos del envejecimiento en diferentes organismos.

Una de las ventajas más significativas de la edad epigenética como biomarcador es su versatilidad. A diferencia de muchos otros marcadores del envejecimiento, los relojes epigenéticos se pueden aplicar a prácticamente cualquier tejido o tipo de célula, lo que permite realizar evaluaciones integrales del envejecimiento en todo el cuerpo. Esta característica ha demostrado ser particularmente valiosa para comprender cómo envejecen los diferentes órganos y sistemas dentro del mismo individuo.

Además, la edad epigenética ha mostrado asociaciones impresionantes con varios procesos biológicos implicados en el envejecimiento. Por ejemplo, el envejecimiento epigenético acelerado se ha relacionado con una mayor activación de las vías proinflamatorias, una menor respuesta al daño del ADN y alteraciones en la función mitocondrial. Estos conocimientos no solo han aumentado nuestra comprensión del proceso de envejecimiento, sino que también han destacado posibles objetivos para intervenciones destinadas a promover un envejecimiento saludable. Las aplicaciones de la edad epigenética van mucho más allá de la investigación básica. En el ámbito de la medicina personalizada, estos relojes ofrecen un medio para evaluar las tasas de envejecimiento individuales y los riesgos de enfermedad, lo que potencialmente orienta las estrategias preventivas y las decisiones de tratamiento. Además, la edad epigenética proporciona una herramienta valiosa para evaluar la eficacia de las intervenciones destinadas a promover el envejecimiento saludable, tanto en entornos de investigación como potencialmente en ensayos clínicos.

Sin embargo, es importante señalar que la interpretación de la edad epigenética no está exenta de desafíos. La relación entre la edad epigenética y la edad cronológica puede variar entre los tejidos de un mismo individuo, por lo que es necesario ser cautos al sacar conclusiones. Además, las diferencias entre la edad epigenética y la cronológica requieren una interpretación matizada, teniendo en cuenta varios factores genéticos y ambientales que pueden influir en estas discrepancias.

1.3 *Importancia del estudio de la fisiología del envejecimiento*

Comprender el envejecimiento es de suma importancia clínica y social para mejorar la calidad de vida y la atención médica a la población que envejece. Esta relevancia deriva de varios factores clave, entre ellos las necesidades de salud únicas de los adultos mayores, el potencial para una mejor prevención y gestión de las enfermedades y la oportunidad de adoptar enfoques de atención más personalizados. Como la edad es un factor de riesgo importante para las enfermedades crónicas, comprender los procesos de envejecimiento puede facilitar estrategias de prevención e intervenciones más eficaces que aborden simultáneamente múltiples afecciones relacionadas con la edad. Desde una perspectiva social, el rápido envejecimiento de la población mundial requiere adaptaciones sociales para apoyar al creciente número de adultos mayores; la OMS estima que para 2050, los adultos mayores de 65 años alcanzarán los 2.100 millones. Este cambio demográfico tiene implicaciones significativas para los sistemas de atención sanitaria, las estructuras económicas y las redes de apoyo social. Al mejorar nuestra comprensión del envejecimiento, podemos desarrollar intervenciones que mejoren la calidad de vida de los adultos mayores, centrándonos en mantener la independencia, el compromiso social y la función cognitiva. Además, aprovechar la tecnología y la innovación, adaptar los entornos de vida, centrarse en estrategias preventivas y mejorar los cuidados paliativos y al final de la vida son aspectos fundamentales para mejorar la atención a la población que envejece. En última instancia, una comprensión integral del envejecimiento permitiría a los sistemas de atención médica y a la sociedad brindar una atención más eficaz, compasiva y centrada en la persona, adaptándose a los cambios demográficos y mejorando significativamente el bienestar general de los adultos mayores.

2. Mecanismos celulares y moleculares asociados al envejecimiento

Los mecanismos celulares y moleculares asociados al envejecimiento implican la acumulación progresiva de daño molecular a lo largo del tiempo, lo que conduce a defectos celulares y disfunción tisular. Este proceso se caracteriza por varios factores clave que fueron acuñados como *hallmarks of aging* ('marcadores del envejecimiento') en 2013 y reformulados en 2023 por López-Otín et al. para definir los cambios bioquímicos que ocurren en todos los organismos que experimentan envejecimiento biológico. Estas transformaciones conducen a una pérdida progresiva de la integridad fisiológica, deterioro funcional y, eventualmente, la muerte. Estos procesos son mecanismos clave interconectados que impulsan el proceso de envejecimiento y todos ellos cumplen tres criterios: manifestación asociada a la edad, aceleración del envejecimiento cuando se acentúa y potencial de intervención terapéutica para desacelerar el envejecimiento. Los doce procesos que se explican a continuación son la inestabilidad genómica, el acortamiento de telómeros, las alteraciones epigenéticas, la pérdida de proteostasis, la desactivación de la macroautofagia, la desregulación de la detección de nutrientes, la disfunción mitocondrial, la senescencia celular, el agotamiento de células madre, la alteración de la comunicación intercelular, la inflamación crónica y la disbiosis.

La *inestabilidad genómica* implica la acumulación de daño en el ADN a lo largo del tiempo, incluyendo roturas de cadena simple y doble, mutaciones y alteraciones cromosómicas. Este proceso está estrechamente relacionado con el *desgaste de los telómeros*: los extremos protectores de los cromosomas se acortan con cada división celular, lo que limita la capacidad de replicación celular. Al mismo tiempo, se producen *alteraciones epigenéticas*, cambiando la estructura de la cromatina y los patrones de expresión génica, que a su vez afectan a la función celular y la homeostasis tisular. Estos cambios contribuyen a la *pérdida de proteostasis*, es decir, de la capacidad de mantener el plegamiento y la degradación adecuados de las proteínas disminuye, lo que lleva a la acumulación de proteínas mal plegadas.

A medida que las células envejecen, se hace evidente la *alteración de la función de macroautofagia*, lo que perjudica los procesos de autolimpieza y reciclaje celular. Este deterioro suele ir acompañado de una *desregulación de la detección de nutrientes*: las vías que regulan el metabolismo y la detección de nutrientes se desregulan, lo que afecta al equilibrio energético celular.

La *disfunción mitocondrial* también desempeña un papel crucial, ya que estas centrales de generación de energía acumulan daños y mutaciones con el tiempo, lo que conduce a una menor producción de energía y un mayor estrés oxidativo. Esta disfunción contribuye a la *senescencia celular*, en la que las células dejan de dividirse y presentan un fenotipo secretor asociado a la senescencia (SASP) que afecta negativamente a los tejidos circundantes.

La acumulación de células senescentes está estrechamente relacionada con el *agotamiento de las células madre*, ya que la capacidad de renovación tisular decrece debido a la disminución de la función y el número de células madre. Esta reducción de la capacidad regenerativa se ve agravada aún más por la *comunicación intercelular alterada*, en la que los cambios en la señalización entre células conducen a respuestas inadecuadas.

La *inflamación crónica*, a menudo denominada *inflammaging*, surge como resultado de estos cambios celulares y moleculares, lo que contribuye a diversas enfermedades relacionadas con la edad y la disfunción tisular. Por último, la *disbiosis*, o cambios en la composición y función del microbioma, se produce con la edad, lo que pone de relieve la importancia del eje intestino - resto del cuerpo en el proceso de envejecimiento.

Estos doce rasgos distintivos están profundamente interconectados, contribuyen colectivamente al complejo proceso del envejecimiento y ofrecen objetivos potenciales para las intervenciones destinadas a prolongar la salud y la esperanza de vida. Por tanto, hay que destacar que estos procesos no solo describen el transcurso del envejecimiento, sino que también proporcionan objetivos potenciales para intervenciones terapéuticas. La investigación actual está orientada a desarrollar estrategias para modular estos procesos con el objetivo de retrasar el envejecimiento y mejorar la salud en la vejez.

3. Mecanismos adaptativos, resiliencia y homeostasis en el envejecimiento

Los mecanismos adaptativos y la resiliencia desempeñan un papel crucial en el proceso de envejecimiento, influyendo en la capacidad de un organismo para mantener la salud y el funcionamiento a lo largo del tiempo. A medida que las personas envejecen, se produce una disminución progresiva de la capacidad para adaptarse a los distintos estreses a los que nos vemos sometidos (Lissek, 2023). Las respuestas adaptativas son mecanismos imprescindibles que ayudan a compensar el deterioro fisiológico. Por ejemplo, en el caso del sistema cardiovascular, en situaciones de isquemia aguda o crónica, una respuesta adaptativa beneficiosa puede ser la aparición de nuevas circulaciones colaterales que son en ocasiones fundamentales para preservar la viabilidad del miocardio y reducir el daño tisular.

Los conceptos de adaptación y resiliencia están estrechamente relacionados. La resiliencia es la capacidad de un sistema para responder al cambio, persistiendo, adaptándose o transformándose. Por su parte, los mecanismos de adaptación son las herramientas que el sistema utiliza para afrontar los desafíos, pudiendo fortalecer o, en algunos casos, debilitar la resiliencia. Estos mecanismos permiten al sistema hacer frente a los factores estresantes, evolucionar en respuesta a ellos o incluso transformarse fundamentalmente cuando sea necesario. Así, la adaptación y la resiliencia trabajan juntas, moldeando la capacidad del sistema para manejar y superar los cambios y desafíos a lo largo del tiempo.

A medida que las personas envejecen, su resiliencia disminuye, se acumulan cambios adaptativos y el tiempo necesario para recuperarse de los factores estresantes aumenta sustancialmente, con lo que los adultos mayores pueden necesitar más semanas para recuperarse en comparación con sus congéneres más jóvenes. Además, la reducción de la resiliencia se asocia con mayores riesgos de mortalidad por todas las causas y una vulnerabilidad a las enfermedades crónicas más alta (Ye et al., 2024).

Otro factor extremadamente relacionado con estos, y determinante en el envejecimiento, es la homeostasis. Esta, la adaptación y la resiliencia son conceptos interconectados en el contexto del envejecimiento. La homeostasis se refiere a la capacidad del cuerpo para mantener la estabilidad interna en respuesta a los cambios ambientales. A medida que las personas envejecen, su capacidad para conservar la homeostasis disminuye.

La relación entre la homeostasis y la resiliencia es particularmente importante en el envejecimiento. La resiliencia puede entenderse como la capacidad de mantener o recuperar la homeostasis normal cuando se ve afectada por un factor estresante. La resiliencia física, específicamente, es la capacidad de responder a los factores estresantes que alteran de manera aguda la homeostasis fisiológica normal. Las características clave de la desregulación homeostática en el envejecimiento incluyen pérdida de la reserva fisiológica, mayor actividad basal de los sistemas de respuesta al estrés, reducción de la capacidad de respuesta de los órganos diana y pérdida de la inhibición por retroalimentación negativa.

La disminución de la regulación homeostática con la edad se caracteriza por respuestas exageradas a los factores estresantes y demoras en volver a la línea de base. Esta menor capacidad para mantener la homeostasis frente a los desafíos contribuye a una mayor fragilidad y vulnerabilidad ante las enfermedades relacionadas con la edad.

Comprender la interacción entre la homeostasis, la adaptación y la resiliencia en el envejecimiento es crucial para desarrollar estrategias que promuevan un envejecimiento saludable. Las intervenciones cuyo objetivo sea mantener la homeostasis y mejorar la resiliencia pueden ayudar a mitigar los efectos negativos del envejecimiento sobre la función fisiológica y la salud general.

4. Envejecimiento y enfermedades relacionadas con la edad

Lo primero que debemos destacar en este sentido es que el envejecimiento no es una enfermedad, tal y como hemos señalado en su definición; es un proceso fisiológico normal en todos los seres vivos. Sin embargo, recientemente ha surgido un debate sobre si debe clasificarse como enfermedad. Hay argumentos convincentes para mantener la distinción entre envejecimiento y enfermedad. El envejecimiento es, de hecho, un proceso natural y universal que ocurre en todos los organismos vivos y que se caracteriza por un declive gradual de las funciones fisiológicas con el tiempo.

Varios puntos clave apoyan la opinión de que el envejecimiento no es una enfermedad (Hayflick, 2007). En primer lugar, se da en todos los organismos multicelulares que alcanzan un tamaño fijo en la madurez reproductiva, cruzando las barreras de las especies. En segundo lugar, los cambios relacionados con la edad ocurren en todos los miembros de una especie solo después de la maduración reproductiva. Además, el envejecimiento se produce incluso en animales protegidos de su entorno natural, lo que sugiere que es un proceso intrínseco más que una patología. El proceso de envejecimiento es el resultado de una pérdida general de fidelidad molecular, no de un programa genético específico diseñado para causar el envejecimiento. A diferencia de las enfermedades, no tiene una causa única e identificable, sino que es el resultado de una acumulación de diversos cambios moleculares a lo largo del tiempo. Por último, desde una perspectiva evolutiva, el envejecimiento es una consecuencia de la negligencia evolutiva, no de una intención evolutiva, ya que se produce después del periodo de máxima capacidad reproductiva.

El envejecimiento es un factor de riesgo para diversas enfermedades relacionadas con la edad, más que una patología en sí misma (Gladyshev et al., 2024). Así pues, existen evidencias convincentes del papel del envejecimiento biológico acelerado por ejemplo en el desarrollo de enfermedades cardiometabólicas y mortalidad. Los hallazgos subrayan la importancia del envejecimiento en sí mismo como un factor clave en la progresión de la enfermedad. En un estudio, Jiang et al. (2024) observaron que los participantes biológicamente mayores tenían riesgos significativamente más altos de progresar desde su primera enfermedad cardiometabólica (CMD) a multimorbilidad cardiometabólica (CMM) y luego a la muerte durante un seguimiento medio de 8,84 años.

Estos resultados resaltan cómo el envejecimiento biológico acelerado puede servir como una vía crítica a través de la cual varios factores de riesgo contribuyen al desarrollo de la enfermedad. Esta relación no solo es válida para las enfermedades cardiometabólicas, sino que coincide con la observada en otras investigaciones recientes que muestran asociaciones similares entre el envejecimiento biológico acelerado y diversas enfermedades como el cáncer (Angevaare et al., 2020).

Así pues, entender el envejecimiento como un proceso fisiológico, más que como una enfermedad, tiene implicaciones importantes para la investigación y las estrategias de intervención. En consecuencia, sugiere que los esfuerzos deberían centrarse en mantener la salud a lo largo de la vida y desarrollar métodos prácticos para apoyar los mecanismos naturales de mantenimiento y reparación del cuerpo, en lugar de buscar tratamientos para revertirlo. En última instancia, este enfoque puede ser más sostenible y eficaz para abordar los problemas de salud relacionados con la edad a largo plazo.

5. Factores que aceleran o retrasan el envejecimiento

El proceso de envejecimiento está influenciado por una compleja interacción de factores genéticos, ambientales y de estilo de vida que pueden acelerarlo o desacelerarlo. Cabe destacar que el enfoque actual no se centra únicamente en prolongar la vida, sino en mejorar la calidad de los años vividos. Este concepto se conoce como *envejecimiento saludable* o *longevidad saludable* y busca mantener la funcionalidad física y cognitiva, así como el bienestar emocional y social a medida que envejecemos.

5.1 *Influencia genética en la longevidad*

La base genética del envejecimiento es innegable y se evidencia en las diferencias de longevidad entre especies. Por ejemplo, la mosca *Drosophila* vive aproximadamente 60 días, un ratón puede alcanzar los 2,5 años de vida y los seres humanos pueden llegar a vivir hasta 100 años o más. Estas variaciones demuestran que existe un componente genético que determina la longevidad máxima de cada especie. Sin embargo, es crucial entender que la genética no es el único factor que influye en el proceso de envejecimiento.

Investigaciones recientes sugieren que aproximadamente el 30 % del envejecimiento está determinado por factores genéticos, mientras que el 70 % restante depende de factores ambientales y del estilo de vida. Esto implica que tenemos un control significativo sobre cómo envejecemos; sin embargo, parece que los factores genéticos cobran mayor protagonismo cuando se considera una longevidad extrema, como la de las personas centenarias (Borrás et al., 2020). Así pues, ciertas características genéticas asociadas a la longevidad las heredan los descendientes. Este patrón de herencia explica por qué hay familias con tendencia a la longevidad (Ingles et al., 2022).

Es importante destacar, además, que los factores ambientales, incluidos el estilo de vida, el clima y la contaminación, pueden modificar la expresión genética. Así, la epigenética subraya la importancia del ambiente sobre la genética a la hora de determinar la longevidad (Borrás et al., 2017; Serna et al., 2012).

Por tanto, si bien la predisposición genética es importante, no determina el destino de una persona en lo que respecta a la longevidad, lo que significa que podemos influir en el proceso de envejecimiento a través de las opciones de estilo de vida, incluso en ausencia de variantes genéticas asociadas a la longevidad.

5.2 Factores ambientales y de estilo de vida

Las estrategias de intervención para promover un envejecimiento saludable han evolucionado significativamente en los últimos años (véase fig. 1.1). Los factores ambientales y de estilo de vida que influyen en el envejecimiento incluyen:

– *Nutrición*: una dieta equilibrada y rica en nutrientes puede ayudar a prevenir enfermedades crónicas y mantener la salud celular. Es fundamental abordar los déficits nutricionales, que son sorprendentemente comunes incluso en regiones económicamente desarrolladas. Por ejemplo, en Europa, un alarmante 40 % de las personas mayores de 65 años están desnutridas o en alto riesgo de desnutrición. Este problema se ve exacerbado por el hecho de que muchas personas mayores pierden la sensación de sed y, en ocasiones, también el apetito. Por lo tanto, una intervención clave consiste en reponer de manera proactiva los nutrientes que suelen faltar en la dieta de los ancianos. En este contexto, la rehidratación se vuelve crucial, así como la suplementación con proteínas, vitaminas y minerales. Un ejemplo particularmente relevante es la vitamina D, cuya deficiencia es común en la población europea. En muchos casos, para alcanzar niveles plasmáticos normales, puede ser necesario administrar suplementos de esta vitamina, especialmente en personas mayores que tienen una exposición limitada al sol.
– *Actividad física*: el ejercicio físico regular mejora la salud cardiovascular, fortalece los músculos y los huesos y mantiene la función cognitiva, por ello se ha convertido en una piedra angular de las intervenciones gerontológicas. No obstante, es importante destacar que no se trata simplemente de realizar cualquier tipo de actividad física. Por el contrario, el ejercicio debe ser personalizado, adaptándose a las necesidades y capacidades específicas de cada individuo. Además, debe ser estratificado, es decir, adecuado a cada rango de edad para una persona determinada. Un programa de ejercicios completo debe incluir tanto ejercicio aeróbico como anaeróbico, así como actividades que mejoren el equilibrio. Asimismo, se ha observado que realizar ejercicio en grupo aporta beneficios adicionales, ya que fomenta la sociabilidad, un factor crucial para el bienestar mental y emocional de las personas mayores.

- *Gestión del estrés*: el estrés crónico puede acelerar el envejecimiento celular, por lo que las técnicas de manejo del estrés son cruciales. El control del estrés emerge, pues, como un componente vital para un envejecimiento satisfactorio. Si bien el estrés es una reacción normal que, cuando está controlada, puede incluso ser beneficiosa, su descontrol puede tener consecuencias perjudiciales. Cuando pasa de la fase de alarma a la fase de lucha prolongada, puede afectar negativamente a la salud física y mental de las personas mayores.
- *Sueño adecuado*: el sueño reparador es esencial para la recuperación celular y la salud mental.
- *Evitar hábitos nocivos*: el tabaquismo, el consumo excesivo de alcohol y la exposición a toxinas ambientales pueden acelerar el envejecimiento.
- *Estimulación cognitiva*: mantener la mente activa a través del aprendizaje continuo y las actividades intelectuales puede ayudar a preservar la función cognitiva.
- *Conexiones sociales*: las relaciones sociales positivas se asocian con una mejor salud mental y física en la vejez.

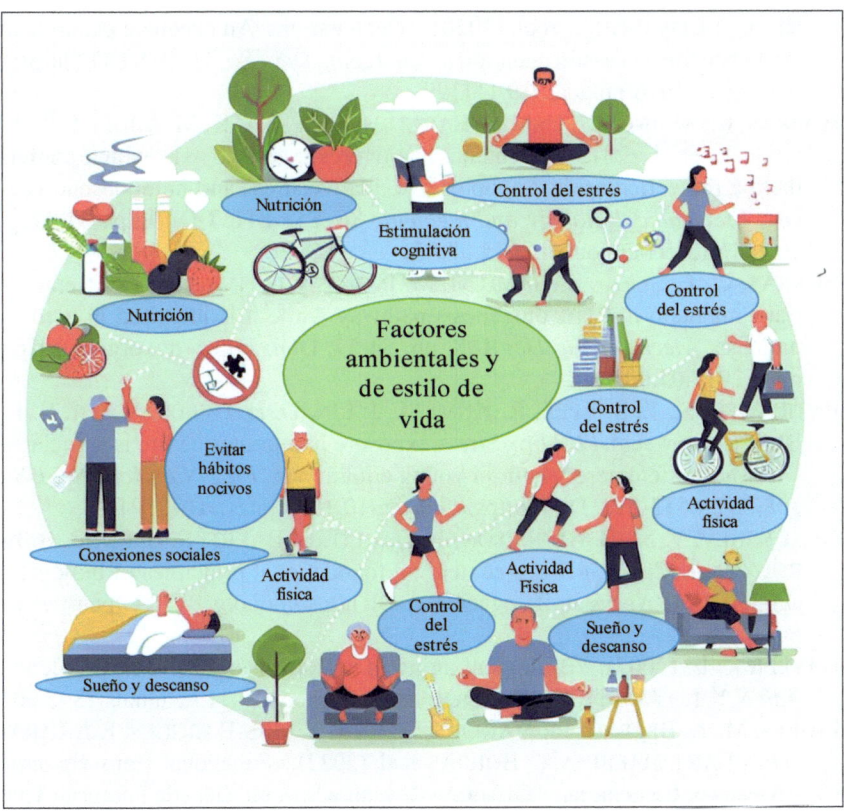

Fig. 1.1   Estrategias de intervención para promover un envejecimiento saludable.

La medicina personalizada y la gerontología moderna están desarrollando estrategias para abordar el envejecimiento de manera integral, considerando tanto los factores genéticos como los ambientales. Esto incluye evaluaciones de riesgo genético, programas de prevención personalizados, intervenciones tempranas y educación sobre estilos de vida saludables.

En conclusión, aunque el envejecimiento tiene una base genética innegable, la ciencia moderna nos muestra que tenemos un control significativo sobre cómo envejecemos. Al adoptar un enfoque holístico que aborde tanto los factores genéticos como los ambientales, podemos aspirar no solo a vivir más años, sino a vivirlos con mejor salud y mayor calidad de vida.

Referencias bibliográficas

ANGEVAARE, M. J., A. A. MONNIER, K. J. JOLING, M. SMALBRUGGE, F. G. SCHELLEVIS, C. HERTOGH et al. (2020): «The Application of the Concept of Resilience in Aging Research and Older Adult Care: A Focus Group Study», *Front Med (Lausanne)* 7, 365. DOI: https://doi.org/10.3389/fmed.2020.00365

BORRÁS, C., M. INGLÉS, C. MAS-BARGUES, M. DROMANT, J. SANZ-ROS, C. ROMÁN-DOMÍNGUEZ et al. (2020): «Centenarians: An excellent example of resilience for successful ageing», *Mech Ageing Dev* 186, 111199. DOI: https://doi.org/10.1016/j.mad.2019.111199

BORRÁS, C., M. INGLÉS, C. MAS-BARGUES, E. SERNA, K. M. ABDELAZIZ, L. GIMENO et al. (2015): «Centenarians overexpress BCL-xL, which confers them a protection against apoptosis, oxidative stress and immunosenescence», *Free radical biology and medicine* 86, S11-S11. DOI: https://doi.org/10.1016/j.freeradbiomed.2015.07.051

BORRÁS, C., E. SERNA, J. GAMBINI, M. INGLÉS y J. VINA, (2017): «Centenarians maintain miRNA biogenesis pathway while it is impaired in octogenarians», *Mech Ageing Dev* 168, pp. 54-57. DOI: https://doi.org/10.1016/j.mad.2017.07.003

ENTRINGER, S., E. S. EPEL, R. KUMSTA, J. LIN, D. H. HELLHAMMER, E. H. BLACKBURN et al. (2011): «Stress exposure in intrauterine life is associated with shorter telomere length in young adulthood», *Proc Natl Acad Sci USA* 108(33), E513-518. DOI: https://doi.org/10.1073/pnas.1107759108

GLADYSHEV, V. N., B. ANDERSON, H. BARLIT, B. BARRE, S. BECK, B. BEHROUZ et al. (2024): «Disagreement on foundational principles of biological aging», *PNAS Nexus* 3(12), pgae499. DOI: https://doi.org/10.1093/pnasnexus/pgae499

HAYFLICK, L. (2007): «Biological aging is no longer an unsolved problem», *Ann N Y Acad Sci* 1100, 1-13. DOI: https://doi.org/10.1196/annals.1395.001

INGLÉS, M., A. BELENGUER-VAREA, E. SERNA, C. MAS-BARGUES, F. J. TARAZONA-SANTABALBINA, C. BORRÁS et al. (2022): «Functional Transcriptomic Analysis of Centenarians' Offspring Reveals a Specific Genetic Footprint That May Explain That They Are Less Frail Than Age-Matched Noncentenarians'

Offspring», *J Gerontol A Biol Sci Med Sci* 77(10), 1931-1938. DOI: https://doi.org/10.1093/gerona/glac119

JIANG, M., S. TIAN, S. LIU, Y. WANG, X. GUO, T. HUANG et al. (2024): «Accelerated biological aging elevates the risk of cardiometabolic multimorbidity and mortality», *Nat Cardiovasc Res* 3(3), 332-342. DOI: https://doi.org/10.1038/s44161-024-00438-8

EVINE, M. E., A. T. LU, A. QUACH, B. H. CHEN, T. L. ASSIMES, S. BANDINELLI et al. (2018): «An epigenetic biomarker of aging for lifespan and healthspan», *Aging (Albany NY)* 10(4), pp. 573-591. DOI: https://doi.org/10.18632/aging.101414

LISSEK, T. (2023): «Aging, adaptation and maladaptation», *Front Aging* 4, 1256844. DOI: https://doi.org/10.3389/fragi.2023.1256844

LÓPEZ-OTÍN, C., M. A. BLASCO, L. PARTRIDGE, M. SERRANO y G. KROEMER (2013): «The hallmarks of aging», *Cell* 153(6), pp. 1194-1217. DOI: https://doi.org/10.1016/j.cell.2013.05.039

LÓPEZ-OTÍN, C., M. A. BLASCO, L. PARTRIDGE, M. SERRANO y G. KROEMER (2023): «Hallmarks of aging: An expanding universe», *Cell* 186(2), pp. 243-278. DOI: https://doi.org/10.1016/j.cell.2022.11.001

MARTÍNEZ DE TODA, I., I. MATE, C. VIDA, J. CRUCES y M. DE LA FUENTE (2016): «Immune function parameters as markers of biological age and predictors of longevity», *Aging (Albany NY)* 8(11), 3110-3119. DOI: https://doi.org/10.18632/aging.101116

SERNA, E., J. GAMBINI, C. BORRÁS, K. M. ABDELAZIZ, A. BELENGUER, P. SANCHIS et al. (2012): «Centenarians, but not octogenarians, up-regulate the expression of microRNAs», *Sci Rep* 2, 961. DOI: https://doi.org/10.1038/srep00961

YE, B., Y. LI, Z. BAO y J. GAO (2024): «Psychological Resilience and Frailty Progression in Older Adults», *JAMA Netw Open* 7(11), e2447605. DOI: https://doi.org/10.1001/jamanetworkopen.2024.47605

2. La edad como factor de riesgo de las enfermedades cardiovasculares

Vicente Bodí Peris
Elena de Dios Lluch

Índice del capítulo

1. Introducción

El envejecimiento poblacional está transformando las estructuras socioe-conómicas de nuestro entorno, en el cual las enfermedades cardiovasculares (ECV) constituyen globalmente la principal causa de mortalidad. Las profundas implicaciones que tienen para la salud pública este tipo de patologías quedan especialmente reflejadas en los adultos mayores, ya que tanto su prevalencia (tabla 2.1) como su tasa de mortalidad (fig. 2.1) aumentan de manera exponencial con la edad (Tsao et al., 2023; INE, 2022). En este capítulo analizaremos cómo la edad influye en el riesgo de ECV y las implicaciones derivadas de ello en términos de prevención y tratamiento.

La esperanza de vida ha aumentado de manera significativa en las últimas décadas gracias a la mejora de las condiciones sociosanitarias, a los avances en la medicina y al mayor acceso a los servicios de salud. De 1950 a 2020, la esperanza de vida global ha aumentado un 50 %, pasando de 48 a 72 años, según la Organización Mundial de la Salud (WHO, 2021). Durante ese mismo periodo, en España se pasó de 61 a 83 años, según el Instituto Nacional de Estadística (INE, 2022). La Organización de Naciones Unidas indica que, en 2050, más de una cuarta parte de la población de regiones como Europa y América del Norte tendrá 65 años o más (United Nations, 2022). Por lo tanto, el impacto de esta dinámica demográfica sobre la elevada prevalencia y mortalidad que las ECV ya tienen en la actualidad sobre los adultos mayores se verá incrementado en un futuro muy cercano.

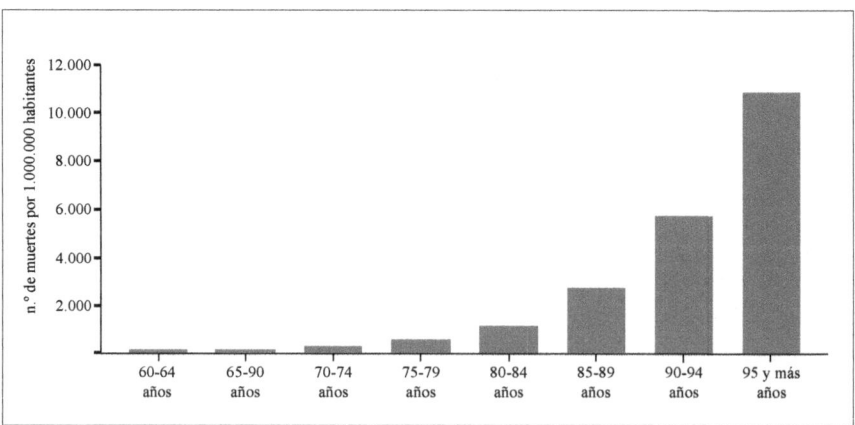

Fig. 2.1 Tasa de mortalidad atribuida a las enfermedades cardiovasculares según rango de edad. La mortalidad por enfermedades cardiovasculares aumenta progresivamente con la edad. *Fuente*: Instituto Nacional de Estadística.

TABLA 2.1

Prevalencia de las enfermedades cardiovasculares por edad (2023)

Grupo de edad	Enfermedad cardiovascular (%)	Cardiopatía isquémica (%)	Insuficiencia cardíaca (%)
20-39 años	5,3	0,8	0,3
40-59 años	14,2	5,6	1,8
60-79 años	37,3	19,9	7,2
80+ años	74,5	36,6	18,3

Fuente: Adaptado de la American Heart Association.

Los factores de riesgo cardiovascular se dividen en no modificables, entre ellos la edad, y modificables (NIH, 2022). Del manejo que se haya hecho de los factores modificables a lo largo de las primeras décadas de la vida va a depender en buena parte la aparición posterior, y la precocidad en hacerlo, de las ECV. La prevalencia de prácticamente todos los tipos de ECV aumenta con la edad, incluidas algunas de las entidades con más impacto global en morbimortalidad, como la cardiopatía isquémica y la insuficiencia cardíaca. Por otra parte, existen entidades, como la estenosis aórtica degenerativa, que afectan casi de manera exclusiva a adultos mayores, en las que la aparición reciente de nuevas opciones terapéuticas ha supuesto una revolución en su manejo. A continuación, revisaremos aspectos concretos de los principales factores de riesgo modificables en relación con la edad, así como el papel de esta como factor de riesgo específico en algunas de las ECV más prevalentes.

2. Factores de riesgo modificables en el paciente anciano

Se trata de factores que pueden ser controlados o es posible influir en ellos mediante cambios en el estilo de vida o algún tipo de intervención, incluyendo el tratamiento médico. El control del mayor número de factores de riesgo, mediante cambios en el estilo de vida y/o medicamentos, se asocia a una reducción del riesgo cardiovascular, y estos efectos beneficiosos serán mayores en las últimas décadas de la vida, cuando la prevalencia de las ECV es más elevada. En todo caso, son de extremada importancia el consejo, la monitorización estrecha y un uso individualizado de las opciones terapéuticas por equipos de geriatría, enfermería y medicina de familia en atención primaria.

2.1 *Hipertensión*

La hipertensión es el factor de riesgo cardiovascular más común en personas mayores de 75 años, con una prevalencia del 70 % (Aronov et al., 2011). Esta condición está asociada con un alto riesgo de enfermedades cardíacas, cerebro-vasculares y periféricas. Más del 70 % de los ancianos con ataques cardíacos, accidentes cerebrovasculares, insuficiencia cardíaca y síndromes aórticos tienen hipertensión previa. La hipertensión sistólica aislada es la forma más común en las personas mayores de 70 años (Aronow et al., 2011). Un control adecuado de este factor de riesgo supone, por tanto, reducciones muy significativas en cuanto a la incidencia de ECV y la aparición de eventos subsecuentes (Whelton et al., 2018; Fleg et al., 2011). En este sentido, medidas higiénico-sanitarias que incluyan una dieta sana con bajo contenido en sodio y ejercicio aeróbico regular asociado a un manejo muy individualizado del amplio arsenal terapéutico disponible para el tratamiento de la hipertensión arterial resultan eficaces para el control de este factor de riesgo en la mayoría de pacientes. Por la predisposición relacionada con la edad a la hipotensión ortostática y los cambios en el metabolismo y la excreción de los fármacos en los ancianos, lo óptimo es iniciar el tratamiento con las dosis mínimas, aumentándolas gradualmente según se tolere. También es importante valorar la presión arterial resultante en sedestación y bipedestación. No hay que olvidar, en cualquier caso, que los pacientes con edad avanzada pueden ser especialmente vulnerables a los efectos secundarios de un control excesivo de las cifras tensionales (empeoramiento de función renal, síncopes, etc.), por lo que son cruciales el tratamiento individualizado y la monitorización estrecha por parte de equipos especializados.

2.2 *Tabaquismo*

El consumo de tabaco es la principal causa evitable de mortalidad a nivel global. El 80 % de los fumadores pertenecen a los grupos sociales de ingresos bajos y medios y, si las tendencias actuales persisten, la Organización Mundial de la Salud estima que el tabaco ocasionará más de 1.000 millones de muertes en el siglo XXI (WHO, 2021). Sin duda, las medidas educativas y sociales que eviten este hábito a lo largo de la vida son las más eficientes desde la perspectiva coste-efectividad y las que aportan un mayor beneficio en términos absolutos de prolongación de vida. Todos los esfuerzos dirigidos a una deshabituación precoz de los fumadores van a ser altamente rentables para prevenir un amplio espectro de enfermedades crónicas, entre ellas las ECV. Más aún, estudios recientes han demostrado que este tipo de medidas mantienen su efectividad incluso en personas con edad muy avanzada. A lo largo de doce años de seguimiento, el grupo de hombres ancianos del estudio Oslo II que dejaron de fumar entre las evaluaciones mostraron una mortalidad un 31 % menor que el de los que fumaban en ambas consultas de evaluación (Holme et al., 2015). Así pues, en pacientes con edad avanzada pueden ser también muy efectivas medidas como informarles del riesgo implícito del hábito tabáquico en cada visita médica, incluirlos en programas específicos y, en casos concretos, las medidas farmacológicas de apoyo.

2.3 Dislipemia

La dislipemia es un factor de riesgo modificable en ancianos, aunque quizás su relevancia sea menor que en sujetos más jóvenes. Múltiples estudios de cohortes han mostrado que el colesterol total y el colesterol ligado a lipoproteínas de baja densidad (C-LDL) se asocian con más incidencia y mortalidad por cardiopatía isquémica en adultos de más de 65 años, pero la mayoría de estudios de prevención primaria y secundaria dirigidos a reducir el C-LDL (principalmente con estatinas) incluyen a pacientes de menos edad, por lo que es difícil extraer conclusiones definitivas en pacientes con edad avanzada (Fleg et al., 2013).

En pacientes con ECV conocida, como prevención secundaria, se considera recomendable el tratamiento con estatinas con el fin de reducir el C-LDL en un 30-49 % en pacientes mayores de 75 años y C-LDL de más de 70 mg/dl (Grundy et al., 2019). Asimismo, es prudente mantener una estatina a dosis altas en ancianos que ya la toman con buena tolerancia y en pacientes con C-LDL ≥190 mg/dl con independencia de la edad. En cualquier caso, podría ser razonable suspender el tratamiento con estatinas cuando la fragilidad o la expectativa de vida reducida limitan el beneficio potencial.

Los beneficios de las estatinas para la prevención primaria en ancianos son controvertidos. Las guías de práctica clínica dan una recomendación de clase IIb a este tratamiento, aunque hay estudios en marcha que podrían aportar más evidencia respecto al uso de las estatinas en este escenario (Grundy et al., 2019; Cholesterol trialists, 2019; Orkaby et al., 2020). Su efecto secundario más frecuente son las mialgias (asociado con menor frecuencia a aumento de enzimas musculares y raramente a rabdomiólisis). La edad no es un factor de riesgo independiente de estas complicaciones.

Además de las estatinas, se dispone en la actualidad de fármacos que, de manera individualizada, pueden ser de ayuda para reducir el C-LDL en ancianos que no las toleren o que no logren su objetivo de C-LDL con las dosis máximas toleradas. La ezetimiba podría ser útil, aunque en el estudio IMPROVE-IT solo redujo un 6 % los eventos en ancianos (Cannon et al., 2015). La inhibición de la proproteína convertasa subtilisina/kexina de tipo 9 (PCSK9) demostró, en el estudio ODYSSEY OUTCOMES, una reducción del 15 % de los eventos cardiovasculares en todas las franjas de edad, incluyendo los mayores de 75 años, aunque su alto coste actual es un impedimento (Sinnaeve et al., 2020). No parecen recomendables los fibratos ni la niacina para reducir eventos cardiovasculares en ancianos con ECV. Finalmente, en el estudio REDUCE-IT, el icosapento de etilo fue efectivo para reducir los triglicéridos elevados (en torno al 20 %) y los eventos cardiovasculares, si bien la reducción de riesgo era mayor en los menores de 65 años (−35 %) que en los mayores (−13 %). Además, debe tenerse en cuenta la necesidad de añadir 4 comprimidos diarios a la polifarmacia del paciente anciano con ECV (Bhatt et al., 2019).

Así pues, la dislipemia es un factor de riesgo central en las ECV, especialmente para cardiopatía isquémica, también en el paciente anciano. El arsenal terapéutico es amplio, pero sus beneficios parecen algo más atenuados que en poblaciones más jóvenes. Su uso debe individualizarse y siempre ha de ser complementario a las recomendaciones de hábitos higiénico-dietéticos y sospesando adecuadamente los beneficios potenciales con el contexto particular de cada caso.

2.4 *Diabetes*

Debido a la menor sensibilidad y secreción de insulina con la edad, el riesgo de diabetes mellitus de tipo 2 aumenta en los ancianos. De hecho, un 15 % de las personas de más de 65 años tienen diabetes diagnosticada y en un 7 % existe pero aún no ha sido detectada (Fleg et al., 2013). Este factor de riesgo aumenta la probabilidad de sufrir cardiopatía isquémica, de tal manera que un 30 % de los ancianos diabéticos tienen ya alguna manifestación clínica relacionada con la enfermedad coronaria (el doble que aquellos con una edad similar pero sin diabetes). Más aún, la presencia de diabetes en personas de edad avanzada con ECV aumenta significativamente la probabilidad de sufrir eventos clínicos graves y se relaciona con una peor capacidad funcional y más riesgo de evolucionar hacia la fragilidad.

Con la finalidad de reducir tanto la hiperglucemia como el riesgo de eventos en los ancianos diabéticos, es crucial la modificación del estilo de vida, incluyendo la regulación del exceso ponderal y la orientación dietética respecto a macronutrientes y consumo de calorías. En paralelo, un plan personalizado para realizar regularmente ejercicios de fuerza y aeróbicos permite un mejor control de la diabetes y del peso corporal.

La mayoría de los ancianos diabéticos necesitarán apoyo farmacológico para un control glucémico adecuado que, en cualquier caso, se ha demostrado que, si es excesivamente estricto, puede ser deletéreo en esta población, por lo que se recomienda mantener cifras de hemoglobina glicosilada entre el 7 y el 8 %. Entre los fármacos tradicionalmente utilizados, el mejor tolerado por los diabéticos de edad avanzada es la metformina. La glipicida y la repaglinida se usan con frecuencia, aunque su efectividad es limitada (Farrell et al., 2017).

Las familias de fármacos que han revolucionado recientemente el manejo de la diabetes son los inhibidores del cotransportador 2 de sodio y glucosa y los análogos del péptido 1 similar al glucagón. Estos compuestos han demostrado su efectividad en la reducción de eventos adversos en un espectro cada vez más amplio de ECV y en pacientes con insuficiencia renal. Respecto al primer grupo de fármacos, la empagliflocina ha demostrado ser especialmente efectiva en pacientes de más de 65 años, si bien con este grupo de fármacos pueden ser especialmente problemáticas las infecciones del área genital en pacientes ancianos con incontinencia urinaria (Zinman et al., 2015). En cuanto al segundo grupo, se trata de fármacos cada vez más utilizados por su beneficio en términos de pérdidas ponderales. En cualquier caso, y especialmente en la población anciana diabética, el uso de estas opciones debería seguir criterios individualizados y restringirse a las recomendaciones vigentes.

Cuando el control glicémico es deficiente puede recurrirse al tratamiento con insulina, siendo preferibles las de acción prolongada. En conjunto, la recomendación de controlar la diabetes en el paciente con edad avanzada incluye un buen control glucémico, aunque menos estricto que en pacientes jóvenes para evitar los efectos de la hipoglucemia y abordando conjuntamente el resto de factores de riesgo concurrentes (Fleg et al., 2013).

2.5 Sedentarismo

Las recomendaciones actuales de la OMS son ejercicio de intensidad moderada al menos durante 150 minutos o ejercicio enérgico durante 75 minutos a la semana. En los ancianos, estas recomendaciones han de adaptarse a la situación individual de cada caso. La actividad física reducida constituye el factor de riesgo cardiovascular modificable más frecuente después de la hipertensión (Fleg et al., 2013). Menos del 20 % de los mayores de 75 años realizan ejercicio aeróbico o de fuerza que se ajuste a las recomendaciones vigentes. Patel et al. detectaron una mayor mortalidad cardiovascular durante un periodo de 14 años de seguimiento en individuos de ambos sexos de 50 a 74 años que permanecían sentados más de 6 horas/día, comparado con los que solo lo hacían durante 3 horas/día (Patel et al., 2010).

2.6 Obesidad

Alrededor de dos tercios de los ancianos tienen sobrepeso u obesidad (índice de masa corporal mayor de 25 kg/m^2) (CIA, 2025). Esta tendencia aumenta cada vez más. Si bien este es un factor de riesgo cardiovascular bien establecido, existe la conocida como paradoja de la obesidad, que se asocia a menos riesgo de mortalidad en los pacientes con ECV establecida y que ya tienen sobrepeso u obesidad. Esta paradoja se cumple también en ancianos. Sin embargo, muy probablemente, lo realmente beneficioso especialmente en pacientes de edad avanzada es la masa magra y no la grasa. De hecho, la obesidad en presencia de sarcopenia (pérdida de masa magra) no confiere ningún beneficio en términos de supervivencia (Wannamethee et al., 2015).

2.7 Dieta

Los déficits de nutrición son frecuentes en personas mayores y pueden llegar a afectar a más del 50 % de ancianos institucionalizados. Son habituales los déficits vitamínicos debido a problemas de ingesta o absorción o por el efecto de otras patologías o medicamentos. Es especialmente relevante por la falta de exposición solar la reducción de la ingesta de vitamina D, aunque los efectos de los suplementos orales son discutidos (Manson et al., 2019). Como en el resto de factores previamente expuestos, se precisa la valoración individualizada de cada persona y en casos concretos el apoyo de nutricionistas puede ser muy valioso. Como norma general, la dieta mediterránea se ha demostrado efectiva en prevenir las ECV también en edades avanzadas. Parecen muy importantes los flavonoides (presentes en frutas, verduras, frutos secos o vino, entre otros alimentos) por sus propiedades antiinflamatorias y antioxidantes. Un consumo regular de estos productos se asoció con un menor riesgo de muerte cardiovascular en una serie de 98.000 personas con una media de edad de 70 años (McCullough et al., 2012).

3. La edad como factor de riesgo de cardiopatía isquémica

Las ECV representan la principal causa de mortalidad en nuestro entorno y, entre ellas, la cardiopatía isquémica constituye la causa específica más frecuente. La prevalencia (tabla 2.1) (Tsao et al., 2023) y la mortalidad por cardiopatía isquémica, en general, y por infarto, en particular, aumentan progresivamente con la edad (fig. 2.2) (INE, 2022). Si bien durante las últimas décadas, en relación con una mejor prevención y el uso de las terapias de revascularización, se ha producido una atenuación en la progresión de la mortalidad por estas causas (fig. 2.3) (INE, 2022), en torno al 50 % de los fallecimientos atribuibles a cardiopatía isquémica se dan en hombres de más de 70 años y en mujeres de más de 80 años (Moran et al., 2014).

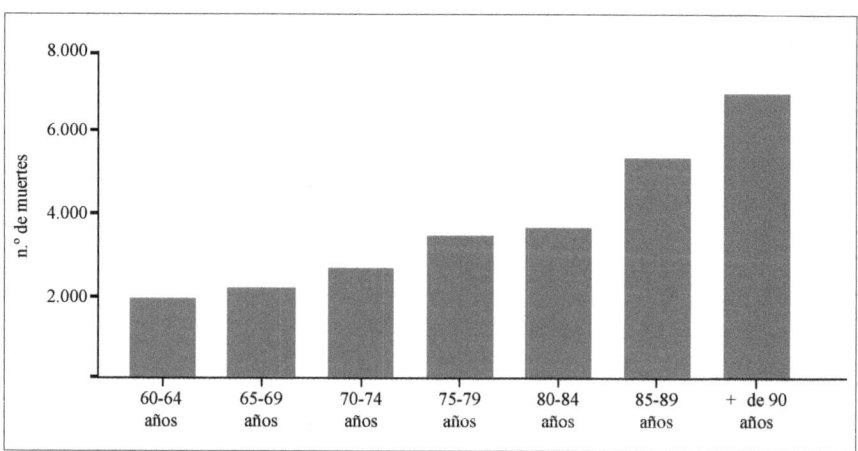

Fig. 2.2 Mortalidad por cardiopatía isquémica según rango de edad. *Fuente*: Instituto Nacional de Estadística.

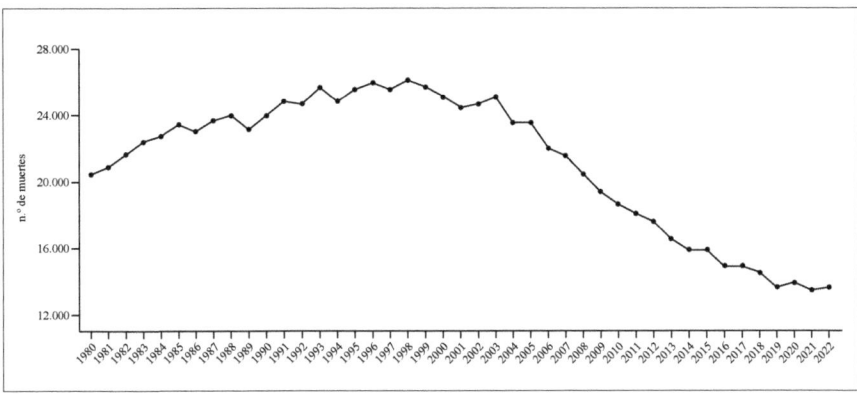

Fig. 2.3 Progresión de la mortalidad por cardiopatía isquémica. *Fuente*: Instituto Nacional de Estadística.

3.1 *Cardiopatía isquémica crónica*

Si bien el síntoma central de la cardiopatía isquémica crónica es la angina de pecho, la presentación clínica atípica (disnea, mareo, cansancio) se incrementa con la edad. El sedentarismo limita la aparición de síntomas y los infartos no detectados aumentan exponencialmente con la edad en pacientes ancianos. Estos también suelen minimizar los síntomas o atribuirlos a la edad o a otras causas, especialmente cuando hay enfermedades concomitantes que complican la vivencia.

En general, en ancianos con pocos síntomas, sin altas probabilidades de padecer cardiopatía isquémica grave, síntomas leves o controlables con medicación o preferencia claramente referida de evitar las pruebas, es recomendable un abordaje conservador para controlar los síntomas y los factores de riesgo. Los beneficios de estudios exhaustivos para detección de cardiopatía isquémica en pacientes con edad avanzada son limitados. En el estudio PROMISE la probabilidad de eventos fue idéntica en pacientes de más de 65 años con probabilidad intermedia de cardiopatía isquémica aleatorizados a angiografía no invasiva con tomografía axial computarizada (angio-TAC) o a pruebas funcionales (prueba de esfuerzo) (Douglas et al., 2015). Estos hallazgos indican que el riesgo de un acontecimiento adverso cardíaco mayor durante un periodo de seguimiento de 2 años es bastante bajo y apuntan a que una estrategia conservadora sin pruebas es razonable en pacientes que prefieran evitarlas. En el estudio ISCHEMIA, en pacientes con isquemia moderada o grave aleatorizados a coronariografía y revascularización (si procedía) o a una estrategia conservadora inicial, no hubo diferencias en cuanto a eventos mayores entre grupos en las cohortes de más edad, aunque en pacientes más sintomáticos una estrategia invasiva sí que mejora la calidad de vida (Maron et al., 2020). Todo ello refuerza la tendencia actual, especialmente en la población anciana, a elegir un tratamiento conservador en pacientes con cardiopatía isquémica crónica conocida o sospechada si el paciente prefiere evitar las pruebas e intervenciones posteriores.

En ancianos que elijan continuar con las pruebas, el valor predictivo y pronóstico de todas ellas es similar. La prueba de esfuerzo con ejercicio es preferible al estrés farmacológico debido a la importante información obtenida del estado funcional y la aparición de arritmias inducidas por el ejercicio (Forman et al., 2020). El nivel de intensidad de estas pruebas debe ser menor y con incrementos de la carga lentos. Respecto a las pruebas con estrés farmacológico e imagen, nuestro grupo ha demostrado que la RMC de estrés permite una valoración diagnóstica y pronóstica completa del paciente con cardiopatía isquémica crónica y orienta el uso de las terapias de revascularización (Bodi et al., 2009; Bonanad et al., 2016; Marcos-Garces et al., 2020). De hecho, observamos cómo, en pacientes de más de 70 años, la mortalidad aumenta en relación con la extensión de la isquemia, pero solo en aquellos casos con isquemia muy extensa (>5 segmentos), el uso de la revascularización es efectivo para disminuir la mortalidad (fig. 2.4) (Gabaldón-Pérez et al., 2022). La angiografía coronaria no invasiva con angio-TAC tiene menos valor en ancianos que en jóvenes por la alta prevalencia de calcio en los primeros, lo que limita la precisión diagnóstica.

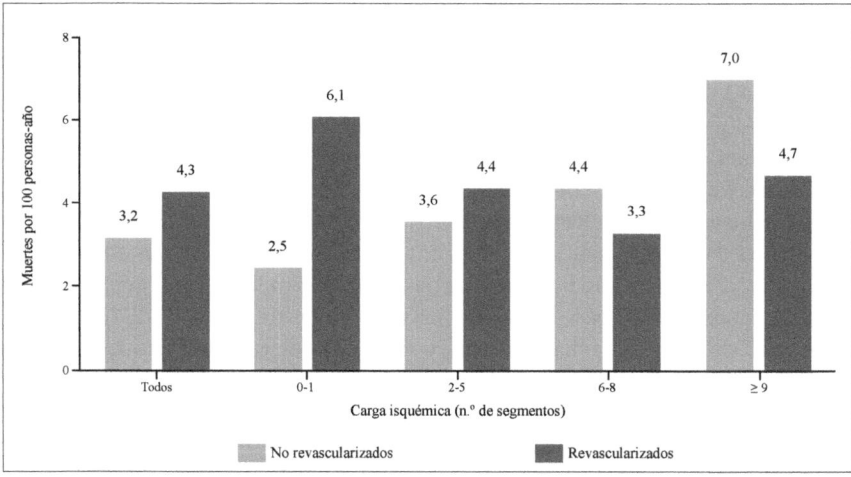

Fig. 2.4 La resonancia magnética cardíaca de estrés puede ser de utilidad para guiar el uso de las terapias de revascularización. Nuestro grupo observó que, en pacientes de más de 70 años, la mortalidad aumentó en relación con la extensión de la isquemia, pero solo en aquellos casos con isquemia muy extensa (>5 segmentos) el uso de la revascularización fue efectivo para disminuir la mortalidad (adaptado de Gabaldón-Pérez et al., 2022).

El tratamiento del anciano con cardiopatía isquémica crónica es similar al de los pacientes jóvenes y está orientado a optimizar el control de los factores de riesgo, aliviar los síntomas y prevenir eventos graves (infarto o muerte). Como ya se ha expuesto, especialmente en cohortes de edad muy avanzada y en concreto en los pacientes frágiles, se tiende a ser menos estricto en cuanto al control de los factores de riesgo, dar protagonismo a las preferencias del paciente y a mejorar la calidad de vida. Los efectos secundarios por fármacos son mucho más frecuentes en los pacientes ancianos, por lo que es muy importante individualizar sus dosis y combinaciones.

La coronariografía invasiva y la revascularización deberían reservarse para ancianos con síntomas resistentes o, especialmente, con isquemia severa en las pruebas no invasivas. Solo en este grupo el riesgo implícito de un manejo invasivo puede ser compensado por una mejor calidad de vida o una prolongación significativa de la supervivencia. Excepto en casos con una aceptable expectativa vital y con enfermedad coronaria grave (tronco de coronaria izquierda, enfermedad multivaso, especialmente en diabéticos) el intervencionismo percutáneo es preferible por su menor agresividad a la cirugía coronaria. En la actualidad, para la estratificación de riesgo previo a cirugía cardíaca se utilizan puntuaciones como el Euro SCORE y el índice de riesgo de la Society of Thoracic Surgery (STS), que valoran, entre otros parámetros, la edad, la movilidad, la fragilidad y la velocidad de la marcha. En los pacientes con cardiopatía isquémica crónica en general y muy particularmente en los ancianos, un componente del tratamiento es la inclusión en programas integrales de rehabilitación cardíaca (ya sean presenciales o con seguimiento domiciliario).

3.2 *Síndromes coronarios agudos*

Al igual que en el caso de la cardiopatía isquémica crónica, la cardiopatía isquémica aguda afecta predominantemente a pacientes de edad avanzada. En torno al 60 % de los ingresos por síndromes coronarios agudos (SCA) son de pacientes de más de 65 años, y más del 80 % de la mortalidad por SCA tiene lugar en este grupo de edad. Entre el 30 y el 40 % de los ingresos por SCA sin elevación del ST (SCASEST) y entre el 25 y el 30 % de los ingresos por infarto agudo de miocardio con elevación del ST (IAMEST) son de pacientes de más de 75 años (Dai et al., 2016). Dentro de la población anciana, el SCA más frecuente es el SCASEST.

La presentación atípica es más frecuente en ancianos. Menos de la mitad de los pacientes de más de 85 años con infarto debutan con dolor torácico. Ello, si no se sospecha, conlleva importantes retrasos en el diagnóstico y el tratamiento. La presencia de alteraciones previas en el electrocardiograma o de elevaciones basales de la troponina (por enfermedad renal o daño miocárdico crónico) también suele complicar el diagnóstico inicial. La estrategia de manejo del SCA no varía con la edad, pero siempre debe tenerse en cuenta que los efectos secundarios de los medicamentos, especialmente la hemorragia por antiagregantes y antitrombóticos, son más frecuentes en pacientes ancianos.

La reperfusión precoz en el momento oportuno es la pieza fundamental del tratamiento para los ancianos con IAMEST, con beneficios iguales o mayores que los que se dan en pacientes de menos edad debido a su elevado riesgo. Sin duda, la implantación de estrategias comunitarias de reperfusión precoz, especialmente

mediante angioplastia primaria, del IAMEST ha sido determinante en la disminución progresiva observada en la mortalidad por infarto en las últimas décadas
(fig. 2.3). Desafortunadamente, los pacientes ancianos tienen más contraindicaciones a la reperfusión e, incluso si son candidatos, es menos probable que
la reciban. La terapia de elección es la angioplastia primaria, pero si se espera
un retraso superior a 120 minutos tras el inicio de los síntomas, el tratamiento
fibrinolítico puede ser una buena opción en pacientes ancianos seleccionados.

El beneficio derivado de la revascularización es más discutible en los ancianos con SCASEST. Si bien los ensayos han demostrado la eficacia de una estrategia
invasiva en el SCASEST de alto riesgo, incluyendo a los ancianos, la no inclusión
de pacientes con fragilidad en este tipo de estudios complica su interpretación.
De hecho, en un ensayo reciente centrado en pacientes frágiles, la estrategia invasiva no fue superior a un manejo conservador para reducir eventos o estancia
hospitalaria durante el primer año (Tegn et al., 2016).

A mayor edad más aumentan la duración de la estancia media, las complicaciones derivadas del ingreso y el riesgo de mortalidad (incrementos del 50 %
por cada 10 años en pacientes de más de 65 años). Los tratamientos recomendados disminuyen el riesgo, pero deben realizarse de manera muy personalizada y
bajo estricta supervisión de profesionales sanitarios, especialmente durante los
primeros días y semanas. En este sentido, es clave planificar minuciosamente el
alta contando con una participación activa del paciente y de la familia. Se deben
valorar los trastornos concomitantes, la polifarmacia y la fragilidad, utilizando
estrategias simples que consideren las limitaciones de comunicación y cognición.
La falta de comprensión y de adherencia al plan de atención predice más reingresos y malos resultados. En este periodo crítico tras el alta de un anciano con
SCA, son de especial utilidad las unidades de hospitalización domiciliaria y los
gestores de casos de los centros de salud, particularmente en personas con fragilidad y deterioro cognitivo. La rehabilitación cardíaca tiene una recomendación
de clase IA en el paciente dado de alta tras SCA o revascularización coronaria y
se asocia a menor mortalidad y reingresos y a mejor calidad de vida (Schopfer et
al., 2016). Esto es así también en ancianos cuyo plan de rehabilitación (presencial
o domiciliario) deba ajustarse para lograr su cumplimiento.

En ancianos, especialmente en mujeres, son frecuentes los infartos con
coronarias normales debidos, como factor determinante, a un desequilibrio entre
el aporte y la demanda de oxígeno más que a la presencia de lesiones coronarias
obstructivas (Mortensen et al., 2016). Factores como la anemia, las bradicar-
dias, las taquicardias y los episodios de hipotensión o hipertensión severa o la
presencia de enfermedad microvascular son frecuentes en ancianos y se asocian
a episodios de daño miocárdico con coronarias normales. El manejo de estos
casos debe centrarse en abordar el factor causal y limitar si cabe aún más el uso
de estrategias diagnósticas o terapéuticas invasivas que pueden ser ineficaces o
incluso deletéreas, especialmente en pacientes frágiles.

4. La edad como factor de riesgo de insuficiencia cardíaca

4.1 *Epidemiología*

Con el aumento de la esperanza de vida y de la supervivencia por otras ECV, especialmente la cardiopatía isquémica, la prevalencia (tabla 2.1) y la mortalidad por insuficiencia cardíaca en edades avanzadas aumentan progresivamente (fig. 2.5). A pesar de que en las últimas décadas han surgido tratamientos que aumentan la esperanza de vida en estos síndromes, la mortalidad por esta causa está en clara progresión durante los últimos años (fig. 2.6) debido a la presencia de pacientes cada vez más mayores y complejos con esta entidad. La estratificación del riesgo y el manejo de este tipo de pacientes precisan de una atención cada vez más especializada en el contexto de unidades multidisciplinares de insuficiencia cardíaca.

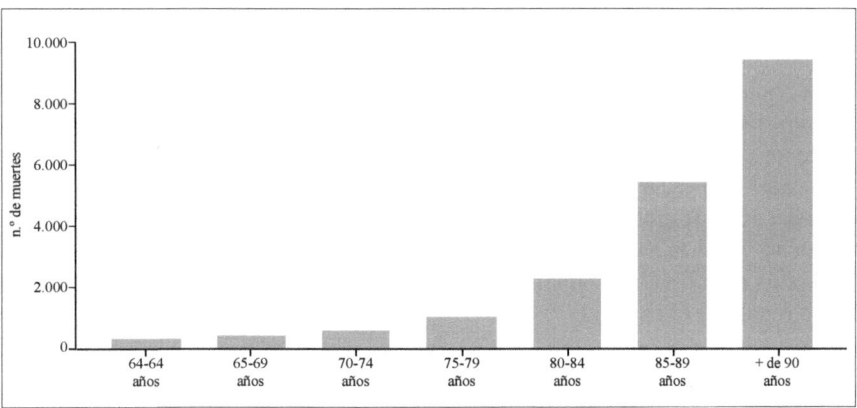

Fig. 2.5 Tasa de mortalidad atribuida a la insuficiencia cardíaca según rango de edad. *Fuente*: Instituto Nacional de Estadística.

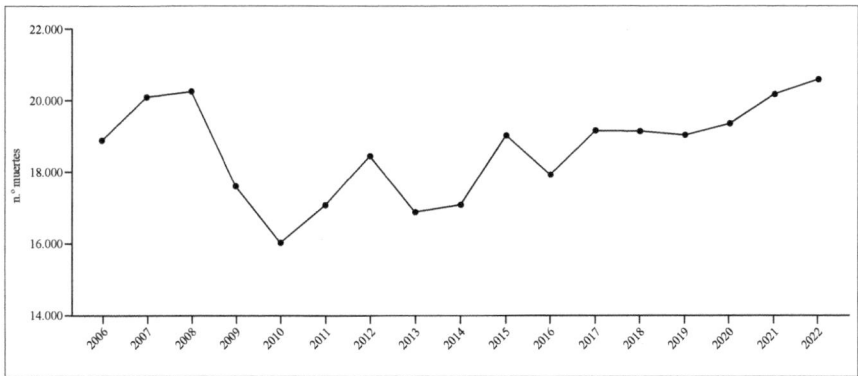

Fig. 2.6 Progresión de la mortalidad por insuficiencia cardíaca en los últimos años. *Fuente*: Instituto Nacional de Estadística.

La prevalencia de la insuficiencia cardíaca se dobla con la edad (del 6 % en el grupo de 60 a 79 años al 14 % en el de ≥80 años) y predominan las mujeres en las edades más avanzadas. La mortalidad por este síndrome pasa de <10/100.000 entre los 45 y 49 años a 150/100.000 en octogenarios con una supervivencia inferior a 20 meses para 825 pacientes ≥85 años (Mogensen et al., 2011). Mientras que en los pacientes ancianos predomina la insuficiencia cardíaca con función sistólica conservada, en pacientes más jóvenes es más frecuente la presentación con función sistólica reducida (Pirmohamed et al., 2016).

4.2 *Diagnóstico*

La presentación atípica es más frecuente en ancianos en los que, además, coexisten otras patologías, con lo que el diagnóstico se retrasa. Por lo tanto, son especialmente útiles criterios objetivos como la placa de tórax que muestre hipertensión venosa pulmonar y/o edema pulmonar intersticial o la elevación de las concentraciones de péptido natriurético (si bien este último presenta valores basales mayores con la edad, por lo que los valores normales de referencia han de ser más altos) (Forman et al., 2020). La técnica de imagen de referencia, por su alta disponibilidad y por su carácter no invasivo y que permite diferenciar entre los dos grandes tipos de insuficiencia cardíaca (con y sin función sistólica reducida, esto es, fracción de eyección del ventrículo izquierdo de menos o de más del 50 % respectivamente), es la ecocardiografía (Omar et al., 2016). Otras técnicas, como la RMC, pueden ser más precisas, pero por su coste y disponibilidad se ha de individualizar su uso. Además, se ha de tener en cuenta el potencial daño renal por el contraste.

4.3 *Tratamiento*

Respecto a recomendaciones generales del tratamiento, la dieta, la actividad física y la educación del paciente/cuidador son cruciales. No se recomienda ser muy restrictivo con la menor ingesta de sodio y líquidos, lo que podría agravar la malnutrición y la sarcopenia. Parece prudente reducir la ingesta de sodio a <3 g/día (Yancy et al., 2013). De acuerdo con los resultados del HF-ACTION, es recomendable un entrenamiento ambulatorio supervisado suave (y en su ausencia caminar u otro ejercicio de intensidad moderada) para pacientes ancianos con insuficiencia cardíaca estable (Forman et al., 2015). Mientras que en pacientes de edad muy avanzada o muy frágiles las visitas presenciales repetidas son de difícil cumplimiento, las intervenciones de gestión de casos, consistentes normalmente en visitas domiciliarias y/o seguimiento telefónico, son muy efectivas para reducir los reingresos y mejorar la calidad de vida (Takeda et al., 2019).

En cuanto al tratamiento farmacológico, los beneficios de cada fármaco tienen que sopesarse con los riesgos implícitos asociados a la polifarmacia. Los diuréticos siguen siendo la pieza fundamental del tratamiento y los de asa (furosemida, bumetanida y torasemida) son los más usados. Es mejor comenzar con dosis bajas y subirlas despacio hasta conseguir la euvolemia, vigilando los electrólitos séricos y la función renal.

Los inhibidores de la enzima convertidora de la angiotensina, los antagonistas del receptor de la angiotensina y los β-bloqueantes mejoran la supervivencia en pacientes mayores con función sistólica reducida. Respecto a los inhibidores de la enzima convertidora de la angiotensina y los antagonistas del receptor de la angiotensina (en general, mejor tolerados), se recomiendan dosis bajas en casos con función sistólica reducida, vigilando la hipotensión y la hiperpotasemia. En el mismo contexto, en pacientes ancianos con función sistólica reducida, la combinación sacubitril-valsartán se asoció a menor mortalidad, si bien con este grupo farmacológico la precaución respecto a los efectos secundarios mencionados debe ser aún más estricta.

Los β-bloqueantes, tales como carvedilol, metoprolol, bisoprolol y nebivolol, son efectivos en cuanto a la reducción de eventos, pero de nuevo hay que hacer hincapié en vigilar sus efectos secundarios como cansancio y/o insuficiencia cronótropa, que obligan a titular a la baja las dosis.

El estudio Randomized Aldactone Evaluation Study (RALES) contó con un 20 % de pacientes muy ancianos con función sistólica reducida y demostró la efectividad de la espironolactona o la eplerenona, en general a dosis más bajas que en jóvenes, para evitar insuficiencia renal e hiperpotasemia (Pirmohamed et al., 2016).

En cuanto a la digoxina, su beneficio en ancianos es incierto y se reserva (a dosis bajas y con controles de niveles) para pacientes con función sistólica reducida, especialmente aquellos con fibrilación auricular crónica.

Recientemente se han incorporado al espectro de fármacos para tratar la insuficiencia cardíaca (con y sin función sistólica deprimida) los inhibidores del cotransportador 2 de sodio y glucosa (SGLT2). La dapagliflocina y la empaglifocina reducen los eventos en los pacientes ≥75; en esta población, es recomendable vigilar la aparición frecuente de infecciones secundarias en el área genital (Martinez et al., 2020; Packer et al., 2020).

En el paciente anciano con insuficiencia cardíaca, el uso de otras opciones no farmacológicas debe realizarse de manera muy individualizada y contando siempre con la aceptación del paciente y de su entorno. Así, el trasplante cardíaco tiene éxito en pacientes bien seleccionados hasta la década de 60 años de edad y ocasionalmente primeros 70, con más complicaciones, pero menos episodios de rechazo que en pacientes más jóvenes. Los dispositivos de asistencia ventricular pueden utilizarse en ancianos con una selección adecuada de pacientes en centros con experiencia. Finalmente, las personas mayores pueden beneficiarse del manejo quirúrgico de la patología grave coronaria (síntomas no controlados, isquemia extensa) o valvular, pero estas técnicas deberían reservarse para pacientes con una expectativa de vida aceptable y se ha de asumir el mayor riesgo de complicaciones. Si bien en algunos casos la efectividad a largo plazo puede ser menor, las técnicas de intervención percutánea, menos invasivas, pueden ser preferibles, especialmente en pacientes frágiles o de edad muy avanzada.

4.4 *Situaciones especiales de insuficiencia cardíaca en el anciano*

Merece especial mención, también en ancianos, la insuficiencia cardíaca con función sistólica conservada, que ya representa más de la mitad de los casos, siendo esta tendencia incluso mayor en mujeres. El cúmulo de factores predisponentes, como la hipertensión, la cardiopatía isquémica, la fibrilación auricular o las valvulopatías, favorece este síndrome. Su patogenia es compleja e intervienen el envejecimiento, la inflamación, los múltiples trastornos concomitantes, el estilo de vida y la predisposición genética (Upadhya et al., 2020). El pronóstico es ligeramente mejor que en el caso de la función sistólica reducida, pero la clínica y las necesidades de ingreso son similares. Se han probado numerosos fármacos, pero solo los inhibidores del cotransportador 2 de sodio y glucosa han mostrado recientemente efectividad pronóstica (Pitt et al., 2014; Pfeffer et al., 2015; Solomon et al., 2019). En general se recomienda un buen control de la presión arterial, tratar la isquemia (si existe), controlar el ritmo (y en su defecto la frecuencia cardíaca en los pacientes con fibrilación auricular) y evitar la ingesta dietética excesiva de sal y líquidos. El ejercicio aeróbico y la pérdida regulada de peso en obesos son útiles. Los diuréticos se han de usar con cautela para mantener la euvolemia.

Una entidad cada vez más diagnosticada en ancianos es la amiloidosis cardíaca. En concreto, la forma de miocardiopatía por amiloide transtiretina debida al depósito de la proteína transtiretina mal plegada en el intersticio miocárdico es una causa cada vez más reconocida de insuficiencia cardíaca con función sistólica conservada en ancianos (Ruberg et al., 2019). Puede acompañarse de neuropatía autónoma (con hipotensión ortostática) y síndrome del túnel del carpo bilateral y estenosis vertebral lumbar. El bajo voltaje del QRS en el electrocardiograma es una característica clásica del amiloide cardíaco, pero está presente en menos del 50 % de los casos. Es frecuente la elevación de troponina y péptidos natriuréticos. El diagnóstico se realiza, en general, con RMC (que demuestra captación generalizada de gadolinio) y con medicina nuclear (con captación de tecnecio 99-pirofosfato) (Castano et al., 2016). Ocasionalmente es necesaria la biopsia miocárdica diagnóstica. En una población con edad media de 75 años, el tafamidis se asoció con una reducción del 30 % en los ingresos y en la mortalidad por todas las causas (Maurer et al., 2018).

Otra entidad que se detecta cada vez más en ancianos y habitualmente es secundaria a disfunción del ventrículo izquierdo es la hipertensión pulmonar. El diagnóstico habitual se realiza mediante ecocardiografía y, en casos seleccionados, mediante cateterismo cardíaco, para diferenciar un origen derivado de insuficiencia cardíaca izquierda o de causa pulmonar. Menos del 20 % de los pacientes incluidos en los estudios clínicos de los nuevos tratamientos orales y parenterales eran ancianos, por lo que la disponibilidad de datos en este sentido es escasa (Campean et al., 2020).

Dentro de las valvulopatías, la estenosis aórtica es la más frecuente en ancianos. Aparece en alrededor del 15 % de aquellos que tienen ≥65 años y es grave (<1 cm²) en el 2 %. En la mayoría es degenerativa por calcificación. Tienen un soplo de eyección sistólica y los síntomas, que pueden tardar en aparecer en ancianos sedentarios, son angina, intolerancia al ejercicio o síncope. El diagnóstico se confirma con ecocardiograma Doppler, en general con un gradiente medio ≥40 mmHg (pero puede existir un gradiente bajo). El reemplazo valvular transcatéter ha representado una revolución en el tratamiento de los ancianos con esta entidad en los que el riesgo de una cirugía era prohibitivo (Otto et al., 2021). En el estudio PARTNER inicial, la mortalidad a 1 año en pacientes no operables en otro caso (edad media, 83 años; 54 %, mujeres) fue del 30 %, comparado con el 50 % del grupo con tratamiento médico (Mack et al., 2019). En la directriz de 2020 sobre el tratamiento de los pacientes con cardiopatía valvular (Otto et al., 2021) se recomienda el reemplazo transcatéter en pacientes sintomáticos de cualquier edad con riesgo quirúrgico alto o prohibitivo si la supervivencia predicha después de la intervención es >12 meses; también para pacientes >80 años o cualquier paciente con una expectativa de vida <10 años. Se aconseja el ácido acetilsalicílico, 75-100 mg/día, como tratamiento antitrombótico.

5. La edad como factor de riesgo de las anomalías del ritmo cardíaco

Los trastornos del ritmo cardíaco aumentan con la edad y son cada vez más importantes en la morbimortalidad asociada (Curtis et al., 2018). Los cambios electrofisiológicos debidos a la edad se abordan en otro capítulo de este libro. Mencionamos a continuación brevemente dos entidades de especial frecuencia en la población anciana, la fibrilación auricular y el síncope.

5.1 *Fibrilación auricular*

Afecta aproximadamente al 12 % de los pacientes ≥75 años y al 18 % de los pacientes ≥85 (Hirsh et al., 2018). Trastornos concomitantes crónicos frecuentemente asociados son la hipertensión, la isquemia coronaria, la obesidad, la hiperlipidemia, la insuficiencia cardíaca y la apnea del sueño. Los posibles síntomas son palpitaciones, mareo, molestias torácicas, disnea, síncope o menor tolerancia a la actividad. Los síntomas resultan a menudo mínimos o son atípicos. Se recomienda el cribado a la edad ≥65 años tomando el pulso o con una tira de ritmo de ECG (Curry et al., 2018). Los dispositivos portátiles apuntan a su utilidad para mejorar el cribado (Perez et al., 2019). La fibrilación auricular no valvular se asocia con cinco veces más accidentes cerebrovasculares. El *score* de riesgo de accidente cerebrovascular más utilizado es CHA 2 DS 2-VASc, y si es ≥2 el paciente es candidato a la anticoagulación; solo la edad ≥75 años ya da una puntuación de 2. La decisión de instaurar la anticoagulación tiene que sopesar el riesgo de accidente cerebrovascular con el hemorrágico, ya que ambos aumentan con la edad. El anticoagulante tradicional ha sido la warfarina. Los nuevos anticoagulantes directos, tales como dabigatrán, rivaroxabán, apixabán y edoxabán, constituyen alternativas favorables a la warfarina sin necesidad de restricciones dietéticas ni controles y, en pacientes ≥75 años, son de eficacia similar o mejor en la prevención del accidente cerebrovascular con hemorragias parecidas o menores comparados con la warfarina (Malik et al., 2019). En pacientes ancianos no candidatos a la anticoagulación, una alternativa sería el cierre percutáneo de la orejuela de la aurícula izquierda con el dispositivo WATCHMAN (Freeman et al., 2020).

Es posible tratar los síntomas de la fibrilación auricular con control de la frecuencia o del ritmo. En estos pacientes, la estrategia de control de la frecuencia es más segura y se logra habitualmente con β-bloqueantes y/o digoxina. El tratamiento con un objetivo de frecuencia cardíaca <110 latidos/min en ancianos fue comparable a un control estricto de la frecuencia (<80 latidos/min) (Groenveld et al., 2013).

En ancianos, los fármacos antiarrítmicos y los procedimientos invasivos tienen una incidencia mayor de acontecimientos adversos, más recidivas y no eliminan la necesidad de anticoagulación, por lo que en general y salvo en casos seleccionados es preferible la estrategia de control de la frecuencia.

La ablación del nódulo auriculoventricular para crear un bloqueo cardíaco completo con implante de marcapasos puede utilizarse para obtener un ritmo regular en pacientes sintomáticos en los que ha fracasado el tratamiento farmacológico.

5.2 *Síncope*

La prevalencia del síncope supera el 20 % en adultos ≥75 años y es especialmente elevada en residentes de centros asistidos (O'Brien et al., 2014). Las tasas de mortalidad a 2 años son del 25-30 % en pacientes mayores de 75 años. En ancianos, el síncope también es una causa importante de caídas con lesiones y discapacidad asociada.

La presentación del síncope es similar en todos los grupos de edad, pero es menos frecuente que los ancianos recuerden lo sucedido anteriormente. En estos, el síncope suele ser multifactorial, reflejo de la interacción entre cambios ECV relacionados con la edad, trastornos concomitantes, episodios hipotensivos y fármacos. Es esencial valorar con detalle la medicación, incluidos todos los cambios recientes de medicamentos. La exploración física completa debe incluir la medición de la frecuencia cardíaca y la presión arterial en decúbito supino, sedestación y bipedestación. El masaje del seno carotídeo podría ser útil si se sospecha hipersensibilidad (Shen et al., 2017). Si se sospecha una causa cardíaca, suele ser apropiado un ecocardiograma y un periodo de monitorización del ECG. El tratamiento del síncope está orientado a la presunta etiología y por lo general es parecido en pacientes ancianos y de menos edad. El síncope es una causa frecuente de caídas en ancianos y el 35 % de las caídas sincopales se asocian con lesión. Numerosos fármacos usados para tratar ECV pueden aumentar el riesgo de síncope debido a sus efectos sobre la presión arterial, la frecuencia cardíaca o el ritmo cardíaco. Hay que plantear la desprescripción o titulación de medicamentos potencialmente contribuyentes si es clínicamente adecuado.

En este escenario, los síncopes deben abordarse de manera holística considerando, entre otros factores, el papel de la sarcopenia, la fragilidad, la desnutrición, la incontinencia y el deterioro cognitivo. La incontinencia y el ortostatismo agravados por el uso de diuréticos empeoran con frecuencia el problema, por lo que es importante plantear el ajuste de dosis. En ocasiones es necesario apoyarse con un geriatra o un urólogo.

6. Consideraciones finales

Los ancianos constituyen el segmento de edad con mayor prevalencia y mortalidad por ECV. El abordaje de esta situación representa el paradigma de la medicina personalizada, ya que el espectro de pacientes va desde aquellos con un perfil similar a pacientes más jóvenes sobre los cuales se basa la mayoría de evidencia científica disponible, hasta aquellos muy frágiles no representados en ensayos clínicos y en los que las decisiones han de ser muy individualizadas. Sin duda son necesarios muchos más estudios específicamente diseñados para conocer el mejor manejo de las ECV en pacientes ancianos, especialmente en aquellos con fragilidad y comorbilidades. Como norma general, en las personas mayores con ECV los objetivos se orientan más a medidas accesibles y simples enfocadas hacia la mejora funcional y de la calidad de vida. No se da tanta prioridad a estrategias de diagnóstico o manejo agresivas centradas en disminuir los eventos cardiovasculares mayores derivadas de ensayos clínicos en los que los ancianos no están representados o lo están muy poco (fig. 2.7).

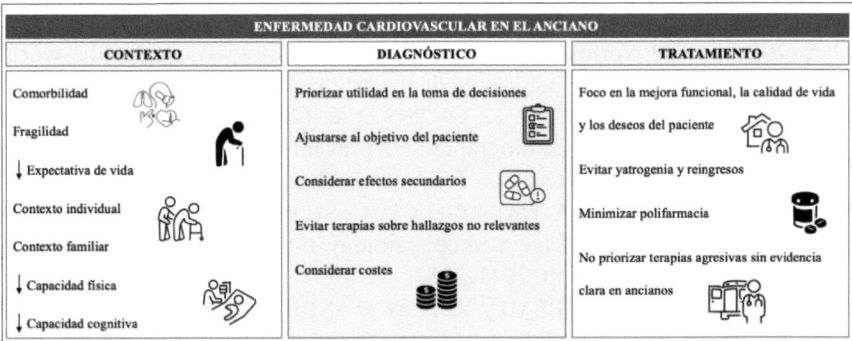

Fig. 2.7 Ideas clave para contextualizar cada caso de manera individualizada y para un uso adecuado de las medidas diagnósticas y terapéuticas disponibles.

Referencias bibliográficas

ARONOW, W. S., J. L. FLEG, C. J. PEPINE et al. (2011): «ACCF/AHA 2011 expert consensus document on hypertension in the elderly: a report of the American College of cardiology Foundation Task Force on clinical expert consensus documents», *Circulation* 123, pp. 2434-2506.

BHATT, D. L., P. G. STEG, M. MILLER et al. (2019): «Cardiovascular risk reduction with icosapent ethyl for hypertriglyceridemia», *N Engl J Med* 380, pp. 11-22.

BODÍ, V., J. SANCHIS, J. NÚÑEZ et al. (2009): «Prognostic value of a comprehensive cardiac magnetic resonance assessment soon after a first ST-segment elevation myocardial infarction», *JACC Cardiovasc Imaging* 2, pp. 835-842.

BONANAD, C., J. V. MONMENEU, M. P. LÓPEZ-LEREU et al. (2016): «Prediction of long-term major events soon after a first ST-segment elevation myocardial infarction by cardiovascular magnetic resonance», *Eur J Radiol* 85, pp. 585-592.

CAMPEAN, I. A. e I. M. LANG (2020): «Treating pulmonary hypertension in the elderly», *Expert Opin Pharmacother* 21, pp. 1193-1200.

CANNON, C. P., M. A. BLAZING, R. P. GIUGLIANO et al. (2015): «Ezetimibe added to statin therapy after acute coronary syndromes», *N Engl J Med* 372, pp. 2387-2397.

CASTANO, A., M. HAQ, D. L. NAROTSKY et al. (2016): «Multicenter study of planar Technetium 99m Pyrophosphate cardiac imaging: predicting survival for patients with ATTR cardiac amyloidosis», *JAMA Cardiol* 1, pp. 880-889.

CHOLESTEROL TREATMENT TRIALISTS' COLLABORATION (2019): «Efficacy, and safety of statin therapy in older people: a meta-analysis of individual participant data from 28 randomised controlled trials», *Lancet* 393, pp. 407-415.

CIA (2025): «The world factbook», en línea <https://www.cia.gov/the-world -factbook/field/obesity-adult-prevalence-rate/country-comparison/>.

CURRY, S. J., A. H. KRIST, D. K. OWENS et al. (2018): «Screening for atrial fibrillation with electrocardiography: US preventive services Task Force recommendation statement», *J Am Med Assoc* 320, pp. 478-484.

CURTIS, A. B., R. KARKI, A. HATTOUM y U. C. SHARMA (2018): «Arrhythmias in patients ≥80 Years of age: pathophysiology, management, and outcomes», *J Am Coll Cardiol* 71, pp. 2041-2057.

DAI, X., J. BUSBY-WHITEHEAD y K. P. ALEXANDER (2016): «Acute coronary syndrome in the older adults», *J Geriatr Cardiol* 13, pp. 101-108.

DOUGLAS, P. S. y U. HOFFMANN (2015): «Outcomes of anatomical versus functional testing for coronary artery disease», *N Engl J Med* 372, pp. 1291-1300.

FARRELL, B., C. BLACK, W. THOMPSON et al. (2017): «Deprescribing antihyperglycemic agents in older persons: evidence-based clinical practice guideline», *Can Fam Physician* 63, pp. 832-843.

FLEG, J. L., W. S. ARONOW y W. H. FRISHMAN (2011): «Cardiovascular drug therapy in the elderly: benefits and challenges», *Nat Rev Cardiol* 8, pp. 13-28.

FLEG, J. L., D. E. FORMAN, K. BERRA et al. (2013): «Secondary prevention of atherosclerotic cardiovascular disease in older adults: a scientific statement from the American Heart Association», *Circulation* 128, pp. 2422-2446.

FORMAN, D. E., J. A. DE LEMOS, L. J. SHAW et. al. (2020): «Cardiovascular biomarkers and imaging in older adults: JACC Council Perspectives», *J Am Coll Cardiol* 76, pp. 1577-1594.

FORMAN, D. E., B. K. SANDERSON, R. A. JOSEPHSON et al. (2015): «Heart failure as a newly approved diagnosis for cardiac rehabilitation: challenges and opportunities», *J Am Coll Cardiol* 65, pp. 2652-2659.

FREEMAN, J. V., P. VAROSY, M. J. PRICE et al. (2020): «The NCDR left atrial appendage occlusion registry», *J Am Coll Cardiol* 75, pp. 1503-1518.

GABALDÓN-PÉREZ, A., V. MARCOS-GARCÉS, J. GAVARA et al. (2022): «Prognostic value of cardiac magnetic resonance early after ST-segment elevation myocardial infarction in older patients», *Age Ageing* 51, pp. afac248.

GROENVELD, H. F., J. G. TIJSSEN, H. J. CRIJNS et al. (2013): «Rate control efficacy in permanent atrial fibrillation: successful and failed strict rate control against a background of lenient rate control: data from RACE II (Rate Control Efficacy in Permanent Atrial Fibrillation)», *J Am Coll Cardiol* 61, pp. 741-748.

GRUNDY, S. M., N. J. STONE, A. L. BAILEY et. al. (2019): «2018 AHA/ACC/AACVPR/AAPA/ABC/ACPM/ADA/AGS/APHA/ASPC/NLA/PCNA guideline on the management of blood cholesterol: a report of the American College of Cardiology/American Heart Association Task Force on clinical practice guidelines», *Circulation* 139, pp. e1082-e1143.

HIRSH, D. y N. WENGER (2018): «Atrial fibrillation in the elderly», en ESC (ed.): *The ESC Textbook of Cardiovascular Medicine*, 3 edn, Oxford, ESC Publications. DOI: <https://doi.org/10.1093/med/9780198784906.003.0522>.

HOLME, I. y S. A. ANDERSSEN (2015): «Increases in physical activity is as important as smoking cessation for reduction in total mortality in elderly men: 12 years of follow-up of the Oslo II study», *Br J Sports Med* 49, pp. 743-748.

INSTITUTO NACIONAL DE ESTADÍSTICA (2022): «Indicadores de la Agenda 2030 para el Desarrollo Sostenible», en línea: <https://www.ine.es/dyngs/ODS/es/index.htm>.

MACK, M. J., M. B. LEON, V. H. THOURANI et al. (2019): «Transcatheter aortic-valve replacement with a balloon-Expandable valve in low-risk patients», *N Engl J Med* 380, pp. 1695-1705.

MALIK, A. H., S. YANDRAPALLI, W. S. ARONOW et al. (2019): «Meta-analysis of direct-acting oral anticoagulants compared with warfarin in patients >75 Years of age», *Am J Cardiol* 123, pp. 2051-2057.

MANSON, J. E., N. R. COOK, I. M. LEE et al. (2019): «Vitamin D supplements and prevention of cancer and cardiovascular disease», *N Engl J Med* 380, pp. 33-44.

MARCOS-GARCÉS, V., J. GAVARA, M. P. LÓPEZ-LEREU et al. (2020): «Ejection fraction by echocardiography for a selective use of magnetic resonance after infarction», *Circ Cardiovasc Imaging* 13, pp. e011491.

MARON, D. J., J. S. HOCHMAN, H. R. REYNOLDS et al. (2020): «Initial invasive or conservative strategy for stable coronary disease», *N Engl J Med* 382, pp. 1395-1407.

MARTÍNEZ, F. A., M. SERENELLI, J. C. NICOLAU, M. C. PETRIE, C. E. CHIANG, S. TERESHCHENKO et al. (2020): «Efficacy and Safety of Dapagliflozin in Heart Failure With Reduced Ejection Fraction According to Age: Insights From DAPA-HF», *Circulation* 141, pp. 100-111.

MAURER, M. S., J. H. SCHWARTZ, B. GUNDAPANENI et al. (2018): «Tafamidis treatment for patients with transthyretin amyloid cardiomyopathy», *N Engl J Med* 379, pp. 1007-1016.

MCCULLOUGH, M. L., J. J. PETERSON, R. PATEL et al. (2012): «Flavonoid intake and cardiovascular disease mortality in a prospective cohort of US adults», *Am J Clin Nutr* 95, pp. 454-464.

MOGENSEN, U. M., M. ERSBOLL, M. ANDERSEN et al. (2011): «Clinical characteristics and major comorbidities in heart failure patients more than 85 years of age compared with younger age groups», *Eur J Heart Fail* 13, pp. 1216-1223.

MORAN, A. E., M. H. FOROUZANFAR, G. A. ROTH et al. (2014): «Temporal trends in ischemic heart disease mortality in 21 world regions, 1980 to 2010: the Global Burden of Disease 2010 study», *Circulation* 129, pp. 1483-1492.

MORTENSEN, M. B., V. FUSTER, P. MUNTENDAM et al. (2016): «A simple disease-guided approach to personalize ACC/AHA-Recommended statin allocation in elderly people: the BioImage study», *J Am Coll Cardiol* 68, pp. 881-891.

NATIONAL INSTITUTE on AGING (2018): «Aging and Chronic Diseases. NIH», en línea: <https://www.nia.nih.gov>.

O'BRIEN, H. A. K. R. (2014): «Syncope in the elderly», *Eur J Cardiol* 9, pp. 28-36.

OMAR, A. M., M. BANSAL y P. P. SENGUPTA (2016): «Advances in echocardiographic imaging in heart failure with reduced and preserved ejection fraction», *Circ Res* 119, pp. 357-374.

ORKABY, A. R., J. A. DRIVER, Y. L. HO et al. (2020): «Association of statin Use with all-cause and cardiovascular mortality in US Veterans 75 Years and older», *J Am Med Assoc* 324, pp. 68-78.

OTTO, C. M., R. A. NISHIMURA, R. O. BONOW et al. (2021): «2020 ACC/AHA Guideline for the Management of Patients With Valvular Heart Disease: Executive Summary: A Report of the American College of Cardiology/American Heart Association Joint Committee on Clinical Practice Guidelines», *J Am Coll Cardiol* 77, pp. 450-500.

PACKER, M., S. D. ANKER, J. BUTLER et al. (2020): «Cardiovascular and renal outcomes with empagliflozin in heart failure», *N Engl J Med* 383, pp. 1413-1424.

PATEL, A. V., L. BERNSTEIN, A. DEKA et al. (2010): «Leisure time spent sitting in relation to total mortality in a prospective cohort of US adults», *Am J Epidemiol* 172, pp. 419-429.

PÉREZ, M. V., K. W. MAHAFFEY, H. HEDLIN et al. (2019): «Large-scale Assessment of a Smartwatch to identify atrial fibrillation», *N Engl J Med* 381, pp. 1909-1917.

PFEFFER, M. A., B. CLAGGETT, S. F. ASSMANN, et al. (2015): «Regional variation in patients and outcomes in the treatment of preserved cardiac function heart failure with an aldosterone antagonist (TOPCAT) trial», *Circulation* 131, pp. 34-42.

PIRMOHAMED, A., D. W. KITZMAN y M. S. MAURER (2016): «Heart failure in older adults: embracing complexity», *J Geriatr Cardiol* 13, pp. 8-14.

PITT, B., M. A. PFEFFER, S. F. ASSMANN et al. (2014): «Spironolactone for heart failure with preserved ejection fraction», *N Engl J Med* 370, pp. 1383-1392.

RUBERG, F. L., M. GROGAN, M. HANNA et al. (2019): «Transthyretin amyloid cardiomyopathy: JACC state-of-the-art review», *J Am Coll Cardiol* 73, pp. 2872-2891.

SCHOPFER, D. W. y D. E. FORMAN (2016): «Cardiac rehabilitation in older adults», *Can J Cardiol* 32, pp. 1088-1096.

SHEN, W. K., R. S. SHELDON, D. G. BENDITT et al. (2017): «2017 ACC/AHA/HRS guideline for the evaluation and management of patients with syncope: a report of the American College of cardiology/American heart association Task Force on clinical practice guidelines and the heart rhythm society», *Circulation* 136, pp. e60-e122.

SINNAEVE, P. R., G. G. SCHWARTZ, D. M. WOJDYLA et al. (2020): «Effect of alirocumab on cardiovascular outcomes after acute coronary syndromes according to age: an ODYSSEY OUTCOMES trial analysis», *Eur Heart J* 41, pp. 2248-2258.

SOLOMON, S. D., J. J. V. MCMURRAY, I. S. ANAND et al. (2019): «Angiotensin-neprilysin inhibition in heart failure with preserved ejection fraction», *N Engl J Med* 381, pp. 1609-1620.

TAKEDA, A., N. MARTÍN, R. S. TAYLOR y S. J. TAYLOR (2019): «Disease management interventions for heart failure», *Cochrane Database Syst Rev* 1, pp. CD002752.

TEGN, N., M. ABDELNOOR, L. AABERGE et al. (2016): «Invasive versus conservative strategy in patients aged 80 years or older with non-ST-elevation myocardial infarction or unstable angina pectoris (After Eighty study): an open-label randomised controlled trial», *Lancet* 387, pp. 1057-1065.

TSAO, C. W., A. W. ADAY, Z. I. ALMARZOOQ, C. A. M. ANDERSON, P. ARORA, C. L. AVERY et al. (2023): «Heart disease and stroke statistics—2023 update: a report from the American Heart Association [published ahead of print January 25, 2023]», *Circulation* 147, pp. e93-e621.

UNITED NATIONS (2022): «World Population Prospects 2022. Summary of Results», en línea: <https://www.un.org/development/desa/pd/content/World-Population-Prospects-2022>.

UPADHYA, B. y D. W. KITZMAN (2020): «Heart failure with preserved ejection fraction: new approaches to diagnosis and management», *Clin Cardiol* 43, pp. 145-155.

WANNAMETHEE, S. G. y J. L. ATKINS (2015): «Muscle loss and obesity: the health implications of sarcopenia and sarcopenic obesity», *Proc Nutr Soc* 74, pp. 405-412.

WHELTON, P. K., R. M. CAREY, W. S. ARONOW et al. (2018): «2017 ACC/ AHA/ AAPA/ABC/ACPM/AGS/APHA/ASH/ASPC/NMA/PCNA guideline for the prevention, detection, evaluation, and management of high blood pressure in adults: executive summary: a report of the American College of cardiology/ American heart association Task Force on clinical practice guidelines», *Circulation* 138, pp. e426-e483.

WORLD HEALTH ORGANIZATION (2021): «Ageing and health, OMS Centers for Disease Control and Prevention», en línea: <https://www.who.int/news-room/fact-sheets/detail/ageing-and-health>.

YANCY, C. W., M. JESSUP, B. BOZKURT et al. (2013): «2013 ACCF/AHA guideline for the management of heart failure: a report of the American College of cardiology Foundation/American heart association Task Force on practice guidelines», *J Am Coll Cardiol* 62, pp. e147-239.

ZINMAN, B., C. WANNER, J. M. LACHIN et al. (2015): «Empagliflozin, cardiovascular outcomes, and mortality in type 2 diabetes», *N Engl J Med* 373, pp. 2117-2128.

3. Efectos cardiosaludables del ejercicio físico

Francisco Javier Chorro Gascó
Manuel Zarzoso Muñoz

Índice del capítulo

1. Definiciones de salud

El concepto de salud ha evolucionado a lo largo de la historia. En el documento de constitución de la Organización Mundial de la Salud (OMS), firmado en Nueva York el 22 de julio de 1946, se definió como «un estado de completo bienestar físico, mental y social y no solamente la ausencia de afecciones o enfermedades». Posteriormente se fueron incorporando diversos aspectos a este concepto, algunos de ellos relacionados con el progresivo aumento de la esperanza de vida y la consiguiente prolongación del periodo natural de envejecimiento (Joannes et al., 2023; Huber et al., 2011). En el documento firmado en la primera conferencia internacional sobre promoción de la salud, que tuvo lugar en Ottawa en 1986 bajo los auspicios de la OMS, se definió esta promoción como aquella que permite aumentar el control de las personas sobre su salud para mejorarla (Ottawa charter, 1986). Se consideraron variables como la capacidad de identificar y lograr aspiraciones, satisfacer necesidades y cambiar o afrontar el entorno para poder alcanzar el bienestar físico, mental y social. Así, en el concepto de salud se ha incluido la presencia de capacidades y recursos que facilitan el desarrollo de la vida cotidiana y que abarcan características personales, entre ellas la capacidad física, y también factores sociales, políticos, económicos y ambientales.

Otro de los aspectos que ha recibido cada vez mayor atención es la cuantificación, o medición, del estado de salud, para lo cual se han ido desarrollando procedimientos y escalas que abarcan diversas áreas, como el estado físico, el mental o el social, y distintas variables, por ejemplo, la capacidad de comprender y manejar las situaciones, la de gestionar la vida con cierto grado de independencia o la de participar en las actividades sociales y laborales.

Se dispone de métodos para determinar la calidad de vida, la sensación de bienestar o el estado funcional de las personas, y establecer una puntuación en una escala de salud (Lu et al., 2019; Kinnersley et al., 1994; Nelson et al., 1987; Abdul Jabbar et al., 2023). Por ejemplo, el cuestionario COOP/Wonca, desarrollado en forma de viñetas, se diseñó para analizar cómo se siente el paciente, cuál es su estado funcional y cómo percibe su propia salud. Las viñetas de este cuestionario incluyen aspectos relacionados con la forma física, los sentimientos, las actividades sociales, las actividades cotidianas, los cambios en el estado de salud y su calificación y, por último, el dolor. Por ejemplo, en relación con la forma física, ante la pregunta ¿cuál ha sido la máxima actividad física que pudo realizar durante, al menos, dos minutos?, se puntúa la respuesta según se conteste «muy intensa» (correr deprisa), «intensa» (correr lentamente), «moderada» (caminar a paso rápido), «ligera» (caminar despacio) o «muy ligera» (caminar muy lentamente o no poder caminar). La combinación de indicadores, incluyendo la cuantificación del deterioro de las reservas de salud, permite una aproximación más completa al concepto de salud (Joannes et al., 2023; Lu et al., 2019).

2. Salud cardiovascular

Tal como queda reflejado en distintos documentos publicados por la OMS y entidades relacionadas (GBD diseases collaborators, 2020; GBD diseases collaborators, 2024; GBD stroke collaborators, 2024; WHO, 2023; WHO, 2024), las enfermedades no transmisibles, que incluyen la cardiopatía isquémica, los accidentes cerebrovasculares, el cáncer, la diabetes o las enfermedades pulmonares crónicas, entre otras, son responsables de alrededor del 75 % de las defunciones en todo el mundo. Entre ellas, las enfermedades cardiovasculares (ECV) son la principal causa de muerte, tanto en nuestro entorno como a nivel mundial, siendo la cardiopatía isquémica y los accidentes cerebrovasculares las más frecuentes.

En los países miembros de la Sociedad Europea de Cardiología (Timmis et al., 2022; Timmis et al., 2024; Mubarik et al., 2024), las tasas de mortalidad por ECV han disminuido más del 50 % en las últimas tres décadas. Sin embargo, sigue siendo la causa de muerte más frecuente. Al estandarizar los datos por edad, las tasas de mortalidad por 100.000 habitantes fueron más altas en los hombres (395,1) que en las mujeres (322,0) y en ambos sexos las tasas de mortalidad fueron 2,5 veces mayores en los países de ingresos medios que en los países de ingresos altos. La cardiopatía isquémica fue el factor que más contribuyó a la mortalidad por ECV, con tasas estandarizadas por edad por 100.000 habitantes casi del doble para los hombres que para las mujeres (171,4 versus 90,8). La mortalidad por accidentes cerebrovasculares e insuficiencia cardíaca mostró un patrón similar, con tasas más elevadas en hombres que en mujeres, así como en los países de ingresos medios en comparación con los de ingresos altos. En Europa occidental (Mubarik et al., 2024), en 2019, las ECV y las neoplasias representaron el 33,54 y el 30,15 % del total de fallecimientos, respectivamente. Entre 1990 y 2019, las tasas de ECV disminuyeron un 54,97 % y las tasas de neoplasias un 19,54 %. Las diferencias de género revelaron una mayor carga de muerte por ECV en los hombres, mientras que la carga de neoplasias varió según los factores de riesgo y los grupos de edad.

En la actualización estadística de la American Heart Association (AHA) publicada en 2025 (Martin et al., 2025) se aportan los datos epidemiológicos relacionados con las enfermedades del corazón y los accidentes cerebrovasculares tanto en EE. UU. como a nivel mundial. En EE. UU., tras la disminución observada en los inicios de la década de 2010, la mortalidad atribuible a enfermedades del corazón aumentó nuevamente desde mediados de esta. La enfermedad coronaria fue la principal causa de mortalidad cardiovascular en 2021 (40,3 %), seguida de los accidentes cerebrovasculares (17,5 %). En dicho país, la tasa de mortalidad ajustada por edad atribuible a las ECV aumentó un 2,1 % entre 2011 y 2021 (de 228,6 a 233,3 por 100.000 personas). El reciente aumento se ha asociado a una mayor exposición a varios factores de riesgo establecidos. Por otra parte, el nivel de educación, los ingresos familiares y el gasto nacional en salud destinado a información, educación y asesoramiento se correlacionaron con una exposición más reducida a los factores de riesgo establecidos. En 2020, las tasas de mortalidad por 100.000 habitantes debidas a ECV en adultos de 35 a 74 años fueron las siguientes: EE. UU.: hombres 258,6 y mujeres 125,0; Alemania: hombres 168,0 y mujeres 65,2; España: hombres 126,0 y mujeres 43,8.

Por otra parte, los estudios realizados sobre la carga global de enfermedad a nivel mundial (Chong et al., 2024) han permitido calcular las tendencias futuras durante las próximas décadas, tanto globalmente como en las distintas regiones de la OMS, así como efectuar estimaciones de la mortalidad a mediados del siglo XXI. Entre 2025 y 2050, se calcula un incremento del 90 % en la prevalencia de ECV y un aumento de la mortalidad del 73,4 %. Se prevén 20,5 millones de muertes por ECV en 2025 y 35,6 millones en 2050. En el aumento de la mortalidad influirá el envejecimiento de la población. Sin embargo, se estima que la prevalencia de ECV estandarizada por edad será relativamente constante y que habrá una disminución de la mortalidad estandarizada por edad, datos que sugieren que el efecto de las medidas preventivas seguirá sin cambios y que mejorará la atención sanitaria. En 2050, la cardiopatía isquémica seguirá siendo la principal causa de muerte por ECV.

3. Escalas de salud cardiovascular

La disponibilidad de métodos adecuados para medir el estado de la salud cardiovascular es uno de los aspectos que puede ayudar a mejorar la prevención al permitir una aproximación más precisa al conocimiento de la situación, tanto a nivel individual como colectivo. La iniciativa que desarrolló la AHA en 2010 (Lloyd-Jones et al., 2010) contempla la definición de salud cardiovascular mediante la utilización del *Life's Simple 7*, que abarca siete dominios que comprenden cuatro comportamientos relacionados con la salud (alimentación, actividad física, tabaquismo y peso corporal) y tres determinaciones de salud (glucosa en sangre en ayunas, colesterol total y presión arterial). Cada dominio se categorizó como pobre, intermedio o ideal, utilizando umbrales previamente definidos.

Más recientemente se ha actualizado este procedimiento y se ha propuesto el denominado *Life's Essential 8* (Lloyd-Jones et al., 2022), en el que se han introducido aspectos nuevos como el sueño saludable y se han actualizado los correspondientes a la alimentación, la exposición a la nicotina, los lípidos en sangre y la glucemia. Así, se incluyen 8 componentes relacionados con la salud cardiovascular: dieta saludable, realización de actividad física, evitación de la exposición a la nicotina, sueño saludable, peso corporal sano, niveles adecuados de lípidos en sangre, glucemia y tensión arterial.

La puntuación se calcula en una escala de 0 a 100 y cada uno de los 8 conceptos tiene su propia escala, en la que se pueden identificar conductas y factores de riesgo sobre los que centrarse para obtener las máximas puntuaciones en la escala de salud cardiovascular. El promedio de todos ellos corresponde a la puntuación global. Las tablas 3.1, 3.2 y 3.3 muestran los procedimientos utilizados para la determinar la puntuación en actividad física, lípidos sanguíneos y tensión arterial.

TABLA 3.1
Puntuación en actividad física

Autoinforme	Minutos por semana	Puntuación
Minutos de actividad física moderada o vigorosa por semana	≥150	100
	120 a 149	90
	90 a 119	80
	60 a 89	60
	30 a 59	40
	1 a 29	20
	0	0

Actividad moderada: entre 3 y 5,9 met; actividad vigorosa: ≥6 met. Procedimiento para su puntuación (*Life's Essential* 8)

TABLA 3.2
Puntuación en lípidos

Analíticas	Colesterol no HDL (mg/dL)	Puntuación
Lípidos: colesterol total, HDL y colesterol no HDL	<130	100
	130 a 159	60
	160 a 189	40
	190 a 219	20
	≥220	0

Procedimiento para su puntuación (*Life's Essential* 8)

TABLA 3.3
Puntuación en tensión arterial sistémica

Analíticas	Presión sistólica y diastólica (mmHg)	Puntuación
Presión arterial sistólica y diastólica	<120 / <80 (óptima)	100
	120-129 / <80	75
	130-139 o 80-89	50
	140-159 o 90-99	25
	≥160 o ≥100	0

Se restan 20 puntos si está siendo tratado/a. Procedimiento para su puntuación (*Life's Essential* 8)

Las puntuaciones altas se asocian a resultados en salud con pronóstico favorable a largo plazo, con riesgo bajo de ECV. Los beneficios también se extienden a otras enfermedades no transmisibles como el cáncer, la demencia o la enfermedad pulmonar obstructiva crónica, entre otras. Además, su utilización puede ayudar a motivar a las personas a adoptar costumbres saludables y a evitar o controlar adecuadamente los factores de riesgo modificables y con ello mejorar la salud cardiovascular (Lloyd-Jones et al., 2022). Puntuaciones globales de 80 a 100 se consideran altas e indicadoras de buena salud cardiovascular, entre 50 y 79 son moderadas y entre 0 y 49 son puntuaciones bajas.

En la actualización estadística de la AHA (Martin et al., 2025), en el capítulo dedicado a la salud cardiovascular se señala que, a lo largo de la última década, en EE. UU. las puntuaciones medias en las escalas correspondientes a la alimentación se mantuvieron bajas y con pocos cambios, mientras que las correspondientes a la actividad física, la exposición a la nicotina, la salud del sueño y los lípidos en sangre mostraron tendencias a mejorar. Sin embargo, el índice de masa corporal y la glucemia mostraron tendencias a empeorar. Las puntuaciones correspondientes a la presión arterial permanecieron relativamente sin cambios.

4. Factores de riesgo de enfermedades cardiovasculares

La prevención y el control de las enfermedades no transmisibles, especialmente de las ECV, es una de las prioridades de los programas de salud pública, teniendo presente la magnitud de sus consecuencias adversas y sus repercusiones tanto a nivel individual como colectivo. La salud cardiovascular está determinada por factores genéticos, por las conductas individuales y por factores externos. Entre las estrategias adecuadas para mejorar y mantener la salud se encuentra la adopción de estilos de vida saludables. En los procedimientos utilizados para determinar las puntuaciones de las escalas de salud cardiovascular, previamente mencionados, se aprecia la importancia de los factores de riesgo. La probabilidad de padecer ECV se relaciona con ellos: alimentación poco saludable, inactividad física, consumo de tabaco, consumo nocivo de bebidas alcohólicas y, en relación con los anteriores, hipertensión arterial, trastornos del metabolismo de la glucosa, dislipemias y sobrepeso u obesidad. La relevancia de la contaminación atmosférica ha sido puesta de manifiesto en diversos documentos y estudios (WHO, 2023; WHO, 2024; GBD diseases, 2024; Timmis et al., 2024; Mubarik et al., 2024; Martin et al., 2025).

Está demostrado que el abandono del tabaquismo, la reducción del consumo de sal, el aumento de la proporción de frutas y hortalizas en la dieta, la actividad física practicada regularmente o el control de la ingesta de bebidas alcohólicas disminuyen el riesgo de sufrir ECV y, por lo tanto, son aspectos que deben destacarse en las políticas de salud. La determinación del riesgo cardiovascular permite actuar preventivamente para disminuir o evitar las manifestaciones clínicas; por ejemplo, el infarto de miocardio, la insuficiencia cardíaca o la muerte súbita. Los programas de intervención para mejorar la salud incluyen la promoción de cambios en la conducta y en los hábitos de vida (por ejemplo, evitar el sedentarismo, el tabaco o la obesidad, mejorar la alimentación, etc.), además de actuaciones terapéuticas encaminadas a controlar factores de riesgo concretos como la hipertensión, las dislipemias o la diabetes. Estas medidas ayudan a prevenir el deterioro funcional y la progresión de la discapacidad y contribuyen de manera significativa a alcanzar un envejecimiento saludable (Lloyd-Jones et al., 2010; Lloyd-Jones et al., 2022; Morris et al., 2024; Sterpetti et al., 2024; Cheng et al., 2024).

5. Sedentarismo versus actividad física

En la revista *Nature Medicine*, Lee et al. (2025) han publicado un texto titulado «Incluso una pequeña dosis de actividad física puede ser una buena medicina», en el que subrayaban los amplios beneficios para la salud proporcionados por la actividad física y la utilidad de seguir las recomendaciones de las guías. Con respecto a los efectos de pequeñas dosis, consideran que también se debería incorporar a las guías la recomendación de realizar niveles inferiores a los establecidos cuando no se puedan desarrollar niveles más altos de actividad física.

Los beneficios para la salud de la actividad física regular se pueden resumir en los siguiente: *a*) mayor longevidad derivada del menor riesgo de padecer enfermedades del corazón, accidentes cerebrovasculares, cáncer y diabetes, entre otras enfermedades no transmisibles; *b*) mejor función física y mental con menor riesgo de demencia; *c*) mejor calidad de vida; *d*) menor riesgo de ansiedad y depresión; *e*) mejor calidad del sueño; *f*) mejor control del sobrepeso, de la obesidad, del síndrome metabólico y de la hipertensión arterial; *g*) menor riesgo de osteoporosis, y *h*) menor fragilidad (fig. 3.1).

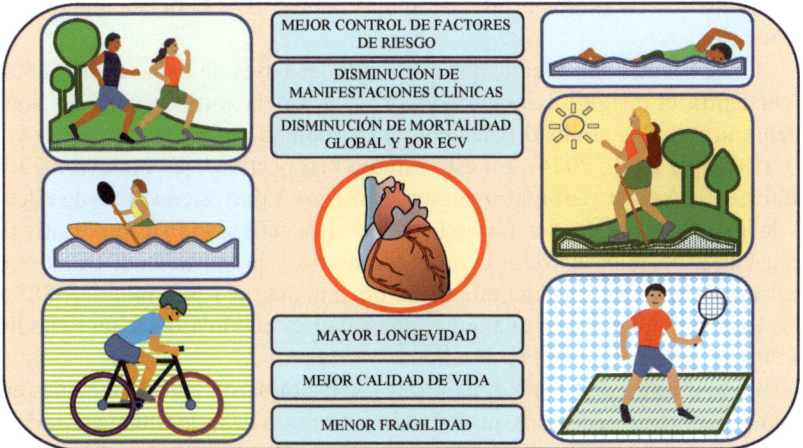

Fig. 3.1 Efectos beneficiosos del ejercicio físico.

En el informe publicado por la OMS sobre la situación mundial de la actividad física (WHO, 2022) se destacan sus efectos beneficiosos, que quedan resumidos en la afirmación «nunca es demasiado tarde para empezar a ser más activo y menos sedentario para mejorar la salud». Al analizar los datos correspondientes a la actividad física a nivel mundial se observa que en la actualidad el 81 % de los adolescentes no alcanzan los niveles de actividad física recomendados por la OMS. Las repercusiones adversas afectarán tanto a las personas a lo largo de su vida como a sus familias, así como a los servicios de salud y a la sociedad en su conjunto. Los datos a nivel global son los siguientes: *a*) un 27,5 % de la población mundial en edad adulta no alcanza los niveles recomendados de actividad física para mejorar y proteger la salud, *b*) los porcentajes se han mantenido en valores similares a los de estimaciones anteriores y *c*) se constatan diferencias en los niveles de actividad física entre regiones, países, grupos de edad y sexos, con menos actividad física en los países de ingresos bajos que en los de ingresos altos, menos actividad entre las mujeres que entre los hombres y disminución de los porcentajes de actividad en los grupos de mayor edad. Así mismo, tal como se ha comentado antes, en la infancia y la adolescencia los porcentajes globales de actividad física insuficiente son altos, especialmente entre las niñas.

En la revisión efectuada por Santos et al. (2024) sobre la actividad física y las conductas sedentarias, se analizó la asociación entre la actividad física medida objetivamente o el comportamiento sedentario y el riesgo cardiovascular en adultos sin ECV previa. En esta revisión sistemática se incluyeron cinco estudios. Uno de ellos muestra la asociación positiva entre la actividad física y la puntuación de salud cardiovascular, así como la relación negativa con el comportamiento sedentario. Tres estudios mostraron la asociación entre niveles más altos de actividad física y niveles más bajos de riesgo cardiovascular, así como entre niveles más altos de comportamiento sedentario y niveles más altos de riesgo cardiovascular. Se constató que las personas que pasan más tiempo activas tienen menos riesgo cardiovascular.

Entre los estudios efectuados utilizando las bases de datos de UK biobank se encuentra el dirigido también a analizar la asociación conjunta del tiempo sedentario y de la actividad física con la mortalidad por todas las causas y por ECV (Rezende et al., 2024). En este estudio prospectivo, que incluyó a 73.729 adultos, se usó un acelerómetro durante al menos 3 días, siendo uno de ellos un día de fin de semana. Se determinó la cantidad de actividad física necesaria para atenuar la asociación entre el tiempo sedentario y la mortalidad. Durante una mediana de 6,9 años de seguimiento se documentaron 1.521 muertes, 388 por ECV. La actividad física de cualquier intensidad atenuó la asociación perjudicial del tiempo sedentario con la mortalidad.

En el estudio de Chang et al. (2024) se examinaron las asociaciones entre el comportamiento sedentario prolongado y el riesgo de mortalidad por todas las causas y por causas específicas. También se exploraron alternativas deseables a estar sentado en términos de actividad física. Para ello se utilizaron los datos del Biobanco del Reino Unido y los proporcionados por la National Health and Nutrition Examination Survey (NHANES), con un total de 490.659 y 33.534 participantes, respectivamente. Durante los tiempos de seguimiento promedio (13,5 y 6,7 años), se documentaron 36.109 y 3.057 muertes en el Biobanco del Reino Unido y en la NHANES, respectivamente. Ambas cohortes mostraron que, en comparación con las personas que permanecen sentadas menos de 5 horas al día, las personas que permanecían sentadas durante periodos más prolongados tenían mayor riesgo de mortalidad por todas las causas y por causas específicas debido a cáncer, enfermedades cardiovasculares y enfermedades respiratorias, pero no por enfermedades digestivas. Además, reemplazar los periodos sedentarios cotidianos por actividad física diaria, incluso sustituir 30 minutos de vida sedentaria por caminatas, redujo el riesgo de mortalidad por todas las causas en un 3,5 %. Así mismo, la mortalidad por causas específicas como el cáncer, las enfermedades cardiovasculares y las enfermedades respiratorias se redujo en un 1,6 %, un 4,4 % y un 15,5 %, respectivamente.

Por otra parte, en las estadísticas publicadas por la AHA (Martin et al., 2025), según la información proporcionada por los padres entre 2020 y 2021, el porcentaje de jóvenes de 6 a 17 años que estuvieron activos ≥60 minutos todos los días de la semana fue del 20,5 %. Según el autoinforme de 2020, un 24,2 % de los adultos informaron que cumplían con las pautas de actividad aeróbica durante el tiempo libre recomendadas en EE. UU. (≥150 min/semana de actividad física moderada, ≥75 min/semana de actividad vigorosa o una combinación equivalente de ambas). Los porcentajes fueron inferiores entre las personas de mayor edad y superiores en las familias con ingresos más altos. El seguimiento de las recomendaciones fue menor entre las mujeres que entre los hombres.

En 2024, Kany et al. también utilizaron los datos del UK biobank para analizar las asociaciones entre el patrón de actividad física y la incidencia de 678 alteraciones cardiometabólicas en 89.573 participantes (62 ± 8 años de edad; 56 % mujeres). En comparación con los inactivos, tanto los que efectuaban ejercicio los fines de semana como los que lo realizaban de manera regular a lo largo de la semana presentaron menor riesgo de enfermedad. Las reducciones más significativas se observaron para condiciones como hipertensión, diabetes, obesidad y apnea del sueño. En el estudio se concluyó que la consecución de volúmenes de actividad física de acuerdo con las recomendaciones de las guías se asocia con un menor riesgo y con claros efectos beneficiosos sobre las variables cardiometabólicas. En este estudio las asociaciones fueron similares tanto para los que realizaban la actividad física los fines de semana como para los que la llevaban a cabo de manera uniforme a lo largo de toda la semana.

En el estudio efectuado en Suecia en 2024 por Ding et al. se analizó la asociación de las métricas ideales de salud cardiovascular con el riesgo de muerte por todas las causas, por ECV y sin ECV. En este estudio se incluyó a un total de 29.557 participantes de la cohorte de la Marcha Nacional Sueca. Detectaron 3.799 muertes durante una mediana de seguimiento de 19 años. En comparación con aquellos que tenían 6-7 métricas ideales, los participantes con 0-2 métricas ideales tenían un 107 % de exceso de riesgo de muerte por todas las causas, 224 % de exceso de riesgo de ECV y 108 % de exceso de riesgo de muerte no cardiovascular. La edad media a la que fallecieron los que tenían 6-7 métricas ideales frente a los que tenían 0-2 se prolongó en 4,2 años para todas las causas, 5,8 años para las ECV y 2,9 años para las no ECV, respectivamente. Las asociaciones observadas fueron más fuertes entre las mujeres que entre los hombres. Se concluyó que la asociación inversa entre el número de métricas ideales de salud cardiovascular y el riesgo de muerte respalda la aplicación de las métricas propuestas para la evaluación de riesgos individuales y la promoción de la salud general.

En el metaanálisis efectuado por Guo et al. en 2017 se examinaron las asociaciones entre las métricas ideales de salud cardiovascular y los eventos cardiovasculares o la mortalidad, considerando los datos de estudios de cohortes prospectivos identificados mediante búsquedas en PubMed y Web of Science hasta febrero de 2017. En este metaanálisis se incluyeron 13 estudios prospectivos que involucraron a un total de 193.126 individuos. Al comparar la categoría mayor de métricas de salud cardiovascular ideal con la menor, los riesgos relativos generales fueron los siguientes: 0,54 para la mortalidad por todas las causas; 0,30 para mortalidad CV; 0,22 para ECV y 0,33 para accidente cerebrovascular, respectivamente. Se observó una relación dosis-respuesta lineal inversa en la mortalidad CV y por todas las causas. En los análisis del estado de salud ideal, en relación con la mortalidad por todas las causas y por causas CV, se obtuvieron los mayores beneficios al mejorar las métricas de tabaquismo, dieta, actividad física, niveles de glucosa en plasma y presión arterial. Los autores del estudio concluyeron que el estado ideal de salud cardiovascular, o aumentos mínimos en las métricas de salud, puede dar como resultado reducciones sustanciales en el riesgo de ECV y en la mortalidad.

Con respecto a las diferencias entre hombres y mujeres en los beneficios para la salud derivados de la actividad física, el estudio prospectivo (Ji et al., 2024) de 412.413 adultos estadounidenses (55 % mujeres, edad 44 ± 17 años) que proporcionaron datos de encuestas sobre actividad física en el tiempo libre ha permitido analizar las asociaciones existentes entre variables relacionadas con la actividad física (frecuencia, duración, intensidad, tipo) y la mortalidad por todas las causas o por ECV. Se ha observado que la actividad física regular, en comparación con la inactividad, se asocia a un menor riesgo de mortalidad por todas las causas en mujeres y hombres, con una reducción del 24 y del 15 %, respectivamente, siendo esta reducción, como se observa, mayor en el caso de las mujeres (diferencias significativas frente a los hombres). Estos obtuvieron el máximo beneficio con 300 min/semana de actividad física entre moderada y vigorosa, mientras que las mujeres obtuvieron un beneficio similar con 140 min/semana y un beneficio mayor con 300 min/semana. Los resultados son similares al analizar la mortalidad por causas cardiovasculares. Los autores concluyeron que las mujeres obtienen mayores beneficios en la reducción del riesgo de muerte cardiovascular y por todas las causas con dosis equivalentes de actividad física.

En relación con la edad, se ha analizado la relación dosis-respuesta entre actividad física y mortalidad por todas las causas y por causas cardiovasculares entre los adultos de edad igual o superior a 60 años (Fukushima et al., 2024). Se ha observado que una actividad similar a la recomendada por las sociedades científicas reduce la mortalidad (19 a 30 % la mortalidad por todas las causas y 25 a 34 % la mortalidad cardiovascular) y que una actividad por encima de la recomendación estándar da lugar a mayores reducciones en la mortalidad (35 a 37 % y 38 a 40 %, respectivamente). Los autores de la revisión concluyeron que la actividad física reduce sustancialmente la mortalidad en los adultos mayores y que se obtienen reducciones superiores con niveles de actividad física por encima de las recomendaciones estándar.

6. Conclusiones

Seguir una dieta sana y adecuada, no fumar y mantener una actividad física regular son hábitos de vida recomendables.

La actividad física ayuda a prevenir el desarrollo de enfermedades, mejora la salud y el bienestar y prolonga la vida. Esta afirmación se extiende a todas las edades y es más evidente en las mujeres.

Existe una relación dosis-respuesta, aunque grados ligeros de actividad física ya son beneficiosos. Lo ideal sería personalizar la cuantía, modalidad, intensidad y tipo de ejercicio, para adaptarlo a las características de cada individuo.

En personas con riesgo alto de ECV, en adultos con vida sedentaria que van a realizar actividad física de intensidad moderada o alta y en aquellas personas con síntomas o signos que sugieran la existencia de ECV, es aconsejable la consulta médica al inicio de la participación en los programas de actividad física.

En términos generales, la recomendación de distintas sociedades científicas (como la American Heart Association, el American College of Cardiology, la European Society of Cardiology o la Sociedad Española de Cardiología) para la prevención de enfermedades cardiovasculares es realizar ejercicio moderado durante al menos 30 minutos, 5 días a la semana (150 minutos semanales), o ejercicio vigoroso 75 minutos a la semana (tabla 3.4). También se recomienda realizar ejercicios de fuerza-resistencia (actividades de fortalecimiento muscular) al menos dos días por semana.

TABLA 3.4
*Recomendaciones sobre la actividad física de la Sociedad Europea
de Cardiología para la prevención de enfermedades cardiovasculares*

Recomendaciones	Clase	Nivel de evidencia
Se recomienda para los adultos de todas las edades realizar actividad física de intensidad moderada durante al menos 150-300 minutos a la semana o 75-150 minutos a la semana de actividad física aeróbica vigorosa, o una combinación equivalente para reducir la mortalidad por todas las causas, la mortalidad por causas cardiovasculares y la morbilidad.	I	A
Se recomienda que los adultos que no puedan realizar 150 minutos a la semana de actividad física de intensidad moderada se mantengan tan activos como sus capacidades y condiciones de salud lo permitan.	I	B
Se recomienda reducir el tiempo sedentario para realizar al menos una actividad ligera durante todo el día para reducir la mortalidad por todas las causas, la mortalidad por causas cardiovasculares y la morbilidad.	I	B
Se recomienda realizar ejercicios de fuerza-resistencia, además de actividad aeróbica, dos o más días por semana para reducir la mortalidad por todas las causas.	I	B
Para aumentar la participación en actividades físicas se deberían considerar intervenciones como la educación individual o en grupos, técnicas para la modificación del comportamiento, asesoramiento telefónico y la utilización de monitores portátiles de actividad individual.	IIa	B

Fuente: F. L. J. Visseren et al. (2021): «ESC Guidelines on cardiovascular disease prevention in clinical practice», *Eur Heart J.* 42, pp. 3227-3337.

Referencias bibliográficas

ABDUL JABBAR, K., R. MCARDLE, S. LORD, N. KERSE, S. DEL DIN y R. THE (2023): «Physical Activity in Community-Dwelling Older Adults: Which Real-World Accelerometry Measures Are Robust? A Systematic Review», *Sensors (Basel)* 23, p. 7615. DOI: 10.3390/s23177615.
CHANG, Q., Y. ZHU, Z. LIU, J. CHENG, H. LIANG, F. LIN et al. (2024): «Replacement of sedentary behavior with various physical activities and the risk of all-cause and cause-specific mortality», *BMC Med* 22, p. 385. DOI: 10.1186/s12916-024-03599-2.
CHENG, Y. J., H. DENG, Y. J. LIAO, X. H. FANG, H. T. LIAO, F. Z. LIU et al. (2024): «Role of ideal cardiovascular health metrics in reducing risk of incident arrhythmias», *Eur J Prev Cardiol* 31, pp. 658-666.

CHONG, B., J. JAYABASKARAN, S. M. JAUHARI, S. P. CHAN, R. GOH, M. T. W. KUEH et al. (2024): «Global burden of cardiovascular diseases: projections from 2025 to 2050», *Eur J Prev Cardiol* Sep 13, pp. zwae281. DOI: 10.1093/eurjpc/zwae281.

DING, L., M. PONZANO, A. GROTTA, H. ADAMI, F. XUE, Y. T. LAGERROS et al. (2024): «Ideal cardiovascular health and risk of death in a large Swedish cohort», *BMC Public Health* 24, p. 358. DOI: 10.1186/s12889-024-17885-4.

FUKUSHIMA, N., H. KIKUCHI, H. SATO, H. SASAI, K. KIYOHARA, S. S. SAWADA et al. (2024): «Dose Response Relationship of Physical Activity with All-Cause Mortality among Older Adults: An Umbrella Review», *J Am Med Dir Assoc* 25, pp. 417-430. DOI: 10.1016/j.jamda.2023.09.028.

GBD 2019 DISEASES AND INJURIES COLLABORATORS (2020): «Global burden of 369 diseases and injuries in 204 countries and territories, 1990-2019: a systematic analysis for the Global Burden of Disease Study 2019», *Lancet* 396, pp. 1204-1222. DOI: 10.1016/S0140-6736(20)30925-9.

GBD 2021 DISEASES AND INJURIES COLLABORATORS (2024): «Global incidence, prevalence, years lived with disability (YLDs), disability-adjusted life-years (DALYs), and healthy life expectancy (HALE) for 371 diseases and injuries in 204 countries and territories and 811 subnational locations, 1990-2021: a systematic analysis for the Global Burden of Disease Study 2021», *Lancet* 403, pp. 2133-2161. DOI: 10.1016/S0140-6736(24)00757-8.

GBD 2021 STROKE RISK FACTOR COLLABORATORS (2024): «Global, regional, and national burden of stroke and its risk factors, 1990-2021: a systematic analysis for the Global Burden of Disease Study 2021», *Lancet Neurol* 23, pp. 973-1003. DOI: 10.1016/S1474-4422(24)00369-7.

GUO, L. y S. ZHANG (2017): «Association between ideal cardiovascular health metrics and risk of cardiovascular events or mortality: A meta-analysis of prospective studies», *Clin Cardiol* 40, pp. 1339-1346. DOI: 10.1002/clc.22836.

HUBER, M., J. A. KNOTTNERUS, L. GREEN, H. VAN DER HORST, A. R. JADAD, D. KROMHOUT et al. (2011): «How should we define health?», *BMJ* 26, p. 343.

JI, H., M. GULATI, T. Y. HUANG, A. C. KWAN, D. OUYANG, J. E. EBINGER et al. (2024): «Sex Differences in Association of Physical Activity With All-Cause and Cardiovascular Mortality», *J Am Coll Cardiol* 83, pp. 783-793. DOI: 10.1016/j.jacc.2023.12.019.

JOANNÈS, C., H. COLINEAUX, G. GUERNEC, R. CASTAGNÉ y M. KELLY-IRVING (2023): «Toward a conceptual framework of health and its operational definition: an application in the 1958 British birth cohort», *BMC Public Health* 23, pp. 100. DOI: 10.1186/s12889-022-14967-z.

KANY, S., M. A. AL-ALUSI, J. T. RÄMÖ, J. P. PIRRUCCELLO, T. W. CHURCHILL, S. A. LUBITZ et al. (2024): «Associations of "Weekend Warrior" Physical Activity With Incident Disease and Cardiometabolic Health», *Circulation* 150, pp. 1236-1247. DOI: 10.1161/CIRCULATIONAHA.124.068669.

KINNERSLEY, P., T. PETERS y N. STOTT (1994): «Measuring functional health status in primary care using the COOP-WONCA charts: acceptability, range of scores, construct validity, reliability and sensitivity to change», *Br J Gen Pract* 44, pp. 545-9.

LEE, I. M., K. E. POWELL, O. L. SARMIENTO y P. C. HALLAL (2025): «Even a small dose of physical activity can be good medicine», *Nat Med* 31, pp. 376-378. DOI: https://doi.org/10.1038/s41591-024-03396-7.

LLOYD-JONES, D. M., N. B. ALLEN, C. A. M. ANDERSON, T. BLACK, L. C. BREWER, R. E. FORAKER et al. (2022): «Life's Essential 8: updating and enhancing the American Heart Association's construct of cardiovascular health: a presidential advisory from the American Heart Association», *Circulation* 146, pp. e18-e43. DOI:10.1161/CIR.0000000000001078.

LLOYD-JONES, D. M., Y. HONG, D. LABARTHE, D. MOZAFFARIAN, L. J. APPEL, L. VAN HORN et al. (2010): «Defining and setting national goals for cardiovascular health promotion and disease reduction: the American Heart Association's strategic Impact Goal through 2020 and beyond», *Circulation* 121, pp. 586-613.

LU, W., H. PIKHART y A. SACKER (2019): «Domains and Measurements of Healthy Aging in Epidemiological Studies: a Review», *Gerontologist* 59, pp. e294-e310.

MARTÍN, S. S., A. W. ADAY, N. B. ALLEN, Z. I. ALMARZOOQ, C. A. M. ANDERSON, P. ARORA et al. (2025): «2025 Heart Disease and Stroke Statistics: A Report of US and Global Data From the American Heart Association», *Circulation* 151, pp. e41-e660. DOI: 10.1161/CIR.0000000000001303.

MORRIS, A. A., F. A. MASOUDI, A. R. ABDULLAH, A. BANERJEE, L. C. BREWER, Y. COMMODORE-MENSAH et al. (2024): «2024 ACC/AHA Key Data Elements and Definitions for Social Determinants of Health in Cardiology: A Report of the American College of Cardiology/American Heart Association Joint Committee on Clinical Data Standards», *J Am Coll Cardiol* 84, pp. e109-e226. DOI: 10.1016/j.jacc.2024.05.034.

MUBARIK, S., L. LUO, S. NAEEM, R. MUBARAK, M. IQBAL, E. HAK et al. (2024): «Epidemiology and demographic patterns of cardiovascular diseases and neoplasms deaths in Western Europe: a 1990-2019 analysis», *Public Health* 231, pp. 187-197. DOI: 10.1016/j.puhe.2024.04.003. Epub 2024 May 3.

NELSON, E., J. WASSON, J. KIRK, A. KELLER, D. CLARK, A. DITTRICH, et al. (1987): «Assessment of function in routine clinical practice: description of the COOP Chart method and preliminary findings», *J Chron Dis* 40 (suppl. 1), pp. 55S-63S.

OTTAWA CHARTER FOR HEALTH PROMOTION (1986), *Can J Public Health* 77, pp. 425-30. PMID: 3580992.

REZENDE, L. F. M., M. AHMADI, G. FERRARI, B. DEL POZO CRUZ, I. M. LEE, U. EKELUND et al. (2024): «Device-measured sedentary time and intensity-specific physical activity in relation to all-cause and cardiovascular disease mortality: the UK Biobank cohort study», *Int J Behav Nutr Phys Act* 21, p. 68. DOI: 10.1186/s12966-024-01615-5.

SANTOS, B., D. MONTEIRO, F. M. SILVA, G. FLORES, T. BENTO y P. DUARTE-MENDES (2024): «Objectively Measured Physical Activity and Sedentary Behaviour on Cardiovascular Risk and Health-Related Quality of Life in Adults: A Systematic Review», *Healthcare (Basel)* 12, pp. 1866. DOI: 10.3390/healthcare12181866.

STERPETTI, A. V., R. GABRIELE, I. IANNONE, M. CAMPAGNOL, V. BORRELLI, P. SAPIENZA et al. (2024): «Trends towards increase of Cardiovascular diseases mortality in USA: A comparison with Europe and the importance of preventive care», *Curr Probl Cardiol* 49, p. 102459. DOI: 10.1016/j .cpcardiol.2024.102459.

TIMMIS, A., V. ABOYANS, P. VARDAS, N. TOWNSEND, A. TORBICA, M. KAVOUSI et al. (2024): «European Society of Cardiology: the 2023 Atlas of Cardiovascular Disease Statistics», *Eur Heart J* 45, pp. 4019-4062. DOI: 10.1093/ eurheartj/ehae466.

TIMMIS, A., P. VARDAS, N. TOWNSEND, A. TORBICA, H. KATUS, D. DE SMEDT et al. (2022): «European Society of Cardiology: cardiovascular disease statistics 2021», *Eur Heart J* 43, pp. 716-799. DOI: 10.1093/eurheartj/ehab892

WHO (2022): «Global status report on physical activity 2022», en línea: <ht­tps://www.who.int/teams/health-promotion/physical-activity/global-status-re port-on-physical-activity-2022>.

WHO (2023): *Advancing the global agenda on prevention and control of noncommunicable diseases 2000 to 2020: looking forwards to 2030*, Geneve, World Health Organization, en línea: <https://www.who.int/publications/i/ item/9789240072695>.

WHO (2024): *Monitoring noncommunicable diseases and injuries: pilot assessment in 20 cities*, Geneva, World Health Organization, en línea: <https:// iris.who.int/bitstream/handle/10665/379382/9789240101494-eng.pdf?se quence=1>.

PARTE 2
MANIFESTACIONES CARDÍACAS
DEL ENVEJECIMIENTO

4. Manifestaciones del envejecimiento sobre las funciones celulares y el metabolismo cardíaco

Guillermo Sáez Tormo

Índice del capítulo

1. Introducción

Como componentes básicos de todos los seres vivos, las células proporcionan a los organismos en los que se encuentran estructura, función, crecimiento y especialización. Todo ello bajo el prisma de la genética molecular, cuya expresión diseña las características fenotípicas de las células del organismo, sus propiedades biológicas, bioquímicas y fisiológicas, a lo largo de la vida. El Programa Atlas BioMolecular Humano (HuBMAP) es una plataforma abierta y global creada para mapear las células sanas de todo el cuerpo humano. Estudios científicos han estimado que un organismo humano está compuesto por 37 trillones de células. Su correcto funcionamiento a nivel tisular y orgánico depende de la interacción, organización espacial y especialización de todas sus células. Conocer la relación funcional entre ellas es una tarea de una envergadura extraordinaria (NIH, 2025; Martin-Puig et al., 2008).

Las células trabajan como perfectos sistemas de transformación energética capaces de absorber nutrientes y extraer de estos la energía metabólica en forma de ATP para satisfacer sus necesidades tanto estructurales como metabólicas y poder llevar a cabo funciones especializadas. Las células también contienen el material hereditario, hacen copias de este y lo transmiten durante su división a sus descendientes.

2. El corazón y las células miocárdicas

El corazón es una pieza clave para mantener la homeostasis y el bienestar del organismo. Es el primer órgano que se forma en un feto en rápido crecimiento durante las primeras semanas de gestación. Se trata de un órgano muscular complejo que consta morfológicamente de cuatro cámaras funcionalmente distintas y responsables, en su conjunto, de bombear sangre oxigenada al resto del organismo mediante procesos repetidos de contracción y relajación rítmica.

Desde el punto de vista histológico, se presenta como un mosaico de subconjuntos de células diferenciadas que incluyen células musculares especializadas, los cardiomiocitos, que pueden ser auriculares, ventriculares y de conducción, además de células de músculo liso arterial y venoso, ganglios autónomos, células endoteliales, macrófagos, fibroblastos mesenquimales intersticiales y células madre progenitoras (Pinto et al., 2016).

Los cardiomiocitos no son las células mayoritarias del corazón (Pinto et al., 2016). Los estudios en corazones *post mortem* de sujetos sanos y animales y en modelos de rata y de ratón han demostrado que los cardiomiocitos ocupan entre el 70 y el 85 % del volumen del corazón de los mamíferos, pero constituyen solo alrededor del 40 % del total de células cardíacas (Martin-Puig et al., 2008; Pinto et al., 2016; Banerjee et al., 2007).

Estudios recientes han estimado que el corazón adulto humano está formado por los siguientes tipos de células en porcentajes: cardiomiocitos (42,7 %), fibroblastos (28,9 %), células endoteliales (9,8 %), células del músculo liso vascular

(2,0 %), pericitos (6,4 %), adipocitos (3,0 %), células neuronales (0,5 %) y varios tipos de células del sistema inmunitario (leucocitos 6,1 % y linfocitos 0,5 %) (fig. 4.1) (Banerjee et al., 2007; Pinto et al., 2016; Xu et al., 2024).

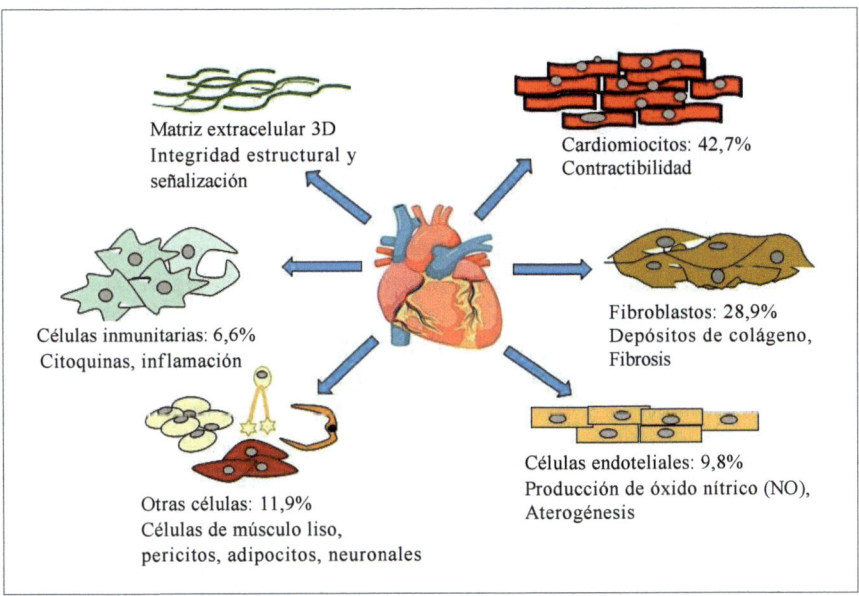

Fig. 4.1 Células de corazón adulto. *Fuente*: Xu et al., 2024.

Los cardiomiocitos presentan un núcleo central en su citoplasma y muestran dimensiones promedio de 15 µm de diámetro y unos 100 µm de largo. Las células están sostenidas dentro de una red tridimensional dinámica, la matriz extracelular (MEC), que participa en la regulación de la comunicación intercelular.

El dogma de que los cardiomiocitos permanecen en un estado postmitótico ha sido cuestionado, ya que se ha demostrado que en la edad adulta conservan una sustancial plasticidad, incluida la capacidad de desdiferenciarse, proliferar y adquirir fenotipos propios de células progenitoras. Se trata de una célula dinámica capaz de reciclarse (Bergmann et al., 2015). Se ha estimado que, a pesar de la variabilidad entre diferentes proteínas y orgánulos, el corazón de los mamíferos renueva todas sus proteínas constituyentes al menos una vez cada 30 días.

Ha sido difícil establecer si estamos limitados a las células del músculo cardíaco con las que nacemos o si los cardiomiocitos también se generan a lo largo de la vida. Marcando el ADN con carbono-14, se ha podido establecer la edad de los cardiomiocitos en humanos y se ha estimado que estos se renuevan con una disminución gradual que va del 1 % anual a la edad de 25 años al 0,45 % a la edad de 75 años. Menos del 50 % de los cardiomiocitos se intercambian durante una vida normal. La capacidad de generar cardiomiocitos en el corazón humano adulto sugiere el desarrollo de estrategias terapéuticas destinadas a estimular este proceso en patologías cardíacas (Bergmann et al., 2009).

La cariocinesis existe sin citocinesis y el resultado es la aparición de células binucleadas como parte del proceso genéticamente programado de citodiferenciación y desarrollo. Los núcleos de estas células pueden mantenerse en interfase (G0, G1) o pueden pasar por una fase S (Zhang et al., 2010).

Tras un infarto de miocardio, en el corazón adulto joven el *pool* de cardiomiocitos residentes cíclicos se incrementa por su proliferación en número. Así, a través de este proceso de reciclaje, los cardiomiocitos responden y se adaptan a las alteraciones que ponen en peligro la homeostasis cardíaca, como la isquemia, las infecciones o el estrés mecánico.

Fibroblastos, células endoteliales y células nerviosas que inervan el corazón colaboran estrechamente con los cardiomiocitos para garantizar que funcione correctamente, aunque su papel en el desarrollo de las patologías cardíacas no se conoce con tanto detalle. Una de las razones de este vacío de información es que hasta el momento no se había realizado un análisis preciso del corazón a nivel celular. Este ha sido el objetivo principal del estudio llevado a cabo por el Instituto Broad de la Universidad de Harvard y el Instituto de Tecnología de Massachusets en colaboración con Bayer.

En gran medida, la identidad de una célula está marcada por qué genes tiene activos o inactivos, lo que puede ser evaluado a través del análisis de su ARN. Partiendo de este principio, los investigadores han secuenciado el ARN de los núcleos de 287.269 células procedentes de las cuatro cámaras del corazón humano con el fin de recopilar su diversidad celular.

A partir de los perfiles de genes activos e inactivos, los investigadores han identificado 9 tipos principales de células en el corazón humano y más de 20 agrupaciones de tipos celulares. Se ha caracterizado la diversidad de cardiomiocitos y fibroblastos, las células más abundantes del corazón, así como la de células endoteliales y diferentes tipos de células inmunitarias o nerviosas. Sobre la base de los resultados obtenidos, los autores concluyen que los cardiomiocitos son las células que muestran mayores diferencias entre sí, lo que confirma estudios fisiológicos previos. Estas diferencias se dan principalmente entre aurículas y ventrículos, y no entre ambos lados del corazón.

El equipo también ha investigado si existen diferencias entre las distintas cámaras del corazón o entre ambos sexos. En este caso, sin embargo, no han podido establecer conclusiones definitivas debido en parte a que las células procedían únicamente de 4 mujeres y 3 hombres (Tucker et al., 2020).

Las contracciones cardíacas son reguladas por nervios autónomos y por el sistema de conducción del corazón. La contractilidad puede ser alterada por el sistema nervioso autónomo y por hormonas. Debido a su continuo trabajo, el corazón tiene altas demandas metabólicas, energéticas y vasculares. Su función primordial es bombear y perfundir sangre de forma constante y rítmica para proveer de oxígeno y nutrientes al resto de tejidos y a sí mismo.

3. Estructura de la célula miocárdica

El miocardio, en la capa media del corazón, constituye la mayor parte de la pared del corazón; comprende dos compartimentos interdependientes, el parénquima y el estroma. El parénquima está formado por miocitos terminalmente diferenciados que son responsables de la función contráctil del corazón. El estroma está formado por diferentes tipos de células como fibroblastos, células vasculares, células endoteliales, macrófagos y mastocitos.

Además, el estroma incluye la MEC, que se considera «la red molecular» cuya laxitud puede determinar la disponibilidad y composición de los componentes acelulares del corazón, incluidos colágenos intersticiales, proteoglicanos, glicoproteínas, enzimas relacionadas con el recambio de matriz, citocinas y factores de crecimiento (Allyson Walker et al., 1999).

Una característica prominente y única del músculo cardíaco es la presencia de bandas transversales, irregularmente espaciadas, llamadas discos intercalares. Los cardiomiocitos se conectan con sus vecinos mediante estos discos formando las fibras miocárdicas.

La mayor parte del citoplasma del cardiomiocito está ocupado por miofibrillas de disposición longitudinal con un patrón estriado. Aproximadamente cincuenta sarcómeros componen, de extremo a extremo, una miofibrilla, formada por filamentos de miosina y filamentos de actina adyacentes entre sí, que son grandes moléculas proteicas polimerizadas responsables de la contracción muscular. Un conjunto de 50-100 miofibrillas constituye una célula muscular.

El sarcolema es una fina membrana que envuelve a una fibra musculoesquelética. El sarcolema está formado por una membrana celular, verdadera membrana plasmática, y una cubierta externa formada por una capa delgada de material polisacárido que contiene numerosas fibrillas delgadas de colágeno.

Los espacios entre las miofibrillas están llenos de un líquido intracelular denominado sarcoplasma que contiene grandes cantidades de potasio, magnesio y fosfato, además de múltiples proteínas enzimáticas. Las mitocondrias son muy abundantes en el corazón, donde constituyen un 20-40 % del volumen celular, por ser un tejido de gran demanda energética, y se disponen de forma paralela a las miofibrillas. Estos orgánulos proporcionan a las miofibrillas en contracción grandes cantidades de energía en forma de trifosfato de adenosina (ATP) (Labarge et al., 2019).

En el sarcoplasma que rodea a las miofibrillas de todas las fibras musculares también hay un extenso retículo denominado retículo sarcoplásmico, que tiene una organización especial que juega un papel importante en la regulación del almacenamiento, la liberación y la recaptación de calcio y, por lo tanto, en la regulación del proceso acoplamiento-excitación-contracción muscular.

Las células miocárdicas se ramifican formando estructuras tridimensionales locales en forma de red, unidas mediante los desmosomas y las *zonula adherens* de los discos intercalares.

Morfológicamente, los cardiomiocitos no forman un sincitio, pero sí funcionan como tal (sincitio funcional) gracias a la existencia de los discos intercalares.

Las uniones entre los cardiomiocitos son uniones proteicas que tienen una baja resistencia eléctrica, por lo que facilitan la conducción eléctrica a través suyo (Guyton et al., 2021).

4. Aspectos metabólicos del corazón

Mediante un complejo sistema de reacciones interrelacionadas, el corazón convierte la energía química en energía mecánica. La transferencia se logra mediante la activación coordinada de enzimas, canales iónicos y elementos contráctiles, así como estructuras y proteínas de membrana. Es difícil estimar las necesidades de energía del corazón. La comunidad científica está descubriendo una gran cantidad de nuevos métodos moleculares para evaluar el metabolismo cardíaco. La presente exposición sobre «evaluación del metabolismo cardíaco» busca proporcionar una visión colectiva sobre los métodos y los modelos utilizados para investigar aspectos establecidos y emergentes del metabolismo cardíaco. Algunos de esos métodos son refinamientos de herramientas bioquímicas clásicas, mientras que otros son aportaciones recientes de la poderosa herramienta de la biología molecular (Taegtmeyer et al., 2016).

Las demandas metabólicas del corazón son muy altas si se comparan con el resto de los órganos: aunque el corazón representa solo el 0,5 % del peso corporal, es responsable aproximadamente del 10 % del consumo total de energía del organismo.

El corazón humano, por ejemplo, bombea 7.200 litros de sangre cada día contra una presión arterial media promedio de 100 mmHg. En el mismo periodo de tiempo consume >20 g de carbohidratos (glucosa y lactato) y >30 g de grasas (ácidos grasos y triacilgliceroles) como sustratos energéticos, mientras que utiliza 35 litros de oxígeno para apoyar la fosforilación oxidativa de ADP a ATP (Bing et al., 1954).

En el adulto normal, este órgano sintetiza diariamente alrededor de 70 veces su peso en ATP, lo cual es equivalente a unos 30 kg. De esta manera, cualquier alteración en este delicado balance termina promoviendo el desarrollo y la progresión de diversas patologías cardíacas (Taegtmeyer et al., 1994).

En el corazón humano adulto, el 95 % de la producción de ATP ocurre mediante la fosforilación oxidativa mitocondrial, mientras que el 5 % remanente deriva de la glucolisis anaerobia y del GTP formado por fosforilación a nivel de sustrato en el ciclo de Krebs. El contenido de ATP cardíaco es relativamente bajo (5 μmol/g) y su tasa de hidrólisis muy elevada (~30 μmol·g^{-1}·min^{-1} en reposo), por lo que los niveles de ATP miocárdico se renuevan completamente cada 10 s. Con el fin de suplir esta alta demanda energética, los cardiomiocitos utilizan una amplia variedad de sustratos metabólicos procedentes de diferentes nutrientes. Así, en el corazón adulto humano, alrededor del 60-80 % del ATP proviene de ácidos grasos libres (AGL), el 20 % de carbohidratos y el 5 % de aminoácidos y cuerpos cetónicos.

Los principales combustibles de la respiración del corazón son las grasas y los carbohidratos. Más específicamente, los sustratos del corazón que proporcionan energía incluyen triglicéridos (TG), ácidos grasos, glucosa, glucógeno, lactato, piruvato, los cuerpos cetónicos acetoacetato y β-hidroxibutirato y una variedad de aminoácidos, especialmente los de cadena ramificada como leucina, isoleucina y valina.

Uno de los trabajos pioneros sobre el metabolismo del corazón fue elaborado por Heinrich Taegtmeyer, Reginald Hems y Hans A. Krebs en la Universidad de Oxford, en Inglaterra. Con una técnica perfeccionada de perfusión del corazón de rata que simula la utilización de sustratos energéticos en el animal intacto obtuvieron resultados que fueron de gran utilidad para las posteriores investigaciones en este campo (Taegtmeyer et al., 1980).

Los requerimientos metabólicos del corazón adulto son bastante similares entre las diferentes especies de mamíferos. Experimentalmente se ha demostrado que el corazón utiliza preferentemente los ácidos grasos sobre los carbohidratos para la obtención de energía tanto en estudios *in vivo* como *in vitro* y este tipo de sustratos son los responsables de más de la mitad del consumo de oxígeno. El corazón puede utilizar ácidos grasos de cadena corta o larga para la generación de ATP. No obstante, en este órgano existe una tasa mínima de oxidación de glucosa para alimentar el ciclo de ácido cítrico con piruvato que pasa a acetil CoA o a oxaloacetato, dependiendo de la situación nutricional y energética de la célula (Neely et al., 1974).

5. Utilización de ácidos grasos

La oxidación de ácidos grasos se ha establecido desde hace mucho tiempo como la principal fuente de energía de los cardiomiocitos, ya que su degradación catabólica por la β-oxidación representa casi el 60-80 % de la producción de ATP del miocardio. El resto lo proporcionan la glucolisis de la glucosa, el metabolismo del lactato, los cuerpos cetónicos y los aminoácidos. El metabolismo de los ácidos grasos comprende la lipólisis, el transporte de ácidos grasos y la β-oxidación (Lopaschuk et al., 1997).

Para que se inicie la degradación de los ácidos grasos es necesario que estén activados, lo que consiste en su unión a una molécula de CoSH para formar el sustrato precursor acil CoA, que será reconocido por la primera encima de la ruta metabólica, la acil CoA deshidrogenasa.

La transferencia de los grupos acilo a la matriz mitocondrial es un proceso que no ocurre de manera directa debido a la impermeabilidad de la membrana interna de las mitocondrias a los derivados acil CoA. La coenzima A de los derivados acil CoA se combina con la carnitina, por la enzima carnitina palmitoil transferasa I (CPT-I), la cual se localiza en la cara interna de la membrana mitocondrial externa. Entonces, la proteína carnitina acilcarnitina translocasa introduce en la matriz mitocondrial el derivado acilcarnitina al tiempo que saca de ella una molécula de carnitina (proceso antiportador). Finalmente, la enzima carnitina palmitoil transferasa II (CPT-II) revierte la reacción catalizada por la CPT-I. El proceso global equivale a transferir los derivados acil CoA al interior de las mitocondrias para iniciar la degradación de los ácidos grasos activados y generar moléculas de acetil CoA, tantas como números de pares de átomos de carbono de la cadena alifática.

La β-oxidación consiste en una oxidación gradual que durante dicha vía sufre el carbono β de los ácidos grasos. Esta ruta metabólica lleva a cabo una serie de reacciones que permiten la separación de dos carbonos de la molécula original en forma de acetil CoA. El grupo resultante, con dos carbonos menos que el grupo acil CoA original, reinicia otra vuelta de la β-oxidación, al cabo de la cual perderá también otros dos carbonos que aparecerán como una segunda molécula de acetil CoA, y así sucesivamente hasta que el grupo acil CoA original haya sido catabolizado completamente. Sin embargo, la mayor parte de la energía del ácido graso original se encuentra contenida todavía en la molécula de acetil CoA. En una segunda etapa del catabolismo, el acetil CoA es oxidado finalmente a CO_2 en el ciclo de Krebs, con la consiguiente formación de intermediarios reducidos NAD(H) y FAD(H) que, al oxidarse de nuevo, ponen sus electrones y átomos de hidrógeno (H^+) en contacto con los complejos proteicos de la cadena de transporte electrónico (CTE) acoplada al mecanismo de la fosforilación oxidativa para la posterior síntesis de ATP como último aceptor energético (fig. 4.2). Esta última reacción es catalizada por la ATP sintasa (FoF1-ATPasa).

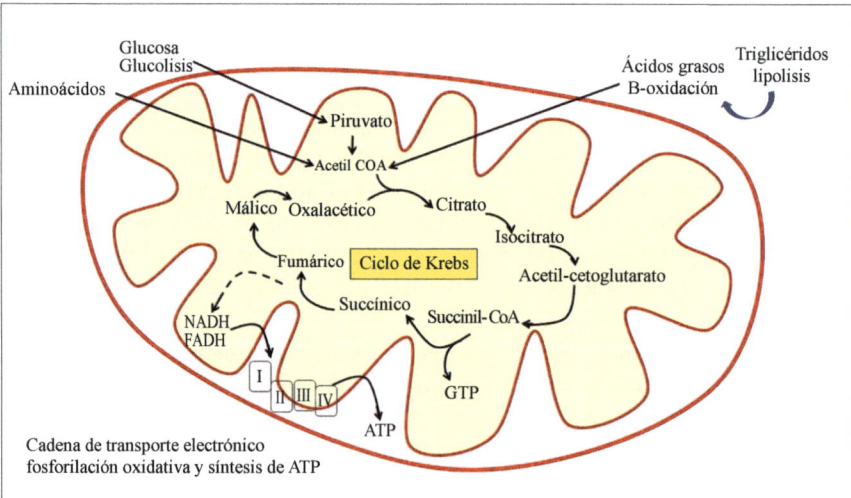

Fig. 4.2 Rutas catabólicas y metabolismo energético en la mitocondria. Glucosa, ácidos grasos y aminoácidos sirven como sustratos metabólicos a través de su degradación oxidativa para proporcionar unidades de acetil CoA para iniciar el ciclo de Krebs. En las sucesivas reacciones de óxido-reducción del ciclo se libera CO_2 y se generan coenzimas reducidas (3 NADH y 1 FADH) además del sustrato energético GTP por fosforilación a nivel de sustrato. Las coenzimas reducidas ceden sus electrones y protones a la cadena de transporte electrónico hasta el oxígeno generando un gradiente quimiosmótico acoplado a la fosforilación oxidativa para la síntesis de ATP.

La fijación terminal de oxígeno mediante la actividad del complejo IV convierte el O_2 en agua mediante un proceso de reducción de cuatro electrones y cuatro protones ($1/2 O_2$ + NADH + H^+ = H_2O + NAD^+). El flujo masivo de electrones a través de la CTE genera un gradiente de salida de protones a través de la membrana mitocondrial interna, que a su vez impulsa la producción de ATP a través de la ATP sintasa, que cataliza la reacción endergónica de fosforilación del adenosín di fosfato (ADP) con fosfato inorgánico. El rendimiento energético de la oxidación, por ejemplo, de ácido palmítico es de 106 ATP por mol de sustrato (Lopaschuk et al., 1997).

6. Utilización de glucosa

Estudios experimentales han demostrado que el requerimiento energético cardíaco que no es cubierto por los ácidos grasos es satisfecho en proporciones iguales por la glucosa y el lactato.

La glucosa es el sustrato precursor de varias vías metabólicas En primer lugar, la glucolisis, que será tanto aerobia como anaerobia, dando como producto final el ácido pirúvico. Puede dirigirse hacia la formación de glucógeno. Este destino metabólico sucede básicamente en el periodo fetal y va perdiendo relevancia progresivamente a partir del nacimiento.

Durante el trabajo intenso se utilizan la glucosa y la fosfocreatina para satisfacer la demanda de ATP. La eficiencia de la producción de ATP varía según la oxidación del sustrato. La glucolisis aerobia genera un rendimiento máximo teórico de 36 a 38 moléculas de ATP por mol de glucosa oxidada. La oxidación de ácidos grasos produce más ATP en términos molares. Esta plasticidad metabólica disminuye en patologías crónicas como la insuficiencia cardíaca congestiva, lo que afecta a la eficiencia del oxígeno del miocardio y provoca el agotamiento del ATP intracelular.

La utilización de glucosa se observa particularmente en la fase postprandial, cuando la concentración de insulina circulante es elevada. La glucosa entra en los cardiomiocitos a través de los receptores GLUT 4, que quedan expuestos en la superficie de estas células solamente en presencia de la hormona. La glucosa tendrá que fosforilarse previamente para mantenerse en el interior de la célula.

En el corazón, la insulina regula el ingreso de glucosa en el compartimento intracelular, la velocidad de la glucolisis, la síntesis del glucógeno, así como el crecimiento, contractibilidad y sobrevida de los cardiomiocitos. Sus acciones metabólicas son mediadas por la activación del receptor de insulina (RI) y una serie de otras proteínas de señalización río abajo, entre las que se incluyen la familia de las proteínas sustrato del receptor de insulina (IRS-1 e IRS-2), la proteína fosfatidilinositol 3-kinasa (PI3-K) y la proteína serina/treonina kinasa Akt.

La glucosa sirve también como sustrato precursor de otras vías alternativas que son bastante críticas cuando pensamos en el metabolismo cardíaco y en su protección, como es el caso de la ruta de las pentosas fosfato. La oxidación de la glucosa por este *shunt* metabólico representa una fuente importante de coenzimas reducidas en forma de NADPH necesario para la síntesis de lípidos y nucleótidos y para mantener niveles fisiológicos de glutatión reducido (GSH), un potente antioxidante que protege a las células contra el estrés oxidativo inducido por las especies reactivas de oxígeno ROS (*Reactive Oxigen Species*).

Se reconoce, sin embargo, que la disponibilidad de ácidos grasos constituye el principal factor que determina la utilización de glucosa, lo cual queda de manifiesto por la demostración experimental de que no se incrementa el transporte de glucosa al aumentar el trabajo cardíaco en presencia de altas concentraciones de ácidos grasos, independientemente de la concentración de insulina circulante (Neely et al., 1974).

Otro factor que influye en la utilización de la glucosa es la hipoxia, la cual estimula su captación por los cardiomiocitos induciendo notablemente la sensibilidad de su transportador al estímulo de la insulina.

El catabolismo de la glucosa se materializa, como en otros tejidos, a través de un proceso anaeróbico que incluye su transformación en piruvato y la oxidación aerobia del piruvato a bióxido de carbono, ocurriendo el primero de dichos procesos en el citosol y el segundo en la matriz mitocondrial.

El piruvato es descarboxilado oxidativamente, convirtiéndose en acetil CoA, metabolito que, según se explicó previamente, es el alimentador del ciclo de Krebs, principal proceso involucrado en la oxidación de los combustibles biológicos.

La descarboxilación del piruvato ocurre por la acción catalítica del complejo enzimático piruvato deshidrogenasa (PDH), siendo una reacción que, además de producir acetil CoA, libera bióxido de carbono y reduce la coenzima NAD+.

La utilización del piruvato es regulada por modulación de la actividad de la PDH. El esquema regulador a que se halla sujeta la PDH cardíaca involucra un mecanismo de modificación covalente a través del cual la enzima se inactiva por fosforilación catalizada por la PDH cinasa y se reactiva por desfosforilación de la PDH-fosfato, catalizada por la enzima PDH fosfatasa (Lopaschuk et al., 1997).

El efecto que hace actuar a la PDH cinasa es el exceso de acetil CoA y de NADH, de manera que la presencia de concentraciones altas de ácidos grasos circulantes, seguida de una utilización elevada de estas sustancias por el músculo cardíaco, propicia la activación de la PDH cinasa pues, como ya se señaló, el catabolismo de los ácidos grasos produce acetil CoA y NADH. En este escenario, la PDH termina inhibida y con ello cesa la utilización de glucosa.

Cuando la disponibilidad de ácidos grasos disminuye, también se reduce la concentración intramitocondrial de acetil CoA, con lo cual se inhibe la PDH cinasa y se activa la PDH fosfatasa, enzima que remueve hidrolíticamente los fosfatos responsables de la inactivación de la PDH, recuperando esta su actividad, con lo cual se empieza a utilizar nuevamente la glucosa como fuente de energía.

El lactato es el producto de la glucolisis cuando esta se lleva a cabo en condiciones de deficiencia de oxígeno (músculo esquelético sometido a esfuerzo muy intenso y breve). El lactato se forma en el espacio citosólico a partir de piruvato mediante una reacción catalizada por la enzima lactato deshidrogenasa (LDH), una proteína tetramérica constituida por la combinación de monómero H Y M. En el corazón existen las formas H4 y H3M. En otros tejidos se encuentran otras formas híbridas, como es el caso de la H2M2, presente en el cerebro y en el riñón (Mendoza-Medellín et al., 2002).

7. Utilización de cuerpos cetónicos

Los cuerpos cetónicos son sustancias que normalmente no produce el organismo en cantidades importantes. Sin embargo, cuando ocurre la activación prolongada e intensa del proceso lipolítico en el tejido adiposo, los ácidos grasos en circulación son captados por el hígado para transformar el excedente de acetil CoA en cuerpos cetónicos (Stryer et al., 1998).

Los cuerpos cetónicos son acetoacetato y β-hidroxibutirato. La acetona, que se forma por descarboxilación del acetoacetato mediante una reacción no catalizada, también se incluye dentro de los cuerpos cetónicos; sin embargo, el principal destino de este metabolito es ser eliminado por la vía aérea, dado su elevado grado de volatilidad. La producción de cuerpos cetónicos se materializa en condiciones tales como el ejercicio físico intenso, el ayuno prolongado y la diabetes mellitus no controlada, cuando el organismo emite señales de alto requerimiento energético.

La hiperproducción de cuerpos cetónicos por el hígado es seguida por la liberación de estos a la circulación para ser captados y utilizados energéticamente por diversos tejidos. Los tejidos musculares cardíaco y esquelético son capaces de utilizar cuerpos cetónicos de la misma forma en que lo hacen otros tejidos, es decir, transformándolos nuevamente en acetil CoA para alimentar su propio ciclo de Krebs y propiciar la síntesis de ATP.

8. Otros sustratos energéticos utilizados

Se trata de sustancias que participan en situaciones de déficit o requerimiento energético inmediato. La fosfocreatina es una molécula energética utilizada tanto por el músculo cardíaco como por el esquelético que cede su grupo fosfato al ADP para formar ATP, en una reacción catalizada por la enzima creatina fosfocinasa (fosfocreatina + ADP → creatina + ATP).

La fosfocreatina se forma por la unión de la creatinina producida por el riñón y una molécula de ATP. Este proceso adquiere importancia cuando se ve limitada la síntesis de ATP por otras vías oxidativas en el miocardio y representa un mecanismo rápido de suministro energético (Harris et al., 1997).

La deficiencia energética en el músculo también puede ser asistida por la enzima adenilato cinasa o miocinasa, la cual cataliza la reacción entre pares de moléculas de ADP, abundantes en los periodos de restricción energética, con formación de ATP y AMP. Ambos procesos, el de la fosfocreatina cinasa y el de la adenilato cinasa, son especialmente importantes como fuente energética durante el ejercicio físico intenso. Se ha podido comprobar que la concentración de ATP y creatina fosfato es máxima durante la diástole y mínima durante la sístole.

El metabolismo de los sustratos energéticos y la función contráctil están estrechamente relacionados en el corazón. En este contexto, la insuficiencia cardíaca puede considerarse un estado de deterioro de la transferencia de energía. Los cambios metabólicos en el corazón insuficiente están vinculados a cambios funcionales y estructurales.

9. El estrés oxidativo, la disfunción mitocondrial y el envejecimiento del corazón

Como cualquier otro órgano del cuerpo, el corazón tiende a envejecer, entrando en una situación compleja de factores, mecanismos y reajustes metabólicos que tratan de estimular el trabajo de sus células para mantener el bombeo sanguíneo normal (Taegtmeyer et al., 2014).

El envejecimiento cardíaco se caracteriza por el deterioro progresivo del aparato contráctil del corazón, del sistema vascular coronario, de los fibroblastos cardíacos y del depósito de la MEC. Las principales alteraciones en la estructura, la bioquímica y la fisiología de las células cardíacas incluyen agrandamiento y senescencia de los cardiomiocitos, hiperplasia de fibroblastos, alteraciones en el recambio y las propiedades físicas del colágeno, aumento de la fibrosis cardíaca, aumento de la masa del ventrículo izquierdo (VI), disfunción diastólica, degeneración valvular, depósito de tejido adiposo epicárdico, aumento de la prevalencia de fibrilación auricular y reducción de la capacidad de ejercicio máximo (Dai et al., 2012; Vijayakumar et al., 2024).

El aumento del estrés oxidativo, expresado como alteraciones en el equilibrio entre la producción de ROS y las defensas antioxidantes, es un mecanismo importante asociado al proceso de envejecimiento que se ha relacionado con la patogénesis de muchas enfermedades relacionadas con la edad, incluida la enfermedad cardiovascular (Sies et al., 2017; 2020). Según la «teoría de los radicales libres», propuesta inicialmente por Denham Harman y posteriormente por Jaime Miquel, el envejecimiento es el resultado del daño oxidativo progresivo de los constituyentes celulares (Harman et al., 1956; Miquel et al., 1991).

Las mitocondrias son muy abundantes en el corazón, donde constituyen entre un 20 y un 40 % del volumen celular, y asisten a la gran demanda energética de este órgano, por lo que los defectos en la estructura y la función de estos orgánulos celulares se asocian a enfermedades cardiovasculares como las miocardiopatías hipertrófica y dilatada, defectos en la conducción cardíaca y muerte súbita, miocardiopatías isquémicas y alcohólicas y la miocarditis.

Las mitocondrias juegan un papel fundamental en la producción del ATP que necesita nuestro organismo a cualquier edad y en cualquier etapa del desarrollo. La CTE mitocondrial aporta entre el 80 y el 90 % del ATP en la mayoría de los tejidos de los mamíferos, lo que hace que la disfunción mitocondrial sea perjudicial al no poderse satisfacer los requerimientos energéticos indispensables para las funciones biológicas. El deterioro funcional de las mitocondrias con el tiempo se ha propuesto como una de las causas más importantes del envejecimiento en general y del corazón en particular.

La fuente principal de la formación de ROS en las células aerobias es la cadena de transporte de electrones (complejos I y III). Los cambios estructurales y funcionales en la CTE pueden favorecer la fuga de electrones y, en consecuencia, la reducción monovalente del oxígeno hacia la formación de las especies activadas ROS (Sies et al., 2017).

La generación primaria de ROS en la mitocondria (mtROS) puede conducir a la generación secundaria de otras especies reactivas de oxígeno o de nitrógeno (ROS/RNS). La catálisis metálica del peróxido de hidrógeno (H_2O_2) genera el radical hidroxilo ($\cdot OH$), altamente reactivo. Esta especie puede extraer electrones de sustratos orgánicos como los AG insaturados, lo que lleva a la generación de metabolitos tóxicos como el malondialdehído, el 4-hidroxinonenal y el F2-Isoprostano. El radical superóxido (O_2^-) también puede reaccionar con óxido nítrico (NO) para formar peroxinitrito ($ONOO^-$), un producto con gran poder oxidante. Las ROS celulares también pueden surgir de actividades enzimáticas, a saber, NADPH: oxidasas (NOX), que generan O_2^- a expensas de reducir equivalentes de NADPH. Por lo general, estos se asocian con la producción de ROS por parte de fagocitos con fines bactericidas. Entre ellas, se ha caracterizado la isoforma NOX4, que se localiza en las mitocondrias de los cardiomiocitos y miofibroblastos. Los ratones «knockout» para NOX4 específicos del corazón mostraron una producción reducida de O_2^- en los cardiomiocitos (Kuroda et al., 2010).

Las células eucariotas han evolucionado con distintos sistemas antioxidantes para mitigar el exceso de producción de ROS a nivel citoplasmático mitocondrial (mtROS). Estos incluyen las enzimas antioxidantes superóxido dismutasas (SOD), que catalizan la dismutación del O_2^- a H_2O_2. Existen distintas isoformas de la misma proteína que se localizan en el citosol (SOD-Cu/Zn), en el interior de la mitocondria (SOD-Mn) y en el espacio extracelular (SOD-3).

En células de mamíferos, los niveles de mtROS son amortiguados por el potencial reductor celular, determinado por las relaciones de formas reducidas/oxidadas de glutatión (GSH/GSSG), tiorredoxina-1 y -2 (TXN1, TXN2) y el NADPH de la vía de las pentosas fosfato que se utiliza para regenerar GSH citosólico o mitocondrial (mGSH) a través de glutatión reductasa. El H_2O_2 se desintoxica por la catalasa (CAT) en los peroxisomas, mientras que el H_2O_2 del citosol y de la matriz mitocondrial es metabolizado por GSH peroxidasas (GPx) a agua y oxígeno. La GP_x es una enzima bifuncional capaz de degradar también hidroperóxidos lipídicos (LOOH) a grupos alcohólicos a expensas de la oxidación de GSH a GSSG. Las tres enzimas SOD, CAT y GPX actúan de forma sincronizada y coordinada, y su finalidad estratégica es evitar la formación del radical ($\cdot OH$) (fig. 4.3). La producción excesiva de ($\cdot OH$), por encima de la capacidad reductora y la defensa antioxidante celular, puede inducir distintas modificaciones oxidativas en la estructura y la función biológica de macromoléculas como lípidos, ácidos nucleicos (ADN y ARN) y proteínas, cuya gravedad y consecuencias para la célula dependerán de la intensidad con la que estas especies se produzcan y, en cualquier caso, actuarán como claros determinantes del proceso de envejecimiento (fig. 4.4). Además, la producción de mtROS puede influir en la regulación de procesos inflamatorios y en la apoptosis.

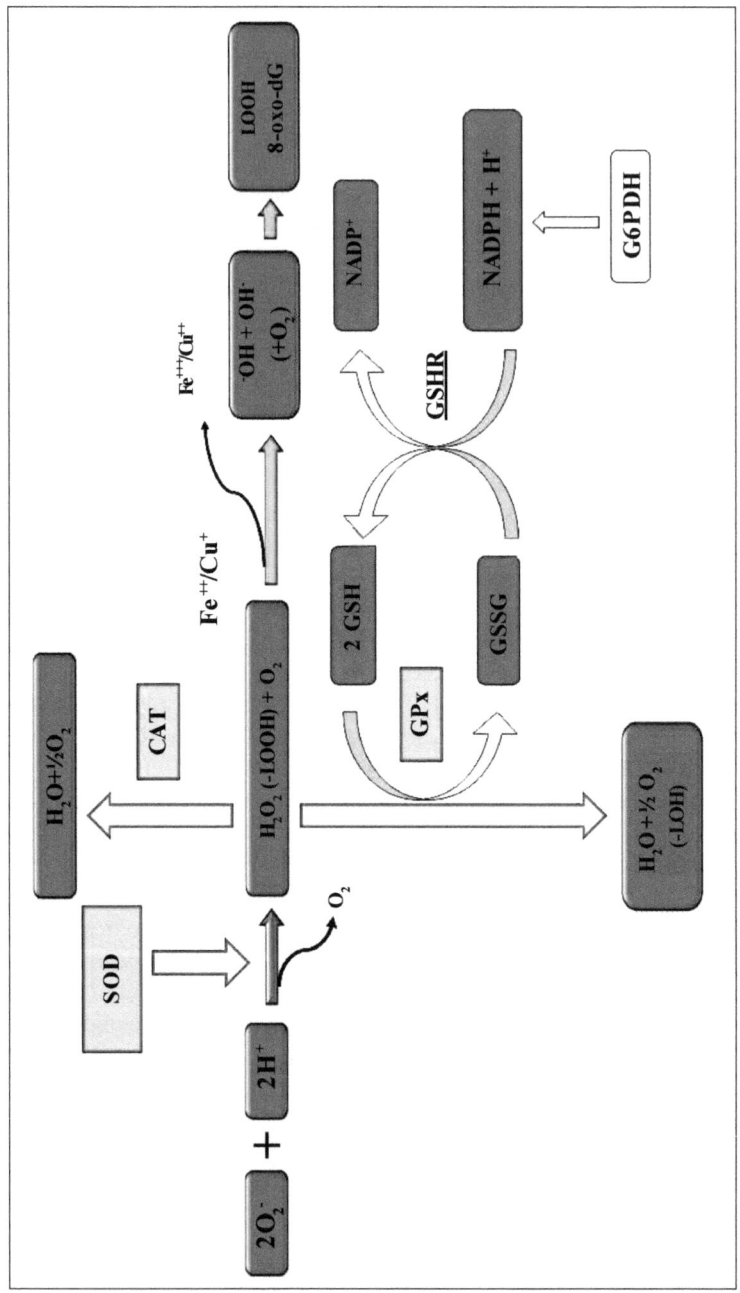

Fig. 4.3 La estrategia antioxidante es el resultado de la actuación sincronizada de las tres proteínas antioxidantes superóxido dismutasa (SOD), catalasa (CAT) y glutatión (GSH) peroxidasa (GPX). SOD se encarga de transformar el radical superóxido (O_2^-) a $H_2O_2^=$. A continuación, CAT y GPx escinden el H_2O_2 y los hidroperóxidos lipídicos (-LOOH) a O_2, H_2O y grupos alcohólicos (LOH) respectivamente. De esta forma se evita la interacción de H_2O_2 con metales de transición (Fe^{++}/Cu^+) para generar radicales hidroxilo ($\cdot$OH) altamente reactivos y citotóxicos. La glutatión reductasa (GSHR) se encarga de reponer de forma rápida los niveles de GSH al reducir el glutatión oxidado (GSSG) utilizando la coenzima NADPH, que proporciona la enzima glucosa 6 fosfato deshidrogenasa.

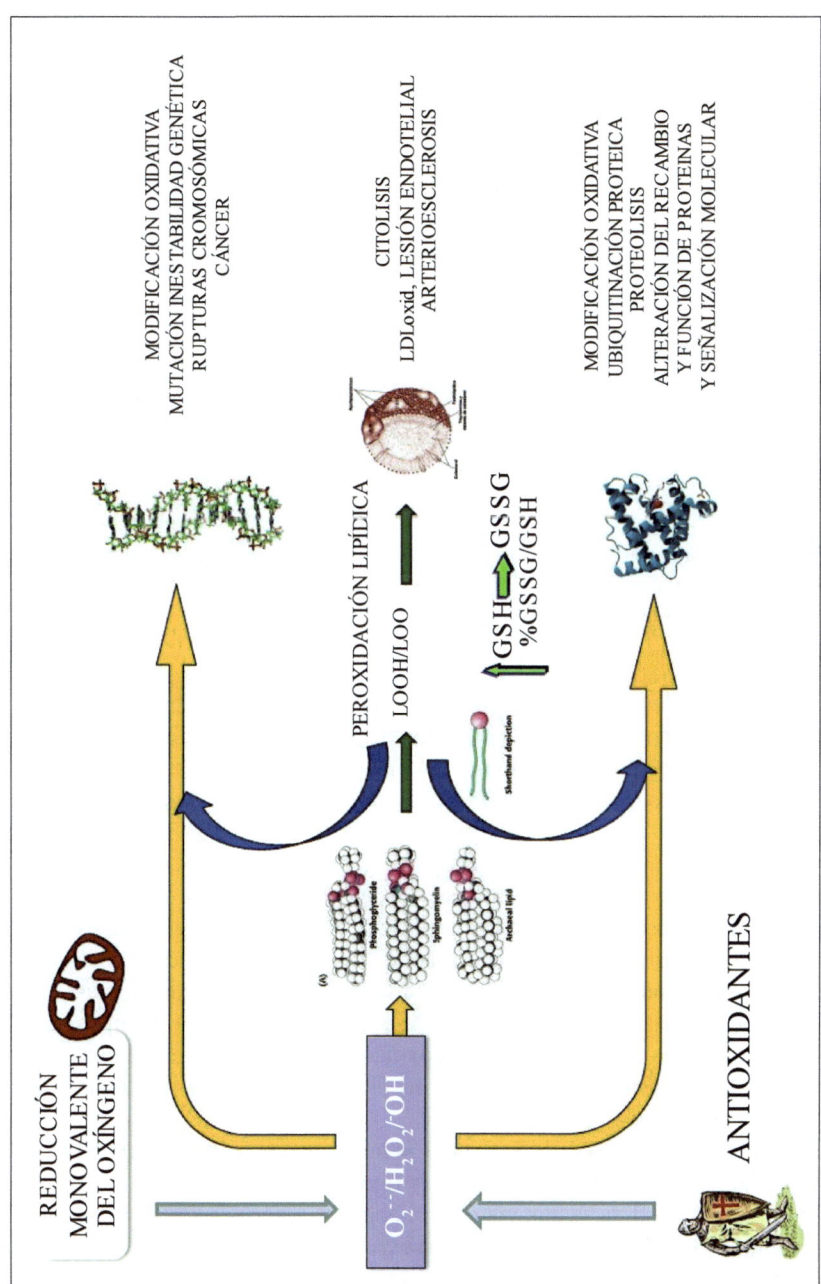

Fig. 4.4 Interacciones moleculares de los radicales libres de oxígeno. La producción de especies reactivas de oxígeno (ROS) por encima de la capacidad antioxidante de la célula induce modificaciones oxidativas en el ADN, los lípidos de las membranas celulares y las proteínas, dando lugar a diferentes alteraciones estructurales y funcionales de las moléculas afectadas que subyacen en el mecanismo patogénico de distintas enfermedades como el cáncer, la arterioesclerosis de los vasos sanguíneos y las metabolopatías. En esta situación, conocida como estrés oxidativo, el antioxidante GSH se oxida a GSSG, alterando el equilibrio redox intra y extracelular.

De la interacción de las ROS con las distintas biomoléculas celulares se derivan una serie de productos de modificación oxidativa específicos de la diana afectada cuya cuantificación por los distintos medios analíticos se utiliza como marcador de estrés oxidativo tanto *in vitro* como *in vivo* en situaciones fisiológicas y patológicas (fig. 4.5).

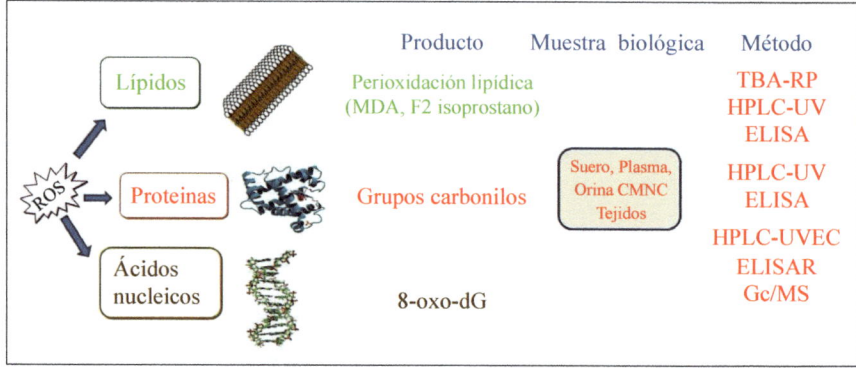

Fig. 4.5 El ataque inducido por las ROS sobre las biomoléculas orgánicas genera productos específicos de modificación oxidativa que pueden cuantificarse en muestras biológicas con distintos métodos analíticos.

El mtADN humano es una molécula circular con 16.569 pares de bases. Por su disposición molecular, no protegido por histonas, y su localización intracelular, dentro de la mitocondria, es especialmente vulnerable a sufrir agresiones de distinta naturaleza, siendo una de ellas su modificación oxidativa (Anderson et al., 1981; Shadel et al., 1997).

Efectivamente, las mitROS, pueden interaccionar con el mitADN e inducir su oxidación aleatoria con resultados que van desde la modificación oxidativa de bases nucleotídicas hasta la ruptura de simple y doble cadena. Los radicales (·OH) tienen especial afinidad por los nucleótidos de guanina, cuya oxidación da como producto la base modificada y mutagénica 8-oxo-7'8'-dihidro-2-deoxiguanina. En condiciones metabólicas normales, esta base es reparada por enzimas específicas pertenecientes a los sistemas de reparación de los ácidos nucleicos. Una vez separada de la estructura del ADN por acción de las 8-oxo-glicosilas, la base modificada es eliminada por la orina.

Dado el poder mutagénico de la 8.oxo-dG, si no es reparada antes de que el mitDNA se replique pueden aparecer mutaciones tipo transversiones G:C a A:T. Estas mutaciones, que también se han visto en oncogenes y genes supresores de tumores, son también la causa de los errores en la expresión de las proteínas de los complejos de la CTE que, con el tiempo, perderán la eficiencia de este transporte dejando salir más electrones al interior de la matriz mitocondrial para activar la reducción monovalente del O_2 y la formación de mitROS.

La elevación en la producción de ROS en la mitocondria puede afectar aún más a la función de la CTE, causando daño directo a sus transportadores electrónicos e induciendo la deficiencia en la síntesis de ATP, lo que puede aumentar aún más la producción de mtROS, para entrar en un círculo vicioso: más mitROS, más mutación en mitADN, expresión alterada de los transportadores de la CTE, menos fosforilación oxidativa, menos ATP, más mitROS.

Además de inducir mutaciones del mtADN, también pueden inducir daños en otros constituyentes mitocondriales, lo que resulta en un deterioro de la función de la CTE, un aumento de la permeabilidad mitocondrial y, por lo tanto, una disfunción mitocondrial con repercusión tanto a nivel celular como tisular y orgánico (Cui et al., 2012; Marín-García et al., 2002).

Algunas anomalías mitocondriales tienen una base genética definida (por ejemplo, los cambios en el mtADN) que conduce a una disfunción de la fosforilación oxidativa o los defectos de la beta oxidación de los ácidos grasos debidos a mutaciones específicas del ADN nuclear (Marín-García et al., 2002).

El envejecimiento cardíaco también reprograma negativamente el sistema metabólico de la célula, con inmensas consecuencias para la función cardíaca (Taegtmeyer, 2014). A medida que el miocardio envejece, la utilización de ácidos grasos se reduce y la producción de energía se obtiene a expensas de una mayor oxidación de la glucosa, lo que lleva a la acumulación de lípidos tóxicos como diacilgliceroles, ceramidas y peróxidos lipídicos en el corazón, lo que promueve la lipotoxicidad cardíaca y las complicaciones asociadas (Kates et al., 2003; Vijayakumar et al., 2024).

Aunque puede llevar más tiempo para que los corazones envejecidos se adapten o cambien de la glucolisis a la oxidación de cetonas, los cuerpos cetónicos podrían ser un mejor combustible alternativo en corazones desfallecidos, ya que pueden proporcionar el beneficio colateral de protección contra el estrés oxidativo en el corazón anciano.

Investigaciones recientes han revelado que, además de suministrar energía, ciertos combustibles pueden desintoxicar oxidantes dañinos y reforzar las defensas antioxidantes endógenas del miocardio. Estas capacidades antioxidantes podrían potencialmente proteger al miocardio de los efectos nocivos de las ROS generados tras la reperfusión del miocardio isquémico.

Dos combustibles, piruvato y acetoacetato, proporcionan dicha protección antioxidante. Las propiedades antioxidantes del piruvato se derivan en parte de su estructura de α-cetocarboxilato, que le permite neutralizar directamente, de forma no enzimática, los peróxidos y el peroxinitrito. Además, el citrato, que se acumula en el miocardio perfundido con piruvato después de su carboxilación anaplerótica a oxalacetato, favorece la producción de NADPH para mantener el potencial reductor glutatión/glutatión disulfuro (GSH/GSSG), componente central del sistema antioxidante del miocardio cuyo equilibrio se ha visto alterado tras la oclusión coronaria aguda.

Igual que el piruvato, el acetoacetato restaura el equilibrio GSH/GSSG y aumenta la función contráctil del miocardio aturdido postisquémico, aunque algunos de sus mecanismos antioxidantes pueden diferir de los del piruvato.

Una estrategia para mejorar la oxidación de ácidos grasos y cuerpos cetónicos y limitar el metabolismo de los carbohidratos en el miocardio envejecido podría ser de utilidad terapéutica.

De hecho, se ha propuesto que en la insuficiencia cardíaca el corazón depende más de los cuerpos cetónicos como fuente de energía de lo que se pensaba anteriormente. Se ha demostrado que los cuerpos cetónicos funcionan como moléculas de señalización que pueden suprimir la inflamación sistémica y cardíaca. Por lo tanto, es posible que la elevación inducida de las cetonas circulantes pueda ser beneficiosa como tratamiento complementario para la insuficiencia cardíaca (Mallet et al., 2003; Takahar et al., 2021).

Referencias bibliográficas

ALLYSON WALKER, C. A. y F. G. SPINALE (1999): «The structure and function of the cardiac myocytes: A review of fundamental concepts», *J Thorac Cardiovasc Surg* 118, pp. 375-382.

ANDERSON, S., A. T. BANKIER, B. G. BARRELL, M. H. L. DE BRUIJN, A. R. COULSON, J. DROUIN et al. (1981): «Sequence and organization of human mitochondrial genome», *Nature* 290, pp. 457-465.

BANERJEE, I., J. W. FUSELER, R. L. PRICE, T. K. BORG y T. A. BAUDINO (2007): «Determination of cell types and numbers during cardiac development in the neonatal and adult rat and mouse», *Am J Physiol Heart Circ Physiol* 293, pp. H1883-H1891. DOI: 10.1152/ajpheart.00514.2007.

BERGMANN, O., R. D. BHARDWAJ, S. BERNARD, S. ZDUNEK, F. BARNABÉ-HEIDER, S. WALSH et al. (2009): «Evidence for Cardiomyocyte Renewal in Humans», *Science* 324, pp. 98-102.

BERGMANN, O., S. ZDUNEK, A. FELKER, M. SALEHPOUR, K. ALKASS, S. BERNARD et al. (2015): «Dynamics of cell generation and turnover in the human heart», *Cell* 161, pp. 1566-1575. DOI: 10.1016/j.cell.2015.05.026.

BING, R. J. (1954): «The metabolism of the heart», Harvey Lect 50, pp. 27-70.

CUI, H., Y. KONG y H. ZHANG (2012): «Oxidative stress, mitochondrial dysfunction, and aging», *J Signal Transduct*, p. 646354.

DAI, D. F., T. CHEN, S. C. JOHNSON, H. SZETO y P. S. RABINOVITCH (2012): «Cardiac Aging: From Molecular Mechanisms to Significance in Human Health and Disease», *Antioxid Redox Signal* 16, pp. 1492-1526.

GUYTON, A. y J. E. HALL (2021): *Tratado de fisiología médica*, Ámsterdam / Madrid, Elsevier.

HARMAN, D. (1956): «Aging: a theory based on free radical and radiation chemistry», *J Gerontol* 11, pp. 298-300.

HARRIS, R. A. y D. W. CRABB (1997): «Metabolic Interrelationships», en T. M. Devlin (ed.): *Textbook of Biochemistry with Clinical correlations*, Nueva York, Wiley-Liss, 4.ª ed., pp. 525-562.

KATES, A. M., P. HERRERO, C. DENCE, P. SOTO, M. SRINIVASAN, D. G. DELA-NO et al. (2003): «Impact of Aging on Substrate Metabolism by the Human Heart», *J Am Coll Cardiol* 41, pp. 293-299.

KURODA, J., T. AGO, S. MATSUSHIMA, P. ZHAI, M. D. SCHNEIDER y J. SADOS-HIMA (2010): «NADPH oxidase 4 (Nox4) is a major source of oxidative stress in the failing heart», *Proc Natl Acad Sci USA* 107, pp. 15565-15570.

LABARGE, W., S. MATTAPPALLY, R. KANNAPPAN, V. G. FAST, D. PRETORIUS, J. L. BERRY et al. (2019): «Maturation of three-dimensional, hiPSC-derived cardiomyocyte spheroids utilizing cyclic, uniaxial stretch and electrical stimulation», *PLoS ONE* 14, p. e0219442.

LOPASCHUK, G. D. y D. C. STANLEY (1997): «Manipulation of Energy Metabolism in the Heart», *Science & Medicine* 4, pp. 42-51.

MALLET, R. T. y J. SUN, (2003): «Antioxidant Properties of Myocardial Fuels», *Mol Cell Biochem* 253, pp. 103-111.

MARÍN-GARCÍA, J. y M. J. GOLDENTHAL (2002): «La mitocondria y el corazón», *Rev Esp Cardiol* 55, pp. 1293-1310.

MARTÍN-PUIG, S., Z. WANG y K. R. CHIEN (2008): «Lives of a heart cell: tracing the origins of cardiac progenitors», *Cell Stem Cell* 2, pp. 320-331. DOI: 10.1016/j.stcm.2008.03.010.

MENDOZA-MEDELLÍN, A. y G. TORRES-VELÁZQUEZ (2002): «Metabolismo energético del corazón normal e infartado», *Ciencia Ergo Sum* 9, pp. 282-292.

MIQUEL, J. (1991): «An integrated theory of aging as the result of mitochondrial DNA mutation in differentiated cells», *Arch Gerontol Geriatr* 12, pp. 99-117. DOI: 10.1016/0167-4943(91)90022-i.

NATHAN, R., N. R. TUCKER, M. CHAFFIN y S. J. FLEMING (2020): «Transcriptional and Cellular Diversity of the Human Heart», *Circulation* 142, pp. 466-482. DOI: 10.1161/CIRCULATIONAHA.119.045401.

NEELY, J. R. y H. E. MORGAN (1974): «Relationship between carbohydrate and lipid metabolism and the energy balance of heart muscle», *Annu Rev Physiol* 36, pp. 413-459.

NIH (2025): «The Human Biomolecular Atlas Program (HuBMAP)», NIH Common Fund, en línea: <https://commonfund.nih.gov/HuBMAP>.

PINTO A. R., A. ILINYKH, M. J. IVEY, J. T. KUWABARA, M. L. D'ANTONI y R. DEBUQUE (2016): «Revisiting cardiac cellular composition», *Circ Res* 118, pp. 400-409. DOI: 10.1161/CIRCRESAHA.115.307778.

SHADEL, G. S. y D. A. CLAYTON (1997): «Mitochondrial DNA maintenance in vertebrates», *Annu Rev Biochem* 66, pp. 409-435.

SIES, H., C. BERNDT y D. P. JONES (2017): «Oxidative Stress», *Annu Rev Biochem* 86, pp. 715-748.

SIES, H. y D. P. JONES (2020): «Reactive oxygen species (ROS) as pleiotropic physiological signalling agents», *Nat Rev Mol Cell Biol* 21, pp. 363-383. DOI: 10.1038/s41580-020-0230-3.

STRYER, L. (1998): *Biochemistry*, Nueva York, Freeman & Co, 4.ª ed, pp. 603-628.

TAEGTMEYER, H. (1994): «Energy metabolism of the heart: from basic concepts to clinical applications», *Curr Probl Cardiol* 19, pp. 59-113. DOI: 10.1016/0146-2806(94)90008-6. PMID: 8174388.

TAEGTMEYER, H., R. HEMS y H. A. KREBS, (1980): «Utilization of energy-providing substrates in the isolated working rat heart», *Biochem J* 186, pp. 701-711. DOI: 10.1042/bj1860701. PMID: 6994712; PMCID: PMC1161705.

TAEGTMEYER, H. y G. LUBRANO (2014): «Rethinking cardiac metabolism: metabolic cycles to refuel and rebuild the failing heart», F1000Prime Rep 6, p. 90. DOI: 10.12703/P6-90.

TAEGTMEYER, H., E. MARTIN, M. E. YOUNG y G. D. LOPASCHUK (2016): «Assessing Cardiac Metabolism. A Scientific Statement From the American Heart Association», *Circ Res* 118, pp. 1659-1701. DOI: 10.1161/RES.0000000000000097.

TAKAHAR, S., S. SONI, Z. H. MAAYAH, M. FERDAOUSSI y J. R. B. DYCK (2021): «Ketone Therapy for Heart Failure: Current Evidence for Clinical Use», *Cardiovasc Res* 118, p. cvab068.

TUCKER, N. R., M. CHAFFIN, S. J. FLEMING, A. W. HALL, V. A. PARSONS, K. C. BEDI et al. (2020): «Transcriptional and Cellular Diversity of the Human Heart», *Circulation* 142, pp. 466-482. DOI: 10.1161/CIRCULATIONAHA.119.045401.

VAKIFAHMETOGLU-NORBERG, H., A. T. OUCHIDA y E. NORBERG (2017): «The role of mitochondria in metabolism and cell death», *Biochem Biophys Res Commun* 482, pp. 426-431. DOI: 10.1016/j.bbrc.2016.11.088.

VIJAYAKUMAR, A., M. WANG y S. KAILASAM (2024): «The Senescent Heart-"Age Doth Wither Its Infinite Variety"», *Int J Mol Sci* 25, p. 3581.

XU, C., G. TSIHLIS, K. CHAU, K. TRINH, N. M. ROGERS y S. M. JULOVI, (2024): «Novel Perspectives in Chronic Kidney Disease-Specific Cardiovascular Disease», *Int J Mol Sci* 25, p. 2658. DOI: https://doi.org10.3390/ijms25052658.

ZHANG, Y., T. S. LI, S. T. LEE, K. A. WAWROWSKY, K. CHENG, G. GALANG et al. (2010): «Dedifferentiation and Proliferation of Mammalian Cardiomyocytes», *PLoS ONE* 5, p. e12559. DOI: 10.1371/journal.pone.0012559.

5. Cambios estructurales en el corazón durante el envejecimiento

Amparo Ruiz Saurí
Enrique Santas Olmeda

Índice del capítulo

1. Introducción

Según los últimos datos epidemiológicos, la proporción de población mayor de 65 años está aumentando en todo el mundo. Se estima que en EE. UU. la población de personas mayores de 65 años aumente de 35 millones en el año 2000 a 87 millones en el año 2030, un porcentaje del 147 %. Al mismo tiempo, se espera que la población mayor de 85 años aumente en un porcentaje del 389 %. Esto implica un aumento de la incidencia de casos de enfermedad arterial coronaria superior al 80 % (y del 75 % en la enfermedad congestiva) (Lester, 2001). Se ha comprobado que con el aumento de la edad el sistema cardiovascular sufre cambios sutiles pero progresivos en su estructura que provocan una función paulatinamente alterada. Por lo tanto, una buena caracterización de estos cambios, tanto estructurales como funcionales, es esencial para comprender mejor los síntomas y signos clínicos, así como para dirigir mejor las intervenciones terapéuticas y que resulten más satisfactorias (Mangoni et al., 2004).

Estos cambios relacionados con la edad afectan tanto a los vasos sanguíneos como al corazón. En el corazón se pueden dividir en aquellos que afectan al endocardio, al miocardio, a las válvulas cardíacas, al sistema de conducción, al pericardio, así como a las arterias coronarias. En este capítulo nos centraremos en los cambios que se dan en el corazón.

2. Descripción de la estructura histológica del corazón en el adulto sano

Se considera que la pared del corazón está organizada en tres capas: el endocardio, el miocardio y el pericardio, que rodea el corazón y el origen de los grandes vasos sanguíneos (fig. 5.1). Las válvulas cardíacas posibilitan el flujo sanguíneo en la dirección adecuada e impiden el retorno a la cavidad situada retrógradamente. Por otra parte, la actividad eléctrica que da lugar a la actividad mecánica se inicia en la aurícula derecha y se propaga a las otras cámaras cardíacas de manera ordenada mediante el sistema específico de conducción cardíaco (Butany et al., 2003).

La tabla 5.1 muestra las principales características estructurales de los distintos elementos que configuran el corazón (Ross et al., 2016).

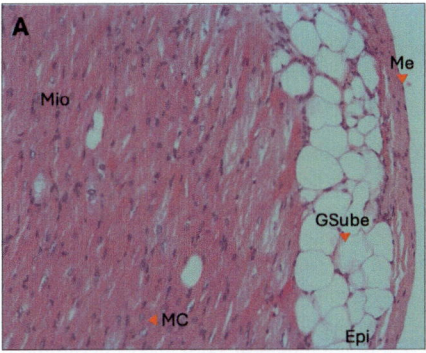

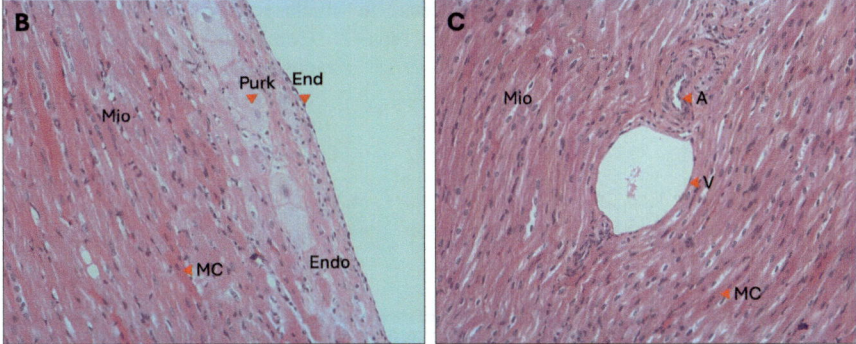

Fig. 5.1 Estructura histológica de las capas que componen la pared del corazón de un adulto joven. *A*) Pericardio. *B*) Endocardio. *C*) Miocardio. Tinción hematoxilina-eosina. 20X. Abreviaturas: Me: capa serosa de células mesoteliales; GSube: grasa subepicárdica; Mio: miocardio; MC: miocardiocito; End: endotelio; Purk: células de Purkinje en capa subendotelial; Endo: capa subendotelial; V: vénula; A: arteriola.

TABLA 5.1
Estructura histológica del corazón en un adulto sano

Componentes	Características generales	Estructura histológica
Endocardio	Es la continuación de la íntima vascular y recubre internamente las cámaras cardíacas. Es esencial para mantener una superficie no trombótica. Participa en la contractilidad liberando mediadores que aumentan la sensibilidad de los miofilamentos a los iones Ca^{2+}.	Capa de células endoteliales aplanadas que descansan sobre una membrana basal. Abundantes vesículas de plasmalema con canales transendoteliales y uniones en hendidura. Capa subendotelial de tejido conjuntivo denso y capa más interna con tejido conectivo laxo (contiene fibras del sistema de conducción, vasos y terminaciones nerviosas).

TABLA 5.1 (*Cont.*)
Estructura histológica del corazón en un adulto sano

Componentes	Características generales	Estructura histológica
Miocardio	Células musculares (miocardiocitos) que desarrollan el proceso de contracción y relajación. Matriz extracelular (fibras de colágeno y vasos) que funciona como sistema de soporte mecánico y también actúa como centro de señalización para diversas funciones (factores de crecimiento, procesos de reparación…).	Miocardiocitos: células ramificadas dispuestas en redes con citoplasma eosinófilo y núcleo ovoide central. Citoplasma con abundantes miofibrillas, mitocondrias y retículo sarcoplásmico (muy desarrollado y con el sistema tubular transversal axial forma diadas). Complejos de unión especializados (discos intercalares). Matriz extracelular: colágeno (tipos I, III, IV y VI), glicoproteínas (ej. fibronectina y elastina), proteoglicanos, proteínas de unión a glicosaminoglicanos, proteínas matricelulares, proteasas y desintegrina unida a metaloproteinas con trombospondina.
Pericardio	Saco fibroso, delgado y relativamente inelástico que rodea el corazón y el inicio de los grandes vasos. Está unido a la aorta y a la arteria pulmonar, donde la capa parietal se refleja formando la capa visceral. El grosor aumenta con la edad y la obesidad y es mayor en el ventrículo derecho, especialmente en el surco auriculoventricular y en el margen agudo del corazón.	La superficie está revestida por una capa serosa de células mesoteliales aplanadas que forma un saco que contiene una pequeña cantidad de líquido. Existe una capa interna (pericardio visceral o epicardio) y una capa externa fibrosa (pericardio parietal) que suele tener un espesor <2 mm y se extiende 5-6 cm hacia los grandes vasos, continuando con la adventicia. Esta capa tiene fibras de colágeno, algunas fibras elásticas y es rica en terminaciones nerviosas, vasos sanguíneos y linfáticos. El epicardio está estrechamente unido a la superficie externa del corazón y tiene una capa subepicárdica de tejido conectivo que también contiene células grasas, terminaciones nerviosas y vasos.

TABLA 5.1 (*Cont.*)
Estructura histológica del corazón en un adulto sano

Componentes	Características generales	Estructura histológica
Sistema de conducción	Inicia y propaga la actividad eléctrica que desencadena la contracción cardíaca. Consta del nódulo sinusal o sinoauricular, que transmite los impulsos a través de las fibras musculares auriculares hasta el nódulo auriculoventricular y, desde este, a través del haz de His se subdivide en las ramas derecha e izquierda y después en las ramas subendoteliales o fibras de Purkinje.	Nódulo sinoauricular, en la zona de unión de la musculatura de la vena cava superior con la de la orejuela derecha. Forma de arco, presenta una arteria central rodeada por células P (principales o nodales) de citoplasma pálido y poca estriación y por células de transición (células T) elongadas y con más miofibrillas. Nódulo auriculoventricular, en la base del septo interauricular, forma semioval. Cuerpo formado por células del nodo AV pequeñas y alargadas, con pocas miofibrillas y desordenadas. En la periferia del nodo también podemos encontrar células transicionales. Ambos presentan estroma de fibras de colágeno y fibras nerviosas vegetativas. Las células de Purkinje son grandes, de citoplasma pálido, con abundante glucógeno, menor cantidad de miofibrillas y organizadas en la periferia.
Válvulas	La aórtica y la pulmonar se componen de tres valvas (semilunares). Las valvas de la mitral (dos) y de la tricúspide (tres) se unen a los músculos papilares mediante las cuerdas tendíneas.	Están formadas por tejido conectivo y se encuentran recubiertas por tejido endotelial. Se distinguen tres capas de tejido conectivo según su densidad (fibrosa, esponjosa y ventricular).

3. Cambios estructurales acontecidos en el corazón con el envejecimiento

Es conocido que en la actualidad hay un aumento continuo en la esperanza de vida en todo el mundo, especialmente en la población mayor de 65 años. El envejecimiento cardíaco se caracteriza por una serie de cambios fisiopatológicos complejos que afectan al miocardio a niveles estructural, celular, molecular y funcional. Estos cambios hacen que el miocardio envejecido sea más susceptible al estrés, lo que lleva a una alta prevalencia de enfermedades cardiovasculares (cardiopatía isquémica, insuficiencia cardíaca, fibrilación auricular, hipertrofia ventricular izquierda) en la población de edad avanzada. El proceso de enve-jecimiento está programado genéticamente, pero es modificado por influencias ambientales, de modo que la tasa de envejecimiento puede variar ampliamente entre las diferentes personas (Cowdry, 1942).

Estos cambios miocárdicos progresivos y muy predecibles complican el mantenimiento de la homeostasis. El concepto de homeostenosis cardíaca hace referencia a un cambio fisiológico asociado con la edad en el que desde la madurez hasta la senescencia se dispone de reservas miocárdicas cada vez menores para hacer frente a los desafíos de la homeostasis. Este concepto fue reconocido por primera vez por Walter Cannon en la década de 1940 (Cowdry, 1942). Conduce a una mayor vulnerabilidad a la enfermedad cardiovascular que ocurre con el envejecimiento, por lo que representa un factor de riesgo específico para padecer enfermedades cardiovasculares. Conocer la fisiología del efecto del envejecimiento normal sobre la estructura y la función cardíacas es esencial para la comprensión fundamental de la fisiopatología de las enfermedades cardiovasculares (ECV) en los ancianos.

La mayoría de las definiciones de envejecimiento se basan en la edad del calendario. Los gerontólogos distinguen entre tres subgrupos: personas mayores jó-venes (60-74 años), personas mayores (75-85 años) y personas muy mayores (>85 años). La OMS define la senilidad como la edad de >60 años (Fried et al., 2001).

3.1 Cambios en las aurículas

3.1.1 Endocardio

Con el aumento de la edad, el endocardio, que normalmente es invisible a simple vista, se vuelve más grueso y opaco en algunas zonas, un cambio que es más prominente en la aurícula izquierda y menos evidente en el ventrículo derecho (VD) (Lester, 2001). Ello es debido a la presencia de fibrosis como consecuencia de los pequeños cambios acontecidos en el flujo sanguíneo (Chimenti et al., 2003). Además, aparecen placas endocárdicas o lesiones por fricción que se encuentran con mayor frecuencia en los ancianos (Melax et al., 1967).

3.1.2 Miocardio

La modificación auricular más significativa se caracteriza por un aumento progresivo del diámetro de la aurícula izquierda en ambos sexos. La presión de llenado diastólico aumenta durante el proceso de envejecimiento cardíaco debido a un llenado temprano lento del ventrículo izquierdo, lo que lleva a la dilatación e hipertrofia auricular. En consecuencia, la fuerza contráctil de las aurículas aumenta y promueve el llenado diastólico tardío como mecanismo compensatorio para el llenado diastólico temprano reducido. Por lo tanto, en los adultos mayores, las aurículas contribuyen más al llenado ventricular que en los adultos más jóvenes. Incluso estos cambios se han atribuido, en parte, a la remodelación de la compo-sición del tejido cardíaco asociada a la edad (Wehrum et al., 2018).

El tamaño de la aurícula izquierda se ha asociado con la presencia de fibrilación auricular, lo que indica que la remodelación auricular favorece el desarrollo de esta arritmia. Además, en un estudio multiétnico de aterosclerosis con resonancia magnética, Liu et al. (2013) observaron cambios consistentes con un mayor grado de fibrosis miocárdica en los participantes de mayor edad. Desde el punto de vista histológico se aprecia proliferación de fibroblastos cardíacos y deposición de colágeno en las aurículas, con la consiguiente aparición de fibrosis que afectará a las propiedades electrofisiológicas del miocardio y podría reducir el umbral para el desarrollo de arritmias auriculares.

La fibrosis relacionada con la edad del miocardio de la aurícula izquierda está vinculada a una fracción de vaciado total reducida que lleva a un mayor riesgo de hipertensión venosa pulmonar, a la presencia de anomalías estructurales y funcionales del ventrículo izquierdo y a un mayor riesgo de mortalidad.

3.1.3 Pericardio

Los principales cambios relacionados con la edad en el pericardio auricular son el aumento de la fibrosis y de la expresión de la aromatasa. Existe un aumento asociado con la edad en la deposición de tejido adiposo pericárdico que sintetiza y secreta varias adipocinas proinflamatorias, las cuales pueden contribuir a la fibrosis intersticial auricular y a anomalías de la conducción, con un aumento en la expresión de la aromatasa en el tejido adiposo pericárdico dependiente de la edad. Además, puede haber una correlación significativa entre la capacidad de la aromatasa del tejido adiposo pericárdico y la aparición de arritmias auriculares. Los cambios estructurales en el tejido pericárdico también pueden contribuir a las anomalías de la conducción que se observan comúnmente en los ancianos (Zeisberg et al., 2010).

3.2 *Cambios en los ventrículos*

3.2.1 Endocardio

Al igual que sucedía en las aurículas, con el aumento de la edad, en el ventrículo izquierdo se produce una relajación del endotelio con disminución de las uniones intercelulares, lo que altera la permeabilidad del endotelio y su papel como barrera (Brandes et al., 2001) y, lo que es más llamativo, provoca un aumento en la deposición de fibras de colágeno en la capa subendocárdica, lo que se traduce en una fibrosis subendocárdica. Además, aparecen placas endocárdicas o lesiones por fricción que se encuentran con mayor frecuencia en los ancianos. Las lesiones por fricción del ventrículo izquierdo se encuentran con mayor frecuencia en la pared posterior, «detrás» de la valva posterior de la válvula mitral (VM), y están asociadas con cambios en la función de la VM, incluidas las VM flácidas.

3.2.2 Miocardio

Durante el proceso de envejecimiento se producen cambios importantes en la estructura del ventrículo izquierdo que conducen a que la reserva cardíaca, es decir, la diferencia entre el nivel máximo de bombeo cardíaco y el nivel basal normal en reposo, se reduzca. Característicamente se observa que hay pérdida de miocardiocitos, hipertrofia ventricular izquierda, cambios en el diámetro de la cámara ventricular y acumulación de matriz extracelular, lo cual conduce a una reducción del gasto cardíaco, un aumento de la presión telesistólica del ventrículo izquierdo, un acortamiento fraccional y una disminución de la frecuencia cardíaca (Chang et al., 2000) (figs. 5.2 y 5.3).

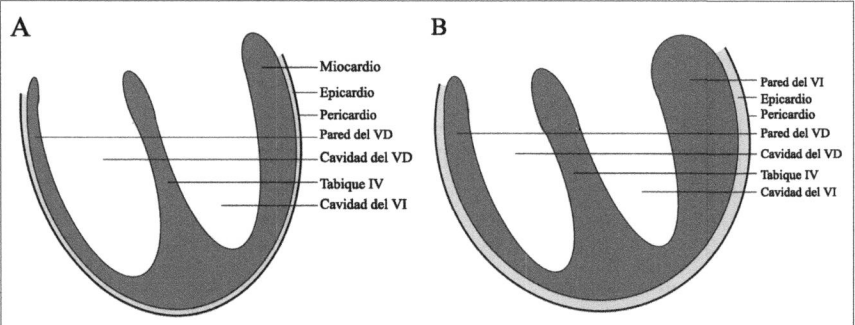

Fig. 5.2 Esquema de la estructura cardíaca macroscópica en el adulto joven y en el envejecimiento. *A*) Esquema macroscópico de la pared del ventrículo izquierdo en un adulto joven. *B*) Esquema macroscópico de la pared del ventrículo izquierdo en el envejecimiento. IV: interventricular; VD: ventrículo derecho; VI: ventrículo izquierdo.

3.2.2.1 *Cambios a nivel de los miocardiocitos*

Pérdida de miocardiocitos

Con la edad se produce una pérdida de miocardiocitos por apoptosis, necrosis o autofagia, por lo que su número total se reduce significativamente en corazones humanos sanos (fig. 5.3). Este proceso induce una remodelación compensatoria caracterizada, por un lado, por una hipertrofia de reemplazo de los miocardiocitos restantes (Anversa et al., 1990) y, por otro, por alteraciones de la composición de la matriz extracelular (MEC) que provocan un aumento del número de fibroblastos y una alteración en la degradación del colágeno a través de la señalización del factor de crecimiento transformante-β (TGF-β), con la consiguiente fibrosis reactiva, que aumenta la rigidez cardíaca y reduce la compliancia cardíaca (Khan et al., 2006) (fig. 5.3). Estos hechos pueden ocasionar una insuficiencia cardíaca diastólica y la aparición de arritmias en corazones envejecidos. Además, el aumento del tamaño de los miocardiocitos se refleja en una hipertrofia concéntrica de la pared del ventrículo izquierdo (definida por el aumento del grosor de la pared), que se acompaña de una reducción del tamaño de la cámara, así como de una hipertrofia septal asimétrica.

Las secciones histológicas procedentes de corazones envejecidos muestran un miocardio formado por miocardiocitos cilíndricos, ligeramente aumentados de tamaño y con una disposición ordenada. En sus núcleos celulares se aprecia una cromatina laxa y, si bien lo habitual es que presenten un solo núcleo, en ocasiones se observan miocardiocitos multinucleados (figs. 5.4 y 5.5). Este hallazgo sugiere que la replicación del ADN y la cariogénesis aún son funcionales en la célula adulta y que la citocinesis está abolida. Aunque se ha descrito la fusión celular de no miocardiocitos con miocardiocitos, no se ha observado una fusión de miocardiocitos adultos diferenciados, lo que hace improbable que la multinucleación sea resultado de la fusión celular (Rota et al., 2007).

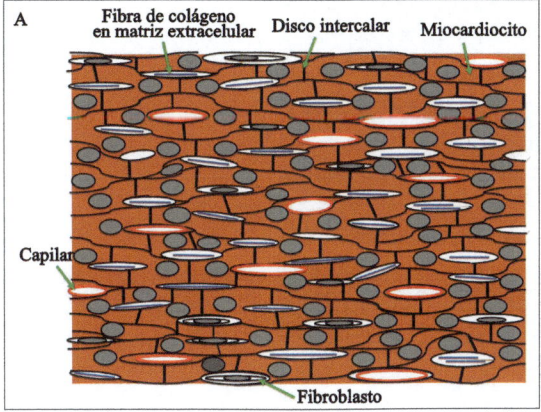

Fig. 5.3A Esquema microscópico de la pared del ventrículo izquierdo en un adulto joven.

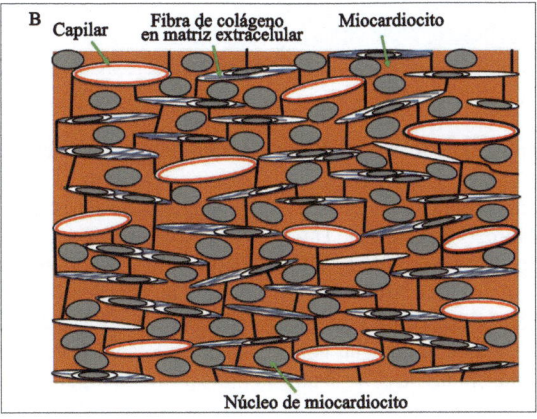

Fig. 5.3B Esquema microscópico de la pared del ventrículo izquierdo en el envejecimiento.

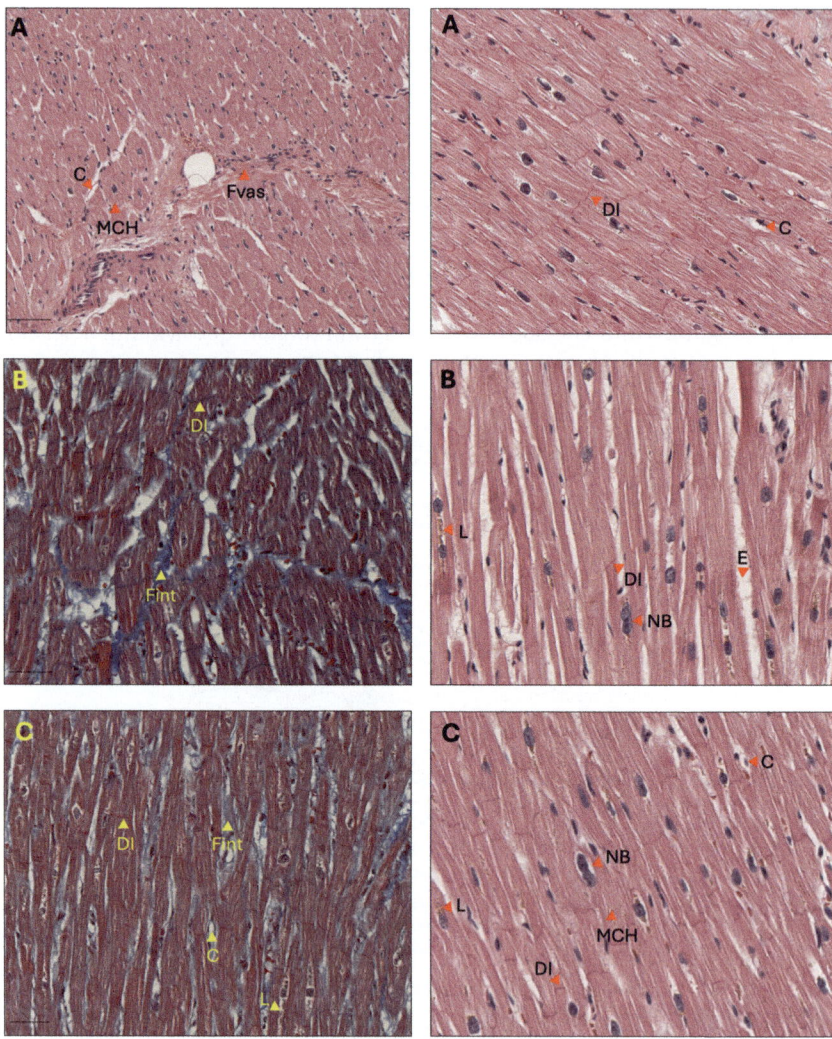

Fig. 5.4

Presencia de fibrosis en el miocardio de una persona mayor. *A*) Fibrosis perivascular. Tinción hematoxilina-eosina. 20X. *B* y *C*) Fibrosis intersticial. Tinción tricrómico de Masson. 40X. DI: disco intercalar; C: capilar; MCH: miocardiocito hipertrófico; Fvas: fibrosis vascular; Fint: fibrosis intersticial con fibras de colágeno teñidas de color azul; L: lipofuscina.

Fig. 5.5

Cambios estructurales del miocardio en el envejecimiento. *A*) Miocardio normal procedente de un adulto joven. *B* y *C*) Miocardio procedente de una persona mayor. Tinción hematoxilina-eosina. 40X. DI: disco intercalar; C: capilar; NB: binucleación del miocardiocito; E: edema intersticial; L: lipofuscina; MCH: miocardiocito hipertrófico.

Desde el punto de vista ultraestructural, destaca la presencia de abundantes mitocondrias entre las miofibrillas, algunas de las cuales son más grandes y presentan crestas defectuosas, hinchadas y rotas, alteración de la matriz, así como membranas internas rotas. Se han encontrado depósitos de lipofuscina abundantes en el polo nuclear, así como depósito de lípidos. También se ha observado una dilatación de los túbulos del retículo sarcoplásmico, así como pérdida y desorganización de las miofibrillas con acortamiento de los sarcómeros y plegamiento de los discos Z (fig. 5.6) (Li et al., 2023).

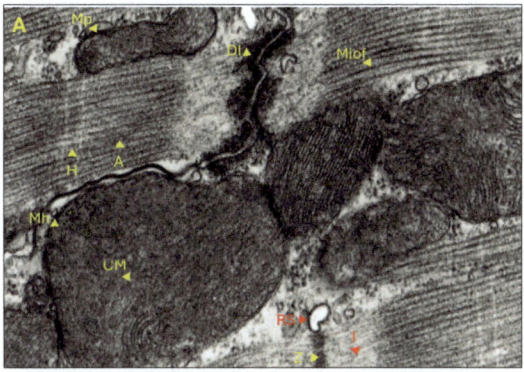

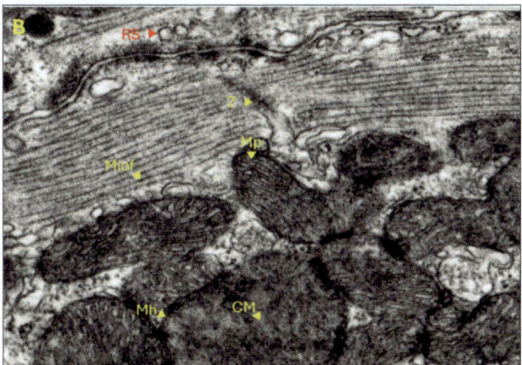

Fig. 5.6

Ultraestructura de miocardiocitos procedentes de una persona mayor con hipertrofia de mitocondrias con desorganización de las crestas (*A* y *B*) y desestructuración de miofibrillas (*B*). Abreviaturas: Mp: mitocondrias preservadas; Mh: mitocondrias hipertróficas; CM: crestas mitocondriales desestructuradas; DI: componente transversal disco intercalar (desmosoma); A: sarcómero (banda A); H: sarcómero (banda H); Z: sarcómero (disco Z); I: sarcómero (banda I); Miof: miofibrilla; RS: retículo sarcoplásmico; RS: retículo sarcoplásmico. Microscopía electrónica a 10.000X.

La acumulación de macromoléculas y orgánulos dañados es uno de los cambios más persistentes en las células envejecidas y se asocia con el declive de diferentes vías catabólicas. A nivel celular, el daño oxidativo se caracteriza por la alteración de las mitocondrias, los lisosomas y el retículo sarcoplásmico. Las mitocondrias son responsables de la producción de ATP y regulan muchas vías relacionadas con la edad, incluidas la senescencia, la autofagia y la inflamación. Se consideran la principal fuente intracelular de anión superóxido (O^2), así como el principal objetivo de los ataques de radicales libres. Las ROS producidas por la cadena respiratoria mitocondrial dañan los componentes mitocondriales, entre ellos las proteínas, los lípidos y el ADN mitocondrial (Chimenti et al., 2003).

3.2.2.2 *La matriz extracelular en la disfunción cardíaca asociada a la edad*

Aunque los mecanismos responsables de la fibrosis cardíaca asociada al envejecimiento siguen siendo poco conocidos, se ha podido constatar, tanto en humanos como en modelos animales, que la clase de fibrosis que aparece en los corazones senescentes es del tipo intersticial y perivascular (Anderson et al., 1979). De entre las principales causas de fibrosis en el corazón envejecido, más allá de la elevada deposición de colágenos de los tipos I y III (estos colágenos aumentan al menos un 50 % entre la tercera y la séptima década de la vida) (Eghbali et al., 1989), se encuentra una producción reducida de MMP-1 y MMP-2 por parte de los fibroblastos, que están implicados en la degradación de la matriz, por lo que el colágeno no se degrada convenientemente. Otra causa principal es la mayor expresión de prolil hidroxilasa y lisil oxidasa y el aumento de los enlaces cruzados del colágeno, así como la formación de productos finales de glicación avanzada (AGES), que reducen la susceptibilidad de la matriz extracelular intersticial a ser degrada por proteasas. Otra causa podría ser la acumulación en el corazón envejecido de la proteína secretada ácida rica en cisteína (SPARC), que promueve la deposición de colágeno maduro. También se ha observado una mayor expresión de periostina por fibroblastos cardíacos envejecidos.

Amiloide

En el corazón senil es relativamente frecuente hallar depósitos de amiloide. El amiloide senil se puede encontrar en cualquier cámara, las arterias coronarias, las válvulas y el pericardio. Comúnmente se deposita alrededor de los miocardiocitos. Aunque está presente en el 80 % de los corazones en personas mayores de 80 años, afecta clínicamente a alrededor del 25 % de este grupo de edad. En una pequeña proporción de pacientes, el depósito ventricular es masivo, lo que resulta en miocardiopatía infiltrativa con insuficiencia cardíaca (Tanskanen et al., 2008).

El amiloide fue descrito en 1858 por Rudolf Virchow cuando observó depósitos tisulares de un tipo de material «similar al almidón» o amiloide (Sipe et al., 2000). Actualmente se sabe que consiste en una proteína beta plegada anormal e insoluble que se deposita en el intersticio de diferentes tejidos, alterando la estructura y la función del espacio intersticial y las células adyacentes. Se han identificado al menos 30 precursores de proteína amiloide diferentes. Los diferentes tipos de amiloidosis reciben su nombre según el precursor proteico involucrado. La proteína amiloide que más frecuentemente se infiltra en el intersticio cardíaco es la transtiretina (TTR), dando origen a la amiloidosis por transtiretina (ATTR).

La TTR se sintetiza principalmente en el hígado y menos del 5 % se produce en el plexo coroideo y en la retina. Es una proteína proclive al plegamiento beta y es responsable del transporte sérico fisiológico de tiroxina y retinol. De forma natural se presenta en forma de tetrámero que se disgrega en dímeros y monómeros capaces de ensamblarse en fibras y depositarse. La amiloidosis cardíaca relacionada con la ATTR puede ocurrir debido a: 1) ATTR mutante, de la cual se han descrito al menos 110 mutaciones o 2) TTR11 de tipo salvaje (también conocida como amiloidosis cardíaca senil). La TTR tiene una capacidad innata de agregarse en fibras amiloides insolubles y cuando se acumula en los tejidos causa toxicidad tisular y celular (Connors et al., 2016). Los depósitos de amiloide dan lugar a la expansión del espacio intersticial, activación de la inflamación y la presencia de otras proteínas asociadas a chaperonas atraídas por amiloide presentes en todos los tipos de amiloidosis, como la vimentina, la vitronectina, la pentraxina amiloide sérica (SAP), las apolipoproteínas y los glicosaminoglicanos. Gradualmente hay una pérdida de miocardiocitos. Se han descrito diferentes grados de inflamación, pérdida de miocardiocitos y expansión extracelular según el tipo de amiloide que infiltra en el corazón (fig. 5.6 bis). Debido a que la cardiopatía amiloide es principalmente una cardiopatía intersticial infiltrante, los ventrículos tienen un mayor grosor y son menos distensibles, hay una disfunción diastólica progresiva que puede ser grave con presiones de llenado derecha e izquierda muy elevadas, fracción de eyección inicialmente normal, pero incluso en esta etapa temprana se detecta una deformidad por tensión anormal, predominantemente en las zonas basales que respetan los segmentos apicales. Hay una caída en el gasto cardíaco y una neuropatía autonómica asociada responsable de gran parte de los síntomas en etapas avanzadas de la enfermedad.

Para la identificación precoz de la ATTR son de gran ayuda las técnicas de imagen no invasivas como la ecocardiografía, la resonancia magnética y la gammamafría. Proporcionan información estructural y funcional y permite caracterizar la composición tisular del miocardio (Maurer et al., 2008).

Inflamación

La inflamación está estrechamente vinculada al estrés oxidativo. Generalmente se trata de una herramienta del sistema inmunológico utilizada para defenderse contra patógenos, pero también juega un papel importante en procesos como la remodelación tisular y la carcinogénesis. Fisiológicamente existe un equilibrio entre los factores inflamatorios y antiinflamatorios que se desplaza hacia los primeros durante el envejecimiento. Las razones precisas de este cambio aún no se conocen, pero el aumento de la muerte de células (necrosis) promueve la reparación y la inflamación, y la mayor presencia de autoantígenos (por ejemplo, proteínas modificadas oxidativamente) también puede estar involucrada en el fenómeno (Bernhard et al., 2008).

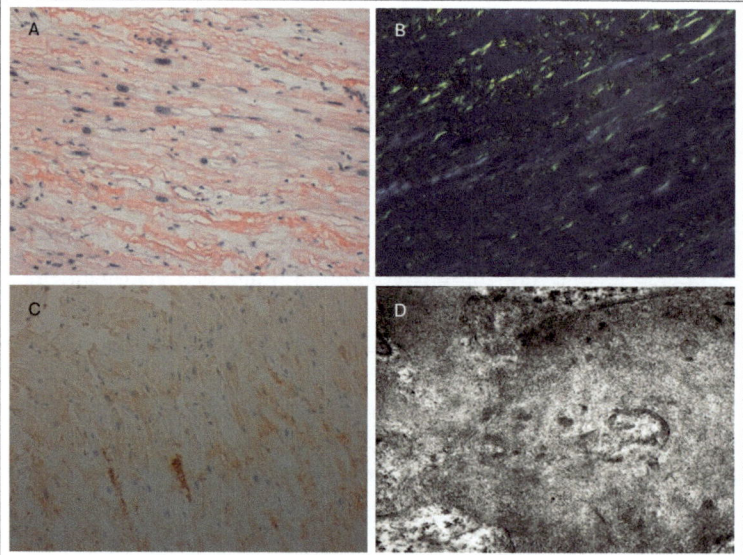

Fig. 5.6 bis. Amiloidosis cardíaca. *A*) Material amorfo teñido de color rojo por la tinción rojo Congo (20x). *B*) Caso de amiloidosis cardíaca teñida con rojo Congo observado con luz polarizada (20x). *C*) Inmunohistoquímica usando un anticuerpo antitranstirretina (20x). *D*) Microscopía electrónica del depósito de amiloide con patrón fibrilar en intersticio cardíaco. Imágenes cedidas por el Dr. Antonio Ferrández, Servicio Anatomía Patología, Hospital Clínico Universitario de Valencia.

Fibrosis

La matriz extracelular desempeña un papel crucial en la homeostasis cardíaca, no solo proporcionando soporte estructural sino también facilitando la transmisión de fuerzas y participando en la transducción de señales a los miocardiocitos, a las células vasculares y a las células intersticiales.

El término *fibrosis cardíaca* se define como la acumulación excesiva de matriz extracelular (MEC) entre los miocardiocitos y constituye un proceso fisiopatológico central que subyace a la disfunción tisular. Refleja una desproporción entre producción de MEC y su degradación, principalmente colágeno fibrilar (Yang et al., 2006).

Desde el punto de vista histopatológico se pueden reconocer tres formas de fibrosis cardíaca: 1) fibrosis de reemplazo, que describe la formación de una cicatriz en áreas de necrosis miocárdica, representando el resultado final de un proceso reparador en respuesta a una lesión primaria de los miocardiocitos; 2) fibrosis intersticial, que implica un ensanchamiento del endomisio y perimisio debido a la deposición de proteínas estructurales de la matriz extracelular, o 3) fibrosis perivascular, que implica la expansión del área colágena al área periadventicial en la microvasculatura cardíaca (fig. 5.4) (Frangogiannis, 2019).

Características estructurales de la fibrosis

Desde el punto de vista morfológico, la fibrosis se caracteriza por un depósito difuso y excesivo de fibras de colágeno en relación con la masa de miocardiocitos. Aparecen como grandes filamentos dentro del espacio intersticial que rodea cada uno de los miocardiocitos, pero también en forma de pequeños fascículos alrededor de los vasos sanguíneos intramiocárdicos. El depósito de colágeno excesivo se detecta por un aumento del porcentaje de tejido miocárdico total ocupado por fibras de colágeno teñidas de color azul cuando se utiliza la tinción de tricrómico de Masson (fig. 5.4 *B*) o bien por fibras delgadas, débilmente birrefringentes, de color verdoso (colágeno tipo III) y fibras gruesas, amarillas o rojas, fuertemente birrefringentes (colágeno tipo I), tanto en el endomisio como en el perimisio, cuando se utiliza el rojo picrosirio, observado mediante microscopio de luz polarizada. Todo ello analizado con sistemas automatizados de análisis de imagen para colágeno (Lopez et al., 2016).

Fibroblastos

El recambio de colágeno en los tejidos está regulado principalmente por los fibroblastos. En determinadas condiciones, estos se activan y experimentan una transición fenotípica a «miofibroblastos», las células efectoras clave en los estados fibróticos. El fenotipo de los miofibroblastos se caracteriza por la expresión de proteínas contráctiles, como la actina de músculo liso α (α-SMA). En la cicatrización de heridas, los miofibroblastos son necesarios para reparar los tejidos; sin embargo, en condiciones patológicas, los miofibroblastos activados se convierten en los efectores celulares del proceso fibrótico.

La transición de fibroblastos a miofibroblastos y el recambio de colágeno mediado por miofibroblastos están regulados por factores autocrinos y paracrinos generados dentro del miocardio y por hormonas endocrinas derivadas de la circulación. Los principales reguladores son la angiotensina (ANG) II, la endotelina (ET)-1 y el TGF-β1. Este último es un factor crucial porque estimula tanto la transdiferenciación de fibroblastos a miofibroblastos como la síntesis de colágeno (Hinz, 2010).

El origen de los fibroblastos que participan en la fibrosis sigue siendo controvertido. La opinión tradicional es que los miofibroblastos activados en los corazones fibróticos derivan de fibroblastos residentes a través de la proliferación y la activación (Mandache et al., 1973). Los fibroblastos cardíacos derivan de células epiteliales mesoteliales y endoteliales durante el desarrollo embrionario del corazón en un proceso llamado transición epitelio-mesenquimal (EMT) y transición endotelio-mesenquimal (EndMT) respectivamente. La adquisición de un determinado fenotipo de fibroblastos es estimulada por varias citocinas y factores de crecimiento, como el factor de crecimiento derivado de plaquetas (PDGF), los factores de crecimiento de fibroblastos (FGF) y el TGF-β. Los estudios sobre el origen de los fibroblastos han demostrado que, si bien no hay una contribución endotelial significativa a la población de fibroblastos en el corazón adulto normal, en el miocardio dañado hasta el 30 % de los fibroblastos pueden ser de origen endotelial, lo que sugiere que los fibroblastos procedentes de la transición endotelio-mesenquimal juegan un papel importante en la fibrosis cardíaca. Un estudio reciente ha sugerido que EndMT puede contribuir a las respuestas profibróticas durante la fibrosis miocárdica en corazones de ratones envejecidos y que este proceso puede involucrar la señalización constitutiva de TGF-β (Zeisberg et al., 2010). Así mismo, las células progenitoras derivadas de la médula ósea pueden ser una fuente potencial adicional de fibroblastos en el corazón fibrótico. Sin embargo, su papel en la fibrosis asociada al envejecimiento sigue siendo desconocido.

3.2.2.3 *Evaluación mediante técnicas de imagen de los cambios asociados al envejecimiento en el miocardio*

Ecocardiografía

La ecocardiografía es la técnica de imagen cardíaca de referencia dada su amplia disponibilidad, experiencia de uso, seguridad y bajo coste económico. Mediante esta se pueden valorar de forma relativamente rápida parámetros como las dimensiones de las cavidades, la función sistólica biventricular, la función diastólica del ventrículo izquierdo, las válvulas o el pericardio, entre otros. Muchos de los cambios descritos desde el punto de vista estructural y/o histológico se traducen en cambios ecocardiográficos asociados a la edad, fundamentalmente en la función diastólica. Con la edad, progresivamente se produce una reducción del llenado diastólico precoz con una mayor contribución de la contracción auricular telediastólica. Esta alteración de la relajación miocárdica se refleja en una disminución de la relación E/A (disminución de la velocidad de la onda E y aumento de la onda A), una prolongación del tiempo de deceleración mitral y una disminución de la velocidad de la onda e' del Doppler tisular (Nagueh et al., 2016). Por tanto, el patrón de llenado transmitral en una persona de edad avanzada se asemeja al de la disfunción diastólica grado I de una persona entre 40 y 65 años. En la figura 5.7 se muestra el patrón diastólico asociado al envejecimiento en comparación con un patrón normal de llenado ventricular.

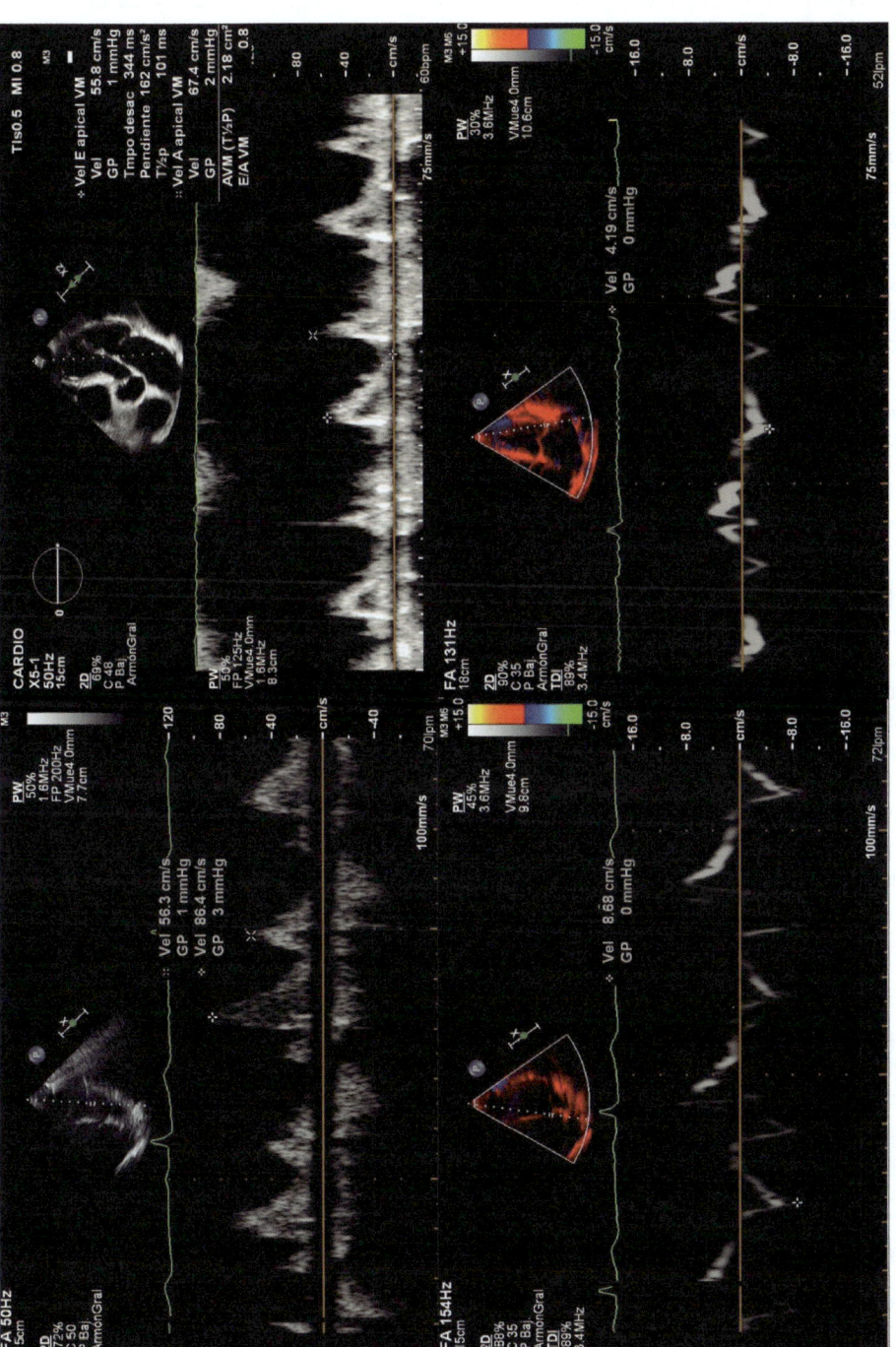

Fig. 5.7 Las imágenes de la izquierda muestran un patrón Doppler normal de llenado diastólico transmitral (superior) y una velocidad normal de onda e' (inferior) mediante Doppler tisular, en un ecocardiograma realizado a un varón de 42 años sin enfermedad cardiovascular conocida. Las imágenes de la derecha muestran, en cambio, el típico patrón de alteración de la relajación asociado con el envejecimiento, con predominio de la onda A sobre la onda E del flujo de llenado transmitral (superior) y con disminución de la velocidad de la onda e' (inferior), en un ecocardiograma realizado a un varón de 73 años sin enfermedad cardiovascular conocida.

Aunque estas alteraciones *per se* no tienen claras implicaciones desde el punto de vista pronóstico, sí que hay que tener en cuenta que, para evaluar la función diastólica, es preciso combinar varios parámetros que permitan corregir el efecto de la edad sobre ellos (Freeman et al., 2005). Además, en un estudio realizado en Estados Unidos sobre 2.042 personas, se observó un incremento en la presión sistólica arterial pulmonar estimada mediante ecocardiografía asociado al envejecimiento, en probable relación con la disfunción diastólica y la rigidez vascular pulmonar (Lam et al., 2009).

Con respecto a la función sistólica, no se ha demostrado que el envejecimiento conlleve cambios relevantes en la fracción de eyección ventricular izquierda, aunque sí hay cambios en la dinámica ventricular. Mediante técnicas de deformación se ha observado que con la edad se produce una disminución del *strain* longitudinal global, pero se compensa con un incremento de la torsión y el *strain* circunferencial, con lo que no hay cambios en la fracción de eyección.

Resonancia magnética cardíaca

La resonancia magnética es la técnica de imagen cardíaca más precisa para la valoración de las cavidades cardíacas y/o la función sistólica y permite, además, la caracterización tisular a través de diversas secuencias específicas. Mediante estudios con resonancia se ha observado un engrosamiento de las paredes ventriculares con la edad y se produce un aumento de la masa ventricular izquierda, aunque sin cambios significativos en la fracción de eyección. Un aspecto interesante es poder evaluar, mediante esta técnica, la fibrosis intersticial asociada al envejecimiento. Aunque no se ha demostrado un mayor grado de fibrosis de reemplazo estrictamente asociada a la edad mediante realce tardío de gadolinio, sí que se ha observado un incremento en la fibrosis miocárdica difusa mediante secuencias específicas T_1 (Liu et al., 2013).

3.2.3 Pericardio

El cambio más común en la parte más externa del pericardio ventricular es la presencia de áreas de fibrosis de color blanco grisáceo en el epicardio (las llamadas placas de «leche» o «de soldado») del VD y el VI, así como en los apéndices auriculares. Histológicamente, estas son áreas de fibrosis con infiltrados inflamatorios crónicos leves, no específicos. Además, con la edad se produce un aumento del tejido adiposo subepicárdico que es más prominente en la cara anterior del VD y los surcos auriculoventriculares. Esta grasa se extiende con frecuencia al intersticio del VD, ocasionalmente al endocardio, y a veces puede confundirse con la grasa de reemplazo que se observa en la displasia arritmogénica del VD (Lacobellis et al., 2011).

3.3 *Cambios en el sistema de conducción*

El sistema de conducción cardíaca también está sujeto a alteraciones con el envejecimiento. En el nódulo sinoauricular disminuye el número de las células marcapasos (células P): el 90 % de las que estaban presentes a los 20 años de edad han desaparecido a los 75 años. Hay una pérdida celular más modesta en el nódulo auriculoventricular. También se han descrito fibrosis y depósitos de grasa a nivel del nódulo sinoauricular con el envejecimiento y compromiso del nódulo auriculoventricular, debido a la calcificación del esqueleto fibroso cardíaco. Los depósitos de material amiloide, a nivel auricular, y los cambios del tejido de conducción pueden llevar a un aumento de los microcircuitos de reentrada y al desarrollo de trastornos del ritmo cardíaco como bloqueos de primero y segundo grado, síndrome de seno enfermo y fibrilación auricular (Lakatta, 1993).

3.4 *Cambios valvulares*

3.4.1 Válvula aórtica

La estenosis aórtica es la valvulopatía más habitual en la actualidad y la causa más frecuente de intervención valvular en nuestro medio, siendo la etiología más común la enfermedad valvular aórtica calcificada o degenerativa. La prevalencia de la estenosis aórtica calcificada es del 2 al 4 % entre los adultos mayores de 65 años, pero se incrementa con la edad y va progresivamente en aumento, habiéndose incrementado un 124 % entre 1990 y 2017. Se trata de un trastorno de progresión lenta generado por un remodelado patológico fibrocálcico de la válvula aórtica que va desde un engrosamiento valvular leve, sin obstrucción del flujo sanguíneo, denominado esclerosis aórtica, hasta un proceso de acúmulo de lípidos, inflamación, fibrosis y calcificación que conduce a la estenosis valvular. La esclerosis aórtica es un fenómeno prácticamente inherente al envejecimiento, presente en el 25 % de las personas de 65 a 74 años de edad y en el 48 % de los mayores de 84 años (Freeman et al., 2005); sin embargo, la evolución a estenosis aórtica no es frecuente y se estima que únicamente un 2 % de las personas con esclerosis aórtica evolucionan a estenosis aórtica anualmente. En esta transición a estenosis valvular se ha descrito un aumento en la senescencia celular inducida por el estrés mecánico sobre el endotelio valvular y una disfunción del sistema inmune asociada al envejecimiento y la inflamación. Las células senescentes secretan citoquinas, quimiocinas y metaloproteinasas que contribuyen a la remodelación de la matriz extracelular y producen cambios estructurales valvulares (Molnar et al., 2022). Por ejemplo, se ha hallado la expresión aumentada del marcador de célula senescente p16 en válvulas aórticas calcificadas, correlacionándose con la gravedad de la afectación. La expresión de estos mediadores puede estar aumentada por diversos factores metabólicos y comorbilidades. Se han descrito, como factores de riesgo asociados al desarrollo de estenosis aórtica, entre otros, la hipertensión arterial, la dislipemia, el tabaquismo, la obesidad o la enfermedad renal crónica. En los últimos años, diversos estudios tanto de aleatorización mendeliana como observacionales han mostrado, además, una interesante asociación entre la lipoproteína (a) y la incidencia y progresión de la estenosis aórtica, con estudios en marcha para evaluar si disminuir la Lp(a) con terapias dirigidas a ello puede tener impacto en la disminución de la progresión de la estenosis aórtica. Existen también diferencias en la progresión a estenosis aórtica entre hombres y mujeres. En las mujeres se desarrolla con menor calcificación y mayor grado de fibrosis que en los hombres. En la figura 5.8 se muestran diversos grados de calcificación valvular aórtica evaluada mediante ecocardiografía.

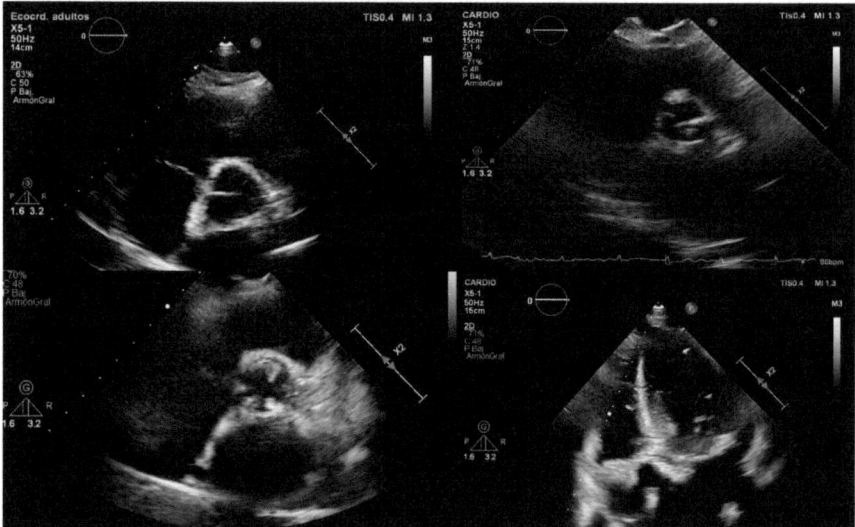

Fig. 5.8 Imágenes de ecocardiografía transtorácica que muestran diversos grados de esclerocalcificación de la válvula aórtica, desde prácticamente ausencia de calcificación en la imagen superior izquierda hasta una válvula aórtica gravemente calcificada en la imagen inferior derecha. En dicha imagen se puede observar también calcificación del anillo mitral.

3.4.2 Válvula mitral

Al igual que en la válvula aórtica, la alteración más frecuente con la edad es la calcificación del anillo mitral, que se desarrolla a partir de la deposición progresiva de calcio a lo largo y debajo del anillo de la válvula. La calcificación del anillo mitral es un proceso crónico asociado también a los factores de riesgo cardiovascular, la inflamación, la obesidad o la enfermedad renal crónica (Chehab et al., 2022). Diversos estudios histopatológicos han mostrado acúmulo de productos de degradación celular como resultado de la apoptosis o necrosis de células intersticiales en respuesta a fenómenos de estrés mecánico, inflamación e isquemia, siendo estímulos para el remodelado de la matriz extracelular la osteogénesis y el depósito de calcio y lípidos. En el anillo, el estrés mecánico es más pronunciado en el anillo posterior, que es la estructura habitualmente más afectada. Conforme el fenómeno de calcificación progresa desde el anillo hasta los velos comienza a generar una distorsión en la geometría de la válvula y una limitación en la movilidad de las valvas, lo que ocasiona diversos grados de insuficiencia o estenosis valvular.

La prevalencia de calcificación de la válvula mitral aumenta con la edad. En una cohorte multiétnica de un estudio en el norte de Manhattan, en sujetos de más de 40 años (edad media de 68 años) sin infarto de miocardio o accidente cerebrovascular isquémico previo, se identificó calcificación del anillo mitral mediante ecocardiografía bidimensional en el 27 %. En dos estudios poblacionales con edades medias de 70 y 76 años, la prevalencia fue del 14 % (mediante ecocardiografía en modo M) y del 42 % (mediante ecocardiografía bidimensional) (Potpara et al., 2011).

La calcificación del anillo mitral no es un fenómeno benigno y se asocia no solo con disfunción valvular o necesidad de cirugía valvular o intervencionismo, sino también, de forma independiente, con un mayor riesgo de arritmias y de eventos cardiovasculares mayores, especialmente ictus, así como con un mayor riesgo de mortalidad (Chehab et al., 2022). En el estudio Framingham, la presencia de calcificación del anillo mitral mediante ecocardiografía se asoció con un incremento del riesgo relativo de muerte cardiovascular o por todas las causas del 60 y 30 %, respectivamente, incluso tras ajustar por edad o factores de riesgo cardiovascular (Fox et al., 2003). En la actualidad no se ha descrito ningún tratamiento que pueda influir en la progresión de la calcificación mitral, pero es un aspecto cada vez de mayor importancia para el tratamiento intervencionista o quirúrgico de la valvulopatía mitral.

Referencias bibliográficas

ANDERSON, K. R., M. G. SUTTON y J. T. LIE (1979): «Histopathological types of cardiac fibrosis in myocardial disease», *J Pathol* 128, pp. 79-85. DOI: 10.1002/path.1711280205.

ANVERSA, P., T. PALACKAL, E. H. SONNENBLICK, G. OLIVETTI, L. G. MEGGS y J. M. CAPASSO (1990): «Myocyte cell loss and myocyte cellular hyperplasia in the hypertrophied aging rat heart», *Circ Res* 67, pp. 871-885.

BERNHARD, D. y G. LAUFER (2008): «The aging cardiomyocyte: a mini-review», *Gerontology* 54, pp. 24-31.

BRANDES, R. P., I. FLEMING y R. BUSSE (2001): «Endothelial aging», *Cardiovasc Res Clin Pract* 54, pp. S73-80.

BUTANY, J. y M. S. AHLUWALIA (2003): «The morphology of the aging heart», *Geriatrics and Aging* 6, pp. 52-55.

CHANG, K. C., Y. I. PENG, S. H. DAI y Y. Z. TSENG (2000): «Age related changes in pumping mechanical behavior of rat ventricle in terms of systolic elastance and resistance», *J Gerontol* 55, pp. B440–B447.

CHEHAB, O., R. ROBERTS-THOMSON, A. BIVONA, H. GILL, T. PATTERSON, A. PURSNANI et al. (2022): «Management of Patients With Severe Mitral Annular Calcification: JACC State-of-the-Art Review», *J Am Coll Cardiol* 80, pp. 722-738. DOI: 10.1016/j.jacc.2022.06.009.

CHIMENTI, C., J. KAJSTURA, D. TORELLA, K. URBANEK, H. HELENIAK, C. COLUSSI et al. (2003): «Senescence and death of primitive cells and myocytes lead to premature cardiac aging and heart failure», *Circ Res* 93, pp. 604-613. DOI: 10.1161/01.RES.0000093985.76901.AF.

CONNORS, L. H., F. SAM, M. SKINNER, F. SALINARO, F. SUN, F. L. RUBERG et al. (2016): «Heart Failure Resulting From Age-Related Cardiac Amyloid Disease Associated With Wild-Type Transthyretin: A Prospective, Observational Cohort Study», *Circulation* 133, pp. 282-290.

COWDRY, E. V. (1942): *Problems of Ageing: Biological and Medical Aspects*, Baltimore, Williams & Wilkins, 2.ª ed. DOI: 10.1161/CIRCULATIONA-HA.108.838698.

EGHBALI, M., M. EGHBALI, T. F. ROBINSON, S. SEIFTER y O. O. BLUMENFELD (1989): «Collagen accumulation in heart ventricles as a function of growth and aging», *Cardiovasc Res* 23, pp. 723-729.

FOX, C. S., R. S. VASAN, H. PARISE, D. LEVY, C. J. O'DONNELL, R. B. D'AGOS-TINO et al. (2003): «Mitral annular calcification predicts cardiovascular morbidity and mortality: the Framingham Heart Study», *Circulation* 107, pp. 1492-6. DOI: 10.1161/01.cir.0000058168.26163.bc.

FRANGOGIANNIS, N. G. (2019): «The Extracellular Matrix in Ischemic and Nonischemic Heart Failure», *Circ Res* 125, pp. 117-146. DOI: 10.1161/CIR-CRESAHA.119.311148.

FREEMAN, R. V. y C. M. OTTO (2005): «Spectrum of calcific aortic valve disease: pathogenesis, disease progression, and treatment strategies», *Circulation* 111, pp. 3316-3326.

FRIED, L. P., C. M. TANGEN, J. WALSTON, A. B. NEWMAN, C. HIRSCH, J. GOTTDIENER et al. (2001): «Frailty in older adults: evidence for a phenotype», *J Gerontol A Biol Sci Med Sci* 56, pp. M146-56. DOI: 10.1093/gerona/56.3.m146.

HINZ, B. (2010): «The myofibroblast: paradigm for a mechanically active cell», *J Biomech* 43, pp. 146-155.

KARASTERGIOU, K., I. EVANS, N. OGSTON, N. MIHEISI, D. NAIR, J. C. KASKI et al. (2010): «Epicardial adipokines in obesity and coronary artery disease induce atherogenic changes in monocytes and endothelial cells», *Arter Thromb Vasc Biol* 30, pp. 1340-1346.

KHAN, R. y R. SHEPPARD (2006): «Fibrosis in heart disease: understanding the role of transforming growth factor-beta in cardiomyopathy, valvular disease and arrhythmia», *Immunology* 118, pp. 10-24.

LACOBELLIS, G. y A. C. BIANCO (2011): «Epicardial adipose tissue: emerging physiological, pathophysiological and clinical features», *Trends Endocrinol Metab* 22, pp. 450-457.

LAKATTA, E. G. (1993): «Cardiovascular regulatory mechanisms in advanced age», *Physiol Rev* 73, pp. 413-467.

LAM, C. S., B. A. BORLAUG, G. C. KANE, F. T. ENDERS, R. J. RODEHEFFER y M. M. REDFIELD (2009): «Age-associated increases in pulmonary artery systolic pressure in the general population», *Circulation* 119, pp. 2663-2670.

LESTER, W. A. (2001): «Age-related cardiovascular changes», en M. D. Silver, A. I.Gotlieb y F. J. Schoen (eds.): *Cardiovascular pathology*, Nueva York, Churchill Livingstone, pp. 54-68.

LI, A., G. J. SHAMI, L. GRIFFITHS, S. LAL, H. IRVING y F. BRAET (2023): «Giant mitochondria in cardiomyocytes: cellular architecture in health and disease», *Basic Res Cardiol* 118, p. 39. DOI: 10.1007/s00395-023-01011-3.

LIU, C. Y., Y. C. LIU, C. WU, A. ARMSTRONG, G. J. VOLPE, R. J. VAN DER GEEST et al. (2013): «Evaluation of age-related interstitial myocardial fibrosis with cardiac magnetic resonance contrast-enhanced T1 mapping: MESA (Multi-Ethnic Study of Atherosclerosis)», *J Am Coll Cardiol* 62, pp. 1280-1287. DOI: 10.1016/j.jacc.2013.05.078.

LÓPEZ, B., S. RAVASSA, A. GONZÁLEZ, E. ZUBILLAGA, C. BONAVILA, M. BERGES et al. (2016): «Myocardial Collagen Cross-Linking Is Associated With Heart Failure Hospitalization in Patients With Hypertensive Heart Failure», *J Am Coll Cardiol* 67, pp. 251-260.

MANDACHE, E., G. UNGE, L. E. APPELGREN y A. LJUNGQVIST (1973): «The proliferative activity of the heart tissues in various forms of experimental cardiac hypertrophy studied by electron microscope autoradiography», *Virchows Arch B Cell Pathol* 12, pp. 112-122.

MANGONI, A. A. y S. H. D. JACKSON (2004): «Age-related changes in pharmacokinetics and pharmacodynamics: basic principles and practical applications», *Br J Clin Pharmacol* 57, pp. 6-14.

MAURER, M. S., P. ELLIOTT, R. COMENZO, M. SEMIGRAN y C. RAPEZZI (2017): «Addressing common questions encountered in the diagnosis and management of cardiac amyloidosis», *Circulation* 135, pp. 1357-1377.

MELAX, H. y T. S. LEESON (1967): «Fine structure of the endocardium in adult rats», *Cardiovasc Res* 1, pp. 349-355. DOI: 10.1093/cvr/1.4.349.

MOLNÁR, A. Á., D. PÁSZTOR y B. MERKELY (2022): «Cellular Senescence, Aging and Non-Aging Processes in Calcified Aortic Valve Stenosis: From Bench-Side to Bedside», *Cells* 11, p. 3389. DOI: 10.3390/cells11213389.

NAGUEH, S. F., O. A. SMISETH, C. P. APPLETON, B. F. BYRD 3rd, H. DOKAINISH, T. EDVARDSEN et al. (2016): «Recommendations for the Evaluation of Left Ventricular Diastolic Function by Echocardiography: An Update from the American Society of Echocardiography and the European Association of Cardiovascular Imaging», *J Am Soc Echocardiogr* 29, pp. 277-314. DOI: 10.1016/j.echo.2016.01.011.

POTPARA, T. S., Z. M. VASILJEVIC, B. D. VUJISIC-TESIC, J. M. MARINKOVIC, M. M. POLOVINA, J. M. STEPANOVIC, et al. (2011): «Mitral annular calcification predicts cardiovascular morbidity andmortality inmiddle-aged patients with atrial fibrillation: the Belgrade atrial fibrillation study», *Chest* 140, pp. 902-910.

ROSS, M. H. y P. WOJCIECH (2016): *Histologia. Texto y atlas. Correlación con biología molecular y celular*, Filadelfia, Wolters Kluwer, 7.ª ed.

ROTA, M., T. HOSODA, A. DE ANGELIS, M. L. ARCARESE, G. ESPOSITO, R. RIZZI et al (2007): «The young mouse heart is composed of myocytes heterogeneous in age and function», *Circ Res* 101, pp. 387-399.

SIPE, J. D. y A. S. COHEN (2000): «Review: history of the amyloid fibril», *J Struct Biol* 130, pp. 88-98.

TANSKANEN, M., T. PEURALINNA, T. POLVIKOSKI, I. L. NOTKOLA, R. SULKAVA, J. HARDY et al (2008): «Senile systemic amyloidosis affects 25 % of the very aged and associates with genetic variation in alpha2-macroglobulin and tau: a population-based autopsy study», *Ann Med* 40, pp. 232-239.

WEHRUM, T., T. LODEMANN, P. HAGENLOCHER, J. STUPLICH, B. T. T. NGO, S. GRUNDMANN et al. (2018): «Age-related changes of right atrial morphology and inflow pattern assessed using 4D flow cardiovascular magnetic resonance: results of a population-based study», *J Cardiovasc Magn Reson* 20, p. 38. DOI: 10.1186/s12968-018-0456-9.

YANG, X., T. A. DOSER, C. X. FANG, J. M. NUNN, R. JANARDHANAN, M. ZHU et al (2006): «Metallothionein prolongs survival and antagonizes senescence-associated cardiomyocyte diastolic dysfunction: role of oxidative stress», *FASEB J* 20, pp. 1024-1026.

ZEISBERG, E. M. y R. KALLURI (2010): «Origins of cardiac fibroblasts», *Circ Res* 107, pp. 1304-1312.

6. Modificaciones de la función cardíaca con la edad

Luis Such Miquel
Luis Such Belenguer
Antonio Manuel Alberola Aguilar
Conrado Calvo Saiz

Índice del capítulo

1. Introducción

Anderson et al. (2018), en una revisión sobre los mecanismos que conducen al envejecimiento del corazón y en relación con la senescencia celular, aludieron a Hayflick y Moorhead (1961) como los que primero describieron la senescencia celular, considerándola como «la pérdida irreversible del potencial proliferativo de las células somáticas humanas». Como enfatizaron Serrano et al. (1977), parece una forma de prevenir la proliferación sin control de células que presentan daños y que han envejecido. En opinión de estos últimos autores, con independencia de los efectos beneficiosos, que los tiene, la senescencia también origina una serie de deterioros y patologías que se desarrollan con el envejecimiento; las células senescentes se acumulan en varios procesos relacionados con la edad (Muñoz-Espín y Serrano, 2014), citados por Anderson et al. (2018). En realidad, tal y como apuntan diversos autores, el envejecimiento implica una limitación funcional por deterioro (Lazzeroni et al., 2022) que, en el caso del corazón, siguiendo el *Framingham Heart Study* y el *Baltimore Longitudinal Study on Aging*, se acompaña de algunas alteraciones de tipo mecánico, como la disminución de la función diastólica, que puede acabar originando insuficiencia cardíaca, y alteraciones de tipo electrofisiológico como la alta incidencia de fibrilación auricular, también consecuencia de procesos que ocurren con el envejecimiento (cuadro 6.1). Todo ello pese a que la fracción de eyección del ventrículo izquierdo, si el envejecimiento es fisiológico, no se altera. Funcionalmente hablando, la controvertida idea de que haya una dinámica que haga sospechar una obstrucción del tracto de salida puede deberse a una imagen de «tabique sigmoideo» que angula la zona entre la raíz de la arteria aorta y el tabique ventricular.

CUADRO 6.1
*Resumen de las modificaciones morfofuncionales y bioquímicas cardíacas,
a nivel de órgano y celular, producidas por el envejecimiento*

Cambios morfológicos y de carácter bioquímico

– Depósito lipídico en el epicardio, hipertrofia ventricular izquierda, dilatación auricular.

– Incremento en la síntesis de tejido fibroso, amiloideo, y aumento de la dotación de fibroblastos.

– Alteraciones estructurales del ADN y de los telómeros.

Cambios funcionales

– Alteraciones mecánicas: i.e.: disminución de la función diastólica.

– Función sistólica «relativamente» conservada en reposo.

– Alteraciones del control por el SN vegetativo.

– Pérdida de eficacia en la respuesta al ejercicio físico.

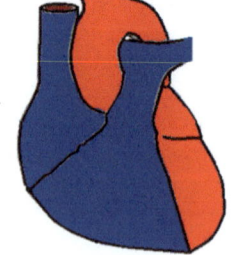

Lazzeroni et al. (2022), en una revisión sobre los cambios clínicos y moleculares del corazón «envejecido», aportan la siguiente definición (tomada de Lakatta y Levy, 2003):

> Según el *Framingham Heart Study* y el *Baltimore Longitudinal Study on Aging* (BLSA), el envejecimiento provoca un aumento en la prevalencia de hipertrofia del ventrículo izquierdo, incluso aunque no estén presentes circunstancias como la hipertensión o una estenosis aórtica (Jackson y Wenger, 2011), una disminución de la función diastólica y una disminución de la capacidad de ejercicio a pesar de una función sistólica relativamente conservada en reposo, así como un aumento en la prevalencia de fibrilación auricular en individuos sanos sin enfermedades cardiovasculares concomitantes.

En el presente capítulo abordaremos tanto las modificaciones de carácter mecánico del corazón que envejece, como las alteraciones electrofisiológicas sobre las que se sustenta la pérdida de eficacia del corazón como bomba, cuestión tratada en detalle y con mayor extensión en otro capítulo.

2. Disminución de la capacidad aeróbica máxima y relación con la disminución de la frecuencia cardíaca

Un efecto paradigmático que se evidencia con el paso de los años y el inicio de la ancianidad es la disminución de la capacidad aeróbica máxima, que se halla en estrecha relación con la disminución de la frecuencia cardíaca máxima (Montero y Díaz-Cañestro, 2015). Efectivamente, uno de los cambios fisiológicos más importantes conforme las personas envejecen es la situación que acabamos de comentar, que depende de la respuesta cardiorrespiratoria y constituye un fuerte predictor de la calidad de vida (para revisión, véase cita de Jakovljevic, 2018). Al parecer, tal y como afirman Harridge y Lazarus (2017), es dependiente de la edad en todas las personas y es independiente del estilo de vida. Es de todos conocido que, en el anciano, la frecuencia cardíaca en reposo disminuye claramente respecto a la edad «previa». El proceso por el cual se reduce es de carácter intrínseco. El hecho de que tras el bloqueo de los sistemas simpático y parasimpático también se observe una disminución de la frecuencia cardíaca en el anciano indica el carácter intrínseco de la modificación del marcapasos sinusal.

La disminución de la frecuencia también se manifiesta al hacer ejercicio físico, situación en la que se objetiva una caída de la frecuencia cardíaca máxima, como señalan diferentes autores. Este comportamiento del nodo sinusal es debido, en opinión de diversos investigadores, a alteraciones en los canales iónicos de los cardiomiocitos sinusales (Larson et al., 2013) que dan lugar a una caída de la excitabilidad de estas células. Estos autores describieron una disminución en la pendiente espontánea de disparo del potencial de acción en el nodo sinusal, así como cambios en la morfología del potencial de acción asociados a una hipertrofia celular, con una hiperpolarización del potencial diastólico máximo en la fase más precoz, de inicio, de lo que conocemos como despolarización diastólica. Larson et al. (2013) investigaron la contribución de las corrientes de calcio tipo L y T e I_f, así como también la desviación del voltaje hacia la hiperpolarización, del que depende la activación de la corriente I_f. Para estos autores, la depresión del cronotropismo sinusal no es dependiente de cambios de la respuesta sinoauricular a la activación betaadrenérgica. Estos investigadores, además de haber observado un potencial diastólico más hiperpolarizado en los animales viejos, vieron que la fase más precoz de la despolarización diastólica enlenteció, mientras que la fase más tardía no difirió entre los animales viejos y los controles. El envejecimiento tampoco afectó a la velocidad de ascenso del potencial de acción, a la tasa de repolarización o a la duración del potencial de acción.

Como sabemos, las células del nodo sinusal, como ocurre en las demás células marcapasos, presentan un potencial de reposo inestable, caracterizado por una progresiva disminución del potencial intracelular (lo que llamamos despolarización diastólica), hasta que, al alcanzarse un valor umbral, se dispara el potencial de acción. En este comportamiento del potencial de membrana en reposo intervienen las corrientes transitorias de calcio (I_{TCa}) y las más tardías y persistentes (también denominadas I_{Ca-L}) . En la primera fase del potencial de reposo intervienen fundamentalmente la corriente I_f y la inhibición de la corriente repolarizante de salida de potasio (I_K), y más tarde la corriente de entrada transitoria de potasio y algo posteriormente la corriente de entrada de calcio «long-last» (Opie, 2004). En relación con la actividad marcapasos de las células del nodo sinusal, es importante recordar que los canales de HCN (canales catiónicos activados por hiperpolarización y modulados por nucleótidos cíclicos) conducen Na^+ y K^+, y con potenciales de membrana negativos, sobre todo hacen pasar Na^+ al interior citosólico. También recordaremos que la corriente I_f (*funny current*) es vehiculada por tales canales. En el caso de la máxima hiperpolarización, al principio del potencial de reposo, la corriente de sodio que entra a través de los canales de HCN, junto con los canales anteriormente mencionados, que vehiculan las dos corrientes de entrada de calcio reguladas por voltaje antes citadas, las corrientes que circulan a través de los intercambiadores Na^+/Ca^{2+}, así como las ya citadas corrientes decrecientes de salida de K^+, despolarizan las células marcapasos hasta su nivel umbral y así se genera el potencial de acción (para revisión, véase Rubarty y Zipes, 2016).

3. Papel de las modificaciones de los estímulos beta-adrenérgicos

La pérdida de función del corazón como bomba se halla también ligada, por una parte, a la disminución de la sensibilidad a los estímulos betaadrenérgicos y, por otra, a la pérdida de cardiomiocitos. Se ha publicado (Francis Stuart et al., 2018) que, en corazones aislados e inervados de ratas hembra viejas, el potencial de acción no es modificado por la estimulación simpática, a diferencia de lo que ocurre en ratas jóvenes, en las que la duración del potencial de acción aumenta sensiblemente. Las conclusiones de estas investigaciones llevaron a estos autores a sugerir que en las ratas viejas se producía una disminución de la respuesta betaadrenérgica en el territorio auricular, mientras que en el ventricular la menor respuesta a la estimulación era fundamentalmente debida a la degeneración nerviosa. Los corazones viejos exhibieron una baja densidad de fibras nerviosas simpáticas y un menor contenido de noradrenalina, a diferencia de los animales jóvenes.

4. Modificaciones morfofuncionales que alteran la reserva cardíaca

La alteración de la reserva cardíaca por el envejecimiento es el resultado de modificaciones morfofuncionales (Nakanishi y Daimon, 2022; Fernandes Ribeiro et al., 2023) que se producen en esta situación, con independencia de patologías concurrentes, como puedan ser diversas enfermedades cardíacas o la hipertensión arterial (Jakovljevic, 2018). Tales modificaciones morfofuncionales facilitan la instauración de las patologías cardíacas electromecánicas más frecuentes. Estas alteraciones estructurales y funcionales cardíacas que ocurren con la edad y que no se hallan ligadas a factores como tabaquismo, síndrome metabólico, hipertensión, etc., parecen tener relevancia en cuanto a la presentación de hipertrofia ventricular izquierda, insuficiencia cardíaca y fibrilación auricular, que aparecen con el envejecimiento; es decir, que son cambios de carácter intrínseco. Otras alteraciones como las producidas en las miocarditis y en las miocardiopatías son de más gravedad en los ancianos (Lazzeroni et al., 2022). Mientras que la función sistólica ventricular basal puede permanecer estable en la población mayor, esta condición se pierde durante el ejercicio físico, en comparación con los jóvenes, además de instaurarse una disfunción diastólica (para revisión, véase Jakovljevic, 2018). En lo que se refiere a la función diastólica (fig. 6.1), pese a que disminuye el tiempo de llenado durante la fase precoz o temprana del llenado diastólico, no ocurre lo mismo en la fase tardía, debido a una eficaz contracción auricular sustentada por una hipertrofia y un alargamiento (Lakatta y Levy, 2003, citados por Jakovljevic, 2018). Pese al enlentecimiento en la fase temprana de llenado diastólico, en el hombre el envejecimiento conlleva un aumento del volumen telediastólico durante el ejercicio vigoroso.

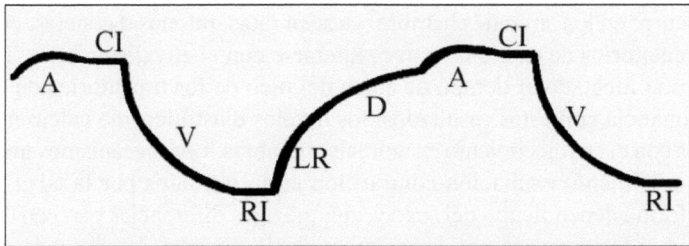

Fig. 6.1 Pletismograma ventricular. CI: fase de contracción isovolumétrica; V: fase de vaciamiento; RI: fase de relajación isovolumétrica; LR: fase de llenado rápido (especialmente perturbada en el envejecimiento); D: fase de diástasis; A: fase de sístole auricular (contribuirá a compensar la alteración en el llenado rápido).

5. Algunas diferencias dependientes del género en la función de bomba del corazón y en el acoplamiento excitación-contracción

Sorprenden las diferencias observadas entre hombre y mujer en algunos aspectos de las modificaciones mecánicas del corazón producidas por el envejecimiento. Acabamos de comentar los cambios en el volumen telediastólico como propios del hombre envejecido, ya que no se han observado en la mujer, en la que la respuesta al ejercicio vigoroso en cuanto al volumen ventricular telediastólico es similar en mayores y jóvenes (Jakovljevic et al., 2015; Fleg et al., 1995, citados por Jakovlievic, 2018). Sin embargo, y pese a lo que acabamos de comentar, en las mujeres, el cambio del volumen telediastólico desde la situación de reposo hasta la de ejercicio físico va aumentando con la edad. La capacidad máxima de bombeo cardíaco del corazón, que en los hombres llegó a disminuir con la edad hasta casi un 25 %, se mantuvo en las mujeres. En un estudio realizado por Fleg et al. (1995) se encontró que, si bien en sedestación se encontró una disminución de la frecuencia cardíaca y un incremento de la tensión máxima con la edad, tanto en hombres como en mujeres, el índice cardíaco disminuyó en las mujeres, en tanto que en los hombres no varió. Otros parámetros también cambiaron dependiendo del sexo. Así, el índice de volumen telediastólico aumentó en los hombres, pero no en las mujeres, y lo mismo ocurrió con el índice del volumen telesistólico.

El envejecimiento implica modificaciones en el acoplamiento excitación-contracción, siendo especialmente interesantes las observaciones experimentales que evidencian claras diferencias entre sexos. De hecho, Feridooni et al. (2015) publicaron una revisión al respecto en la que se afirmaba que, a diferencia de los hallazgos encontrados en el animal macho, hay poca evidencia de que el acoplamiento excitación-contracción se vea afectado por la edad en los cardiomiocitos de las hembras. En la citada revisión se exponen resultados obtenidos por diferentes investigadores, aunque con algunas discrepancias, en los que se indica que en animales machos viejos hay una caída del pico de los transitorios de calcio. Asimismo, se señala el detalle observado de que los niveles de CaMKII (isoforma delta) se hallan reducidos en los animales machos viejos. Asimismo, en la mencionada revisión se señala que, en los animales macho envejecidos, es más prolongado el curso temporal de la liberación de calcio, como contraste con lo que ocurre en los animales hembra, ya sean ratas, ratonas o conejas, cuyo pico de los transitorios de calcio no parece alterarse con el envejecimiento. Tampoco parece estar afectado el tiempo de caída del pico de los transitorios de calcio y, en consonancia con estos resultados, los niveles diastólicos de calcio no se ven alterados con el envejecimiento en animales hembras. Los mecanismos implicados en el acoplamiento excitación-contracción están influidos por la edad, pero en distinta forma dependiendo del sexo y, aunque tales diferencias parecen depender de diferentes factores, parecen estar claramente implicados determinados cambios en los niveles de andrógenos, gestágenos y estrógenos (que contienen sus receptores en los cardiomiocitos) debidos a la edad. Experimentos con eliminación de la producción de andrógenos evidenciaron que se altera el tiempo de contracción (Parks y Howlett, 2013).

6. Implicaciones del Ca²⁺

En el contexto de las modificaciones de la función del corazón como bomba, hay que recordar que tanto la contracción como la relajación se hallan incardinadas en el acoplamiento excitación-contracción, que es un proceso que vincula la excitabilidad eléctrica a la homeostasis del Ca^{2+} intracelular. Los potenciales de acción desencadenantes despolarizan la célula y abren canales de Ca^{2+} tipo L, que, permitiendo la entrada de calcio al interior del cardiomiocito y su unión al receptor de rianodina, producen la liberación de calcio desde el retículo sarcoplásmico, lo que da origen al proceso contráctil (Hall, 2016). En la medida en que la contracción del miocardio y sus modificaciones por la edad se halla ligada a estos movimientos iónicos, a fuer de repetir alguno de los aspectos electrofisiológicos mencionados en otro capítulo de la presente monografía, expondremos algunas modificaciones del proceso de excitación durante el potencial de acción debidas al envejecimiento y/o las corrientes iónicas implicadas. Así pues, durante el envejecimiento, las modificaciones mecánicas dependientes del acoplamiento excitación-contracción, ligadas a ciertas corrientes iónicas, se hallan relacionadas con alteraciones durante el proceso excitatorio, es decir, durante el potencial de acción. Un ejemplo es la tasa de caída de los transitorios de calcio que, además de depender de factores como la relación SERCA2a/fosfolambán, se halla ligada a la prolongación en la duración del potencial de acción (Feridooni et al., 2015).

7. Aspectos electrofisiológicos básicos

Aunque hay autores que han publicado que la edad no modifica la amplitud del potencial de acción miocárdico, la mayor parte sostienen que lo que sí produce el envejecimiento es un aumento de la duración de este (Feridooni et al., 2017). En investigaciones experimentales realizadas sobre cardiomiocitos ventriculares de rata, ha sido publicado que el envejecimiento aumenta la duración del potencial de acción. Aunque se ha descrito que este incremento en la duración del potencial de acción de los cardiomiocitos ventriculares parece estar en relación con una disminución de las corrientes repolarizantes de potasio, al tiempo que se produce un aumento en la corriente I_{Ca-L} (Janczewski et al., 2002; Lakatta y Sollott, 2002, citados por Francis Stuart et al., 2017), investigaciones posteriores han demostrado que la corriente de entrada de calcio I_{Ca-L} durante la meseta del potencial de acción, en realidad se prolonga, tal y como evidenciaron Feridooni et al. (2017). Estos últimos autores realizaron una investigación sobre la influencia de la fragilidad en el remodelado ventricular intrínseco (corazón aislado según técnica de Langendorff) producido por la edad. La hipertrofia cardíaca media aumentó con la edad. Los índices de contractilidad (dP/dt, positivo y negativo) y la presión desarrollada por el ventrículo izquierdo disminuyeron con la edad. Estos autores atribuyeron a alteraciones de los transitorios de calcio las alteraciones de la función contráctil hallada en los ratones «frágiles»; alteraciones relacionadas, entre otros procesos, con la menor expresión de proteínas del canal de calcio dependiente de voltaje. Hace ya tres décadas que Walker et al. (1993), citados por Rossi et al. (2023), observaron modificaciones por la edad, en cardiomiocitos ventriculares de rata, en la corriente de calcio vehiculada por los canales tipo L, como es un incremento en la constante de tiempo de inactivación de la corriente, siendo concomitante con ausencia de modificaciones en la corriente despolarizante rápida de sodio.

8. Modificaciones estructurales y aspectos adicionales de su repercusión funcional

Siguiendo una revisión sobre el corazón y el proceso de envejecimiento de Fernandes Ribeiro et al. (2023), en la que se exponen los procesos morfofuncionales cardíacos implicados en el envejecimiento, resaltaremos aquellos más evidentes de tipo morfológico: la hipertrofia del ventrículo izquierdo, la fibrosis, cuyo origen no es del todo conocido, la dilatación auricular, el epicardio graso y la calcificación de la válvula aórtica. A nivel celular, los cambios morfológicos más evidentes son la hipertrofia de los cardiomiocitos, la disminución del número de estos (cuya causa podría ser la apoptosis y la necrosis), el depósito de fibras de amiloide y la proliferación de fibroblastos con la consiguiente fibrosis mencionada.

En consonancia con las modificaciones de los mecanismos básicos previamente expuestos se dan las modificaciones de la función del corazón como bomba propias del envejecimiento. El gasto cardíaco aumenta en menor grado en las personas de edad avanzada que en los jóvenes al realizar ejercicio, lo cual, como ya se ha comentado, está relacionado en parte con la depresión del automatismo sinusal, cuyos mecanismos no se hallan dilucidados totalmente, así como con los cambios degenerativos del sistema de conducción y las alteraciones del control por parte del sistema nervioso vegetativo (Brubaker y Kitzman, 2011, citados por Roh et al., 2016). Sorprende, en primer lugar, una aparente contraposición de los efectos del ejercicio físico sobre las modificaciones cardíacas del envejecimiento. Así, diversos autores, si bien resaltan el hecho de que el consumo máximo de oxígeno declina con la edad, describen que el entrenamiento en personas ancianas muestra una mayor cuantía en cuanto a la forma cardiorrespiratoria, superior a los individuos no entrenados (Fleg et al., 2005; Wilson y Tanaka, 2000; Tanaka et al., 1997, citados por Jakovlevich, 2018). Como contraste, ha sido publicado por qué algunos parámetros fisiológicos, como la capacidad de relajación ventricular, que va disminuyendo con la edad, no se preservan en ancianos que realizan ejercicio físico (Prasad et al., 2007, citados por Jakovlevich, 2018). En cambio, también se ha publicado que existe una mayor capacidad de bombeo cardíaco por parte de atletas veteranos, que habían realizado ejercicios de resistencia durante un tiempo importante, que la exhibida por hombres mayores que no habían sido entrenados (Goldspink, 2005). Además de lo que acabamos de exponer, este investigador ha publicado en una revisión que la progresiva pérdida de miocitos por la edad no es posible compensarla en su totalidad pese a la hipertrofia cardíaca y a los sistemas de renovación celular, lo que da lugar a una disminución de la reserva funcional cardíaca. Probablemente, la reducción de la reserva funcional cardíaca por la edad esté relacionada con la disminución de la actividad física. Parece que la participación a largo plazo en actividades de resistencia ayuda a preservar la reserva cardíaca, además de conservar la salud cardiovascular. En las conclusiones de la revisión de Goldspink (2005) se señala que, pese a que la práctica de ejercicio ejerce efectos sobre la musculatura esquelética previniendo parcialmente las alteraciones producidas por el envejecimiento, en el caso del corazón, más bien lo que se da es un retraso en la aparición de los efectos indeseables del envejecimiento. En una revisión al respecto, Roh et al. (2016) enfatizaron que, pese a la posibilidad de un incremento en el volumen sistólico por la realización de ejercicio físico en ancianos, este mecanismo no puede compensar la mermada capacidad para hacer ejercicio que origina la depresión del automatismo sinusal. El incremento del volumen sistólico no es tanto dependiente del aumento de la contractilidad como del incremento del volumen ventricular al final de la diástole. Recordemos que, propiamente dicha, la contractilidad es una propiedad de cada músculo y se trata en realidad de la velocidad de acortamiento para carga cero, que es por ende la velocidad máxima de acortamiento, y que solamente puede ser modificada por las catecolaminas circulantes, el calcio, algunos fármacos cardiotónicos, etc.

9. Repercusión funcional del deterioro de la conducción auriculoventricular en la ancianidad

En el presente capítulo haremos también alusión a las consecuencias sobre la función del corazón como bomba que puede conllevar el hecho de que el envejecimiento también modifica la conducción auriculoventricular (AV), hecho ya mencionado con anterioridad. En relación con este efecto, ya Fleg et al. (1990) investigaron los cambios en la conducción AV relacionados con la edad en humanos y publicaron que el discreto alargamiento del intervalo PR que se produce operaría probablemente a nivel de la zona de unión auriculoventricular del nodo AV, habida cuenta de que el citado alargamiento se manifestaba en la parte inicial del segmento PR. Como señalaron Jackson y Ugowe (2023), la prolongación del intervalo PR, mayor de 200 ms, se da en la población en un porcentaje que oscila entre el 1 y el 6 %, dependiendo de la edad. Si bien en el caso de los jóvenes la prolongación en el tiempo de conducción AV es comúnmente debida a un incremento en el tono vagal, en los ancianos cobra una gran importancia el proceso fibrótico y, aunque el enlentecimiento nodal AV es bien tolerado, en la medida en que el intervalo PR se prolonga más allá de 0,30 segundos, la sincronía mecánica entre aurícula y ventrículo se deteriora, lo que en opinión de algunos autores origina una disminución de la precarga ventricular; esto puede condicionar una regurgitación mitral que sentaría las bases de la instauración de una insuficiencia cardíaca (para revisión, véase Oldroyd et al., 2023).

10. Generalidades sobre la participación del proceso de la senescencia celular

Daremos por finalizado el presente capítulo tras hacer una breve mención de los factores relacionados con la senescencia celular miocárdica, que ha sido considerada/definida como un estado de detención irreversible del ciclo celular, siendo el envejecimiento uno de los factores estresores, tal y como han planteado Chen et al. (2022). Para estos autores, la senescencia depende, entre otros factores, del estrés oxidativo, de alteraciones metabólicas y de un control epigenético. En relación con el papel de los estresores que producen senescencia en el envejecimiento cardíaco, destacan el estrés oxidativo producido por las especies moleculares derivadas del oxígeno, las alteraciones en la función de las mitocondrias, el daño producido en las moléculas de ADN, así como el deterioro en la capacidad de reparación y la disfunción de los telómeros (para revisión, véase Anderson et al., 2018).

Respecto al papel de la senescencia en el envejecimiento cardíaco, cabe decir que una enzima conocida con el nombre de galactosidasa beta, asociada a la senescencia, que, junto a otras sustancias, se considera como un marcador de senescencia celular, aumenta en el territorio miocárdico tanto auricular como ventricular en función de la edad (Baker et al., 2016). Aunque la senescencia ha sido vista, como hemos comentado al principio del presente capítulo, como un mecanismo para prevenir la replicación incontrolada en células proliferativas, actuando así como un proceso supresor de tumores, hay trabajos de investigación que plantean que no se limita a los tipos de células proliferativas y que las células postmitóticas también pueden desarrollar un fenotipo similar al senescente (Anderson et al., 2018). Pero es que, además, hay evidencias que permiten creer que el corazón tiene un potencial proliferativo. Este potencial disminuye con la edad y, aunque los mecanismos implicados en esta pérdida no se conocen en la actualidad, es posible que ello se deba al proceso de la senescencia que sufren los cardiomiocitos. De hecho, la doxorrubicina, antibiótico antimitótico, que puede producir daño a las moléculas de ADN y senescencia en los cardiomiocitos, activa los fenotipos de senescencia clásicos, como el incremento de la actividad de la galactosidasa beta (Spallarossa et al., 2009, citado por Anderson et al., 2018).

11. Conclusiones

A modo de conclusión, nos redirigimos a lo apuntado por el *Framingham Heart Study* y el *Baltimore Longitudinal Study on Aging*, a los que hemos aludido al principio, para los que, «en individuos sanos sin enfermedades cardiovasculares concomitantes, el envejecimiento produce un aumento en la prevalencia de hipertrofia del ventrículo izquierdo, una disminución de la función diastólica y una función sistólica relativamente conservada en reposo, pero una disminución en la capacidad de ejercicio, así como un aumento en la prevalencia de fibrilación auricular» (Lakatta y Levy, 2003). En relación con el comportamiento del corazón como bomba en la ancianidad, destacaremos la disminución de la capacidad para realizar ejercicio físico. Esta disminución se halla ligada a la depresión del cronotropismo y al compromiso del aumento del volumen sistólico con el ejercicio, que en los ancianos no depende tanto del aumento de la contractilidad como del incremento del volumen telediastólico, no pudiendo ser compensado por una elevación de la frecuencia cardíaca. En lo que se refiere a las diferencias sexuales en la función de bomba del corazón, estas también han sido consideradas en el presente capítulo y, efectivamente, se han encontrado diferencias entre hombres y mujeres en cuanto a la respuesta cardíaca al ejercicio con el envejecimiento.

Referencias bibliográficas

ANDERSON, R., G. D. RICHARDSON y J. F. PASSOS (2018): «Mechanisms driving the ageing heart», *Exp Gerontol* 109, pp. 5-15. DOI: 10.1016/j.exger .2017.10.015.

BAKER, D. J., B. G. CHILDS, M. DURIK, M. E. WIJERS, C. J. SIEBEN, J. ZHONG et al. (2016): «Naturally occurring p16(Ink4a)-positive cells shorten healthy lifespan», *Nature* 530, pp. 184-189. DOI: 10.1038/nature16932.

BRUBAKER, P. H. y D. W. KITZMAN (2011): «Chronotropic incompetence: causes, consequences, and management», *Circulation* 123, pp. 1010-20. DOI: 10.1161/CIRCULATIONAHA.110.940577.

CHEN, M. S., R. T. LEE y J. C. GARBERN (2022): «Senescence mechanisms and targets in the heart», *Cardiovasc Res* 118, pp. 1173-1187. DOI: 10.1093/cvr/ cvab161.

FERIDOONI, H. A., K. M. DIBB y S. E. HOWLETT (2015): «How cardiomyocyte excitation, calcium release and contraction become altered with age», *J Mol Cell Cardiol* 83, pp. 62-72. DOI: 10.1016/j.yjmcc.2014.12.004.

FERIDOONI, H. A., A. E. KANE, O. AYAZ, A. BOROUMANDI, N. POLIDOVITCH et al. (2017): «The impact of age and frailty on ventricular structure and function in C57BL/6J mice», *J Physiol* 595, pp. 3721-3742. DOI: 10.1113/ JP274134. Epub 2017 May 14.

FERNANDES RIBEIRO, A. S. F., B. E. ZEROLO, F. LÓPEZ-ESPUELA, R. SÁNCHEZ, V. S. FERNANDES (2023): «Cardiac System during the Aging Process», *Aging Dis* 14, pp. 1105-1122. DOI: 10.14336/AD.2023.0115.

FLEG, J. L., D. N. DAS, J. WRIGHT y E. G. LAKATTA (1990): «Age-associated changes in the components of atrioventricular conduction in apparently healthy volunteers», *J Gerontol* 45, pp. M95-100. DOI: 10.1093/geron j/45.3.m95.

FLEG, J. L., C. H. MORRELL, A. G. BOS, L. J. BRANT, L. A. TALBOT, J. G. WRIGHT et al. (2005): «Accelerated longitudinal decline of aerobic capacity in healthy older adults», *Circulation* 112, pp. 674-682. DOI: 10.1161/CIR-CULATIONAHA.105.545459.

FLEG, J. L., F. O'CONNOR, G. GERSTENBLITH, L. C. BECKER, J. CLULOW, S. P. SCHULMAN et al. (1995): «Impact of age on the cardiovascular response to dynamic upright exercise in healthy men and women», *J Appl Physiol (1985)* 78, pp. 890-900. DOI: 10.1152/jappl.1995.78.3.890.

FRANCIS STUART, S. D., L. WANG, W. R. WOODARD, G. A. NG, B. A. HABEC-KER y C. M. RIPPLINGER (2018): «Age-related changes in cardiac electrophysiology and calcium handling in response to sympathetic nerve stimulation», *J Physiol* 596, pp. 3977-3991. DOI: 10.1113/JP276396.

GOLDSPINK, D. F. (2005): «Ageing and activity: their effects on the functional reserve capacities of the heart and vascular smooth and skeletal muscles», *Ergonomics* 48, pp. 1334-51. DOI: 10.1080/00140130500101247.

HALL, J. E. (2016): *Guyton y Hall. Tratado de Fisiología Médica*, Barcelona, Elsevier, 13.ª ed.

HARRIDGE, S. D. y N. R. LAZARUS (2017): «Physical Activity, Aging, and Physiological Function», *Physiology (Bethesda)* 32, pp. 152-161. DOI: 10.1152/physiol.00029.2016.

HAYFLICK, L. y P. S. MOORHEAD (1961): «The serial cultivation of human diploid cell strains», *Exp Cell Res* 25, pp. 585-621.

JACKSON, C. F. y N. K. WENGER (2011): «Cardiovascular disease in the elderly», *Rev Esp Cardiol* 64, pp. 697-712. DOI: 10.1016/j.recesp.2011.05.001.

JACKSON, L. R. 2nd. y F. UGOWE (2023): «Epidemiology and Outcomes Associated with PR Prolongation», *Cardiol Clin* 41, pp. 369-377. DOI: 10.1016/j.ccl.2023.03.012.

JAKOVLJEVIC, D. G. (2018): «Physical activity and cardiovascular aging: Physiological and molecular insights», *Exp Gerontol* 109, pp. 67-74. DOI: 10.1016/j.exger.2017.05.016.

JANCZEWSKI, A. M., H. A. SPURGEON y E. G. LAKATTA (2002): «Action potential prolongation in cardiac myocytes of old rats is an adaptation to sustain youthful intracellular Ca2+ regulation», *J Mol Cell Cardiol* 34, pp. 641-648. DOI: 10.1006/jmcc.2002.2004.

LAKATTA, E. G. y D. LEVY (2003): «Arterial and cardiac aging: Major shareholders in cardiovascular disease enterprises: Part II: The aging heart in health: Links to heart disease», *Circulation* 107, pp. 346-354. DOI: 10.1161/01.cir.0000048893.62841.f7.

LARSON, E. D., J. R. ST CLAIR, W. A. SUMNER, R. A. BANNISTER y C. PROENZA (2013): «Depressed pacemaker activity of sinoatrial node myocytes contributes to the age-dependent decline in maximum heart rate», *Proc Natl Acad Sci USA* 110, pp. 18011-18016. DOI: 10.1073/pnas.1308477110.

LAZZERONI, D., A. VILLATORE, G. SOURYAL, G. PILI y G. PERETTO (2022): «The Aging Heart: A Molecular and Clinical Challenge», *Int J Mol Sci* 16, p. 16033. DOI: 10.3390/ijms232416033.

MONTERO, D. y C. DÍAZ-CAÑESTRO (2015): «Maximal cardiac output in athletes: influence of age», *Eur J Prev Cardiol* 22, pp. 1588-1600. DOI: 10.1177/2047487314566759.

MUÑOZ-ESPÍN, D. y M. SERRANO (2014): «Cellular senescence: from physiology to pathology», *Nat Rev Mol Cell Biol* 15, pp. 482-496. DOI: 10.1038/nrm3823.

NAKANISHI, K. y M. DAIMON (2001): «Aging and myocardial strain», *J Med Ultrason* 49, pp. 53-60. DOI: 10.1007/s10396-021-01115-0.

OLDROYD, S. H., B. S. QUINTANILLA RODRÍGUEZ y A. N. MAKARYUS (2023): «First-Degree Heart Block», en *StatPearls [Internet],* Treasure Island (FL), StatPearls Publishing.

OPIE, L. H. (2004): *The Heart. Physiology from cell to circulation*, Filadelfia, Lippincott Williams and Wilkins, 3.ª ed.

PARKS, R. J. y S. E. HOWLETT (2013): «Sex differences in mechanisms of cardiac excitation–contraction coupling», *Pflugers Arch* 465, pp. 747-763. DOI: http://dx.doi.org/10.1007/s00424-013-1233-0.

PRASAD, A., Z. B. POPOVIC, A. ARBAB-ZADEH, Q. FU, D. PALMER, E. DIJK et al. (2007): «The effects of aging and physical activity on Doppler measures of diastolic function», *Am J Cardiol* 99, pp. 1629-1636. DOI: 10.1016/j.amjcard.2007.01.050.

ROH, J., J. RHEE, V. CHAUDHARI y A. ROSENZWEIG (2016): «The Role of Exercise in Cardiac Aging: From Physiology to Molecular Mechanisms», *Circ Res* 118, pp. 279-295. DOI: 10.1161/CIRCRESAHA.115.305250.

ROSSI, S., R. STATELLO, G. PELÀ, F. LEONARDI, A. CABASSI, R. FORESTI et al. (2023): «Age-related increases in cardiac excitability, refractoriness and impulse conduction favor arrhythmogenesis in male rats», *Pflugers Arch* 475, pp. 731-745. DOI: 10.1007/s00424-023-02812-0.

RUBARTY, M. y D. P. ZIPES (2016): «Génesis de las arritmias cardíacas: aspectos electrofisiológicos», en E. Braunwald (ed.): *Tratado de Cardiología*, Madrid, Elsevier España, 10.ª ed.

SERRANO, M., A. W. LIN, M. E. MCCURRACH, D. BEACH y S. W. LOWE (1997): «Oncogenic ras provokes premature cell senescence associated with accumulation of p53 and p16INK4a», *Cell* 88, pp. 593-602. DOI: 10.1016/s0092-8674(00)81902-9.

SPALLAROSSA, P., P. ALTIERI, C. ALOI, S. GARIBALDI, C. BARISIONE, G. GHIGLIOTTI et al. (2009): «Doxorubicin induces senescence or apoptosis in rat neonatal cardiomyocytes by regulating the expression levels of the telomere binding factors 1 and 2», *Am J Physiol Heart Circ Physiol* 297, pp. H2169-81. DOI: 10.1152/ajpheart.00068.2009.

TANAKA, H., C. A. DESOUZA, P. P. JONES, E. T. STEVENSON, K. P. DAVY y D. R. SEALS (1997): «Greater rate of decline in maximal aerobic capacity with age in physically active vs. sedentary healthy women», *J Appl Physiol (1985)* 83, pp. 1947-1953. DOI: 10.1152/jappl.1997.83.6.1947.

TANAKA, H., F. A. DINENNO, K. D. MONAHAN, C. M. CLEVENGER, C. A. DESOUZA, D. R. SEALS (2000): «Aging, habitual exercise, and dynamic arterial compliance», *Circulation* 102, pp. 1270-1275. DOI: 10.1161/01.cir.102.11.1270.

WALKER, K. E., E. G. LAKATTA y S. R. HOUSER (1993): «Age associated changes in membrane currents in rat ventricular myocytes», *Cardiovasc Res* 27, pp. 1968-1977. DOI: 10.1093/cvr/27.11.1968.

WILSON, T. M. y H. TANAKA (2000): «Meta-analysis of the age-associated decline in maximal aerobic capacity in men: relation to training status», *Am J Physiol Heart Circ Physiol* 278, pp. H829-34. DOI: 10.1152/ajpheart.2000.278.3.H829.

7. Modificaciones de las propiedades electrofisiológicas cardíacas causadas por el envejecimiento

José Jalife

1. Introducción

El envejecimiento implica un proceso implacable y sistemático de degeneración que conduce a la atenuación de la mayoría de las funciones bioquímicas y fisiológicas en los organismos vivos (Hyun et al., 2006). Por ejemplo, una de las consecuencias fundamentales del envejecimiento en humanos y otros mamíferos es la disminución progresiva de la frecuencia del marcapasos cardíaco intrínseco del nodo sinoauricular (SA), que es la causa principal de la reducción en la frecuencia cardíaca máxima (FCm) que la acompaña. Este descenso en la FCm es independiente del género, la condición física y el estilo de vida, y afecta en igual medida a mujeres y hombres, atletas y sedentarios, consumidores de espinacas y entusiastas de la comida basura (Peters et al., 2020). Es importante destacar que la disminución de la FCm es el principal determinante de la reducción de la capacidad aeróbica dependiente de la edad, que, en última instancia, limita la independencia funcional de muchas personas mayores. El decrecimiento gradual de la FCm con la edad refleja una desaceleración de la actividad del nodo SA, que resulta de la remodelación eléctrica de células marcapasos individuales junto con la remodelación estructural y un aumento en la actividad β-adrenérgica (fig. 7.1) (Choi et al., 2022). En casos patológicos, dicha desaceleración resulta en arritmia y a veces en muerte súbita como parte del síndrome del seno enfermo (Anderson et al., 2010), que es la principal causa de los más de 600.000 implantes de marcapasos artificiales que se realizan anualmente en el mundo (fig. 7.2) (Jensen et al., 2014). Por lo tanto, el envejecimiento es el principal factor de riesgo de disfunción del marcapasos, lo que justifica la urgencia de comprender el deterioro del marcapasos que depende de la edad.

Además, el envejecimiento está asociado con una variedad de enfermedades, incluidos los trastornos cardiovasculares y neurodegenerativos, el cáncer y la diabetes (Hyun et al., 2006; Blasco et al., 2005). Es bien sabido que el envejecimiento también aumenta el riesgo de arritmias, especialmente la fibrilación auricular (FA) (Go et al., 2005); sin embargo, los mecanismos subyacentes siguen siendo poco conocidos. Con la edad, las propiedades eléctricas y estructurales del miocardio sufren un remodelado que produce alteraciones importantes en la conducción del impulso cardíaco que aumentan el riesgo de inicio y/o perpetuación de las taquiarritmias tanto auriculares como ventriculares (Allessie et al., 2001). En este capítulo revisaremos de forma general la literatura de los últimos cincuenta años sobre las modificaciones de las propiedades electrofisiológicas cardíacas causadas por el envejecimiento. Nos centramos específicamente en los mecanismos del remodelado fisiopatológico que condicionan las alteraciones en la conducción del impulso cardíaco y que predisponen a las arritmias, con especial énfasis en la FA.

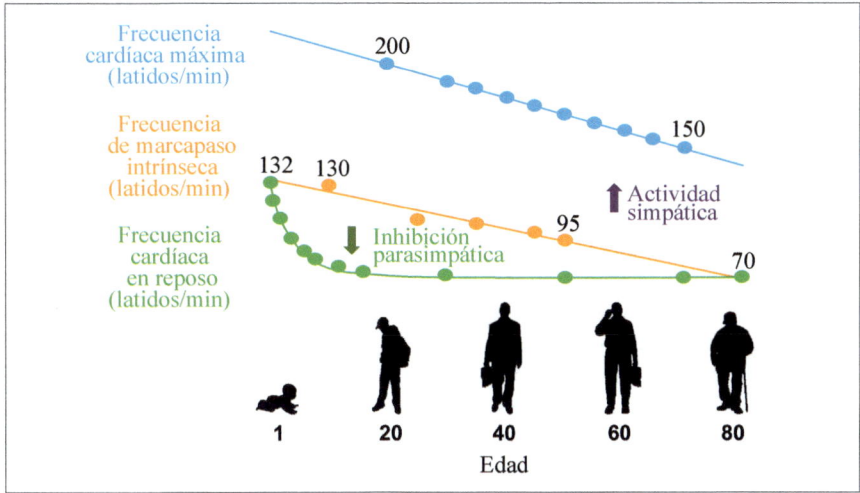

Fig. 7.1 Comparación de las frecuencias cardíacas máxima, intrínseca y en reposo a lo largo de la vida humana, lo que ilustra el efecto de la edad en el impulso simpático y parasimpático. Los mamíferos, incluidos los humanos, experimentan una disminución natural y continua en la frecuencia del marcapasos intrínseco a lo largo de toda su vida. En los humanos, la frecuencia del marcapasos intrínseco disminuye linealmente desde el nacimiento a una velocidad de ~0,8 lpm/año. La desaceleración de la frecuencia del marcapasos intrínseco es la causa principal de la disminución que la acompaña en la frecuencia cardíaca máxima y desempeña un papel importante en la pérdida de capacidad aeróbica en los adultos mayores. *Fuente*: a partir de S. Choi et al. (2021): «Slowing down as we age: aging of the cardiac pacemaker's neural control», *GeroScience* 44, pp. 1-17.

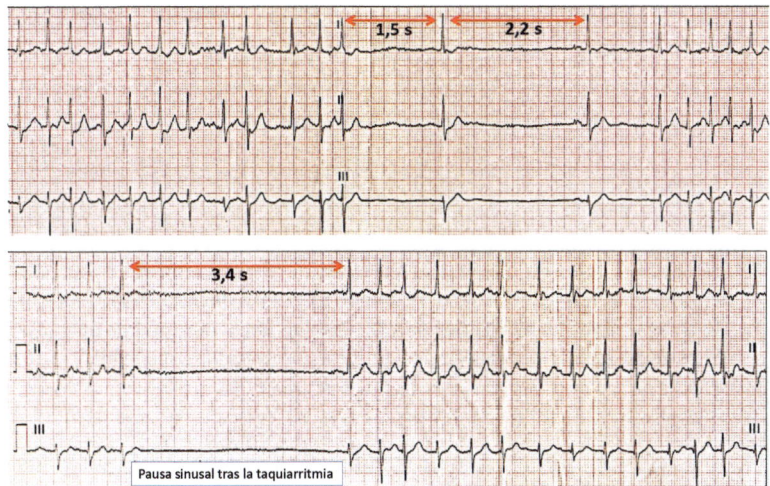

Fig. 7.2 Electrocardiograma que muestra un ejemplo de disfunción sinusal en el que aparecen pausas sinusales prolongadas tras episodios autolimitados de taquiarritmias auriculares (síndrome taquicardia/bradicardia).

2. Remodelado eléctrico

El remodelado eléctrico ocurre típicamente alrededor de la séptima década de vida (Spadaccio et al., 2015). Es importante tener en cuenta los factores que contribuyen al remodelado del sistema de conducción con la edad, ya que pueden conducir al desarrollo final de insuficiencia cardíaca, por ello cada uno de ellos se analizará individualmente (Chiao et al., 2015; Dun et al., 2003; Dun et al., 2009; Laredo et al., 2018).

Con la edad se va dando una mayor incidencia de disfunción del nodo SA (figs. 7.1 y 7.2) con disminución de la densidad de células marcapasos y disfunción auriculoventricular y del sistema His-Purkinje (fig. 7.3), que dan como resultado bradicardia, palpitaciones, mareos, síncope, fatiga y confusión (Steenman et al., 2017). Las mediciones del electrocardiograma de pacientes ancianos muestran aumentos en la duración de la onda P, intervalo P-R y Q-T, disminuciones en el voltaje de las ondas QRS y T y desplazamiento hacia la izquierda del eje QRS (Steenman et al., 2017). En ratones senescentes, el complejo QRS se prolonga significativamente, lo que indica una alteración en la conducción intraventricular (Bonda et al., 2016). Como resultado, aumenta la frecuencia de latidos ectópicos, al igual que la incidencia de FA, otras taquiarritmias y síndrome del seno enfermo (Spadaccio et al., 2015).

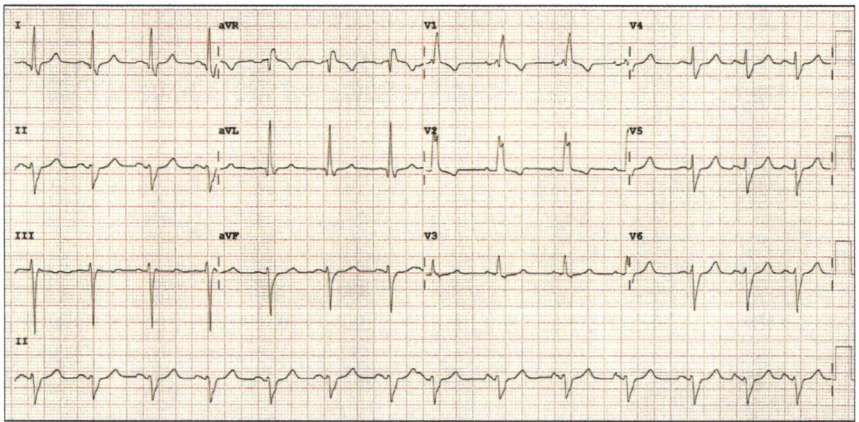

Fig. 7.3 Electrocardiograma que muestra alteraciones en el sistema de conducción intraventricular (ensanchamiento del QRS con un patrón que indica bloqueo completo de la rama derecha del haz de His y desviación hacia la izquierda del eje del QRS en el plano frontal con patrón de hemibloqueo anterior izquierdo).

Los efectos de la edad sobre el potencial de acción y las corrientes iónicas que lo generan han sido estudiados en animales por muchos investigadores (Feridooni et al., 2015). Los cambios eléctricos debidos a alteraciones de las corrientes iónicas incluyen modificaciones en la forma y la duración del potencial de acción celular, así como una mayor dispersión de la repolarización cardíaca (Allessie et al., 2001; Anyukhovsky et al., 2005). Los estudios analizaron los cambios relacionados con la edad en la configuración del potencial de membrana en reposo y del potencial de acción (PA) en el músculo ventricular intacto y en miocitos ventriculares aislados de ratas macho de diferentes grupos de edad. En la mayoría de los estudios se incluyeron ratas adultas (de 1 a 6 meses) y otras de edad avanzada (de 18 a 31 meses).

Existe una evidencia limitada que sugiera que la edad tiene una influencia en el potencial de membrana en reposo, aunque hay opiniones contrastadas sobre ello en algunos estudios (Capasso et al., 1983; Farrell et al., 2007; Wei et al., 1984). Además, la mayoría de los estudios indican que la edad no afecta a la amplitud del PA cardíaco, aunque en algunos casos hay hallazgos contradictorios (Feridooni et al., 2015). Sin embargo, existe consenso en que la edad conduce a una prolongación de la duración del PA medido en el 50 % de la repolarización (APD_{50}) en ambos sexos, mientras que hay un aumento asociado con la edad en la duración al 90 % de la repolarización (APD_{90}) en miocitos ventriculares y tejidos de ratas macho (Capasso et al., 1983; Jullien et al., 1989; Weisser-Thomas et al., 2007). Se han observado tendencias similares en miocitos ventriculares de ovejas ancianas (Dibb et al., 2004) y células de Purkinje del sistema de conducción de perros beagle de más de 10 años de edad (Untereker et al., 1984), pero no en conejos (Cooper et al., 2013). Es importante señalar que las comparaciones directas del PA de mamíferos más grandes, como conejos, perros y ovejas, con el de ratas pueden no ser válidas, ya que las corrientes de potasio responsables de la repolarización difieren entre roedores y mamíferos grandes (Nerbonne et al., 2005).

Se enfatiza la necesidad de realizar más estudios para determinar si la edad tiene efectos similares sobre la excitación cardíaca en hombres y mujeres. Esto es particularmente importante dada la evidencia de diferencias entre machos y hembras en la duración del PA en miocitos ventriculares de animales adultos jóvenes (Parks et al., 2013). Es crucial comprender si tales diferencias persisten con el envejecimiento, ya que hombres y mujeres son susceptibles a diferentes tipos de arritmias en todas las edades (Meyer et al., 2024; Tadros et al., 2014).

3. Remodelado estructural

Estructuralmente, el cambio más importante en los haces musculares envejecidos es un aumento del tejido fibroso intercalado entre los miocitos (Anyukhovsky et al., 2002). En el proceso de envejecimiento, la fibrosis intersticial reactiva se caracteriza por un aumento de la matriz extracelular del espacio intersticial sin una pérdida correspondiente de cardiomiocitos (Biernacka et al., 2011). Este tipo de fibrosis a menudo ocurre en respuesta a la necesidad de reemplazar cardiomiocitos muertos o apoptóticos en individuos que envejecen, posiblemente debido a un desajuste entre la oferta y la demanda (Kukla et al., 2014). El reemplazo fibrótico se observa en todo el sistema de conducción, incluido el nodo SA, el nódulo auriculoventricular, el haz de His y la rama izquierda del haz de

His. Específicamente, el número de células del nodo SA disminuye en un 38,9 % en individuos de 50 años o más, en comparación con adolescentes y adultos, lo que indica una atrofia relacionada con la edad (Shiraishi et al., 1992). La reducción en el volumen del nodo SA ocurre principalmente en la periferia, donde es reemplazado por infiltración grasa y fibrosis. De hecho, el volumen de tejido conectivo fibrótico aumenta un 49,3 % en los ancianos. Se cree que la deposición de colágeno por la proliferación de fibroblastos reduce la velocidad de conducción y cambia las propiedades de conducción eléctrica del tejido, disminuyendo así el umbral de excitación y dando lugar a una activación auricular inadecuada (Spach et al., 1986; Steenman et al., 2017). En general, la fibrosis altera la naturaleza anisotrópica normalmente uniforme del tejido cardíaco, lo que da lugar a una conducción no uniforme (Spach et al., 1986; Dun et al., 2009).

4. Acoplamiento eléctrico, fibrosis y conducción

Es bien sabido que con la edad se reduce el acople eléctrico entre los cardiomiocitos (Spadaccio et al., 2015). Además, al envejecer, la expresión de la conexina43 (Cx43), una importante proteína que forma canales iónicos (*gap junctions*) en las uniones intercelulares de los ventrículos, se reduce un 50 % aproximadamente (Roepke et al., 2008). Los canales intercelulares formados por conexinas (por ejemplo, Cx40, Cx43) son cruciales para transmitir señales entre los cardiomiocitos que forman el sincitio funcional a lo largo de la vía de conducción y en los ventrículos. Se ha sugerido que la disminución de la expresión de Cx43 precede al remodelado intersticial y la fibrosis (Roepke et al., 2008) y puede contribuir a la activación de fibroblastos, aunque todavía no se conoce el mecanismo exacto (Spadaccio et al., 2015). Esta reducción de la expresión de Cx43, combinada con la pérdida natural de cardiomiocitos y el reemplazo de fibrosis reactiva asociado, puede conducir al deterioro de las vías de conducción de impulsos, aumentando significativamente la complejidad de la arquitectura miocárdica al aislar eléctricamente las células cardíacas y/o los haces musculares. Una consecuencia directa de ello es que la típica conducción anisotrópica uniforme en el miocardio ahora es reemplazada por una conducción anisotrópica no uniforme (Spach et al., 1986; 2004).

Se ha demostrado que la fibrosis afecta más a las conexiones intercelulares laterales (o transversales) que a las longitudinales, dando lugar a una propagación transversal mucho más lenta y en zigzag, que se manifiesta en los registros como electrogramas extracelulares fraccionados (DeBakker et al., 2005; 2010). Por tanto, una respuesta prematura que se produce en el miocardio envejecido tiene una mayor probabilidad de sufrir un bloqueo unidireccional e iniciar la reentrada debido al sustrato arritmogénico subyacente creado como resultado de la remodelación eléctrica y/o estructural (Klos et al., 2008).

Es importante notar que, aunque la dispersión de la repolarización tiene un papel importante en la reentrada, no es un requisito esencial para el inicio de arritmias, ya que tales heterogeneidades también pueden crearse dinámicamente en el tejido cardíaco; por ejemplo, si se activa a velocidades muy rápidas (Narayan et al., 2002). Mucho de lo que sabemos actualmente sobre los mecanismos de propagación heterogénea se debe a los clásicos estudios del grupo de Madison Spach, quienes los investigaron de forma muy detallada durante muchos años y mostraron que, incluso en ausencia de una heterogeneidad eléctrica intrínseca o dinámica, el aumento de la microfibrosis puede retrasar o bloquear el impulso eléctrico debido a un desajuste entre la corriente disponible para la excitación y la corriente necesaria para la propagación del impulso aguas abajo (*sink-to-source mismatch*, en inglés), lo que puede dar lugar a respuestas de conducción arritmogénicas (Spach et al., 2007). En experimentos realizados en pequeños trozos de tejido auricular humano envejecido, Spach et al. observaron que un estímulo prematuro administrado en el momento adecuado, en el mismo sitio donde la estimulación previa iniciaba una propagación normal del impulso, daba lugar a electrogramas extracelulares que eran indicativos de (*a*) propagación longitudinal en dirección retrógrada lateral al sitio del estímulo o (*b*) activación reentrante. Para comprender los mecanismos subyacentes, Spach et al. primero estimaron experimentalmente en su preparación la cantidad de septos de colágeno y luego utilizaron esa información para construir un modelo matemático bidimensional (2D) detallado del sincitio auricular (fig. 7.4), basado en una estrategia seguida anteriormente para el sincitio ventricular (Spach et al., 1995). El modelo 2D incorporó geometría celular realista, corrientes iónicas transmembrana encontradas en la aurícula humana (Nygren et al., 1998) y conexiones intercelulares (o falta de ellas debido a la fibrosis intersticial), pero las propiedades eléctricas fueron homogéneas en todas partes. Al repetir el mismo protocolo de estímulo experimental en diferentes sitios dentro del tejido 2D, los autores pudieron reproducir/ simular los patrones de conducción arritmogénica registrados en el tejido auricular humano aislado. Un examen más profundo del mecanismo subyacente sugirió que la corriente de entrada de sodio (pero no de calcio) era el principal determinante del patrón de propagación, y su interacción con la carga microestructural variable (o sumidero) debida a la fibrosis resultó en una microrreentrada o en un retraso retrógrado de conducción lateral al sitio del estímulo.

Los elegantes resultados de Spach et al. respaldaron aún más la hipótesis de que el remodelado estructural es un determinante clave y por sí solo puede iniciar las arritmias por reentrada, sin necesidad de gradientes de repolarización preexistentes. Sin embargo, aún quedan muchas preguntas. Una observación interesante de los autores fue que los pacientes cuyos haces auriculares se aislaron para estudios experimentales no presentaban ninguna incidencia de arritmias auriculares. ¿Refleja esto la posibilidad de que los cambios iónicos (remodelación) y las heterogeneidades posteriores, incluso en una porción tan pequeña de tejido, puedan ser importantes para el inicio de arritmias? Además, como han reconocido los mismos autores, dado que la llamada activación de la conducción es clave para explicar los patrones arritmogénicos, se necesitan estudios más detallados de los eventos subumbrales y sus mecanismos iónicos subyacentes. Estos deberían incluir el papel potencial de las corrientes iónicas, como la corriente rectificadora de entrada K+ (I^{K1}), que se ha encontrado que está regulada positivamente en condiciones de FA crónica (Martins et al., 2014) y es un determinante importante del umbral de excitabilidad (Dhamoon et al., 2005). Tampoco está clara la relación entre la microrreentrada generada a través del mecanismo postulado en el estudio de Spach et al. y los rotores rápidos (Kalifa et al., 2003) que podrían mantener la FA.

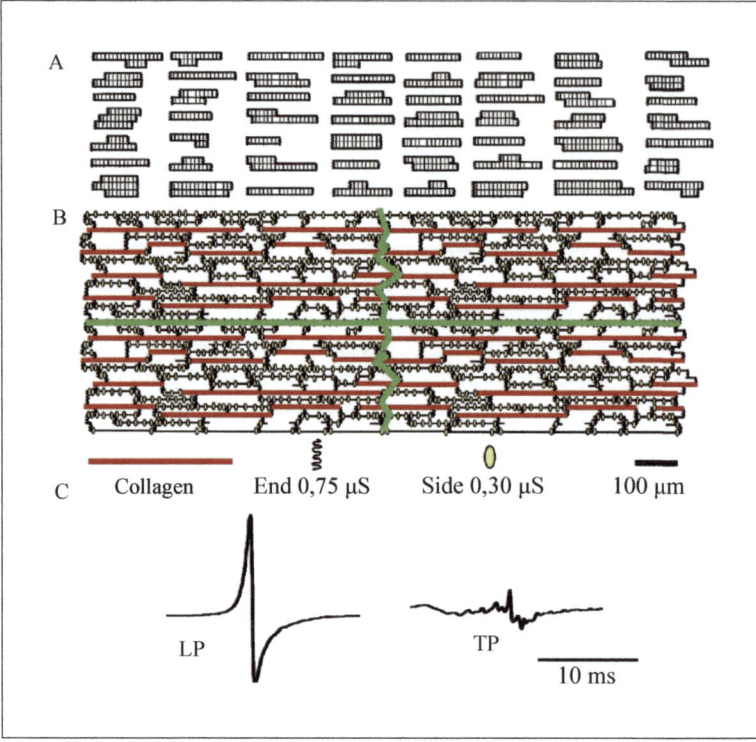

Fig. 7.4 Modelo microestructural de edad auricular generado por Spach et al. *A*) 56 miocitos que formaban una sola unidad del modelo. *B*) Cuatro unidades conectadas entre sí. Las líneas verdes delimitan las cuatro unidades separadas. Se muestran las uniones (*gap junctions*) longitudinales y transversales y sus valores de conductancia, así como las diferentes longitudes de los tabiques de colágeno. *C*) Las ondas eléctricas extracelulares típicas de la propagación longitudinal (LP) y transversal (TP) producidas por el modelo bajo condiciones basales control típicas producidas por el modelo fueron bastante similares a las experimentales. *Fuente*: M. S. Spach et al. (2007): «Mechanism of origin of conduction disturbances in aging human atrial bundles: Experimental and model study», *Heart Rhythm* 4, pp. 175-185.

Por último, una cuestión importante que sigue sin ser resuelta es la existencia de una conexión eléctrica entre los fibroblastos y los miocitos en la aurícula *in vivo*. Hay cierta evidencia de lo mismo en agregados de miocitos ventriculares de rata neonatales cultivados (Miragoli et al., 2006) y en el nódulo sinoauricular (Camelliti et al., 2004). Esto es importante porque, aunque los fibroblastos es posible que sean eléctricamente inexcitables, por medio de su potencial de membrana en reposo despolarizado (Kamkin et al., 2003) pueden ser capaces de proporcionar una carga eléctrica a los miocitos auriculares viables si se encuentran acoplados. Sin embargo, a pesar de los numerosos estudios sobre ello en los últimos veinte años, todavía hay puntos de vista contradictorios sobre los efectos de estos dos tipos de células en las características electrofisiológicas cardíacas y si estos fenómenos ocurren en humanos (Hall et al., 2021). Para avanzar más en el trabajo, necesitaremos el uso de toda la gama de sistemas de modelos celulares y animales disponibles, reconociendo al mismo tiempo las fortalezas y las debilidades particulares que cada uno posee. En última instancia, las respuestas a estas y otras preguntas relacionadas podrían ayudar a diseñar mejores estrategias antiarrítmicas dirigidas a atacar y posiblemente revertir la remodelación estructural y eléctrica, previniendo así el inicio/mantenimiento de la FA.

5. Envejecimiento y fibrilación auricular

La FA es la arritmia cardíaca más común y afecta al 1,5-2 % de los adultos europeos, y se prevé un aumento del 9,5 % en personas mayores de 65 años en 2060 (fig. 7.5) (Linz et al., 2024). Es la arritmia relacionada con el envejecimiento más prevalente, ya que afecta a millones de personas de ambos sexos en todo el mundo (fig. 7.6) (Fang et al., 2007). De hecho, el envejecimiento es uno de los principales factores de riesgo de FA. Al igual que la FA, el envejecimiento es una forma de estrés crónico que conduce a un deterioro progresivo de la estructura y la función del organismo, incluido el corazón (Chiao et al., 2015).

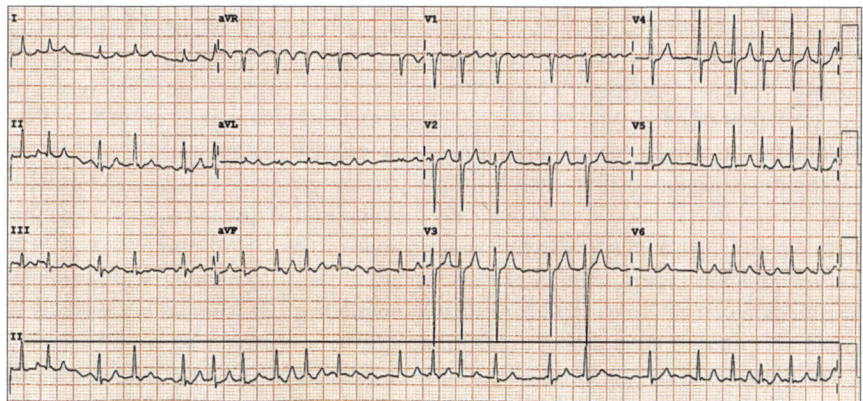

Fig. 7.5 Electrocardiograma que muestra la presencia de una fibrilación auricular.

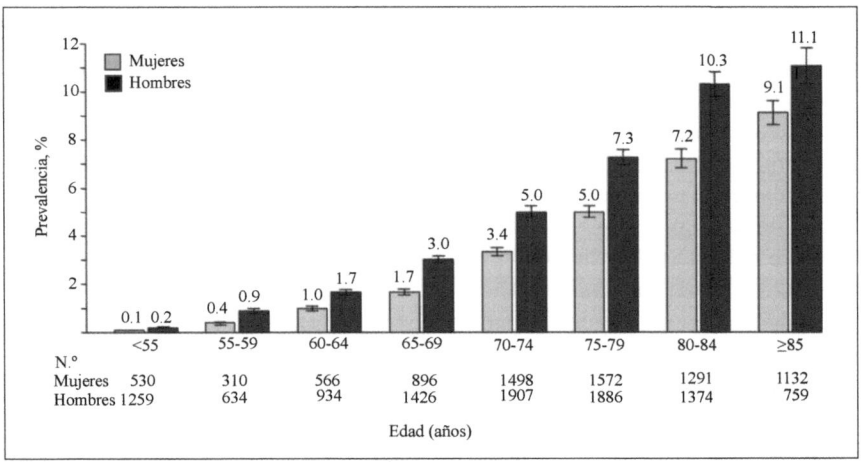

Fig. 7.6 Prevalencia de fibrilación auricular por edad y sexo en la cohorte ATRIA. *Fuente*: figura modificada a partir de M. C. Fang et al. (2007): «Atrial fibrillation in the elderly», *Am J Med.* 120, pp. 481-487.

Aunque el porcentaje de pacientes con FA entre los mayores de 80 años es elevado (Zoni-Berisso et al., 2014), los mecanismos moleculares que relacionan el envejecimiento con el deterioro auricular siguen estando poco dilucidados y no está claro cómo la edad promueve la remodelación auricular. El envejecimiento se asocia comúnmente con comorbilidades cardiovasculares (North et al., 2012) y muchos estudios clínicos realizados en los últimos cuarenta años han indicado que el riesgo de eventos cardiovasculares en la FA solitaria depende de la edad y aumenta significativamente con el desarrollo de hipertensión, diabetes, insuficiencia cardíaca congestiva o enfermedad vascular aterosclerótica (Jahangir et al., 2007; Kopecky et al., 1987). Por lo tanto, un estudio de seguimiento de treinta años de la historia natural de la FA en pacientes más jóvenes sin enfermedad cardíaca estructural aparente concluyó que la probabilidad acumulada de progresión de FA paroxística o persistente a FA permanente era baja, mientras que la mayoría de los pacientes de edad avanzada tenían FA permanente (Jahangir et al., 2007). Esto último puede reflejar la vía común final de un proceso inflamatorio asociado con dilatación auricular, estiramiento, fibrosis y heterogeneidad eléctrica (Martins et al., 2014). Una revisión sistemática más reciente indicó que la progresión de una forma paroxística a una persistente o permanente de FA ocurre entre el 10 y el 20 % de la población general con FA al año (Proietti et al., 2015). En pacientes con FA, la ablación con catéter retrasa significativamente la progresión de la FA (Kuck et al., 2021), lo que lleva a la conclusión de que la prevención de la progresión a largo plazo de la FA puede ser un enfoque clínicamente relevante para la terapia.

El remodelado del tejido auricular es omnipresente en las aurículas del corazón que envejece. También es parte de la fisiopatología de la FA y un posible denominador común del envejecimiento y otros factores de riesgo de FA (Weber et al., 1989; Allessie et al., 2005). El remodelado, caracterizado por pérdida de miocitos, hipertrofia celular reactiva, fibrosis y desregulación del sistema nervioso autónomo, es parte de la fisiopatología de la miocardiopatía auricular y un posible denominador común del envejecimiento, el accidente cerebrovascular y otros factores de riesgo de FA.

Siendo dos formas de estrés crónico, el envejecimiento y la FA se asocian íntimamente con la disfunción mitocondrial. Se han documentado alteraciones en la función mitocondrial en corazones senescentes y existe un vínculo claro entre la edad y la disfunción mitocondrial para facilitar la FA. Ha habido varios mecanismos por los cuales el envejecimiento causa una mayor incidencia de FA, incluido el daño del ADN mitocondrial (ADNmt), la expansión clonal de mutaciones perjudiciales en el ADNmt, la regulación negativa transcripcional de genes en la energía mitocondrial y las deficiencias en las enzimas de la cadena de transporte de electrones mitocondriales (Muller-Hocker et al., 1989; Krishnan et al., 2007), que proporcionan sustrato para la reducción de la eficiencia energética en corazones humanos senescentes (Emelyanova et al., 2018). Como tal, las mitocondrias disfuncionales asociadas al envejecimiento dan como resultado una producción reducida de ATP y niveles elevados de especies reactivas de oxígeno (ROS), lo que puede facilitar la FA mediante remodelación estructural y eléctrica.

Por otro lado, la evidencia reciente indica que la FA es un importante acelerador del envejecimiento del miocardio auricular. A nivel molecular, la asociación entre la miocardiopatía auricular (MCA) y el envejecimiento parece estar mediada por el estrés oxidativo (Kudryavtseva et al., 2016), la desregulación del manejo del calcio (Unni et al., 2021), los cambios electrofisiológicos y el remodelado estructural con apoptosis y fibrosis (Shen et al., 2019), todos los cuales contribuyen al inicio y/o el mantenimiento de la FA, pero los mecanismos no se han analizado adecuadamente (Kopecky et al., 1987; Proietti et al., 2015). De hecho, se desconoce por qué algunas personas mayores con MCA desarrollan FA mientras que otras nunca la desarrollan. La inflamación crónica se asocia con varias enfermedades relacionadas con la edad, como la aterosclerosis, la enfermedad de Alzheimer, la sarcopenia y la artritis (Chung et al., 2009). La génesis de la inflamación crónica con el envejecimiento (la llamada «inflamación») no se ha aclarado, pero podría ser un mecanismo subyacente que conecta el envejecimiento con la MCA y la FA (Kalstad et al., 2021).

Además de las proteínas asociadas a las mitocondrias, el inflamasoma NLRP3 (*NOD-like receptor Pyrin domain containing*, en inglés) también está implicado en la disfunción mitocondrial que facilita las arritmias. En los cardiomiocitos, el NLRP3 en reposo se localiza en el retículo sarcoplásmico (SR), mientras que la activación del inflamasoma NLRP3 redistribuye NLRP3 a SR y mitocondrias (Zhou et al., 2011). Por otro lado, la disfunción mitocondrial juega un papel importante en la instigación del inflamasoma NLRP3 (Mishra et al., 2021). Por ejemplo, el exceso de ROS derivado de mitocondrias alimenta el ensamblaje inflamasomal de NLRP3 (Yu et al., 2016). Las ROS mitocondriales también potencian la liberación de ADNmt oxidado, que puede desencadenar el ensamblaje del inflamasoma NLRP3 (Yu et al., 2016). En consecuencia, el inflamasoma NLRP3, mediante la activación de la caspasa 1 y la generación de interleucina (IL) -1β/IL-18, puede inducir fibrosis y provocar remodelación estructural (Kelley et al., 2019). Además, la regulación positiva del inflamasoma NLRP3 puede producir un sustrato de reentrada para el desarrollo de FA y una mayor frecuencia de liberaciones espontáneas de Ca^{2+} SR, lo que puede causar post-potenciales tardíos (DAD) y desencadenar una activación ectópica (Heijman et al., 2020).

Varios marcadores de envejecimiento celular, como la longitud reducida de los telómeros, SA-β-gal y p16a, se asocian con la FA (Kalstad et al., 2021; Sha et al., 2023). Además, hay casos de FA familiar en los que se han detectado las zonas A/C de la lámina A/C asociadas con la enfermedad (Pan et al., 2009), lo que reforzaría la idea de que el envejecimiento es una de las principales características de la FA. Un estudio reciente investigó la asociación de la FA con biomarcadores de envejecimiento molecular como la sirtuina-1 (SIRT-1) y la longitud del telómero leucocitario (LTL) (Kalstad et al., 2021). Los principales hallazgos indicaron que los niveles más bajos de SIRT-1 se asociaban significativamente con una mayor prevalencia de FA, y la sirtuina-1 es uno de los genes que se regulan negativamente en la progresión de la FA (Kalstad et al., 2021). Las sirtuinas son una familia de enzimas dependientes del dinucleótido de nicotinamida y adenina (NAD+) que catalizan la desacetilación de residuos de lisina de histonas y no histonas (Lombard et al., 2007; Giblin et al., 2015; Winnik et al., 2015). La SIRT1 demostró su asociación con el envejecimiento, ya que la longevidad produce una disminución significativa de la actividad y la expresión de SIRT1 en varios órganos y tejidos, específicamente en el sistema cardiovascular (Donato et al., 2011; Braidy et al., 2011; Seals et al., 2011). Otro estudio mostró que SIRT1 desacetila el canal de sodio específico del corazón, Nav1.5, disminuye la expresión de Nav1.5 en la membrana de los cardiomiocitos, reduce la corriente de sodio (I_{Na}) y conduce a anomalías de la conducción cardíaca y muerte prematura debido a arritmias (Vikram et al., 2017). Sin embargo, en esta etapa es difícil especular sobre la relación mecanicista entre SIRT-1 y FA, y se necesitarán más estudios para establecer de una forma u otra la relevancia de este biomarcador en la progresión de la FA.

Algunos estudios han sugerido que el acortamiento telomérico puede predecir el riesgo de desarrollar FA y alcanzar la fase persistente (Zheng et al., 2022). Por ejemplo, estudios en pacientes jóvenes con FA muestran que tienen una longitud de telómero reducida con respecto a los controles de su rango de edad y, además, el acortamiento de los telómeros asocia la recurrencia después de la ablación con catéter en pacientes más jóvenes con FA paroxística (Pan et al., 2019).

Sin embargo, se necesitarán estudios adicionales para establecer definitivamente si SIRT-1, el acortamiento telomérico o cualquier otro biomarcador de envejecimiento prevalecerán en la predicción de la remodelación y progresión de la FA. Lo que sí parece claro es que existe una conexión entre la edad y la progresión de la FA, y hay una fuerte evidencia epidemiológica de un vínculo estrecho entre el envejecimiento y la FA (Wasmer et al., 2017).

Se ha demostrado daño del ADN, un mecanismo subyacente a la senescencia celular, en miocitos auriculares taquiestimulados y pacientes con FA persistente (Brundel et al., 2022; Song et al., 2018; Wang et al., 2022; Adili et al., 2022). La senescencia es causada por la activación de la poli(ADP)-ribosa polimerasa 1

(PARP1), el agotamiento de nicotinamida adenina dinucleótido (NAD+) y estrés oxidativo (Brundel et al., 2022; Zhang et al., 2019). En pacientes con FA permanente, pero también en aquellos con insuficiencia cardíaca y ritmo sinusal, casi el 45 % de los miocitos auriculares son distróficos, caracterizados por una pérdida extensa del sarcómero junto con la escisión del ADN (Brundel et al., 2022). Los miocitos distróficos expresan un nivel bajo de la proteína antimuerte, BCL-2, como lo indica la proporción reducida p26-BCL-2/BAX, lo que sugiere que son más susceptibles a las señales de muerte que las células de control, como se observa durante la enfermedad neuronal degenerativa y el envejecimiento (Diao et al., 2016). De hecho, el estrés oxidativo, a través del daño del ADN, se ha propuesto como un proceso clave en el desarrollo de la FA, e incluso se ha postulado que sustancias como la 8-hidroxi-2'-desoxiguanosina (8-OHdG) podrían ser biomarcadores de la FA (Li et al., 2021).

Finalmente, algunos estudios preclínicos y observacionales han sugerido que los desequilibrios en la composición de la microbiota intestinal pueden contribuir a la FA (Zuo et al., 2019; Gawlko et al., 2021). Los billones de microorganismos que componen el complejo y dinámico ecosistema de la microbiota intestinal producen metabolitos bioactivos que pueden influir en la salud del huésped y el desarrollo de enfermedades (Grice et al., 2012). Además de los factores específicos del huésped, los elementos relacionados con el estilo de vida, como la dieta y la medicación, desempeñan un papel importante en la determinación de la composición de la microbiota intestinal (Tabata et al., 2021). Sin embargo, los datos que respaldan una relación directa entre la microbiota intestinal y la FA son muy limitados en la actualidad (Gawlko et al., 2021). Por lo tanto, serán necesarios estudios de investigación preclínica y clínica rigurosos que aborden las interacciones mecanicistas entre la microbiota intestinal y la FA y que puedan conducir a nuevos conocimientos sobre la fisiopatología de la FA y al descubrimiento de nuevos objetivos terapéuticos para la FA.

6. Conclusiones

El envejecimiento y las arritmias son cuestiones de suma importancia que se deben investigar. La población mundial está envejeciendo y la incidencia de arritmias aumenta con la edad. No hay duda del vínculo entre edad y FA. El remodelado eléctrico y estructural que sufre el miocardio con los años es un factor importante en las alteraciones de la conducción del impulso cardíaco y el inicio y/o la perpetuación de las taquiarritmias tanto auriculares como ventriculares. Sin embargo, aún se desconocen los mecanismos moleculares que subyacen a esta asociación. Varias líneas de evidencia sugieren que el estrés oxidativo y el inflamasoma NLRP3, como causas y/o consecuencias de la disfunción mitocondrial que ocurre en el envejecimiento, son dos de los principales impulsores de estos procesos. La disfunción mitocondrial caracterizada por una síntesis reducida de ATP y una mayor producción de ROS puede provocar un mal funcionamiento celular e iónico del corazón, incluidas alteraciones del automatismo, la actividad desencadenada, el fenómeno de reentrada y el bloqueo de la conducción, provocando así arritmias.

No obstante, a pesar del aumento en el número de ancianos con arritmias auriculares y ventriculares, disponemos de conocimientos limitados sobre los mecanismos moleculares y celulares que subyacen al incremento de la susceptibilidad del corazón a la arritmogénesis asociada al envejecimiento. Además, falta evidencia de ensayos clínicos bien diseñados en personas muy mayores que respalden los resultados básicos y traslacionales en modelos animales y las decisiones de manejo más seguras y efectivas, lo que limita las pautas de práctica específicas y personalizadas. Las investigaciones en curso para reparar esta necesidad insatisfecha pueden proporcionar nuevos conocimientos sobre la patogénesis de las arritmias cardíacas y mejorar las estrategias preventivas y terapéuticas.

Referencias bibliográficas

ADILI, A., X. ZHU, H. CAO, X. TANG, Y. WANG, J. WANG et al. (2022): «Atrial Fibrillation Underlies Cardiomyocyte Senescence and Contributes to Deleterious Atrial Remodeling during Disease Progression», *Aging Dis* 13, pp. 298-312. DOI: 10.14336/AD.2021.0619.

ALLESSIE, M. A., P. A. BOYDEN, A. J. CAMM, A. G. KLEBER, M. J. LAB, M. J. LEGATO et al. (2001): «Pathophysiology and prevention of atrial fibrillation», *Circulation* 103, pp. 769-777. DOI: 10.1161/01.cir.103.5.769.

ALLESSIE, M. A., U. SCHOTTEN, S. VERHEULE y E. HARKS (2005): «Gene therapy for repair of cardiac fibrosis: a long way to Tipperary», *Circulation* 111, pp. 391-393. DOI: 10.1161/01.CIR.0000155231.94033.E4.

ANDERSON, J. B. y D. W. BENSON (2010): «Genetics of sick sinus syndrome», *Card Electrophysiol Clin* 2, pp. 499-507. DOI: 10.1016/j.ccep.2010.09.001.

ANYUKHOVSKY, E. P., E. A. SOSUNOV, P. CHANDRA, T. S. ROSEN, P. A. BOYDEN, P. DANILO Jr. et al. (2005): «Age-associated changes in electrophysiologic remodeling: a potential contributor to initiation of atrial fibrillation», *Cardiovasc Res* 66, pp. 353-363. DOI: 10.1016/j.cardiores.2004.10.033.

ANYUKHOVSKY, E. P., E. A. SOSUNOV, A. PLOTNIKOV, R. Z. GAINULLIN, J. S. JHANG, C. C. MARBOE et al. (2002): «Rosen MR. Cellular electrophysiologic properties of old canine atria provide a substrate for arrhythmogenesis», *Cardiovasc Res* 54, pp. 462-469. DOI: 10.1016/s0008-6363(02)00271-7.

BIERNACKA, A. y N. G. FRANGOGIANNIS (2011): «Aging and Cardiac Fibrosis», *Aging Dis* 2, pp. 158-173.

BLASCO, M. A. (2005): «Telomeres and human disease: ageing, cancer and beyond», *Nat Rev Genet* 6, pp. 611-622. DOI: 10.1038/nrg1656.

BONDA, T. A., B. SZYNAKA, M. SOKOLOWSKA, M. DZIEMIDOWICZ, M. M. WINNICKA, L. CHYCZEWSKI et al. (2016): «Remodeling of the intercalated disc related to aging in the mouse heart», *J Cardiol* 68, pp. 261-268. DOI: 10.1016/j.jjcc.2015.10.001.

BRAIDY, N., G. J. GUILLEMIN, H. MANSOUR, T. CHAN-LING, A. POLJAK y R. GRANT (2011): «Age related changes in NAD+ metabolism oxidative stress and Sirt1 activity in wistar rats», *PLoS One* 6, pp. e19194. DOI: 10.1371/journal.pone.0019194.

BRUNDEL, B., X. AI, M. T. HILLS, M. F. KUIPERS, G. Y. H. LIP y N. M. S. DE GROOT (2022): «Atrial fibrillation», *Nat Rev Dis Primers* 8, pp. 21. DOI: 10.1038/s41572-022-00347-9.

CAMELLITI, P., C. R. GREEN, I. LEGRICE y P. KOHL (2004): «Fibroblast network in rabbit sinoatrial node: structural and functional identification of homogeneous and heterogeneous cell coupling», *Circ Res* 94, pp. 828-835. DOI: 10.1161/01.RES.0000122382.19400.14 01.RES.0000122382.19400.14 [pii].

CAPASSO, J. M., R. M. REMILY y E. H. SONNENBLICK (1983): «Age-related differences in excitation-contraction coupling in rat papillary muscle», *Basic Res Cardiol* 78, pp. 492-504. DOI: 10.1007/BF01906460.

CHIAO, Y. A. y P. S. RABINOVITCH (2015): «The Aging Heart», *Cold Spring Harb Perspect Med* 5, pp. a025148. DOI: 10.1101/cshperspect.a025148.

CHOI, S., M. BAUDOT, O. VIVAS y C. M. MORENO (2022): «Slowing down as we age: aging of the cardiac pacemaker's neural control», *Geroscience* 44, pp. 1-17. DOI: 10.1007/s11357-021-00420-3.

CHUNG, H. Y., M. CESARI, S. ANTON, E. MARZETTI, S. GIOVANNINI, A. Y. SEO et al. (2009): «Molecular inflammation: underpinnings of aging and age-related diseases», *Ageing Res Rev* 8, pp.18-30. DOI: 10.1016/j.arr.2008.07.002.

COOPER, L. L., W. LI, Y. LU, J. CENTRACCHIO, R. TERENTYEVA, G. KOREN et al. (2013): «Redox modification of ryanodine receptors by mitochondria-derived reactive oxygen species contributes to aberrant Ca2+ handling in ageing rabbit hearts», *J Physiol* 591, pp. 5895-5911. DOI: 10.1113/jphysiol.2013.260521.

DE BAKKER, J. M., M. STEIN y H. V. VAN RIJEN (2005): «Three-dimensional anatomic structure as substrate for ventricular tachycardia/ventricular fibrillation», *Heart Rhythm* 2, pp. 777-779. DOI: S1547-5271(05)01444-X [pii] 10.1016/j.hrthm.2005.03.022.

DE BAKKER, J. M. y F. H. WITTKAMPF (2010): «The pathophysiologic basis of fractionated and complex electrograms and the impact of recording techniques on their detection and interpretation», *Circ Arrhythm Electrophysiol* 3, pp. 204-213. DOI: 10.1161/CIRCEP.109.904763.

DHAMOON, A. S. y J. JALIFE (2005): «The inward rectifier current (IK1) controls cardiac excitability and is involved in arrhythmogenesis», *Heart Rhythm* 2, pp. 316-324. DOI: 10.1016/j.hrthm.2004.11.012.

DIAO, S. L., H. P. XU, B. ZHANG, B. X. MA y X. L. LIU (2016): «Associations of MMP-2, BAX, and Bcl-2 mRNA and Protein Expressions with Development of Atrial Fibrillation», *Medical science monitor: international medical journal of experimental and clinical research* 22, pp. 1497-1507. DOI: 10.12659/msm.895715.

DIBB, K. M., U. RUECKSCHLOSS, D. A. EISNER, G. ISENBERG y A. W. TRAFFORD (2004): «Mechanisms underlying enhanced cardiac excitation contraction coupling observed in the senescent sheep myocardium», *J Mol Cell Cardiol* 37, pp. 1171-1181. DOI: 10.1016/j.yjmcc.2004.09.005.

DONATO, A. J., K. A. MAGERKO, B. R. LAWSON, J. R. DURRANT, L. A. LESNIEWSKI y D. R. SEALS (2011): «SIRT-1 and vascular endothelial dysfunction with ageing in mice and humans», *J Physiol* 589, pp. 4545-4554. DOI: 10.1113/jphysiol.2011.211219.

DUN, W. y P. A. BOYDEN (2009): «Aged atria: electrical remodeling conducive to atrial fibrillation», *J Interv Card Electrophysiol* 25, pp. 9-18. DOI: 10.1007/s10840-008-9358-3.

DUN, W., T. YAGI, M. R. ROSEN y P. A. BOYDEN, (2003): «Calcium and potassium currents in cells from adult and aged canine right atria», *Cardiovasc Res* 58, pp. 526-534. DOI: 10.1016/s0008-6363(03)00288-8.

EMELYANOVA, L., C. PRESTON, A. GUPTA, M. VIQAR, U. NEGMADJANOV, S. EDWARDS et al. (2018): «Effect of Aging on Mitochondrial Energetics in the Human Atria», *J Gerontol A Biol Sci Med Sci* 73, pp. 608-616. DOI: 10.1093/gerona/glx160.

FANG, M. C., J. CHEN y M.W. RICH (2007): «Atrial fibrillation in the elderly», *Am J Med* 120, pp. 481-487. DOI: 10.1016/j.amjmed.2007.01.026.

FARRELL, S. R. y S. E. HOWLETT (2007): «The effects of isoproterenol on abnormal electrical and contractile activity and diastolic calcium are attenuated in myocytes from aged Fischer 344 rats», *Mech Ageing Dev* 128, pp. 566-573. DOI: 10.1016/j.mad.2007.08.003.

FERIDOONI, H. A., K. M. DIBB y S. E. HOWLETT (2015): «How cardiomyocyte excitation, calcium release and contraction become altered with age», *J Mol Cell Cardiol* 83, pp. 62-72. DOI: 10.1016/j.yjmcc.2014.12.004.

GAWALKO, M., D. LINZ y D. DOBREV (2021): «Gut-microbiota derived TMAO: A risk factor, a mediator or a bystander in the pathogenesis of atrial fibrillation?», *Int J Cardiol Heart Vasc* 34, pp. 100818. DOI: 10.1016/j.ijcha.2021.100818.

GIBLIN, W. y D. B. LOMBARD (2015): «Sirtuins, healthspan, and longevity in mammals», en M. Kaeberlein y G. Martin (eds.): *Handbook of the Biology of Aging*, Londres, Elsevier, pp. 83-132.

GO, A. S. (2005): «The epidemiology of atrial fibrillation in elderly persons: the tip of the iceberg», *Am J Geriatr Cardiol* 14, pp. 56-61. DOI: 10.1111/j.1076-7460.2005.02278.x.

GRICE, E. A. y J. A. SEGRE, (2012): «The human microbiome: our second genome», *Annu Rev Genomics Hum Genet* 13, pp. 151-170. DOI: 10.1146/annurev-genom-090711-163814.

HALL, C., K. GEHMLICH, C. DENNING y D. PAVLOVIC (2021): «Complex Relationship Between Cardiac Fibroblasts and Cardiomyocytes in Health and Disease», *J Am Heart Assoc* 10, pp. e019338. DOI: 10.1161/JAHA.120.019338.

HEIJMAN, J., A. P. MUNA, T. VELEVA, C. E. MOLINA, H. SUTANTO, M. TEKOOK et al. (2020): «Atrial Myocyte NLRP3/CaMKII Nexus Forms a Substrate for Postoperative Atrial Fibrillation», *Circ Res* 127, pp. 1036-1055. DOI: 10.1161/CIRCRESAHA.120.316710.

HYUN, D. H., J. O. HERNÁNDEZ, M. P. MATTSON y R. DE CABO (2006): «The plasma membrane redox system in aging», *Ageing Res Rev* 5, pp. 209-220. DOI: 10.1016/j.arr.2006.03.005.

JAHANGIR, A., V. LEE, P. A. FRIEDMAN, J. TRUSTY, D. HODGE, S. KOPECKY et al. (2007): «Long-term progression and outcomes with aging in patients with lone atrial fibrillation: a 30-year follow-up study», *Circulation* 115, pp. 3050-3056.

JENSEN, P. N., N. N. GRONROOS, L. Y. CHEN, A. R. FOLSOM, C. DEFILIPPI, S. R. HECKBERT et al. (2014): «Incidence of and risk factors for sick sinus syndrome in the general population», *Journal of the American College of Cardiology* 64, pp. 531-538. DOI: 10.1016/j.jacc.2014.03.056.

JULLIEN, T., F. CAND, C. FARGIER y J. VERDETTI (1989): «Age-dependent differences in energetic status, electrical and mechanical performance of rat myocardium», *Mech Ageing Dev* 48, pp. 243-254. DOI: 10.1016/0047-6374(89)90086-9.

KALIFA, J., J. JALIFE, A. V. ZAITSEV, S. BAGWE, M. WARREN, J. MORENO et al. (2003): «Intra-atrial pressure increases rate and organization of waves emanating from the superior pulmonary veins during atrial fibrillation», *Circulation* 108, pp. 668-671. DOI: 10.1161/01.CIR.0000086979.39843.7B 01.CIR.0000086979.39843.7B [pii].

KALSTAD, A. A., P. L. MYHRE, K. LAAKE, T. B. OPSTAD, A. TVEIT, S. SOLHEIM et al. (2021): «Biomarkers of ageing and cardiac remodeling are associated with atrial fibrillation», *Scand Cardiovasc J* 55, pp. 213-219. DOI: 10.1080/14017431.2021.1889653.

KAMKIN, A., I. KISELEVA, G. ISENBERG, K. D. WAGNER, J. GUNTHER, H. THERES et al. (2003): «Scholz H. Cardiac fibroblasts and the mechano-electric feedback mechanism in healthy and diseased hearts», *Prog Biophys Mol Biol* 82, pp. 111-120. DOI: S0079610703000099 [pii].

KELLEY, N., D. JELTEMA, Y. DUAN y Y. HE (2019): «The NLRP3 Inflammasome: An Overview of Mechanisms of Activation and Regulation», *Int J Mol Sci* 20. DOI: 10.3390/ijms20133328.

KLOS, M., D. CALVO, M. YAMAZAKI, S. ZLOCHIVER, S. MIRONOV, J.A. CABRERA et al. (2008): «Atrial septopulmonary bundle of the posterior left atrium provides a substrate for atrial fibrillation initiation in a model of vagally mediated pulmonary vein tachycardia of the structurally normal heart», *Circ Arrhythm Electrophysiol* 1, pp. 175-183. DOI: 10.1161/CIR CEP.107.760447.

KOPECKY, S. L., B. J. GERSH, M. D. MCGOON, J. P. WHISNANT, D. R. HOLMES, JR., D. M. ILSTRUP et al. (1987): «The natural history of lone atrial fibrillation.

A population-based study over three decades», *N Engl J Med* 317, pp. 669-674. DOI: 10.1056/NEJM198709103171104.

KRISHNAN, K. J., L. C.GREAVES, A. K. REEVE y D. TURNBULL (2007): «The ageing mitochondrial genome», *Nucleic Acids Res* 35, pp. 7399-7405. DOI: 10.1093/nar/gkm635.

KUCK, K. H., D. S. LEBEDEV, E. N. MIKHAYLOV, A. ROMANOV, L. GELLER, O. KALEJS et al. (2021): «Catheter ablation or medical therapy to delay progression of atrial fibrillation: the randomized controlled atrial fibrillation progression trial (ATTEST)», *Europace* 23, pp. 362-369. DOI: 10.1093/europace/euaa298.

KUDRYAVTSEVA, A. V., G. S. KRASNOV, A. A. DMITRIEV, B. Y. ALEKSEEV, O. L. KARDYMON, A. F. SADRITDINOVA et al. (2016): «Mitochondrial dysfunction and oxidative stress in aging and cancer», *Oncotarget* 7, pp. 44879-44905. DOI: 10.18632/oncotarget.9821.

KUKLA, P., E. K. BIERNACKA, A. BARANCHUK, M. JASTRZEBSKI y M. JAGODZINSKA (2014): «Electrocardiogram in Andersen-Tawil syndrome. New electrocardiographic criteria for diagnosis of type-1 Andersen-Tawil syndrome», *Curr Cardiol Rev* 10, pp. 222-228.

LAREDO, M., V. WALDMANN, P. KHAIRY y S. NATTEL, (2018): «Age as a Critical Determinant of Atrial Fibrillation: A Two-sided Relationship», *Can J Cardiol* 34, pp. 1396-1406. DOI: 10.1016/j.cjca.2018.08.007.

LI, J., D. ZHANG, K. S. RAMOS, L. BAKS, M. WIERSMA, E. A. H. LANTERS, A. BOGERS et al. (2021): «Blood-based 8-hydroxy-2'-deoxyguanosine level: A potential diagnostic biomarker for atrial fibrillation», *Heart Rhythm* 18, pp. 271-277. DOI: 10.1016/j.hrthm.2020.09.017.

LINZ, D., M. GAWALKO, K. BETZ, J. M. HENDRIKS, G. Y. H. LIP, N. VINTER et al. (2024): «Atrial fibrillation: epidemiology, screening and digital health», *Lancet Reg Health Eur* 37, pp. 100786. DOI: 10.1016/j.lanepe.2023.100786.

LOMBARD, D. B., F. W. ALT, H. L. CHENG, J. BUNKENBORG, R. S. STREEPER, R. MOSTOSLAVSKY et al. (2007): «Mammalian Sir2 homolog SIRT3 regulates global mitochondrial lysine acetylation», *Mol Cell Biol* 27, pp. 8807-8814. DOI: 10.1128/MCB.01636-07.

MARTINS, R. P., K. KAUR, E. HWANG, R. J. RAMÍREZ, B. C. WILLIS, D. FILGUEIRAS-RAMA et al. (2014): «Dominant Frequency Increase Rate Predicts Transition from Paroxysmal to Long-Term Persistent Atrial Fibrillation», *Circulation* 129, pp. 1472-82. DOI: 10.1161/CIRCULATIONAHA.113.004742.

MEYER, M., A. ARNOLD, T. STEIN, U. NIEMOLLER, C. TANISLAV y D. ERKAPIC (2024): «Arrhythmias among Older Adults Receiving Comprehensive Geriatric Care: Prevalence and Associated Factors», *Clin Pract* 14, pp. 132-147. DOI: 10.3390/clinpract14010011.

MIRAGOLI, M., G. GAUDESIUS y S. ROHR (2006): «Electrotonic modulation of cardiac impulse conduction by myofibroblasts», *Circ Res* 98, pp. 801-810. DOI: 01.RES.0000214537.44195.a3 [pii] 10.1161/01.RES.0000214537.44195.a3.

MISHRA, S. R., K. K. MAHAPATRA, B. P. BEHERA, S. PATRA, C. S. BHOL, D. P. PANIGRAHI et al. (2021): «Mitochondrial dysfunction as a driver of NLRP3 inflammasome activation and its modulation through mitophagy for potential therapeutics», *Int J Biochem Cell Biol* 136, pp. 106013. DOI: 10.1016/j.biocel.2021.106013.

MULLER-HOCKER, J. (1989): «Cytochrome-c-oxidase deficient cardiomyocytes in the human heart--an age-related phenomenon. A histochemical ultracytochemical study», *Am J Pathol* 134, pp. 1167-1173.

NARAYAN, S. M., F. BODE, P. L. KARASIK y M. R. FRANZ (2002): «Alternans Of Atrial Action Potentials As A Precursor Of Atrial Fibrillation», *Circulation* 106, pp. 1968-1973.

NERBONNE, J. M. y R. S. KASS (2005): «Molecular physiology of cardiac repolarization», *Physiol Rev* 85, pp. 1205-1253. DOI: 85/4/1205 [pii] 10.1152/physrev.00002.2005.

NORTH, B. J. y D. A. SINCLAIR (2012): «The intersection between aging and cardiovascular disease», *Circ Res* 110, pp. 1097-1108. DOI: 10.1161/CIRCRESAHA.111.246876.

NYGREN, A., C. FISET, L. FIREK, J. W. CLARK, D. S. LINDBLAD, R. B. CLARK et al. (1998): «Mathematical model of an adult human atrial cell: the role of K+ currents in repolarization», *Circ Res* 82, pp. 63-81.

PAN, H., A. A. RICHARDS, X. ZHU, J. A. JOGLAR, H. L. YIN y V. GARG (2009): «A novel mutation in LAMIN A/C is associated with isolated early-onset atrial fibrillation and progressive atrioventricular block followed by cardiomyopathy and sudden cardiac death», *Heart Rhythm* 6, pp. 707-710. DOI: 10.1016/j.hrthm.2009.01.037.

PAN, K. L., Y. W. HSIAO, Y. J. LIN, L. W. LO, Y. HU, F.P. CHUNG et al. (2019): «Shorter Leukocyte Telomere Length Is Associated With Atrial Remodeling and Predicts Recurrence in Younger Patients With Paroxysmal Atrial Fibrillation After Radiofrequency Ablation», *Circ J* 83, pp. 1449-1455. DOI: 10.1253/circj.CJ-18-0880.

PARKS, R. J. y S. E. HOWLETT (2013): «Sex differences in mechanisms of cardiac excitation-contraction coupling», *Pflugers Arch* 465, pp. 747-763. DOI: 10.1007/s00424-013-1233-0.

PETERS, C. H., E. J. SHARPE y C. PROENZA (2020): «Cardiac Pacemaker Activity and Aging», *Annu Rev Physiol* 82, pp. 21-43. DOI: 10.1146/annurev-physiol-021119-034453.

PROIETTI, R., A. HADJIS, A. ALTURKI, G. THANASSOULIS, J. F. ROUX, A. VERMA et al. (2015): «A Systematic Review on the Progression of Paroxysmal to Persistent Atrial Fibrillation: Shedding New Light on the Effects of Catheter Ablation», *JACC Clin Electrophysiol* 1, pp. 105-115. DOI: 10.1016/j.jacep.2015.04.010.

ROEPKE, T. K., A. KONTOGEORGIS, C. OVANEZ, X. XU, J. B. YOUNG, K. PURTELL et al. (2008): «Targeted deletion of kcne2 impairs ventricular repolarization via disruption of I(K,slow1) and I(to,f)», *FASEB J* 22, pp. 3648-3660. DOI: 10.1096/fj.08-110171.

SEALS, D. R., K. L. JABLONSKI, A. J. DONATO (2011): «Aging and vascular endothelial function in humans», *Clin Sci (Lond)* 120, pp. 357-375. DOI: 10.1042/CS20100476.

SHA, Z., T. HOU, T. ZHOU, Y. DAI, Y. BAO, Q. JIN et al. (2023): «Causal relationship between atrial fibrillation and leukocyte telomere length: A two sample, bidirectional Mendelian randomization study», *Front Cardiovasc Med* 10, pp. 1093255. DOI: 10.3389/fcvm.2023.1093255.

SHEN, M. J., R. ARORA y J. JALIFE (2019): «Atrial Myopathy», *JACC Basic Transl Sci* 4, pp. 640-654. DOI: 10.1016/j.jacbts.2019.05.005.

SHIRAISHI, I., T. TAKAMATSU, T. MINAMIKAWA, Z. ONOUCHI y S. FUJITA (1992): «Quantitative histological analysis of the human sinoatrial node during growth and aging», *Circulation* 85, pp. 2176-2184. DOI: 10.1161/01 .cir.85.6.2176.

SONG, S. y F. B. JOHNSON (2018): «Epigenetic Mechanisms Impacting Aging: A Focus on Histone Levels and Telomeres», *Genes (Basel)* 9, DOI: 10.3390/ genes9040201.

SPACH, M. S. y P. C. DOLBER (1986): «Relating extracellular potentials and their derivatives to anisotropic propagation at a microscopic level in human cardiac muscle. Evidence for electrical uncoupling of side-to-side fiber connections with increasing age», *Circ Res* 58, pp. 356-371. DOI: 10.1161/01.res.58.3.356.

SPACH, M. S. y J. F. HEIDLAGE, (1995): «The stochastic nature of cardiac propagation at a microscopic level. Electrical description of myocardial architecture and its application to conduction», *Circ Res* 76, pp. 366-380. DOI: 10.1161/01.res.76.3.366.

SPACH, M. S., J. F. HEIDLAGE, R. C. BARR y P. C. DOLBER, (2004): «Cell size and communication: role in structural and electrical development and remodeling of the heart», *Heart Rhythm* 1, pp. 500-515. DOI: 10.1016/j .hrthm.2004.06.010.

SPACH, M. S., J. F. HEIDLAGE, P. C. DOLBER y R. C. BARR (2007): «Mechanism of origin of conduction disturbances in aging human atrial bundles: experimental and model study», *Heart Rhythm* 4, pp. 175-185. DOI: 10.1016/j .hrthm.2006.10.023.

SPADACCIO, C., A. RAINER, P. MOZETIC, M. TROMBETTA, R. A. DION, R. BARBATO et al. (2015): «The role of extracellular matrix in age-related conduction disorders: a forgotten player?», *J Geriatr Cardiol* 12, pp. 76-82. DOI: 10.11909/j.issn.1671-5411.2015.01.009.

STEENMAN, M. y G. LANDE (2017): «Cardiac aging and heart disease in humans», *Biophys Rev* 9, pp. 131-137. DOI: 10.1007/s12551-017-0255-9.

TABATA, T., T. YAMASHITA, K. HOSOMI, J. PARK, T. HAYASHI, N. YOSHIDA et al. (2021): «Gut microbial composition in patients with atrial fibrillation: effects of diet and drugs», *Heart Vessels* 36, pp. 105-114. DOI: 10.1007/ s00380-020-01669-y.

TADROS, R., A. T. TON, C. FISET y S. NATTEL, (2014): «Sex differences in cardiac electrophysiology and clinical arrhythmias: epidemiology, thera-

peutics, and mechanisms», *Can J Cardiol* 30, pp. 783-792. DOI: 10.1016/j
.cjca.2014.03.032.

UNNI, P. A., G. G. PILLAI y S. SAJITHALULU (2021): «Biological processes and
key druggable targets involved in age-associated memory loss: A systematic
review», *Life Sci* 270, pp. 119079. DOI: 10.1016/j.lfs.2021.119079.

UNTEREKER, W. J., P. J. R. DANILO y M. R. ROSEN (1984): «Developmental
changes in action potential duration, refractoriness, and conduction in the
canine ventricular conducting system», *Pediatr Res* 18, pp. 53-58.

VIKRAM, A., C. M. LEWARCHIK, J. Y. YOON, A. NAQVI, S. KUMAR, G. M.
MORGAN et al. (2017): «Sirtuin 1 regulates cardiac electrical activity by
deacetylating the cardiac sodium channel», *Nat Med* 23, pp. 361-367. DOI:
10.1038/nm.4284.

WANG, K., H. LIU, Q. HU, L. WANG, J. LIU, Z. ZHENG et al. (2022): «Epigenetic
regulation of aging: implications for interventions of aging and diseases»,
Signal Transduct Target Ther 7, pp. 374. DOI: 10.1038/s41392-022-01211
-8.

WASMER, K., L. ECKARDT y G. BREITHARDT (2017): «Predisposing factors
for atrial fibrillation in the elderly», *J Geriatr Cardiol* 14, pp. 179-184. DOI:
10.11909/j.issn.1671-5411.2017.03.010.

WEBER, K. T., R. PICK, J. E. JALIL, J. S. JANICKI, E. P. CARROLL (1989): «Patterns of myocardial fibrosis», *J Mol Cell Cardiol* 21 Suppl 5, pp. 121-131.
DOI: 10.1016/0022-2828(89)90778-5.

WEI, J. Y., H. A. SPURGEON y E. G. LAKATTA (1984): «Excitation-contraction in
rat myocardium: alterations with adult aging», *Am J Physiol* 246, pp. H784-
791. DOI: 10.1152/ajpheart.1984.246.6.H784.

WEISSER-THOMAS, J., Q. NGUYEN, M. SCHUETTEL, D. THOMAS, U. DREINER,
C. GROHE et al. (2007): «Age and hypertrophy related changes in contractile
post-rest behavior and action potential properties in isolated rat myocytes»,
Age 29, pp. 205-217. DOI: 10.1007/s11357-007-9040-1.

WINNIK, S., J. AUWERX, D. A. SINCLAIR y C. M. MATTER (2015): «Protective
effects of sirtuins in cardiovascular diseases: from bench to bedside», *Eur
Heart J* 36, pp. 3404-3412. DOI: 10.1093/eurheartj/ehv290.

YU, J. W. y M. S. LEE (2016): «Mitochondria and the NLRP3 inflammasome:
physiological and pathological relevance», *Arch Pharm Res* 39, pp. 1503-
1518. DOI: 10.1007/s12272-016-0827-4.

ZHANG, D., X. HU, J. LI, J. LIU, L. BAKS-TE BULTE, M. WIERSMA et al. (2019):
«DNA damage-induced PARP1 activation confers cardiomyocyte dysfunction
through NAD(+) depletion in experimental atrial fibrillation», *Nat Commun*
10, pp. 1307. DOI: 10.1038/s41467-019-09014-2.

ZHENG, Y., N. ZHANG, Y. WANG, F. WANG, G. LI, G. TSE et al. (2022): «Association between leucocyte telomere length and the risk of atrial fibrillation: An updated systematic review and meta-analysis», *Ageing Res Rev* 81,
pp. 101707. DOI: 10.1016/j.arr.2022.101707.

ZHOU, R., A. S. YAZDI, P. MENU y J. TSCHOPP (2011): «A role for mitochondria in NLRP3 inflammasome activation», *Nature* 469, pp. 221-225. DOI: 10.1038/nature09663.

ZONI-BERISSO, M., F. LERCARI, T. CARAZZA y S. DOMENICUCCI (2014): «Epidemiology of atrial fibrillation: European perspective», *Clin Epidemiol* 6, pp. 213-220. DOI: 10.2147/CLEP.S47385.

ZUO, K., J. LI, K. LI, C. HU, Y. GAO, M. CHEN et al. (2019): «Disordered gut microbiota and alterations in metabolic patterns are associated with atrial fibrillation», *Gigascience* 8, pp. giz058. DOI: 10.1093/gigascience/giz058.

8. Cambios en la irrigación coronaria durante el envejecimiento

Carlos Vergara Uzcátegui
Sergio García Blas
Juan Sanchis Forés

Los pacientes mayores de 75 años son más susceptibles a la enfermedad arterial coronaria (EAC), siendo la edad uno de los factores de riesgo no modificables más importantes para aterosclerosis y alteraciones en la fisiología coronaria.

1. Epidemiología

En Europa, la Comisión Europea ha estimado para 2021 una esperanza de vida al nacer de 80,1 años, siendo para mujeres 82,9 y para hombres 77,2 (Pavasini et al., 2024). En España, según datos del Instituto Nacional de Estadística, en 2022 la esperanza de vida para los hombres fue de 80,4 años y para las mujeres de 85,7, y proyectan que para 2035 alcance los 83,2 años en los hombres y los 87,7 en las mujeres (INE, 2024). Para los médicos que atienden a las personas mayores, estos cambios demográficos son importantes debido a las implicaciones clínicas que conllevan, ya que aproximadamente el 70 % de las personas de 70 años o más tienen mayor susceptibilidad de desarrollar EAC (Pavasini et al., 2024).

La prevalencia de la EAC sintomática aumenta monótonamente con la edad y más del 80 % de las muertes por EAC suceden después de los 65 años, generalmente por infarto agudo de miocardio. Los pacientes más frágiles están expuestos al uso de un tratamiento médico menos óptimo y a una EAC más compleja, estancias hospitalarias más prolongadas y mayor riesgo de muerte (Gaur et al., 2024). Además, se ha encontrado que entre el 60 y el 90 % aproximadamente de los adultos mayores pueden cursar con aterosclerosis coronaria subclínica encontrada en estudios de calcio coronario, grosor íntima-media carotídeo, estenosis carotidea e índice tobillo-brazo (Madhavan et al., 2018).

2. Fisiopatología

La perfusión coronaria disminuye con la edad, en presencia o no de aterosclerosis, debido al «envejecimiento arterial» ocasionado principalmente por la rigidez y la dilatación progresiva de la aorta proximal (O'Rourke et al., 2010). Esto conlleva, por un lado, un aumento de la presión en toda la sístole y de la duración de esta, que a su vez acrecienta la demanda de oxígeno y, por otro, una disminución de la presión aórtica durante la diástole y un incremento de la presión diastólica del ventrículo izquierdo reduce el suministro miocárdico de oxígeno (O'Rourke et al., 2010; Putot et al., 2022). Esta disminución de la perfusión miocárdica no solo se debe al envejecimiento vascular, sino también al aumento de las resistencias microvasculares y a la reducción de la densidad capilar (Putot et al., 2022).

La aterosclerosis es un proceso progresivo que empeora con la edad, pero no debe considerarse un proceso degenerativo, sino un proceso dinámico impulsado por la inflamación y vinculado a factores de riesgo modificables como el tabaquismo, la dislipidemia, la hipertensión y la diabetes mellitus. La aterosclerosis puede conducir a eventos aterotrombóticos agudos como infarto de miocardio

(IM), accidente cerebrovascular isquémico o isquemia aguda de las extremidades u otros lechos vasculares.

A pesar de que las arterias coronarias no son los únicos vasos afectados por la aterosclerosis, el miocardio es el músculo más afectado por los fenómenos isquémicos derivados de esta, ya que las arterias coronarias son fundamentalmente arterias terminales funcionales que no permiten sustitución en caso de alteración en su flujo y los requerimientos miocárdicos de oxígeno son más altos que en otros órganos (Putot et al., 2022).

La alteración en la adaptación del flujo coronario en casos de aumento súbito de los requerimientos de este es otro de los factores que llevan al paciente mayor a fenómenos isquémicos. En reposo, el consumo miocárdico de oxígeno es elevado y durante el ejercicio puede multiplicarse aproximadamente por 10. La respuesta a esta mayor necesidad de oxígeno son los cambios en el calibre de las arterias coronarias a través de factores vasodilatadores liberados por las cél las endoteliales; sin embargo, en caso de estenosis coronaria, esta capacidad de adaptación (reserva de flujo coronario) se ve alterada. Además, la edad avanzada se asocia a una disminución de la reserva de flujo coronario aun en ausencia de aterosclerosis, y se ha demostrado en animales que el envejecimiento se asocia a menor reactividad vascular, menor *compliance* arterial y menor respuesta a las catecolaminas; por lo tanto, el envejecimiento vascular provoca de forma progresiva un aumento de las resistencias microvasculares y una disminución del flujo en condición de hiperemia.

El desacondicionamiento cardiovascular es frecuente en adultos mayores, a pesar de no estar directamente atribuido a la edad, y esto aumenta los requerimientos de oxígeno durante estrés agudo. Este desacondicionamiento viene inducido por el sedentarismo acentuado, reposo prolongado en cama, y se agrava en casos de hospitalización. El ejercicio físico reduce la frecuencia cardíaca, junto con el consumo miocárdico de oxígeno, y un acondicionamiento adecuado promueve las adaptaciones vasculares estructurales y funcionales (angiogénesis, remodelado vascular y control vasomotor) que dan lugar al aumento del suministro de oxígeno (Putot et al., 2022). En la figura 8.1 se presenta un resumen de los factores fisiopatológicos.

Aterosclerosis

Daño intimal
Engrosamiento arterial
Inflamación
↓
Eventos trombóticos
– Infarto de miocardio
– Accidente cerebrovascular isquémico
– Isquemia aguda en extremidades

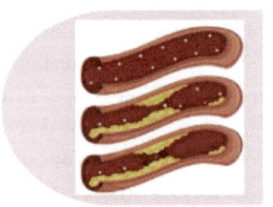

Factores fisiológicos

Mala adaptación al estrés
Disminución de la reserva
de flujo coronario
Disminución de la reactividad
vascular
Aumento en las resistencias
microvasculares
Disminución del flujo en hiperemia

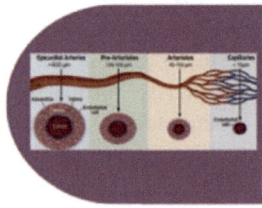

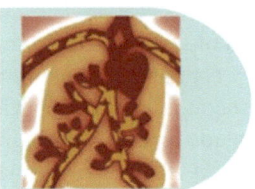

Envejecimiento arterial

Daño en la elastina
↓
Dilatación aórtica

Rigidez aórtica
↓
Incremento en la presión de pulso
Aumento del estrés de pared arterial
Daño microvascular

Otros factores

Fragilidad
Desacondicionamiento cardiovascular
↓
Sedentarismo acentuado
Reposo prolongado en cama

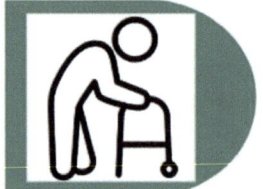

Fig. 8.1 Factores fisiopatológicos de los cambios en la irrigación coronaria.

3. Síndromes coronarios agudos

Los adultos mayores constituyen una proporción creciente de pacientes con síndrome coronario agudo (SCA) y, además, la edad es uno de los principales predictores de resultados adversos; sin embargo, los pacientes mayores de 75 años suelen ser excluidos de los ensayos clínicos o son una población minoritaria en estos. Estos pacientes se asocian con fragilidad, múltiples comorbilidades y mayor riesgo de eventos hemorrágicos o trombóticos cuando se presentan con SCA (Byrne et al., 2024); asimismo, tienen anatomías más complejas como enfermedad multivaso, mayor calcificación coronaria y mayor tortuosidad, que a su vez incrementan el riesgo de complicaciones perioperatorias (Pavasini et al., 2024).

Se clasifican de manera tradicional en infarto agudo de miocardio con elevación del segmento ST (IAMCEST) (fig. 8.2) o los síndromes coronarios agudos sin elevación de segmento ST, que engloban el infarto agudo de miocardio sin elevación del segmento ST (IAMSEST) (fig. 8.3) y la angina inestable (AI). Los pacientes mayores de 70 años con AI deben considerarse de alto riesgo, por la edad principalmente. El Registro Global de Eventos Coronarios (GRACE, por sus siglas en inglés) demostró que el SCA sin elevación del ST (SCASEST) es más común en pacientes mayores y que el IAMCEST se presenta con mayor frecuencia en pacientes más jóvenes (Brieger et al., 2004). Otra realidad es que los fenómenos isquémicos silentes o no reconocidos pueden encontrarse en más de un tercio de todos los IM en pacientes mayores, sobre todo en los que presentan antecedente de diabetes e hipertensión (Madhavan et al., 2018).

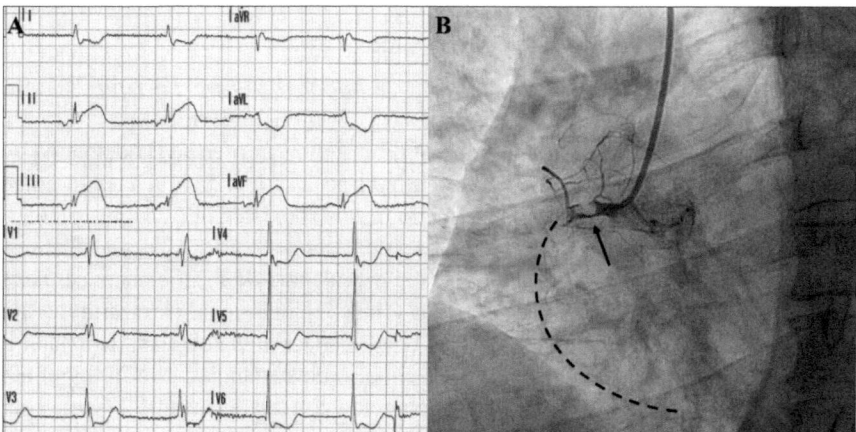

Fig. 8.2 Ejemplo clínico de SCACEST. *A*) Electrocardiograma que muestra elevación del segmento ST en derivaciones II, III y AVF (cara inferior) con descenso en espejo en I, AVL, V2-V6 (cara anterolateral). *B*) Angiografía coronaria que muestra presencia de trombo obstruyendo completamente (flecha), de forma aguda, la luz de la coronaria derecha; la línea discontinua muestra el posible recorrido del vaso ocluido. *Fuente*: archivo de pacientes de hemodinámica.

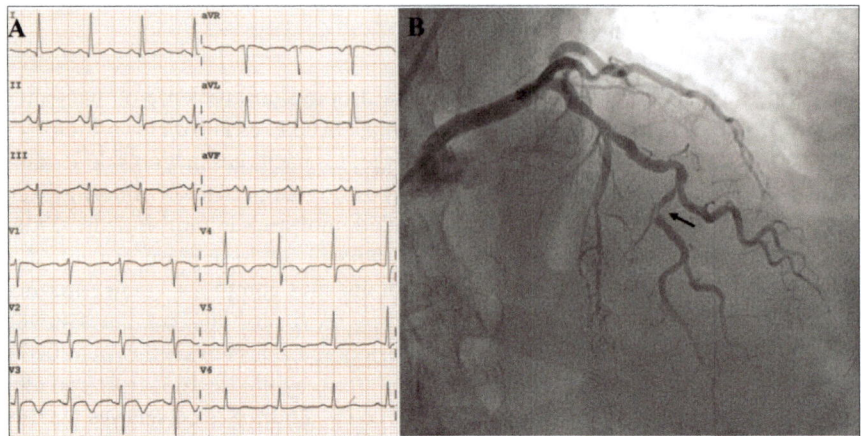

Fig. 8.3 Ejemplo clínico de SCASEST. *A*) Electrocardiograma que muestra ondas T invertidas simétricas en derivaciones V3 y V4 (cara anterior), con una T negativa discreta en V2 y V5, sin otras alteraciones. *B*) Angiografía coronaria que muestra imagen de aclaramiento en arteria descendente anterior media, que no ocluye completamente el vaso (flecha). *Fuente*: archivo de pacientes de hemodinámica.

Los síntomas del SCA en pacientes mayores son diferentes de los síntomas tradicionales en personas más jóvenes, siendo menos predominante el dolor torácico y con más presencia de disnea (49,3 %), diaforesis (26,2 %), náuseas o vómitos (24,3 %) y presíncope o síncope (19,1 %) (Brieger et al., 2004; Alexander et al., 2007).

3.1 *Diferenciación entre infarto de miocardio tipo 1 y tipo 2*

El IM tipo 2 es resultado del desequilibrio entre la oferta y la demanda de oxígeno. Entre las causas reconocibles del IM tipo 2 se incluyen la anemia grave y las taquiarritmias; sin embargo, en muchos casos coexisten otras complejidades. Aquellos pacientes que cursan con un IM tipo 2 confirmado suelen ser mayores, frecuentemente mujeres y presentan mayor prevalencia de insuficiencia cardíaca previa, fibrilación auricular, valvulopatías e insuficiencia renal (McCarthy et al., 2021). Pueden tener también patologías como cáncer, hepatopatías, depresión o alteraciones derivadas del consumo de alcohol o de sustancias (McCarthy et al., 2021). Los valores de troponina, en comparación con los del IM tipo 1, suelen ser más bajos (McCarthy et al., 2021). Se puede observar EAC en la coronariografía, pero su presencia no es un requisito obligatorio, ya que en algunos casos puede no haber placas coronarias (Gaggin et al., 2017); no obstante, cuando existe EAC, tiende a ser enfermedad difusa y estar presente en múltiples vasos (McCarthy et al., 2021; Gaggin et al., 2017). En la práctica clínica, la diferenciación entre IAM tipo 1 y tipo 2 se basa especialmente en el juicio clínico y en un enfoque de cada caso, ya que se tiende a la infrautilización de la coronariografía en esta población. En los casos en los que la anamnesis y la coronariografía diagnóstica no sean suficientes, se pueden usar técnicas invasivas, como la imagen intracoronaria, o métodos no invasivos, como la tomografía computarizada (TC) coronaria de alta resolución (Tomaniak et al., 2020; Van Veelen et al., 2022). Hay que reconocer que existe una tendencia al sobrediagnóstico del IM tipo 2 en esta población de pacientes y al daño potencial debido a la poca utilización de procedimientos diagnósticos y terapéuticos indicados en las guías clínicas (McCarthy et al., 2021; Gaggin et al., 2017).

3.2 *Manejo del síndrome coronario agudo*

Hay evidencia limitada sobre el tratamiento óptimo del SCA en adultos mayores; por lo tanto, las decisiones sobre este deben individualizarse en función del riesgo isquémico y hemorrágico, la expectativa de vida estimada, las comorbilidades, la necesidad de cirugía no cardíaca, la calidad de vida, la fragilidad, el deterioro cognitivo y funcional, los valores y las preferencias del paciente y los riesgos y beneficios estimados de una estrategia invasiva (Byrne et al., 2024). Un ensayo clínico aleatorizado pequeño incluyó a pacientes mayores (≥80 años) con SCASEST y reportó superioridad de una estrategia invasiva frente a una conservadora en cuanto a reducción de un evento compuesto de IM, necesidad de revascularización urgente, accidente cerebrovascular y muerte. No se demostró ningún efecto del tratamiento en la muerte por cualquier causa y el beneficio asociado con la estrategia invasiva se diluyó con el aumento de la edad (Tegn et al., 2016).

En el contexto del IAMCEST, la intervención coronaria percutánea (ICP) primaria ha demostrado buenos resultados para todas las edades. Sin embargo, en los pacientes «muy ancianos» los datos son limitados, ya que no hay una evaluación formal del estado de fragilidad o de las comorbilidades (Bueno et al., 2011). Hay que tener en cuenta que, en el contexto del shock cardiogénico y la parada cardíaca, la edad es un predictor independiente de mortalidad después de la ICP (Kunadian et al., 2014; Kunadian et al., 2015). En ausencia de evidencia sólida, la ICP primaria debe considerarse para todos los pacientes con IAMCEST y, cuando no se pueda realizar según los protocolos existentes, la fibrinólisis puede ser una estrategia razonable en estos pacientes (Byrne et al., 2024).

4. Síndrome coronario crónico

Los pacientes mayores tienen más probabilidades de presentar enfermedad de tronco coronario izquierdo, enfermedad multivaso y disfunción del ventrículo izquierdo, lo que puede conllevar resultados desfavorables. La evaluación del adulto mayor con síndrome coronario crónico (SCC) debe tener en cuenta el estado general, la capacidad funcional, el estado cognitivo y la fragilidad (Madhavan et al., 2018). El abordaje de estos pacientes ha de dirigirse a la prevención, el diagnóstico precoz y su tratamiento.

El diagnóstico del SCC en estos pacientes es más complejo debido a la variabilidad de los síntomas y la presencia de equivalentes anginosos como fatiga, disnea, náuseas, vómitos o dolor posprandial o epigástrico en lugar del ángor clásico (Fihn et al., 2012).

La anamnesis puede verse dificultada si el paciente cursa con deterioro cognitivo o hipoacusia (Madhavan et al., 2018). Otras limitaciones son la presencia de comorbilidades cardiovasculares u otras no cardíacas, además de fragilidad, capacidad funcional limitada y dificultades para deambular por patologías pulmonares, musculoesqueléticas o arterial periférica que podrían enmascarar síntomas de enfermedad coronaria debido a la demanda miocárdica de oxígeno disminuida (Fihn et al., 2012; Dai et al., 2016). Es común encontrar alteraciones en el electrocardiograma de base como ondas Q, bloqueos de rama o auriculoventriculares, hipertrofia del ventrículo izquierdo, alteraciones de la repolarización y/o arritmias (fibrilación o *flutter* auricular) (Madhavan et al., 2018); por lo tanto, en este grupo de pacientes, el ecocardiograma transtorácico puede ser útil para valorar alteraciones en la función ventricular o cardiopatía estructural (Dai et al., 2016; Fleischmann, 2003).

Aparte de las pruebas diagnósticas idóneas, es importante determinar si el paciente evaluado es candidato a terapias invasivas o avanzadas (Madhavan et al., 2018). La elección de la prueba diagnóstica se debe basar en la probabilidad pretest, las características del paciente o sus preferencias, la disponibilidad de la modalidad elegida y la experiencia local (Gaur et al., 2024).

Los pacientes mayores que presentan síntomas a pesar del tratamiento médico óptimo deben ser considerados para coronariografía (Pavasini et al., 2024). Al contemplar la realización de un cateterismo cardíaco se han de considerar los riesgos de sangrado, las complicaciones vasculares, embólicas y neurológicas y la lesión renal aguda inducida por el contraste, que aumentan en pacientes mayores (Madhavan et al., 2018).

Sin embargo, si los síntomas son ambiguos, la selección de la prueba de isquemia debe hacerse teniendo en cuenta las características de cada paciente (Pavasini et al., 2024; Madhavan et al., 2018). En presencia de factores de riesgo tradicionales, la detección de calcio coronario aumenta la información pronóstica en estos pacientes. La ecocardiografía de estrés farmacológico y el estudio de perfusión miocárdica han demostrado estratificar efectivamente el riesgo de este grupo de pacientes. Estos estudios pueden requerir fármacos vasoactivos como la adenosina o la dobutamina para provocar un flujo coronario diferencial o isquemia; sin embargo, los riesgos potenciales de estos medicamentos incluyen taquiarritmias, hipotensión e isquemia miocárdica grave, entre otras complicaciones. Pese a ello, estos se pueden administrar de forma segura en paciente mayores (Madhavan et al., 2018).

La resonancia magnética cardíaca de estrés es de utilidad, pero presenta dos limitaciones técnicas principales: las contraindicaciones del uso de medios de contraste en casos de insuficiencia renal grave y si existe poca colaboración del paciente durante las secuencias de apnea (Pavasini et al., 2024). La angiografía coronaria por TAC es una modalidad diagnóstica no invasiva que permite visualizar la aterosclerosis sin necesidad de realizar ejercicio ni provocar estrés farmacológico. Sin embargo, los pacientes mayores tienen más probabilidades de cursar con fibrilación auricular, disfunción renal y calcificación coronaria importante, lo que puede limitar la capacidad diagnóstica (Pavasini et al., 2024; Madhavan et al., 2018).

4.1 *Manejo del síndrome coronario crónico*

En los pacientes mayores, aparte de cursar con síntomas que pueden ser diferentes a los usualmente presentes en personas más jóvenes, se pueden encontrar de forma incidental manifestaciones de un IM previo durante pruebas por otras condiciones médicas. A pesar de ello, el tratamiento debe ser guiado principalmente por la presencia o ausencia de síntomas, y según el valor de la fracción de eyección del ventrículo izquierdo (FEVI). En primera línea se debe ajustar el tratamiento antiisquémico hasta llegar a dosis máximas toleradas y posteriormente considerar pruebas diagnósticas avanzadas o procedimientos invasivos para aquellos pacientes con síntomas persistentes, evidencia de isquemia significativa o FEVI reducida (Pavasini et al., 2024).

Hasta ahora no existe evidencia clara que respalde la superioridad de la revascularización sobre el tratamiento médico óptimo de entrada en pacientes mayores con SCC (Nguyen et al., 2023; Time Investigators, 2001; Teo et al., 2009; Chung et al., 2011); solo una mejoría en la calidad de vida y en los síntomas relacionados con la angina en los primeros meses después de la revascularización (Nguyen et al., 2023; Time Investigators, 2001).

En cuanto a la elección entre la estrategia de revascularización percutánea o quirúrgica, la evidencia disponible se deriva de estudios antiguos que involucraron *stents* metálicos o *stents* farmacoactivos de primera generación y sin el uso de técnicas de imagen intracoronaria y/o fisiología; por lo tanto, ningún estudio reciente proporciona conclusiones definitivas (Pavasini et al., 2024). Aquellos pacientes sometidos a ICP se asocian a una estancia hospitalaria más corta y menor tasa de ictus; sin embargo, pueden tener mayor recurrencia de nueva revascularización durante el seguimiento, así como de angina, y no hay diferencias significativas en las tasas de supervivencia. Ambas estrategias se consideran factibles y es el *heart team* quien debe elegir la mejor estrategia de revascularización para cada paciente mayor que esté sintomático y curse con enfermedad coronaria compleja (Pavasini et al., 2024).

5. Enfermedad microvascular

Con el envejecimiento se produce un deterioro de la función microvascular tanto en presencia de enfermedad coronaria obstructiva como sin ella. La EAC epicárdica con enfermedad microvascular concomitante se vuelve prevalente a medida que avanza la edad (Van de Hoef et al., 2020). Aparte de la presencia de angina y de síntomas persistentes a pesar de la revascularización que pueden no responder correctamente al tratamiento médico, se considera que la enfermedad microvascular no es exclusiva de las arterias coronarias, sino que también se presenta en la vasculatura cerebral y renal. Existe correlación entre enfermedad microvascular coronaria y enfermedad de pequeños vasos cerebrales, hemodinámica anormal del flujo cerebral y deterioro cognitivo significativo (Hojstrup et al., 2023; Mejia-Renteria et al., 2023). Algunos autores han descrito asociaciones de la enfermedad microvascular coronaria con el desarrollo de insuficiencia cardíaca y sus recurrencias (Hillier et al., 2023), con la incidencia de cáncer (Rajai et al., 2023) y con la muscularidad deficiente y sarcopenia (Souza et al., 2024); sin embargo, se necesitan más estudios para validar estos resultados (Pavasini et al., 2024).

El diagnóstico de enfermedad microvascular es importante para optimizar el tratamiento médico y mejorar la calidad de vida de estos pacientes y también para mejorar la tolerancia al ejercicio con el uso de fármacos como nebivolol, ranolazina y calcioantagonistas, o con estrategias de rehabilitación cardíaca (actividad física y entrenamiento físico) (Pavasini et al., 2024).

La función microvascular coronaria se puede evaluar con técnicas invasivas como coronariografía y uso de guías de termodilución o guías Doppler, y de forma no invasiva mediante angiotomografía coronaria, resonancia magnética cardíaca o tomografía por emisión de positrones valorando la perfusión miocárdica (Scarsini et al., 2023; Tonet et al., 2021).

En conclusión, el manejo de las alteraciones de la irrigación coronaria durante el envejecimiento constituye un importante reto debido a los datos limitados en la literatura y los pocos estudios aleatorizados existentes. Las decisiones en cuanto al tratamiento deben ser tomadas por un equipo multidisciplinario que incluya diferentes especialidades médicas y enfermería y a los principales cuidadores de estos pacientes. El objetivo de un tratamiento farmacológico o invasivo tiene que equilibrarse entre la expectativa de vida, la calidad de vida y las prioridades del paciente. Estos pacientes no deben excluirse de las estrategias de tratamiento rutinarias en pacientes con enfermedad coronaria y se ha de tener en cuenta la presencia de síntomas persistentes a pesar de un tratamiento médico óptimo.

Referencias bibliográficas

ALEXANDER, K. P., L. K. NEWBY, C. P. CANNON, P. W. ARMSTRONG, W. B. GIBLER, M. W. RICH et al. (2007): «Acute coronary care in the elderly, part I: Non-ST-segment-elevation acute coronary syndromes: a scientific statement for healthcare professionals from the American Heart Association Council on Clinical Cardiology: in collaboration with the Society of Geriatric Cardiology», *Circulation* 115, pp. 2549-2569.

BRIEGER, D., K. A. EAGLE, S. G. GOODMAN, P. G. STEG, A. BUDAJ, K. WHITE et al. (2004): «Acute coronary syndromes without chest pain, an underdiagnosed and undertreated high-risk group: insights from the Global Registry of Acute Coronary Events», *Chest* 126, pp. 461-469.

BUENO, H., A. BETRIU, M. HERAS, J. J. ALONSO, A. CEQUIER, E. J. GARCÍA et al. (2011): «Primary angioplasty vs. fibrinolysis in very old patients with acute myocardial infarction: TRIANA (TRatamiento del Infarto Agudo de miocardio eN Ancianos) randomized trial and pooled analysis with previous studies», *Eur Heart J* 32, pp. 51-60.

BYRNE, R. A., X. ROSSELLÓ, J. J. COUGHLAN, E. BARBATO, C. BERRY, A. CHIEFFO et al. (2024): «2023 ESC Guidelines for the management of acute coronary syndromes», *Eur Heart J Acute Cardiovasc Care* 13, pp. 55-161.

CHUNG, S. C., M. A. HLATKY, D. FAXON, K. RAMANATHAN, D. ADLER, A. MOORADIAN et al. (2011): «The effect of age on clinical outcomes and health status BARI 2D (Bypass Angioplasty Revascularization Investigation in Type 2 Diabetes)», *J Am Coll Cardiol* 58, pp. 810-819.

DAI, X., J. BUSBY-WHITEHEAD, D. E. FORMAN y K. P. ALEXANDER (2016): «Stable ischemic heart disease in the older adults», *J Geriatr Cardiol* 13, pp. 109-114.

FIHN, S. D., J. M. GARDIN, J. ABRAMS, K. BERRA, J. C. BLANKENSHIP, A. P. DALLAS et al. (2012): «2012 ACCF/AHA/ACP/AATS/PCNA/SCAI/STS Guideline for the diagnosis and management of patients with stable ischemic heart disease: a report of the American College of Cardiology Foundation/American Heart Association Task Force on Practice Guidelines, and the American College of Physicians, American Association for Thoracic Surgery, Preventive Cardiovascular Nurses Association, Society for Cardiovascular Angiography and Interventions, and Society of Thoracic Surgeons», *J Am Coll Cardiol* 60, pp. e44-164.

FLEISCHMANN, K. E. (2003): «Noninvasive cardiac testing in the geriatric patient», *Am J Geriatr Cardiol* 12 pp. 28-32.

GAGGIN, H. K., Y. LIU, A. LYASS, R. R. J. VAN KIMMENADE, S. R. MOTIWALA, N. P. KELLY et al. (2017): «Incident Type 2 Myocardial Infarction in a Cohort of Patients Undergoing Coronary or Peripheral Arterial Angiography», *Circulation* 135, pp. 116-127.

GAUR, A., F. CARR y D. WARRINER (2024): «Cardiogeriatrics: the current state of the art», *Heart Br Card Soc* 10, pp. 933-939.

HILLIER, E., J. COVONE, K. FISCHER, H. Y. CHEN, T. HAFYANE y M. G. FRIEDRICH (2023): «Microvascular Dysfunction as a Possible Link Between Heart Failure and Cognitive Dysfunction», *Circ Heart Fail* 16, pp. e010117.

HØJSTRUP, S., K. W. HANSEN, U. TALLERUPHUUS, L. MARNER, S. GALATIUS, M. RAUF et al. (2023): «Coronary Microvascular Disease Assessed by 82-Rubidium Positron Emission Tomography Myocardial Perfusion Imaging Is Associated With Small Vessel Disease of the Kidney and Brain», *J Am Heart Assoc* 12, pp. e028767.

INE (2024): «Esperanza de vida», en línea: <https://www.ine.es/ss/Satelli te?L=es_ES&c=INESeccion_C&cid=1259926380048&p=12547351106 72&pagename=ProductosYServicios%2FPYSLayout&param1=PYSDe talle&param3=1259924822888>.

KUNADIAN, V., B. BAWAMIA, A. MAZNYCZKA, A. ZAMAN y W. QIU (2015): «Outcomes following primary percutaneous coronary intervention in the setting of cardiac arrest: a registry database study», *Eur Heart J Acute Cardiovasc Care* 4, pp. 6-15.

KUNADIAN, V., W. QIU, P. LUDMAN, S. REDWOOD, N. CURZEN, R. STABLES et al. (2014): «Outcomes in patients with cardiogenic shock following percutaneous coronary intervention in the contemporary era: an analysis from the BCIS database (British Cardiovascular Intervention Society)», *JACC Cardiovasc Interv* 7, pp. 1374-1385.

MADHAVAN, M. V., B. J. GERSH, K. P. ALEXANDER, C. B. GRANGER y G. W. STONE (2018): «Coronary Artery Disease in Patients ≥80 Years of Age», *J Am Coll Cardiol* 71, pp. 2015-2040.

MCCARTHY, C. P., D. KOLTE, K. F. KENNEDY, M. VADUGANATHAN, J. H. WASFY, J. L. JANUZZI (2021): «Patient Characteristics and Clinical Outcomes of Type 1 Versus Type 2 Myocardial Infarction», *J Am Coll Cardiol* 77, pp. 848-857.

MEJÍA-RENTERÍA, H., A. TRAVIESO, J. A. MATÍAS-GUIU, M. YUS, C. ESPEJO-PAERES, F. FINOCCHIARO et al. (2023): «Coronary microvascular dysfunction is associated with impaired cognitive function: the Cerebral-Coronary Connection study (C3 study)», *Eur Heart J* 44, pp. 113-25.

NGUYEN, D. D., J. A. SPERTUS, K. P. ALEXANDER, J. D. NEWMAN, J. A. DODSON, P. G. JONES et al. (2023): «Health Status and Clinical Outcomes in Older Adults With Chronic Coronary Disease: The ISCHEMIA Trial», *J Am Coll Cardiol* 81, pp. 1697-1709.

O'ROURKE, M. F., M. E. SAFAR y V. DZAU (2010): «The Cardiovascular Continuum extended: aging effects on the aorta and microvasculature», *Vasc Med Lond Engl* 15, pp. 461-468.

PAVASINI, R., S. BISCAGLIA, V. KUNADIAN, A. HAKEEM y G. CAMPO (2024): «Coronary artery disease management in older adults: revascularization and exercise training», *Eur Heart J* 4 pp. 2811-23.

PUTOT, A., S. PUTOT, F. CHAGUÉ, Y. COTTIN, M. ZELLER y P. MANCKOUNDIA (2022): «New horizons in Type 2 myocardial infarction: pathogenesis, assessment and management of an emerging geriatric disease», *Age Ageing* 51, pp. afac085.

RAJAI, N., A. AHMAD, T. TOYA, J. D. SARA, J. HERRMANN, L. O. LERMAN et al. (2023): «Coronary microvascular dysfunction is an independent predictor of developing cancer in patients with non-obstructive coronary artery disease», *Eur J Prev Cardiol* 30, pp. 209-216.

SCARSINI, R., G. CAMPO, L. DI SERAFINO, S. ZANON, F. RUBINO, G. MONIZZI et al. (2023): «FullPhysiology: a systematic step-by-step guide to implement intracoronary physiology in daily practice», *Minerva Cardiol Angiol* 71, pp. 504-514.

SOUZA, A. C. D. A. H., M. H. ROSENTHAL, F. A. MOURA, S. DIVAKARAN, M. T. OSBORNE, J. HAINER et al. (2024): «Body Composition, Coronary

Microvascular Dysfunction, and Future Risk of Cardiovascular Events Including Heart Failure», *JACC Cardiovasc Imaging* 17, pp. 179-191.

TEGN, N., M. ABDELNOOR, L. AABERGE, K. ENDRESEN, P. SMITH, S. AAKHUS et al. (2016): «Invasive versus conservative strategy in patients aged 80 years or older with non-ST-elevation myocardial infarction or unstable angina pectoris (After Eighty study): an open-label randomised controlled trial», *Lancet Lond Engl* 387, pp. 1057-1065.

TEO, K. K., S. P. SEDLIS, W. E. BODEN, R. A. O'ROURKE, D. J. MARON, P. M. HARTIGAN et al. (2009): «Optimal medical therapy with or without percutaneous coronary intervention in older patients with stable coronary disease: a pre-specified subset analysis of the COURAGE (Clinical Outcomes Utilizing Revascularization and Aggressive druG Evaluation) trial», *J Am Coll Cardiol* 54, pp. 1303-1308.

TIME INVESTIGATORS. (2001): «Trial of invasive versus medical therapy in elderly patients with chronic symptomatic coronary-artery disease (TIME): a randomised trial», *Lancet Lond Engl* 358, pp. 951-957.

TOMANIAK, M., Y. KATAGIRI, R. MODOLO, R. DE SILVA, R. Y. KHAMIS, C. V. BOURANTAS et al. (2020): «Vulnerable plaques and patients: state-of-the-art», *Eur Heart J* 41, pp. 2997-3004.

TONET, E., G. POMPEI, E. FARAGASSO, A. COSSU, R. PAVASINI, G. PASSARINI et al. (2021): «Coronary Microvascular Dysfunction: PET, CMR and CT Assessment», *J Clin Med* 10, pp. 1848.

VAN DE HOEF, T. P., M. ECHAVARRÍA-PINTO, M. MEUWISSEN, V. E. STEGEHUIS, J. ESCANED y J. J. PIEK (2020): «Contribution of Age-Related Microvascular Dysfunction to Abnormal Coronary: Hemodynamics in Patients With Ischemic Heart Disease», *JACC Cardiovasc Interv* 13, pp. 20-29.

VAN VEELEN, A., N. M. R. VAN DER SANGEN, R. DELEWI, M. A. M. BEIJK, J. P. S. HENRIQUES y B. E. P. M. CLAESSEN (2022): «Detection of Vulnerable Coronary Plaques Using Invasive and Non-Invasive Imaging Modalities», *J Clin Med* 11, p. 1361.

PARTE 3
EFECTOS DEL EJERCICIO FÍSICO
SOBRE EL CORAZÓN

9. Tipos de ejercicio y cuantificación de la intensidad

Fernando Millán-Domingo
María Carmen Gómez-Cabrera

Índice del capítulo

1. Introducción

El entrenamiento físico regular afecta prácticamente a todas las células y los órganos del cuerpo. Los efectos acumulativos de cada sesión de ejercicio mejoran tanto la salud como el rendimiento de una manera específica para cada tejido.

Los fisiólogos del ejercicio han estudiado la respuesta fisiológica a la actividad física, el ejercicio, el deporte y la competición atlética, mientras que en el ámbito de la práctica clínica se utilizan el entrenamiento y la prescripción de ejercicio en la prevención y rehabilitación de enfermedades agudas y crónicas.

El entrenamiento físico es una intervención primaria clínicamente probada y rentable que puede retrasar, y en muchos casos prevenir, hasta más de 26 patologías: enfermedades psiquiátricas (depresión, ansiedad, estrés, esquizofrenia), enfermedades neurológicas (demencia, enfermedad de Parkinson, esclerosis múltiple), enfermedades metabólicas (obesidad, hiperlipidemia, síndrome metabólico, síndrome de ovario poliquístico, diabetes tipo 2, diabetes tipo 1), enfermedades cardiovasculares (hipertensión, enfermedad coronaria, insuficiencia cardíaca, apoplejía cerebral y claudicación intermitente), enfermedades pulmonares (enfermedad pulmonar obstructiva crónica, asma, fibrosis quística), trastornos musculoesqueléticos (osteoartritis, osteoporosis, dolor de espalda, artritis reumatoide) y distintos tipos de cáncer.

En este capítulo repasaremos los distintos tipos de ejercicios, así como aspectos relativos a la cuantificación de su intensidad, en el contexto del envejecimiento.

2. Concepto de actividad física, ejercicio físico y deporte

Consideramos actividad física cualquier acción fisiológica y voluntaria del aparato locomotor que implica un gasto energético mayor que el gasto metabólico basal.

El ejercicio físico es un concepto que se engloba dentro del término de actividad física y que se caracteriza por ser no competitivo ni reglado, por realizarse con objeto de obtener un desarrollo físico y/o psíquico armónico, como actividad educativa, como juego, para mantener la salud o con fines terapéuticos.

Por último, el deporte es una actividad física competitiva, reglamentada por normas institucionales y cuya práctica supone entrenamiento.

3. Tipos de ejercicio

Como hemos comentado en la introducción, las personas que cumplen con las recomendaciones actuales de actividad física tienen una reducción del riesgo asociado a múltiples patologías crónicas. Las recomendaciones actuales establecen que los adultos deben realizar entre 150 y 300 minutos de ejercicio de intensidad moderada (por ejemplo, caminar) o entre 75 y 150 minutos de ejercicio de intensidad vigorosa (por ejemplo, correr) por semana. Esto debe incorporar múltiples componentes, incluidas actividades cardiorrespiratorias, fortalecimiento muscular y actividades relacionadas con el equilibrio. Al prescribir un programa de ejercicios se han de considerar diversas variables, incluidas la intensidad, la duración, la frecuencia, la recuperación entre sesiones, la hora del día, las variantes genéticas y el sexo, ya que todas influirán en el resultado adaptativo. La variable que más va a influir en el éxito de un programa de ejercicio es la intensidad. Su determinación es importante y en la tabla 9.1 se recogen los principales métodos para hacerlo.

TABLA 9.1
Métodos para determinar la intensidad del ejercicio

Método	*Tipo de variable*	*Descripción*	*Fórmula/Ejemplo*
Frecuencia cardíaca máxima (FCmáx)	FCmáx	La frecuencia cardíaca máxima que una persona puede alcanzar en un esfuerzo máximo	Fórmula general: 220 - edad
Frecuencia cardíaca en reposo (FCreposo)	FCreposo	La frecuencia cardíaca medida en reposo absoluto, generalmente al despertar	Medición directa con pulsómetro al despertar
Reserva de frecuencia cardíaca (FCreserva)	FCmáx y FCreposo	Diferencia entre la FCmáx y la FCreposo, utilizada para calcular intensidades más precisas	FCreserva = FCmáx - FCreposo
Frecuencia cardíaca de entrenamiento (FCentreno)	FCmáx, FCreposo, FCreserva	Frecuencia cardíaca objetivo según la intensidad del ejercicio	FCentreno = FCreposo + % intensidad × FCreserva (método Karvonen)
% de FCmáx	FCmáx	Determina la intensidad del ejercicio como un porcentaje de la FCmáx	% FCmáx = (FCactual / FCmáx) × 100
Zona de frecuencia cardíaca	FCmáx y FCreposo	Rangos establecidos para diferentes intensidades de ejercicio (ej.: moderado, vigoroso)	Ejemplo: 50-70 % FCmáx (moderado), 70-85 % FCmáx (intenso)

TABLA 9.1 (*Cont.*)
Métodos para determinar la intensidad del ejercicio

Método	Tipo de variable	Descripción	Fórmula/Ejemplo
Variabilidad de la frecuencia cardíaca (VFC)	Intervalos RR (ECG o pulsómetro)	Cambios en el tiempo entre latidos sucesivos, indicador de recuperación y estrés fisiológico	Medición mediante dispositivos avanzados o ECG
Frecuencia cardíaca de recuperación (FCR)	FC después del ejercicio	Ritmo al que disminuye la frecuencia cardíaca tras el ejercicio, que indica la capacidad de recuperación	Medir FC 1 minuto después de detener el ejercicio; una recuperación de >12 lpm es favorable
Pico de frecuencia cardíaca (FCpico)	FCmáx durante el ejercicio	La frecuencia cardíaca máxima registrada durante una sesión de ejercicio	Medición directa con pulsómetro o ECG
Relación de esfuerzo cardiovascular (REC)	FC en diferentes intensidades	Ratio entre FC en reposo y FC durante el ejercicio, útil para valorar la capacidad aeróbica	REC = FCejercicio / FCreposo

3.1 *Entrenamiento de fuerza*

El entrenamiento de fuerza consiste en la repetición de contracciones dinámicas excéntricas (elongación muscular) o concéntricas (acortamiento muscular) contra una resistencia externa e isométricas (sin elongación o acortamiento muscular). Este método es eficaz para aumentar tanto la masa muscular esquelética como la fuerza. La frecuencia, la intensidad (definida como el porcentaje de la carga máxima que una persona puede levantar, expresada como porcentaje del máximo de una repetición, 1RM) y el volumen total (número de veces que un grupo muscular específico es entrenado por semana) están interrelacionados y son determinantes clave en la adaptación a los protocolos de entrenamiento de fuerza (Smith et al., 2023).

En cuanto al volumen, en individuos jóvenes, la hipertrofia óptima suele lograrse con un volumen semanal de 12 a 20 series, distribuyendo la frecuencia de ejercicios según las preferencias individuales para manejar eficazmente las cargas de entrenamiento (Smith et al., 2023). No obstante, con el envejecimiento, la capacidad de síntesis proteica se reduce, aumentando su degradación y causando una disminución del tejido muscular (Francaux y Deldicque, 2018). Para mitigar esta atrofia asociada a la edad, diversas intervenciones con entrenamiento de fuerza y suplementación nutricional han mostrado beneficios en la composición corporal y el aumento de masa muscular (Aas et al., 2020; Lichtenberg et al., 2019).

La evidencia científica sugiere que, para promover la hipertrofia en adultos mayores, se recomiendan 2 o 3 series de 8 a 10 repeticiones para 6-8 grupos musculares, con una frecuencia de tres días por semana (Izquierdo et al., 2021).

Respecto a la intensidad, se pueden obtener ganancias equivalentes en masa muscular con independencia de la intensidad de carga (<30 % 1RM a ≥80 % 1RM) siempre que las series se realicen cerca del fallo muscular (incapacidad para completar la parte concéntrica de un movimiento). Tanto aumentar el número de repeticiones con una carga fija como incrementar la carga para un número fijo de repeticiones son estrategias viables para promover la hipertrofia muscular en jóvenes. Sin embargo, en personas mayores se recomienda una intensidad entre el 70 y el 80 % de 1RM (Izquierdo et al., 2021).

El entrenamiento de fuerza es una intervención eficaz para retrasar el inicio de la fragilidad y la sarcopenia (Nascimento et al., 2019), mejorando el equilibrio, la fuerza muscular y la capacidad funcional. La práctica regular de ejercicios de fuerza contrarresta la pérdida muscular asociada a la edad y puede incluso favorecer la formación de nuevo tejido muscular (Lim y Kang, 2023; Peterson et al., 2010). Esto se asocia con un menor riesgo de caídas, lo que reduce la probabilidad de fracturas y discapacidades (Daryanti Saragih et al., 2021).

Los efectos a largo plazo del entrenamiento de fuerza incluyen mejoras en las actividades de la vida diaria y mayor independencia. Esta independencia funcional contribuye a una mayor calidad de vida y disminuye la carga económica del cuidado y los costes en salud asociados a la fragilidad (Talar et al., 2021).

Un metaanálisis de Giné-Garriga et al. confirmó que las intervenciones con entrenamiento de fuerza generan mejoras significativas en la fuerza muscular y la movilidad en ancianos frágiles (Giné-Garriga et al., 2014). Estos hallazgos subrayan el papel del entrenamiento de fuerza en el abordaje de la fragilidad y la sarcopenia, así como en la gestión de diabetes, síndrome metabólico y enfermedades crónicas (Tuomilehto et al., 2001).

El estudio liderado por Fiatarone en los años noventa demostró que el entrenamiento de fuerza puede inducir hipertrofia muscular incluso en adultos mayores (Fiatarone et al., 1990). Este hallazgo desafió la creencia de que la pérdida muscular relacionada con la edad era irreversible y destacó la capacidad adaptativa del tejido muscular. Estudios recientes han demostrado que el entrenamiento de fuerza incrementa la masa muscular en adultos mayores frágiles y que es una estrategia segura para esta población (Blocquiaux et al., 2020; Syed-Abdul, 2021).

Desde una perspectiva molecular, el ejercicio de fuerza aumenta la sensibilidad de los músculos a los aminoácidos mediante la activación del factor de transcripción 4 y el objetivo mecanicista de la rapamicina (mTOR) (Smith et al., 2023), sensibilizando el tejido muscular a los aminoácidos durante uno o dos días tras el ejercicio (D'Hulst et al., 2022). Incrementar la ingesta diaria de proteínas dietéticas ≥1,2-1,6 g por kg de masa corporal complementa modestamente la respuesta hipertrófica al entrenamiento de fuerza.

La seguridad es fundamental al implementar el entrenamiento de fuerza en individuos frágiles. Un estudio de Serra-Rexach y su equipo enfatizó la importancia de realizar programas supervisados para maximizar beneficios y minimizar riesgos (Serra-Rexach et al., 2011). Además, la adherencia a estos programas mejora significativamente la fuerza muscular y la función física, destacando la relevancia del apoyo social y los regímenes personalizados para garantizar el éxito de estas intervenciones (Beauchamp et al., 2018; Dent et al., 2019).

3.1.1 Impacto del entrenamiento de fuerza sobre la salud cardiovascular

El entrenamiento de fuerza es una actividad física que no solo mejora la masa muscular, sino que también ofrece beneficios significativos para la salud cardiovascular. Este tipo de ejercicio ayuda a reducir la presión arterial al mejorar la elasticidad de los vasos sanguíneos y promover una mejor circulación. Además, fortalece el corazón, disminuyendo el esfuerzo necesario para bombear la sangre, y favorece la regulación de los niveles de glucosa en sangre, lo que reduce el riesgo de desarrollar enfermedades metabólicas. También incrementa la densidad capilar en los músculos, mejorando el suministro de oxígeno y nutrientes al tejido corporal. Estos beneficios no solo contribuyen a prevenir enfermedades como la hipertensión y la arteriosclerosis, sino que también potencian la calidad de vida a largo plazo (Edwards et al., 2023).

Además, aumenta la sensibilidad a la insulina, lo que contribuye a regular los niveles de azúcar en sangre y prevenir enfermedades metabólicas como la diabetes tipo 2, un factor de riesgo para problemas cardíacos (Reddy et al., 2019). Este efecto es clave para mejorar el metabolismo energético y proteger órganos como el páncreas. Asimismo, favorece la reducción de la inflamación sistémica, un factor asociado al desarrollo de enfermedades cardiovasculares y otros trastornos crónicos como la artritis o el síndrome metabólico. La disminución de la inflamación también mejora la función endotelial, promoviendo una mejor salud vascular y reduciendo el riesgo de formación de placas ateroscleróticas. Estos efectos combinados hacen del entrenamiento de fuerza una herramienta esencial en la prevención de diversas patologías crónicas (Despeghel et al., 2021).

3.2 *Entrenamiento cardiorrespiratorio*

El entrenamiento cardiorrespiratorio, también conocido como ejercicio de resistencia o aeróbico, consiste en la realización continua de una actividad a intensidades bajas (<50 %), moderadas (~50-79 %) o altas (≥80 %) del consumo máximo de oxígeno ($VO_{2máx}$) (D'Hulst et al., 2022). La intensidad de este tipo de ejercicio puede ajustarse mediante diferentes métodos, incluyendo el uso de porcentajes fijos de la potencia máxima ($W_{máx}$), la frecuencia cardíaca máxima

(HR$_{máx}$), la frecuencia cardíaca de reserva (HRR) o, como se mencionó anteriormente, el VO$_{2máx}$ (Smith et al., 2023).

En el caso de las personas mayores, generalmente se recomienda realizar ejercicio aeróbico de 3 a 7 días por semana, con una intensidad entre el 55 y el 70 % de HRR y un volumen de 20 a 60 minutos por sesión (Izquierdo et al., 2021). Sin embargo, en los últimos años, el ejercicio cardiorrespiratorio de alta intensidad ha ganado popularidad, dividiéndose en dos categorías principales: el ejercicio interválico de alta intensidad (≥80 % de VO$_{2máx}$) y el ejercicio interválico tipo esprint (intervalos supra máximos o «al máximo»). Ambos métodos implican periodos de esfuerzo de alta intensidad intercalados con periodos de recuperación activa de baja intensidad (Bishop et al., 2019) (véase fig. 9.1).

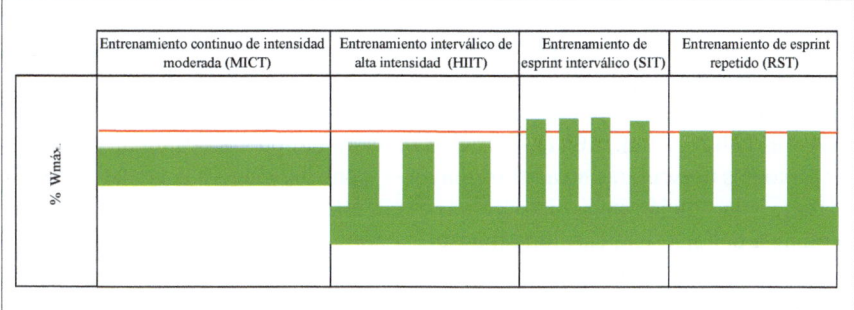

Fig. 9.1 Tipos de entrenamiento cardiorrespiratorio.

Los estudios comparativos sugieren que el entrenamiento cardiorrespiratorio de alta intensidad es tan eficaz o más que el entrenamiento a intensidades moderadas para aumentar el VO$_{2máx}$, requiriendo además menos volumen de entrenamiento para lograrlo (Smith et al., 2023). El VO$_{2máx}$ es un indicador clave de la capacidad cardiorrespiratoria y se ha establecido como un predictor independiente de la mortalidad por todas las causas, tanto en hombres jóvenes como en mayores (Kokkinos et al., 2010). La relación entre el VO$_{2máx}$ y la supervivencia es directa y gradual, observándose mayores beneficios en aquellos con una mayor capacidad de ejercicio.

Dado que el tiempo dedicado al ejercicio tiende a disminuir con la edad, muchas veces por la percepción de falta de tiempo, los ejercicios que alternan periodos intensos con recuperación activa resultan particularmente interesantes para las personas mayores (Bernier et al., 2022). Debido a las adaptaciones específicas que inducen los distintos protocolos de entrenamiento, tanto en términos de salud como de rendimiento, se recomienda combinar el ejercicio de resistencia, el ejercicio interválico de alta intensidad y el tipo esprint para maximizar los efectos beneficiosos (Hughes et al., 2018).

Por ejemplo, el entrenamiento cardiorrespiratorio moderado mejora el control glucémico a largo plazo (disminución de la hemoglobina glucosilada A1c)

(García-Hermoso et al., 2023), mientras que los ejercicios de alta intensidad y tipo esprint mejoran la función endotelial en mayor medida. Además, se observan diferencias entre los subtipos de entrenamiento interválico: ocho semanas de entrenamiento de alta intensidad mejoran el volumen sistólico cardíaco, el $VO_{2máx}$ y el rendimiento en distancias largas (3 km) (Chovanec y Gröpel, 2020). Por el contrario, un periodo equivalente de entrenamiento tipo esprint potencia la capacidad anaeróbica y el rendimiento en pruebas cortas (300 m) (Sandford et al., 2021).

Las variables de entrenamiento también pueden influir en la biogénesis mitocondrial muscular. Por ello, se recomiendan las combinaciones de ejercicios de resistencia, de alta intensidad y tipo esprint para maximizar los beneficios tanto en salud como en rendimiento. Se ha demostrado consistentemente que realizar entre 1 y 3 horas semanales de ejercicio cardiorrespiratorio de intensidad moderada o alta reduce el riesgo de mortalidad, y la incorporación de entrenamiento de fuerza al protocolo de entrenamiento aporta beneficios adicionales (Smith et al., 2023).

El entrenamiento cardiorrespiratorio también ha mostrado un notable potencial en el tratamiento y la prevención de la fragilidad y la sarcopenia en personas mayores (Zhang et al., 2021). Este tipo de ejercicio puede estimular la síntesis de proteínas musculares en adultos mayores, contribuyendo a la preservación de la masa y la función muscular (Rogeri et al., 2021). Este enfoque resalta la importancia del ejercicio cardiorrespiratorio como una intervención multifacética.

La interacción entre el entrenamiento cardiorrespiratorio, la fragilidad y la sarcopenia enfatiza la necesidad de realizar prescripciones de ejercicio individualizadas. La intensidad y la frecuencia del ejercicio deben adaptarse a las necesidades específicas de cada persona, teniendo en cuenta su nivel de aptitud física inicial, su historial médico y sus objetivos generales (Tarazona-Santabalbina et al., 2016; Viña et al., 2016). Así mismo, es esencial priorizar la seguridad en la implementación de ejercicios cardiorrespiratorios en adultos mayores. Un calentamiento adecuado, una fase de enfriamiento y prescripciones de ejercicio personalizadas son componentes cruciales para minimizar el riesgo de lesiones. La supervisión cualificada asegura que los protocolos de ejercicio estén ajustados a la capacidad y las condiciones de salud del individuo (Serra-Rexach et al., 2011).

Además, la adaptación al ejercicio cardiorrespiratorio es un proceso dinámico. Estudios como el de Hughes et al. subrayan el potencial de los adultos mayores, incluidos aquellos frágiles y sarcopénicos, para adaptarse positivamente al ejercicio con el tiempo (Hughes et al., 2018), destacando los beneficios a largo plazo de mantener un régimen consistente de ejercicio cardiorrespiratorio.

Un aspecto adaptativo clave asociado al entrenamiento regular con un componente cardiorrespiratorio es el aumento en el $VO_{2máx}$ predominantemente en individuos con niveles bajos de condición física inicial (Ashcroft et al., 2024). Las adaptaciones inducidas por el ejercicio que permiten un aumento en el $VO_{2máx}$ están asociadas a cambios fundamentalmente en el sistema cardiovascular, incluyendo un aumento en el gasto cardíaco, el volumen sanguíneo y la masa de hemoglobina (Ashcroft et al., 2024). Sin embargo, las adaptaciones a nivel muscular (de la musculatura activa) también contribuyen a mejorar la extracción de O_2, entre ellas un aumento en la densidad capilar y la función mitocondrial. Por lo tanto, los incrementos en el $VO_{2máx}$ están mediados por la mejora en la capacidad para el suministro y la extracción de O_2. Es importante destacar que los aumentos inducidos por el ejercicio en el $VO_{2máx}$ son heterogéneos y tanto el valor inicial como la capacidad de entrenamiento del $VO_{2máx}$ dependen en un 50 % de aspectos genéticos (Ashcroft et al., 2024). En deportistas de élite como los esquiadores de fondo, se reportan valores muy elevados de potencia aeróbica máxima, ~90 $mLxmin^{-1}xkg^{-1}$, que se ven favorecidos por un $VO_{2máx}$ inicial alto y un alto grado de entrenabilidad. Por lo tanto, es probable que los factores que limitan el $VO_{2máx}$ varíen entre individuos.

Después de un entrenamiento físico a largo plazo, el corazón experimenta una remodelación y un agrandamiento sustancial, una adaptación a la que a menudo se denomina «corazón de atleta» (Ashcroft et al., 2024). Los estudios transversales indican que los atletas de élite muestran hipertrofia cardíaca, así como mayores medidas de función sistólica del ventrículo derecho y función diastólica del ventrículo izquierdo y derecho (Baggish et al., 2010). Se han observado casos extremos de agrandamiento consistentes con los observados en la cardiomiopatía hipertrófica en atletas de resistencia como remeros, ciclistas y esquiadores de fondo (Ashcroft et al., 2024). Sin embargo, en individuos sin entrenamiento previo, los aumentos inducidos por el ejercicio en la masa del ventrículo izquierdo a menudo caen dentro de los rangos normales. El remodelado cardíaco después del entrenamiento físico está respaldado por evaluaciones longitudinales (2 a 12 meses), mediante las cuales se han observado aumentos en la masa del ventrículo izquierdo en personas previamente sedentarias, obesos y poblaciones atléticas (Ashcroft et al., 2024). En este sentido, se ha reportado que un entrenamiento cardiorrespiratorio (6 meses) condujo a hipertrofia cardíaca excéntrica, resultante de un aumento simultáneo de la masa ventricular izquierda y del volumen diastólico final (Spence et al., 2011). Por el contrario, el ejercicio de fuerza se asoció con un patrón de hipertrofia concéntrica resultante de un aumento en la masa ventricular pero no en el volumen (Baggish et al., 2008). Sin embargo, en comparación directa con el ejercicio cardiorrespiratorio, no se observó tal patrón después del entrenamiento de fuerza. En consecuencia, tanto el ejercicio cardiorrespiratorio como el de fuerza dan como resultado un patrón similar de hipertrofia cardíaca, aunque los efectos son más pronunciados tras entrenamiento cardiorrespiratorio (Ashcroft et al., 2024). Junto a las modificaciones estructurales, también son evidentes los cambios funcionales. En este sentido, los individuos entrenados con un ejercicio cardiorrespiratorio muestran un aumento continuo en el volumen sistólico durante el ejercicio incremental, probablemente como resultado de la función diastólica mejorada que se observa en las poblaciones atléticas (Ashcroft et al., 2024). Los mecanismos asociados con la remodelación cardíaca se han dilucidado utilizando modelos preclínicos. La remodelación del corazón inducida por el ejercicio implica alteraciones en el transcriptoma y en el proteoma cardíacos (Ashcroft et al., 2024). La hipertrofia cardíaca fisiológica está asociada con la activación de la vía de la fosfoinosítido 3-quinasa (PI3K)-Akt, que es activada por factores hipertróficos como el factor de crecimiento similar a la insulina 1 (IGF1). La remodelación cardíaca también está asociada con adaptaciones metabólicas y, en múltiples modelos preclínicos, el entrenamiento físico da como resultado la estimulación de la biogénesis mitocondrial cardíaca (Ashcroft et al., 2024).

3.3 *Entrenamiento multicomponente*

El entrenamiento multicomponente es una estrategia integral de ejercicio que combina diferentes componentes de la condición física, como el entrenamiento de fuerza, los ejercicios de equilibrio y el acondicionamiento aeróbico, en un solo programa (Izquierdo et al., 2021). Este enfoque busca abordar de manera simultánea múltiples áreas de la aptitud física, reconociendo la interconexión entre ellas y su impacto en la funcionalidad diaria, especialmente en poblaciones de adultos mayores.

Este enfoque ha demostrado consistentemente su capacidad para aumentar la masa y la fuerza muscular cuando incluye un incremento gradual en la intensidad y el volumen del ejercicio. La fuerza muscular es un factor clave para prevenir la dependencia funcional y mejorar la capacidad de realizar actividades de la vida diaria, como caminar, levantarse de una silla o cargar objetos (Cadore et al., 2014). Los programas estructurados de actividad física que incluyen ejercicios de resistencia progresiva han resultado efectivos en la reducción de la discapacidad relacionada con la fragilidad y en la mejora de la calidad de vida en adultos mayores (Millan-Domingo et al., 2022). Esto resulta especialmente importante en un contexto de envejecimiento poblacional donde la pérdida de masa muscular (sarcopenia) es una de las principales causas de deterioro físico (Tarazona-Santabalbina et al., 2016).

Además, el ejercicio multicomponente mejora el equilibrio y la movilidad. Los ejercicios de equilibrio son esenciales para la prevención de caídas, particularmente en personas frágiles, que tienen un mayor riesgo de sufrir lesiones graves asociadas a estas, como fracturas de cadera (Espejo-Antúnez et al., 2020). La combinación de actividades que fortalecen el tren inferior y ejercicios específicos de equilibrio ayuda a optimizar el control postural y la estabilidad dinámica, factores esenciales para prevenir caídas y mantener la independencia. Diversos estudios han demostrado que la integración de ejercicios de fuerza, de equilibrio y de acondicionamiento aeróbico conduce a mejoras significativas en la capacidad funcional y el equilibrio de adultos mayores frágiles (García-Molina et al., 2018; Losa-Reyna et al., 2019).

El entrenamiento multicomponente también optimiza la condición cardiorrespiratoria y cardiovascular, dos áreas fundamentales para la salud general. Una mejor salud cardiovascular contribuye a una mayor función física general y puede reducir el riesgo de enfermedades crónicas asociadas a la fragilidad y la sarcopenia, como la hipertensión, la diabetes tipo 2 y las enfermedades cardiovasculares (Izquierdo et al., 2021). La inclusión de ejercicios aeróbicos en programas multicomponentes ayuda a mejorar el $VO_{2máx}$ y se asocia con una menor incidencia de mortalidad por todas las causas.

Los estudios sugieren que los programas de ejercicio multicomponente con una duración de 24 semanas o más ofrecen los resultados más favorables, tanto en términos de fuerza y equilibrio como en la reducción del riesgo de caídas (Furtado et al., 2020). La adherencia a largo plazo es crucial, ya que permite consolidar las adaptaciones fisiológicas y funcionales logradas. En este sentido, los programas multicomponentes han demostrado no solo reducir el riesgo de caídas, sino también mejorar la confianza en las propias capacidades físicas, un aspecto fundamental para mantener la independencia en la vejez (Cadore et al., 2014; Tarazona-Santabalbina et al., 2016).

Además, contribuyen a reducir la presión arterial al mejorar la elasticidad de los vasos sanguíneos y promover una mejor circulación. La inclusión de ejercicios de fuerza ayuda a regular los niveles de azúcar en sangre y aumenta la sensibilidad a la insulina, reduciendo el riesgo de diabetes tipo 2, un importante factor de riesgo cardiovascular. Por otro lado, los ejercicios de equilibrio y flexibilidad disminuyen el estrés crónico, lo que también beneficia al sistema cardiovascular al reducir los niveles de cortisol, una hormona relacionada con la hipertensión.

Para maximizar los beneficios del entrenamiento multicomponente, es esencial diseñar programas individualizados que consideren el nivel inicial de condición física, las limitaciones funcionales y los objetivos específicos de cada persona. Un enfoque escalonado, que comience con ejercicios de baja intensidad y progrese gradualmente, garantiza la seguridad y fomenta la adherencia. Además, la supervisión profesional cualificada es fundamental para ajustar las cargas de entrenamiento, prevenir lesiones y promover un entorno de ejercicio seguro y motivador.

Referencias bibliográficas

AAS, S. N., O. SEYNNES, H. B. BENESTAD y T. RAASTAD (2020): «Strength training and protein supplementation improve muscle mass, strength, and function in mobility-limited older adults: a randomized controlled trial», *Aging Clin Exp Res* 32, pp. 605-616. DOI: 10.1007/S40520-019-01234-2.

ASHCROFT, S. P., B. STOCKS, B. EGAN y J. R. ZIERATH (2024): «Exercise induces tissue-specific adaptations to enhance cardiometabolic health», *Cell Metabolism* 36, pp. 278-300. DOI: https://doi.org/10.1016/J.CMET.2023.12.008.

BAGGISH, A. L., F. WANG, R. B. WEINER, J. M. ELINOFF, F. TOURNOUX, A. BOLAND et al. (2008): «Training-specific changes in cardiac structure and function: a prospective and longitudinal assessment of competitive athletes», *J Appl Physiol (Bethesda, Md. 1985)* 104, pp. 1121-1128. DOI: https://doi.org/10.1152/JAPPLPHYSIOL.01170.2007.

BAGGISH, A. L., K. YARED, R. B. WEINER, F. WANG, R. DEMES, M. H. PICARD et al. (2010): «Differences in cardiac parameters among elite rowers and subelite rowers», *Med Sci Sports Exerc* 42, pp. 1215-1220. DOI: https://doi.org/10.1249/MSS.0B013E3181C81604.

BEAUCHAMP, M. R., G. RUISSEN, W. L. DUNLOP, P. A. ESTABROOKS, S. M. HARDEN, S. A. WOLF et al. (2018): «Group-based physical activity for older adults (GOAL) randomized controlled trial: Exercise adherence outcomes», *Health Psychol* 37, pp. 451-461. DOI: https://doi.org/10.1037/HEA0000615.

BERNIER, M., I. N. ENAMORADO, M. C. GÓMEZ-CABRERA, M. CALVO-RUBIO, J. A. GONZÁLEZ-REYES, N. L. PRICE et al. (2022): «Age-dependent impact of two exercise training regimens on genomic and metabolic remodeling in skeletal muscle and liver of male mice», *NPJ Aging* 8, pp. 1-18. DOI: https://doi.org/10.1038/s41514-022-00089-8.

BISHOP, D. J., J. BOTELLA, A. J. GENDERS, M. J. C. LEE, N. J. SANER, J. KUANG et al. (2019): «High-Intensity Exercise and Mitochondrial Biogenesis: Current Controversies and Future Research Directions», *Physiology (Bethesda, Md.)* 34, pp. 56-70. DOI: https://doi.org/10.1152/PHYSIOL.00038.2018.

BLOCQUIAUX, S., T. GORSKI, E. VAN ROIE, M. RAMAEKERS, R. VAN THIENEN, H. NIELENS et al. (2020): «The effect of resistance training, detraining and retraining on muscle strength and power, myofibre size, satellite cells and myonuclei in older men», *Exp Gerontol* 133, pp. 110860. DOI: https://doi.org/10.1016/J.EXGER.2020.110860.

CADORE, E. L., A. CASAS-HERRERO, F. ZAMBOM-FERRARESI, F. IDOATE, N. MILLOR, M. GÓMEZ et al. (2014): «Multicomponent exercises including muscle power training enhance muscle mass, power output, and functional outcomes in institutionalized frail nonagenarians», *AGE* 36, pp. 773-785. DOI: https://doi.org/10.1007/s11357-013-9586-z.

CADORE, E. L., R. S. PINTO, Á. REISCHAK-OLIVEIRA y M. IZQUIERDO (2018): «Explosive type of contractions should not be avoided during resistance training in elderly», *Exp Gerontol* 102, pp. 81-83. DOI: https://doi.org/10.1016/J.EXGER.2017.12.003.

CHO, Y. H., O. MOHAMED, B. WHITE, S. SINGH-CARLSON y V. KRISHNAN (2018): «The effects of a multicomponent intervention program on clinical outcomes associated with falls in healthy older adults», *Aging Clin Exp Res* 30, pp. 1101-1110. DOI: https://doi.org/10.1007/s40520-018-0895-z.

CHOVANEC, L. y P. GRÖPEL (2020): «Effects of 8-week endurance and resistance training programmes on cardiovascular stress responses, life stress and coping», *J Sports Sci* 38, pp. 1699-1707. DOI: https://doi.org/10.1080/02640414.2020.1756672.

DARYANTI SARAGIH, I., I. S. SARAGIH, S. O. BATUBARA, Y. P. YANG y C. J. LIN (2022): «Effects of resistance bands exercise for frail older adults: A systematic review and meta-analysis of randomised controlled studies», *J Clin Nurs* 31, pp. 43-61. DOI: https://doi.org/10.1111/JOCN.15950.

DENT, E., J. E. MORLEY, A. J. CRUZ-JENTOFT, L. WOODHOUSE, L. RODRÍ-GUEZ-MAÑAS, L. P. FRIED et al. (2019): «Physical Frailty: ICFSR International Clinical Practice Guidelines for Identification and Management»,

J Nutr Health Aging 23, pp. 771-787. DOI: https://doi.org/10.1007/S12603 -019-1273-Z.

DESPEGHEL, M., T. REICHEL, J. ZANDER, K. KRÜGER y C. WEYH, (2021): «Effects of a 6 Week Low-Dose Combined Resistance and Endurance Training on T Cells and Systemic Inflammation in the Elderly», *Cells* 10, pp. 843. DOI: https://doi.org/10.3390/CELLS10040843.

D'HULST, G., E. MASSCHELEIN y K. DE BOCK (2022): «Resistance exercise enhances long-term mTORC1 sensitivity to leucine», *Mol Metab* 66, pp. 101615 DOI: https://doi.org/10.1016/J.MOLMET.2022.101615.

EDWARDS, J. J., A. H. P. DEENMAMODE, M. GRIFFITHS, O. ARNOLD, N. J. COOPER, J. D. WILES et al. (2023): «Exercise training and resting blood pressure: a large-scale pairwise and network meta-analysis of randomised controlled trials», *Br J Sports Med* 57, pp. 1317-1326. DOI: https://doi.org/10.1136/ BJSPORTS-2022-106503.

ESPEJO-ANTÚNEZ, L., J. M. PÉREZ-MÁRMOL, M. A. CARDERO-DURÁN, J. V. TOLEDO-MARHUENDA y M. ALBORNOZ-CABELLO (2020): «The Effect of Proprioceptive Exercises on Balance and Physical Function in Institutionalized Older Adults: A Randomized Controlled Trial», *Arch Phys Med Rehabil* 101, pp. 1780-1788. DOI: https://doi.org/10.1016/J .APMR.2020.06.010.

FIATARONE, M. A., E. C. MARKS, N. D. RYAN, C. N. MEREDITH, L. A. LIPSITZ y W. J. EVANS (1990): «High-Intensity Strength Training in Nonagenarians: Effects on Skeletal Muscle», *JAMA* 263, pp. 3029-3034. DOI: https://doi .org/10.1001/JAMA.1990.03440220053029.

FRAGALA, M. S., E. L. CADORE, S. DORGO, M. IZQUIERDO, W. J. KRAEMER, M. D. PETERSON et al. (2019): «Resistance Training for Older Adults: Position Statement From the National Strength and Conditioning Association», *J Strength Cond Res* 33, pp. 2019-2052. DOI: https://doi.org/10.1519/ JSC.0000000000003230.

FRAGALA, M. S., A. M. KENNY y G. A. KUCHEL, (2015): «Muscle quality in aging: a multi-dimensional approach to muscle functioning with applications for treatment», *Sports Med (Auckland, N.Z.)* 45, pp. 641-658. DOI: https:// doi.org/10.1007/S40279-015-0305-Z.

FRANCAUX, M. y L. DELDICQUE, (2018): «Exercise and the control of muscle mass in human», *Pflügers Archiv - Eur J Physiol* 471, pp. 397-411. DOI: https://doi.org/10.1007/S00424-018-2217-X.

FURTADO, G., A. CALDO, R. RODRIGUES, A. PEDROSA, R. NEVES, R. LETIERI et al. (2021): «Exercise-Based Interventions as a Management of Frailty Syndrome in Older Populations: Design, Strategy, and Planning», en S. Palermo (ed.): *Frailty in the Elderly - Understanding and Managing Complexity*, Londres, IntechOpen. DOI: http://dx.doi.org/10.5772/intechopen.83157.

GARCÍA-HERMOSO, A., Y. EZZATVAR, N. HUERTA-URIBE, A. M. ALONSO-MARTÍNEZ, M. J. CHUECA-GUINDULAIN, S. BERRADE-ZUBIRI et al. (2023): «Effects of exercise training on glycaemic control in youths with type 1 diabetes: A systematic review and meta-analysis of randomised controlled

trials», *Eur J Sport Sci* 23, pp. 1056-1067. DOI: https://doi.org/10.1080/174
61391.2022.2086489.

GARCÍA-MOLINA, R., M. C. RUÍZ-GRAO, A. NOGUERÓN-GARCÍA, M. MARTÍ-
NEZ-REIG, M. ESBRÍ-VÍCTOR, M. IZQUIERDO et al. (2018): «Benefits of a
multicomponent Falls Unit-based exercise program in older adults with falls
in real life», *Exp Gerontol* 110, pp. 79-85. DOI: https://doi.org/10.1016/j
.exger.2018.05.013.

GINÉ-GARRIGA, M., M. ROQUÉ-FÍGULS, L. COLL-PLANAS, M. SITJÀ-RABERT y
A. SALVÀ (2014): «Physical exercise interventions for improving performan-
ce-based measures of physical function in community-dwelling, frail older
adults: a systematic review and meta-analysis», *Arch Phys Med Rehab* 95,
pp. 753-769. DOI: https://doi.org/10.1016/J.APMR.2013.11.007.

HUGHES, D. C., S. ELLEFSEN y K. BAAR (2018): «Adaptations to Endurance and
Strength Training», *Cold Spring Harb Perspect Med* 8, pp. a029769. DOI:
https://doi.org/10.1101/CSHPERSPECT.A029769.

IZQUIERDO, M., R. A. MERCHANT, J. E. MORLEY, S. D. ANKER, I. APRAHA-
MIAN, H. ARAI et al. (2021): «International Exercise Recommendations in
Older Adults (ICFSR): Expert Consensus Guidelines», *J Nutr Health Aging*
25, pp. 824-853. DOI: https://doi.org/10.1007/S12603-021-1665-8.

JANG, I. Y., H. W. JUNG, H. PARK, C. K. LEE, S. S. YU, Y. S. LEE et al. (2018):
«A multicomponent frailty intervention for socioeconomically vulnerable
older adults: a designed-delay study», *Clin Interv Aging* 13, pp. 1799-1814.
DOI: https://doi.org/10.2147/CIA.S177018.

KOKKINOS, P., J. MYERS, C. FASELIS, D. B. PANAGIOTAKOS, M. DOUMAS,
A. PITTARAS et al. (2010): «Exercise capacity and mortality in older men:
a 20-year follow-up study», *Circulation* 122, pp. 790-797. DOI: https://doi
.org/10.1161/CIRCULATIONAHA.110.938852.

LICHTENBERG, T., S. VON STENGEL, C. SIEBER y W. KEMMLER (2019): «The
Favorable Effects of a High-Intensity Resistance Training on Sarcopenia in
Older Community-Dwelling Men with Osteosarcopenia: The Randomized
Controlled FrOST Study», *Clin Interv Aging* 14, pp. 2173-2186. DOI: https://
doi.org/10.2147/CIA.S225618.

LIM, S. T. y S. KANG, (2023): «Exercise therapy for sarcopenia and diabetes»,
World J Diabetes 14, pp. 565-572. DOI: https://doi.org/10.4239/wjd.v14
.i5.565.

LOSA-REYNA, J., I. BALTASAR-FERNÁNDEZ, J. ALCÁZAR, R. NAVARRO-CRUZ,
F. J. GARCÍA-GARCÍA, L. M. ALEGRE et al. (2019): «Effect of a short multicomponent exercise intervention focused on muscle power in frail and pre
frail elderly: A pilot trial», *Exp Gerontol* 115, pp. 114-121. DOI: https://doi
.org/10.1016/J.EXGER.2018.11.022.

MARCOS-PARDO, P. J., F. J. ORQUÍN-CASTRILLÓN, G. M. GEA-GARCÍA, R.
MENAYO-ANTÚNEZ, N. GONZÁLEZ-GÁLVEZ, R. G. S. VALE et al. (2019):
«Effects of a moderate-to-high intensity resistance circuit training on fat
mass, functional capacity, muscular strength, and quality of life in elderly:

A randomized controlled trial», *Sci Rep* 9, pp. 1-12. DOI: https://doi .org/10.1038/s41598-019-44329-6.

MILLÁN-DOMINGO, F., F. J. TARAZONA-SANTABALBINA, A. CARRETERO, G. OLASO-GONZÁLEZ, J. VIÑA y M. C. GÓMEZ-CABRERA (2022): «Real-Life Outcomes of a Multicomponent Exercise Intervention in Community-Dwe- lling Frail Older Adults and Its Association with Nutritional-Related Factors», *Nutrients* 14, pp. 5147. DOI: https://doi.org/10.3390/NU14235147.

MYERS, J., M. PRAKASH, V. FROELICHER, D. DO, S. PARTINGTON y J. E. ATWOOD (2002): «Exercise capacity and mortality among men referred for exercise testing», *New Engl J Med* 346, pp. 793-801. DOI: https://doi. org/10.1056/NEJMOA011858.

NASCIMENTO, C. M., M. INGLÉS, A. SALVADOR-PASCUAL, M. R. COMINETTI, M. C. GÓMEZ-CABRERA y J. VIÑA (2019): «Sarcopenia, frailty and their prevention by exercise», *Free Radic Biol Med* 132, pp. 42-49. DOI: https:// doi.org/10.1016/J.FREERADBIOMED.2018.08.035.

PETERSON, M. D., M. R. RHEA, A. SEN y P. M. GORDON (2010): «Resistance exercise for muscular strength in older adults: A meta-analysis», *Ageing Res Rev* 9, pp. 226-237. DOI: https://doi.org/10.1016/j.arr.2010.03.004.

PUTHOFF, M. L., K. F. JANZ y D. H. NIELSON (2008): «The relationship between lower extremity strength and power to everday walking behaviors in older adults with functional limitations», *J Geriatr Phys Ther* 31, pp. 24-31. DOI: https://doi.org/10.1519/00139143-200831010-00005.

REDDY, R., A. WITTENBERG, J. R. CASTLE, J. EL YOUSSEF, K. WINTERS-STO- NE, M. GILLINGHAM et al. (2019): «Effect of Aerobic and Resistance Exercise on Glycemic Control in Adults With Type 1 Diabetes», *Can J Diabet* 43, pp. 406-414.e1. DOI: https://doi.org/10.1016/J.JCJD.2018.08.193.

ROGERI, P. S., R. ZANELLA, G. L. MARTINS, M. D. A. GARCÍA, G. LEITE, R. LUGARESI et al. (2021): «Strategies to Prevent Sarcopenia in the Aging Pro- cess: Role of Protein Intake and Exercise», *Nutrients* 14, p. 52. DOI: https:// doi.org/10.3390/NU14010052.

SANDFORD, G. N., P. B. LAURSEN y M. BUCHHEIT (2021): «Anaerobic Speed/ Power Reserve and Sport Performance: Scientific Basis, Current Applications and Future Directions», *Sports Medicine* 51, pp. 2017-2028. DOI: https://doi. org/10.1007/S40279-021-01523-9.

SERRA-REXACH, J. A., N. BUSTAMANTE-ARA, M. HIERRO VILLARÁN, P. GONZÁLEZ GIL, M. J. SANZ IBÁÑEZ, N. BLANCO SANZ, et al. (2011): «Short-Term, Light- to Moderate-Intensity Exercise Training Improves Leg Muscle Strength in the Oldest Old: A Randomized Controlled Trial», *J Am Geriatr Soc* 59, pp. 594-602. DOI: https://doi.org/10.1111/j.1532 -5415.2011.03356.x.

SMITH, J. A. B., K. A. MURACH, K. A. DYAR y J. R. ZIERATH (2023): «Exercise metabolism and adaptation in skeletal muscle», *Nat Rev Mol Cell Biol* 24, pp. 607-632. DOI: https://doi.org/10.1038/S41580-023-00606-X.

SPENCE, A. L., L. H. NAYLOR, H. H. CARTER, C. L. BUCK, L. DEMBO, C. P. MURRAY et al. (2011): «A prospective randomised longitudinal MRI study of left ventricular adaptation to endurance and resistance exercise training in humans», *J Physiol* 589, pp. 5443-5452. DOI: https://doi.org/10.1113/ JPHYSIOL.2011.217125.

SYED-ABDUL, M. M. (2021): «Benefits of Resistance Training in Older Adults», *Curr Aging Sci* 14, pp. 5-9. DOI: https://doi.org/10.2174/18746098139992 01110192221.

TALAR, K., A. HERNÁNDEZ-BELMONTE, T. VETROVSKY, M. STEFFL, E. KAŁA-MACKA, J. COUREL-IBÁÑEZ (2021): «Benefits of Resistance Training in Early and Late Stages of Frailty and Sarcopenia: A Systematic Review and Meta-Analysis of Randomized Controlled Studies», *J Clin Med* 10, pp. 1630. DOI: https://doi.org/10.3390/JCM10081630.

TARAZONA-SANTABALBINA, F. J., M. C. GÓMEZ-CABRERA, P. PÉREZ-ROS, F. M. MARTÍNEZ-ARNAU, H. CABO, K. TSAPARAS et al. (2016): «A Multicomponent Exercise Intervention that Reverses Frailty and Improves Cognition, Emotion, and Social Networking in the Community-Dwelling Frail Elderly: A Randomized Clinical Trial», *J Am Med Dir Assoc* 17, pp. 426-433. DOI: https://doi.org/10.1016/j.jamda.2016.01.019.

TUOMILEHTO, J., J. LINDSTRÖM, J. G. ERIKSSON, T. T. VALLE, H. HÄMÄLÄI-NEN, P. ILANNE-PARIKKA et al. (2001): «Prevention of type 2 diabetes mellitus by changes in lifestyle among subjects with impaired glucose tolerance», *New Engl J Med* 344, pp. 1343-1350. DOI: https://doi.org/10.1056/ NEJM200105033441801.

VIÑA, J., L. RODRÍGUEZ-MAÑAS, A. SALVADOR-PASCUAL, F. J. TARAZO-NA-SANTABALBINA y M. C. GÓMEZ-CABRERA (2016): «Exercise: the lifelong supplement for healthy ageing and slowing down the onset of frailty», *J Physiol* 594, pp. 1989-1999. DOI: https://doi.org/10.1113/JP270536.

YOON, D. H. y W. SONG (2018): «Effects of Resistance Training in Cognitive Frailty», *J Nutr Health Aging* 22, pp. 944-951, en línea: <https://link.sprin ger.com/content/pdf/10.1007%2Fs12603-018-1090-9.pdf>.

ZHANG, J., Z. LIU, Y. LIU y L. YE (2021): «Exercise interventions for older people at risk for frailty: A protocol for systematic review and meta-analysis», *Medicine* 100, pp. E25940. DOI: https://doi.org/10.1097/MD.0000000000025940.

10. Adaptación de la estructura y de la función cardíaca al ejercicio

José Antonio Ferrero Cabedo

Índice del capítulo

1. Introducción

El sistema cardiovascular es el encargado de transportar la sangre, los nutrientes y los gases a todo el organismo. En definitiva, transporta la energía necesaria para la vida y retira las sustancias de desecho del metabolismo corporal. Junto con otros sistemas mantiene la homeostasis corporal en todo momento. En situación de reposo está siempre bombeando aproximadamente 5 litros de sangre por minuto (L/min), lo que constituye el gasto cardíaco (GC) o volumen minuto.

El ejercicio (E) es imprescindible para la vida y provoca un aumento de las necesidades corporales de energía. En una persona normal, los 4 a 6 L/min de GC en reposo pueden alcanzar los 20-22 L/min en E máximo. En caso de atletas altamente entrenados se puede llegar hasta los 40 L/min.

En este capítulo trataremos la adaptación inmediata del sistema cardiovascular a un E determinado para a continuación estudiar el efecto repetido de cargas de E sobre la estructura y función cardíaca, esto es, el efecto del entrenamiento sobre el corazón.

El E puede ser dinámico, isométrico o mixto. Aunque de un modo diferente según el tipo de contracción muscular, los E extremos producen posiblemente la mayor sobrecarga conocida sobre el corazón. Ante esa sobrecarga se activan múltiples mecanismos corporales que interactúan entre sí, por lo que es preferible estudiar la adaptación cardíaca dentro de un concepto más general, la respuesta del sistema de transporte de O_2, aunque por problemas de espacio nos centraremos especialmente en sus aspectos cardíacos.

2. Sistema de transporte de sustratos. Esquema de Wasserman

En la figura 10.1 se esquematiza el sistema corporal de transporte a partir de lo propuesto por Wasserman et al. (1994). El O_2 ingresa en los pulmones y es difundido a la sangre de las venas pulmonares que alcanzan el corazón y el ventrículo izquierdo (VI) lo impulsa a todo el organismo. La circulación periférica distribuye el O_2 y los sustratos hasta el nivel celular de los distintos órganos y tejidos, donde son metabolizados en las mitocondrias y demás componentes celulares. Las sustancias resultantes son transportadas por la circulación venosa hasta el corazón, que las impulsa de nuevo hasta los pulmones, donde el CO_2 es expulsado. En este esquema se integran los mecanismos de ventilación y transporte de gases, la actividad muscular y la orgánica y los ajustes hemodinámicos y respiratorios, que trataremos a continuación.

Ante un incremento del nivel energético del organismo es imprescindible el aumento inmediato del transporte de O_2 o consumo de O_2. La máxima cantidad de O_2 que un sujeto puede transportar por unidad de tiempo constituye el *consumo máximo de O_2*, posiblemente el mejor indicador del que disponemos para valorar el nivel del E desarrollado y la capacidad física aeróbica de ese individuo.

Los determinantes del consumo de O_2 se pueden explicar aplicando el principio de Fick (Hall, 2021), por el que la cantidad de O_2 consumido por unidad de tiempo (VO_2) es directamente proporcional al producto del GC por la diferencia arteriovenosa de O_2:

$$VO_2 = GC \times Dif \, a\text{-}v \, O_2$$

Dado que el GC es el producto del volumen sistólico (VS) por la frecuencia cardiaca (FC), despejando en la ecuación:

$$VO_2 = VS \times FC \times Dif \, a\text{-}v \, O_2$$

Como el VO_2 lo podemos cuantificar mediante análisis de gases, la FC es fácilmente cuantificable y la diferencia a-v de O_2 tiene un menor rango de variación. Conocer estos parámetros nos aproxima a la determinación del VS, difícil de medir en el E y parámetro fundamental en la adaptación orgánica a este.

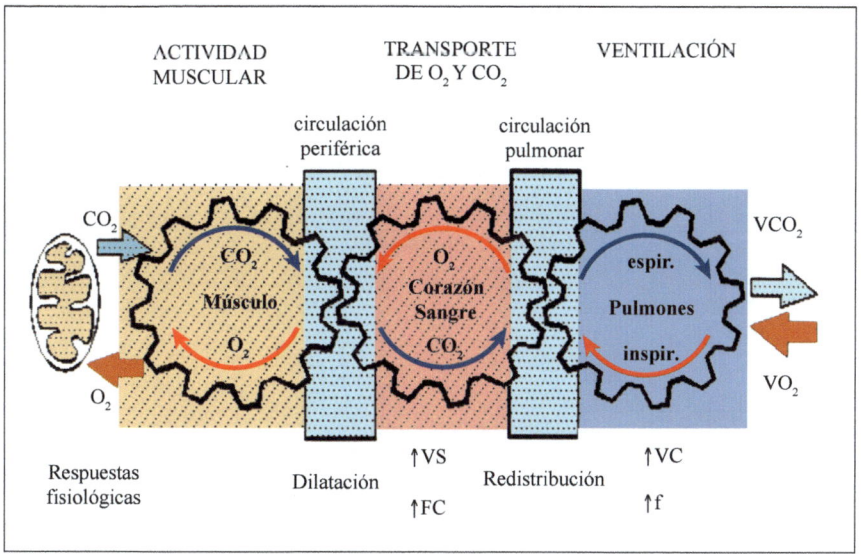

Fig. 10.1 Esquema de Wasserman. Espir.: espiración; inspir.: inspiración; ↑: aumento; VS: volumen sistólico; VC: volumen corriente; FC: frecuencia cardíaca; f: frecuencia respiratoria.

3. Respuesta del VO_2 al esfuerzo

Cuando se realiza un E, la adaptación del VO_2 debe producirse lo más rápido posible, pero existe una latencia derivada del tiempo de respuesta de los diferentes sistemas involucrados, como veremos a continuación. En la parte superior de la figura 10.2 se representa la respuesta teórica de un organismo sin inercia al aumento de la demanda energética. La adaptación sería inmediata. Pero los sistemas biológicos no pueden responder así, como se muestra en la parte media de la figura, en la que se observa un aumento gradual hasta alcanzar un consumo de O_2 estable o en meseta en el caso de un E submáximo. En el caso de un E muy intenso (parte inferior de la figura), el incremento de VO_2 no alcanzará una meseta, se incrementará progresivamente y se producirá rápidamente la fatiga, que obligará a la detención del E.

Hay que considerar que, para poder iniciar un E, el organismo debe utilizar inmediatamente el O_2 corporal disponible combinado con la hemoglobina, unos dos litros, pero también el presente en los pulmones, disuelto en los tejidos y asociado a la mioglobina. Eso explica que se pueda realizar E intenso desde el inicio de un esfuerzo. Este consumo inmediato que depleciona las reservas orgánicas se denomina *déficit de O_2* (véase fig. 10.2). Este mecanismo permite al organismo poner en marcha las adaptaciones que vamos a exponer y que posibilitan continuar el E durante largo tiempo, dependiendo de su intensidad.

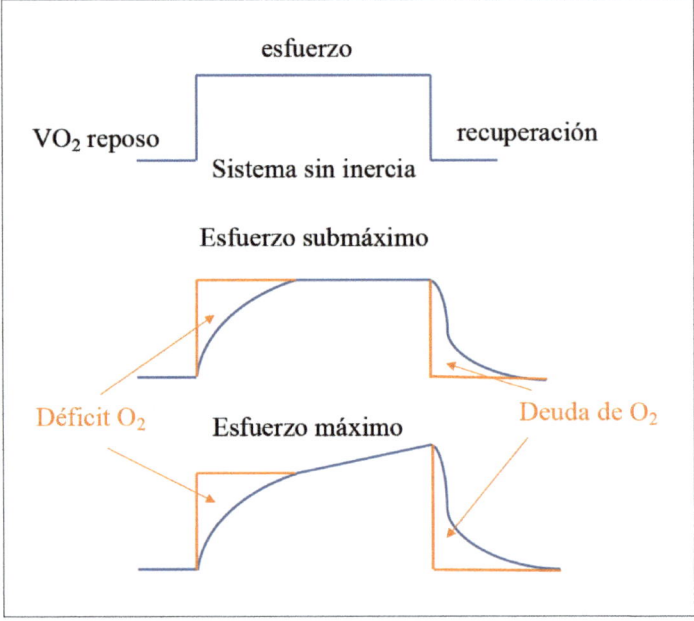

Fig. 10.2 Representación esquemática de la respuesta del consumo de O_2 (VO_2) a un esfuerzo en un sistema ideal sin inercia y otro biológico ante un ejercicio submáximo y ante un ejercicio máximo.

Al acabar el E, ese déficit de O_2 tiene que ser recuperado, así como otra cantidad considerable destinada a la recuperación metabólica de los sistemas energéticos y homeostáticos, especialmente la resíntesis del glucógeno. Por tanto, al detener el E sigue habiendo un consumo mayor que el basal hasta restaurar lo mencionado, que es lo que se denomina *deuda de O_2*, concepto importante para diseñar los entrenamientos interválicos, pues, por lo mencionado, los E intensos requieren pausas adecuadas para recuperar esa deuda de O_2 (Astrand et al., 2003).

El consumo máximo de O_2 de un sujeto expresa la capacidad máxima de adaptación de sus sistemas orgánicos. Depende en gran medida de la herencia y el sexo y aumenta mediante el entrenamiento. Sus valores normales dependen de la edad y fluctúan entre 20 ml/kg/min en personas ancianas y 94 ml/kg/min que se han llegado a obtener en esquiadores de fondo nórdicos y triatletas (Astrand et al., 2003). Cifras por debajo de 20 ml/kg/min en pacientes menores de 70 años son compatibles con una insuficiencia cardíaca (Weber et al., 1987).

El consumo de O_2 aumenta linealmente con el aumento de la carga de E hasta alcanzar el consumo máximo. Los sustratos energéticos y el tipo de metabolismo son diferentes según la intensidad de ese esfuerzo. A nivel ligero, hasta moderado, el metabolismo es aeróbico y a nivel de adaptación significa que el O_2 utilizado se transforma en volúmenes equivalentes de CO_2 sin alteraciones significativas del pH o cantidad de hidrogeniones corporales. Con el aumento de intensidad se alcanza un punto en el que el metabolismo pasa a ser mixto, oxidativo pero también anaeróbico, por hidrólisis directa de la glucosa, lo que implica producción de ácido láctico y disminución del pH. Esto conlleva una compensación respiratoria por aumento de la ventilación para expulsar el exceso de CO_2 resultante del tamponamiento del exceso de hidrogeniones (tampón bicarbonato, lactato, proteico, etc.) (Hall, 2021). El punto en el que cambia el patrón ventilatorio se denomina umbral anaeróbico y es fundamental para valorar la capacidad aeróbica de un deportista o un paciente y para el diseño de los diferentes tipos de entrenamiento tanto en el deporte como en la rehabilitación cardíaca o respiratoria (Wasserman et al., 1994).

Si la intensidad del ejercicio continúa aumentando, estos mecanismos compensadores son insuficientes y llegamos a un segundo cambio del patrón ventilatorio en el que ya no es posible la compensación del exceso de hidrogeniones, la ventilación aumenta exponencialmente y se produce el agotamiento. Este punto se denomina de máxima compensación respiratoria o umbral 2, también fundamental para diseñar entrenamientos anaeróbicos o interválicos (Hall, 2021).

4. Adaptaciones orgánicas al ejercicio. Adaptaciones locales

Al realizar un E se ponen en marcha distintas adaptaciones locales, neurohumorales, respiratorias y circulatorias, entre otras. El tipo y la secuencia de las respuestas dependerán del tipo de E, de su duración y de su intensidad. Como es natural, las respuestas buscan mantener la homeostasis dentro de márgenes estrechos y están coordinadas siempre por el sistema nervioso autónomo y central. Por razones de espacio las trataremos someramente, especialmente las circulatorias y su coordinación, pues son las que van a repercutir especialmente sobre el corazón.

El proceso de incremento de la circulación se inicia a nivel local a partir de una contracción o secuencia de contracciones musculares. La respuesta es inmediata y se barajan diversas hipótesis sobre su mecanismo. Saltin postuló que el estiramiento o presión muscular sobre el músculo liso de los esfínteres precapilares los relajaría, aumentando así instantáneamente el aflujo sanguíneo (Saltin et al., 2000). Sin embargo, en general se cree que intervienen varios mediadores que se enumeran en la tabla 10.1. Las sustancias enumeradas constituyen la llamada teoría de la vasodilatación y entre ellas parece esencial la acción de la adenosina; en realidad, liberada al mismo tiempo que la molécula de ATP se escinde para producir la energía para la contracción muscular. Junto a la adenosina, es fundamental la acción del óxido nítrico y las prostaglandinas (Mortensen et al., 2014). Por último, la otra teoría que se defiende es que la hipoxia, por sí misma, produzca el aumento del flujo en las zonas comprometidas.

TABLA 10.1

Mediadores de las adaptaciones locales al ejercicio

Adenosina
Directamente estimuladas por hipoxia
Electrolitos: K^+, Na^+, Ca^{++}
Hidrogeniones, pH y CO_2
Ácido láctico
Prostaglandinas
Óxido nítrico
Disminución de glucosa
Calicreína-bradiquinina, serotonina, histamina, etc.
Aumento de la presión arterial

Una vez más, quizá lo que ocurre es una combinación secuencial o complementaria de las distintas sustancias enumeradas, dependiendo del tipo de contracción y de ejercicio, de su duración y de circunstancias medioambientales, pues no hay que olvidar el gran impacto fisiológico de la altura o la temperatura a las que se realiza un esfuerzo.

5. Adaptaciones neurohumorales

Las respuestas del organismo ante el ejercicio están reguladas y controladas por el sistema neuroendocrino, encargado de la comunicación y retroalimentación de los fenómenos orgánicos. La respuesta neural ante un estímulo es inmediata y la respuesta endocrina algo más diferida.

La respuesta coordinada depende de la intensidad del E, existiendo un umbral de intensidad o intensidad mínima para que se desencadenen las respuestas neurohumorales. Es importante la duración del E, pues aun en ejercicios ligeros su duración produce alteraciones que modulan el umbral anteriormente referido. En el sujeto entrenado, las respuestas son más rápidas y coordinadas, lo contrario que en el paciente, especialmente si presenta insuficiencia cardíaca. La dieta y la disponibilidad de sustratos, especialmente de hidratos de carbono, son fundamentales en la adaptación al esfuerzo y hay que considerar también las circunstancias medioambientales, especialmente la temperatura, la altitud y la humedad (López Chicharro, 2006).

En la tabla 10.2 se enumeran los componentes más importantes de la adaptación neuroendocrina. A nivel neural se evidencia una fase de anticipación al E, pues el córtex prefrontal ya prepara al organismo para el esfuerzo produciendo un aumento de la FC y la ventilación desde el reposo. En el esfuerzo destacan la estimulación del sistema simpático y la inhibición del parasimpático. Se produce un rápido aumento de las catecolaminas: adrenalina, de efecto más sistémico y afinidad por los receptores alfa, y noradrenalina, con efectos más específicos en los receptores beta. Esta acción se ve potenciada por la estimulación proveniente de los receptores tendinosos y musculares implicados en el E, así como de las variaciones del GC y tensión arterial (TA) moduladas por los barorreceptores carotídeos y del arco aórtico (Raven, 2008).

TABLA 10.2
Adaptaciones neurohumorales

Fase encefálica consciente y preconsciente (fase de anticipación)
Sistema vegetativo: – Estimulación simpática   – Inhibición vagal o parasimpática
Neurorreceptores musculares y tendinosos
Barorreceptores carotídeos y del arco aórtico
Sistema adrenal: adrenalina y noradrenalina
Serotonina, histamina, bradiquininas
pH sanguíneo
pCO_2
pO_2
Glucagón
Insulina
STH (hormona crecimiento)

Durante el E actúan también la serotonina, el cortisol, la histamina y las bradiquininas, que producen estimulaciones e inhibiciones neurales y humorales. Las variaciones del pH y las presiones parciales de O_2 y CO_2 también inciden de forma directa en los centros reguladores del tronco cerebral como por medio de las glándulas endocrinas, estimulando o inhibiendo la producción de mediadores. De forma más tardía acaban de completar la acción la insulina, el glucagón y la STH (hormona del crecimiento) (López Chicharro, 2006). Al acabar el ejercicio se produce una vuelta gradual a la situación basal mediante una inhibición rápida del sistema simpático y la paralela estimulación del parasimpático y su mediador acetilcolina.

6. Adaptaciones ventilatorias

La respuesta ventilatoria tiene unas fases similares a la circulatoria que veremos a continuación. Hay una fase de anticipación, con aumento de la ventilación, y al iniciarse el ejercicio se da un rápido incremento tanto de la frecuencia respiratoria como del volumen corriente. Las respuestas están producidas por la estimulación del córtex motor y las regiones subcorticales. El centro respiratorio es estimulado especialmente por la composición y las características de la sangre circulante: $PaCO_2$, hidrogeniones, catecolaminas, K^+, temperatura y endorfinas. A ello se une la estimulación de los barorreceptores pulmonares, los propioceptores tendinosos y musculares y los quimiorreceptores periféricos (Haverkamp et al., 2024).

Tal como se representa en la figura 10.2 para el aumento de VO_2, si el E no es máximo o submáximo, la ventilación aumenta y se regula hasta alcanzar un estado estable que persistirá en el tiempo si no cambia la intensidad del E. En caso de un E máximo, precisamente por encima del umbral 2 o punto de máxima compensación respiratoria del que hablábamos, la ventilación no puede estabilizarse y aumentará progresivamente en frecuencia y volumen espirado hasta el agotamiento de los músculos respiratorios, lo que obliga al sujeto a detener o disminuir el ejercicio. En la fatiga también interviene la producción de lactato e hidrogeniones y la saturación de la máxima capacidad de transferencia de O_2 a los tejidos.

En cuanto a la capacidad de difusión alveolar, en principio no aumenta a nivel de la membrana alveolar con el E, sino que se activan o disponen más unidades alveolares al contraerse los músculos inspiratorios e incrementarse el volumen corriente, por lo que se produce aumento de frecuencia, volumen corriente y capacidad de difusión total.

Una vez finalizado el ejercicio, la ventilación disminuye al principio rápidamente para hacerlo más lentamente a continuación, hasta la recuperación de la deuda de O_2 que, como hemos visto, puede tardar de minutos a horas en volver a la situación basal.

7. Adaptaciones hemodinámicas

La realización de E requiere el adecuado aumento del GC o volumen/minuto. El aumento del GC es casi lineal respecto al incremento de la intensidad del E en las primeras etapas del esfuerzo, hasta un 70-75 % del máximo. A estos niveles de E intenso el llenado ventricular ya es máximo y el aumento del GC depende especialmente de la FC (Bonow, 1994). En personas sedentarias, el GC puede aumentar hasta 4 veces respecto al reposo. En deportistas de alto nivel lo puede hacer hasta 8 veces. Para conseguir ese aumento, el organismo pone en marcha diversos mecanismos concurrentes que vamos a analizar separadamente y que se exponen en la tabla 10.3. Los mayores GC se alcanzan en hombres y en deportes de fondo, por su mayor desarrollo cardíaco, como trataremos más adelante. La posición del sujeto es determinante en los aumentos del GC, correspondiendo los mayores GC a E realizados en posición horizontal.

TABLA 10.3
Componentes de la respuesta ventricular al ejercicio

Respuesta de la frecuencia cardíaca
Vasodilatación (efecto en poscarga)
Reflejo de Bainbridge

Mecanismo de Frank-Starling
   – Aumento del retorno venoso
   – Aumento del llenado ventricular

Mejoría de relajación y llenado
Reserva contráctil (aumento de vaciado)
Acción de la bomba de aspirado torácico

8. Frecuencia cardíaca

La respuesta más inmediata es la de la FC, activada por los mismos mecanismos que hemos visto anteriormente: estimulación simpática e inhibición vagal. Tiene también un componente de anticipación previa al ejercicio que depende del córtex prefrontal. El aumento de la FC es lineal respecto a la intensidad del ejercicio, sobre todo hasta el umbral anaeróbico. A partir de ahí es menos lineal, hasta alcanzar una meseta a niveles máximos de esfuerzo en los que, aunque aumentemos la carga de trabajo, la FC no aumenta.

Por razones que se desconocen, la FC máxima que puede alcanzar un sujeto varía a lo largo de su vida, disminuyendo en promedio y aproximadamente un latido por año de edad. Esa relación se adapta bastante bien en jóvenes a la siguiente ecuación: FC máxima = 220 – edad en años. Es una fórmula ampliamente utilizada en gimnasios, rehabilitación cardíaca y ambientes deportivos para pautar la intensidad de entrenamiento como porcentaje de la FC y se atribuye falsamente a Astrand, que nunca la publicó (Robergs et al., 2002).

Como decimos, la predicción de la FC se adapta relativamente bien en jóvenes, pero a partir de los 40-45 años la desviación estándar de los promedios obtenidos en el laboratorio es muy amplia y no debe ser utilizada, ya que puede infraestimar o sobreestimar hasta 24 l/min la FC máxima, con el consiguiente perjuicio para los deportistas o pacientes, que pueden entrenar muy por debajo o por encima de sus posibilidades reales (Arena et al., 2016). En la práctica, lo adecuado es determinar la FC máxima real de cada persona a la que diseñemos un nivel de entrenamiento.

La respuesta de la FC al E es más rápida en mujeres para un nivel de entrenamiento parecido (Raberin et al., 2024). Veremos a continuación que el entrenamiento tiene una gran repercusión sobre la FC. En contra de la idea general, la respuesta de la FC depende del tipo de E de que se trate, siendo mayor en aquellos E que movilizan mayor número de músculos y con mayor intensidad. Así, a nivel clínico o de laboratorio se alcanzan mayores FC cuando una prueba de esfuerzo se realiza en cinta sin fin que en cicloergómetro, lo que hay que tener en cuenta en el diseño de entrenamientos con tipos de E diferentes al ergómetro con que se ha valorado la capacidad física.

9. Volumen sistólico o volumen de eyección

Los cambios del VS son fundamentales en la adaptación cardíaca al ejercicio. Como el GC es el producto del VS por la FC y como hemos visto la FC viene determinada por la edad, VS más grandes conseguirán GC mayores. Esa es una de las finalidades del entrenamiento: aumentar el VS.

En reposo, el VS normal se sitúa entre 70 y 90 ml/latido. En deportistas puede ser mucho mayor. En hombres, la respuesta al E es el incremento inmediato por los mecanismos que vamos a describir, aumentando linealmente al principio del E y alcanzando rápidamente una meseta a niveles submáximos, en los que se mantiene constante hasta ejercicios extenuantes, en los que incluso puede disminuir a alta carga, en parte por la reducción de la diástole, y por tanto del llenado ventricular, y en parte por la deshidratación y disminución del volumen plasmático que conllevan esos E (Bonow, 1994). En mujeres, el aumento del VS es más limitado, por lo que consiguen un menor GC. El aumento de la FC es algo mayor, lo que compensa esos cambios al normalizar al tamaño corporal, aunque se observa una falta de aumento de la fracción de eyección o un menor aumento respecto a los hombres (Higginbotham et al., 1984).

10. Mecanismo de Frank-Starling

Cuando se produce una contracción muscular, inmediatamente aumenta el retorno venoso por la acción de constricción u «ordeño» de las venas situadas entre esos músculos. Al aumentar el retorno venoso se distienden las fibras auriculares, lo que origina el reflejo de Bainbridge, consistente en el aumento inmediato de la FC ante esa distensión. Su efecto es poco significativo.

No obstante, la distensión auricular se sigue de un mayor llenado ventricular y la distensión o dilatación ventricular hace más eficiente la contracción cardíaca: el aumento de llenado ventricular produce automáticamente un aumento del volumen de expulsión según describieron Frank y Starling en diversos experimentos resumidos en la ley o mecanismo de Frank-Starling, que es la causa principal del aumento del VS. La dilatación ventricular progresiva produce un aumento del VS debido a las propiedades elásticas de las miofibrillas, concretamente de los puentes de actina y titina. Esta elasticidad permite aumentar el rendimiento cardíaco hasta cierto límite de elongación de las fibras, a partir del cual ya no mejora la eficiencia, como hemos visto (Sequeira et al., 2017).

11. Relajación y contractilidad cardíacas

Adicionalmente, el E produce un aumento de la relajación o lusitropismo del corazón, por mejoría del trasiego y la función de los canales del Ca^{++}, lo que facilita el mencionado llenado ventricular. Esos cambios se complementan con un aumento significativo de la contractilidad o capacidad de contracción cardíaca, que interactúa con las variaciones de precarga y poscarga cardíacas, con independencia de las variaciones de la FC, debido al efecto de la estimulación simpática y las catecolaminas circulantes sobre los miocitos (Sequeira et al., 2017; Stöhr et al., 2015).

12. Variaciones de la presión arterial

El aumento de GC produce un hiperaflujo en el sistema circulatorio con cambios en la presión venosa (precarga) y en la presión arterial sistémica o pulmonar (poscarga) que, como hemos visto, condicionan la contractilidad cardíaca y el VS (Sonnenblick, 1962). Estas variaciones son importantes y es necesario un complicado mecanismo de adaptación modulado especialmente por los barorreceptores carotídeos y del arco aórtico, cuyas señales eferentes regulan las resistencias periféricas y permiten que la presión del sistema se mantenga en niveles adecuados y con una presión de perfusión eficaz en todo el organismo. Se produce una importante vasodilatación (Herigstad et al., 2007).

La respuesta de la TA depende del tipo de E y de su intensidad. Se distinguen especialmente dos tipos de respuesta dependiendo de si el E es de tipo dinámico (mal llamado aeróbico habitualmente, ya que a grandes intensidades todos los ejercicios son anaeróbicos) o isométrico o de fuerza (mal llamado anaeróbico). En la figura 10.3 se representan las respuestas a estos dos tipos de E.

El E dinámico (andar, correr, nadar, etc.) produce un aumento progresivo de la TA sistólica en relación directa con la intensidad de este. La TA diastólica no cambia o incluso disminuye, para conseguir así un aumento de la presión diferencial que hace que este ejercicio sea en principio el más saludable o fisiológico, con las consideraciones que veremos más adelante. En ejercicios muy intensos pueden alcanzarse los 220-230 mmHg de presión sistólica (Pesova et al., 2023).

El E isométrico o de fuerza, en cambio, produce aumentos importantes de la TA sistólica que pueden sobrepasar los 320 mmHg en grandes esfuerzos, como en levantadores de peso, por ejemplo. La TA diastólica también se incrementa significativamente, alcanzando fácilmente los 140-150 mmHg en estos casos extremos, y se han llegado a registrar 480/350 en un caso (Macdougall et al., 1985). Esto confiere a este ejercicio un perfil menos cardiosaludable, especialmente en pacientes, también con matizaciones que veremos más adelante.

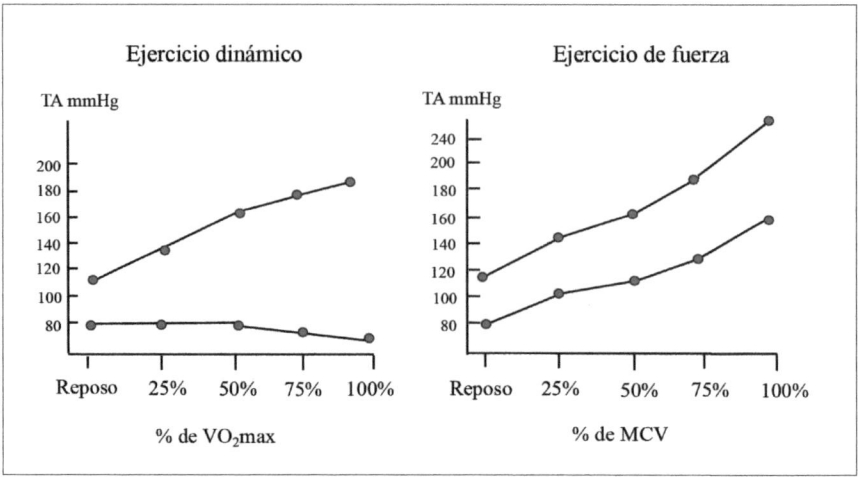

Fig. 10.3 Cambios en la tensión arterial (TA) producidos por el ejercicio dinámico progresivo (*izquierda*) hasta alcanzar el consumo máximo de O_2 (VO_2máx) o el ejercicio de fuerza (*derecha*) también progresivo hasta alcanzar el 100 % de la máxima contracción voluntaria (MCV). En el ejercicio de fuerza se observa un comportamiento muy diferente, con mayor aumento de la TA sistólica y de la diastólica, frente a un mantenimiento o disminución de la diastólica en el dinámico.

Es importante que los E intensos, especialmente los cercanos a la máxima contracción voluntaria, se realicen con la glotis abierta, respirando. Hay que evitar la maniobra de Valsalva que ayuda a fijar los músculos torácicos y abdominales para desarrollar más fuerza, pero que produce un mayor aumento de presión torácica y sobre el cerebro, al sumar la presión intratorácica a la desarrollada en las arterias por la contracción isométrica, que cierra el flujo sanguíneo muscular.

Hay que señalar que los importantes aumentos de la TA del E de fuerza son fásicos o intermitentes, por lo que a una respuesta hipertensiva le sigue una normalización total o parcial de la TA, dependiendo de la intensidad de la carga y del periodo de recuperación entre E, que es lo habitual en este tipo de deportes (Pesova et al., 2023). Tanto en el E dinámico como en el de fuerza, al cesar el esfuerzo la TA vuelve más o menos rápidamente a las cifras basales previas, dependiendo de la intensidad de dicho ejercicio y de que el deportista o el paciente sea o no hipertenso.

13. Efectos del entrenamiento sobre el corazón

El entrenamiento deportivo o de rehabilitación persigue mejorar las condiciones fisiológicas del organismo. Puede estar encaminado a potenciar la fuerza, la capacidad aeróbica, la elasticidad, la coordinación, la velocidad, etc. Idealmente, todo entrenamiento debería mejorar todos estos aspectos, en mayor o menor grado, dependiendo del deporte o la finalidad de rehabilitación de que se trate. Y de una manera u otra el corazón debe adaptarse a los requerimientos del entrenamiento que se realice.

Desde principios del siglo XX y mediante estudios radiológicos hubo coincidencia en señalar que los deportistas de fuerza desarrollaban las mayores hipertrofias cardíacas. En 1975, Morganroth et al., utilizando la ecocardiografía en sus fases iniciales, establecieron la hipótesis de que el tipo de E condicionaría el tipo de respuesta cardíaca. Así, los E isométricos o de fuerza provocarían un aumento de la presión ventricular y la respuesta adaptativa sería la hipertrofia concéntrica, sin dilatación ventricular. Los E dinámicos darían lugar a una sobrecarga de volumen y en consecuencia la dilatación ventricular. En un terreno intermedio, los E mixtos (fútbol, baloncesto, artes marciales, etc.) generarían una sobrecarga cardíaca mixta y una respuesta también mixta entre la hipertrofia excéntrica y la concéntrica. En la figura 10.4 se exponen esquemáticamente estos tipos de respuesta.

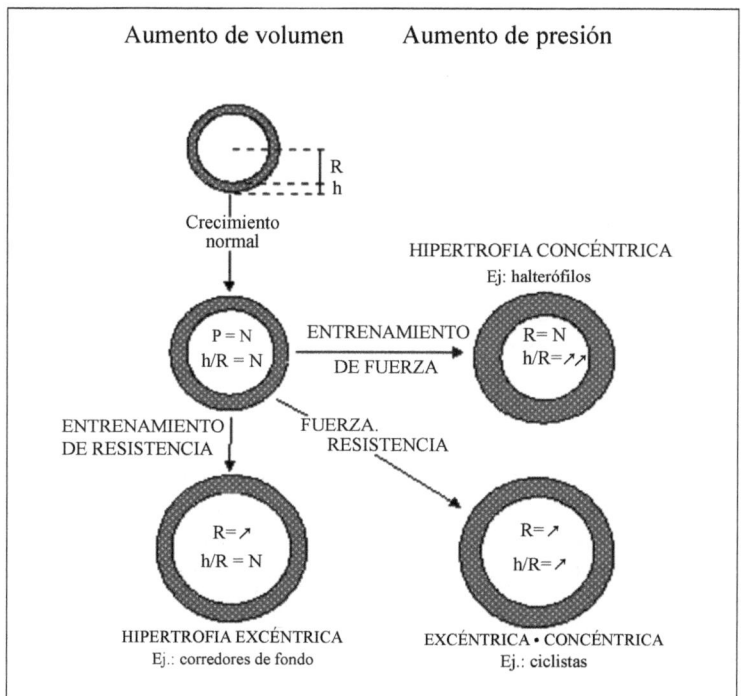

Fig. 10.4 Hipótesis de Morganroth. La hipertrofia cardíaca dependerá del tipo de entrenamiento. El crecimiento fisiológico o normal sería el del entrenamiento de resistencia (dinámico), en el que aumenta el radio ventricular (R) a la vez que el grosor parietal (h), por lo que la tensión es normal (h/R=N) según la ley de Laplace. El entrenamiento de fuerza produciría una hipertrofia concéntrica, por lo que la relación h/R aumenta mucho. En el entrenamiento combinado habría una hipertrofia mixta, aumentando R, pero también h y la relación h/R.

Estudios posteriores demostraron que la realidad es más compleja y que la respuesta del corazón no es específica de un deporte determinado, sino similar cuando los estímulos son suficientes (Naylor et al., 2008). En otro capítulo se desarrollan las respuestas bioquímicas y celulares ante la sobrecarga del entrenamiento, pero conviene señalar aquí que el estímulo básico para iniciar la respuesta de adaptación cardíaca es la elongación de sus fibras, junto a cambios bioquímicos como la acidosis y el estrés oxidativo, completado con respuestas hormonales, especialmente catecolaminas, testosterona y STH, que inducen cambios transcriptómicos (Vega et al., 2017). Se produce, así, un aumento del grosor de las células cardíacas cuyo desarrollo genético es terminal, o sea, que no pueden reproducirse.

Ya hemos visto que todo E produce un aumento del VO_2 y del GC directamente relacionado con su intensidad. El E dinámico produce un aumento de VO_2 en relación más directa con la intensidad y, en el caso del ejercicio de fuerza, los cambios de VO_2 dependen de la carga, del número de repeticiones y de las series de E que se realicen. O sea, E de fuerza cercanos a la máxima contracción voluntaria tendrán un gran impacto en la TA pero menor sobre la FC o el VS. Sin embargo, E de fuerza-resistencia, o sea E de fuerza con varias repeticiones rítmicas, habituales en el entrenamiento de cualquier tipo de deporte, aumentarán significativamente la FC y el GC (Haykowsky et al., 2018).

Hay que señalar aquí que no hace muchos años los entrenamientos deportivos eran muy específicos, de manera que se creía que combinar E de fuerza con dinámico iba en contra del deporte que se practicara. O sea, un levantador de pesas no debía hacer E aeróbico porque mermaría su hipertrofia muscular. Y al revés, un corredor de fondo o un ciclista no debían desarrollar su fuerza porque ello disminuiría su capacidad aeróbica. Actualmente no se está de acuerdo con esto (Lundberg et al., 2013), por lo que todo deportista combina sesiones de fuerza y de fondo en las proporciones adecuadas para su deporte y momento de la temporada. Esta puede ser una de las razones por las que cada vez se encuentran menos diferencias en la respuesta cardíaca a los distintos deportes.

El mismo paradigma se seguía especialmente con los pacientes cardíacos, que no debían realizar entrenamiento de fuerza por considerarlo «poco fisiológico», dadas las repercusiones de la TA sobre el corazón. Se aconsejaba y, por desgracia, muchas veces aún se aconseja el paseo relajado como mejor actividad para un paciente, lo que no es cierto en absoluto. Todo paciente debe desarrollar en su adecuada proporción los aspectos de entrenamiento que hemos mencionado aparte de sus paseos más o menos intensos (fuerza, flexibilidad, etc.). La experiencia acumulada y las guías de rehabilitación cardíaca actuales así lo aconsejan (Mehra et al., 2020).

14. Respuesta de adaptación al entrenamiento

Vemos que el corazón no responde específicamente a un tipo de E o deporte. La respuesta es genérica y depende de varios factores que en mayor o menor medida pueden estar en todo tipo de deportes, dependiendo del sexo, de la intensidad, de la duración y de la repetición temporal de los entrenamientos, y muy especialmente de la dotación genética del deportista o paciente.

En cualquier caso, para que se dé una respuesta de entrenamiento muscular o cardíaco debe haber un estímulo adecuado y suficiente. Ese estímulo se cree que ha de ser cercano o superior al umbral anaeróbico para una respuesta de entrenamiento óptima (Keith et al., 1992) y esto se constata especialmente en el E dinámico por sus características. En el E de fuerza, la relación con el umbral existe, pero también son determinantes la carga, la frecuencia de repeticiones y la duración de las sesiones.

Todos los componentes del sistema de transporte de O_2 mejoran con el entrenamiento, desde la musculatura respiratoria hasta los mecanismos que condicionan la diferencia A-V de O_2, pero el componente que más aumenta es el GC máximo, debido sobre todo a un mayor VS.

Ya en la década de 1970 los trabajos de Ekblom y otros autores escandinavos demostraron que, en sujetos sedentarios, tras un entrenamiento de tan solo 16 semanas había diferencias significativas en la intensidad del E realizado, el VO_2 máximo alcanzado y el GC. La mayor diferencia se observaba en el VS, que en reposo pasaba de 75 a 105 ml y en el E máximo, de 112 a 127 ml, sin cambios significativos en la FC máxima, que tendía a ser menor (Ekblom et al., 1968).

En general, la persona entrenada tiene una menor FC, sobre todo en reposo, que también se observa con el E, de manera que para una misma intensidad de esfuerzo el entrenado tiene una menor FC, lo que unido al mayor VS hace que tolere mejor el esfuerzo. Y esa diferencia se observa también en la FC máxima, que es menor en el entrenado (Wilmore et al., 2001), en contra de una creencia generalizada de que el entrenamiento permite alcanzar FC máximas mayores.

Los cambios miocárdicos son secuenciales, pues el E inicialmente produce un aumento de grosor parietal (hipertrofia fibrilar concéntrica) y, de seguir la progresión de E, el ventrículo se dilata de acuerdo con la ley de Laplace para mantener una adecuada tensión parietal y en consecuencia un consumo de O_2 miocárdico óptimo (hipertrofia excéntrica o fisiológica) (Arbab-Zadeh et al., 2014).

En cuanto a la FC, clásicamente se ha creído que los cambios son debidos a que con un mayor VS se necesitan menos latidos para conseguir un GC determinado. A ello contribuirían cambios en el sistema vegetativo (vagotonía). Sin embargo, estudios recientes hacen hincapié en un papel primordial de cambios intrínsecos en los nodos sinusal y A-V, especialmente en deportistas veteranos que en ocasiones llegan a ser sintomáticos y requerir la implantación de un marcapasos (Al-Othman et al., 2024). Esto explica que en el deportista no solo hay cambios en la FC, sino arritmia sinusal y, en un número significativo de casos, trastorno de conducción AV de primer y segundo grado, pausas mayores de 2000 ms y bloqueo incompleto de la rama derecha, además de un aumento inespecífico de la conducción intraventricular y alteraciones de la repolarización ventricular que se tratan específicamente en otro capítulo.

15. Características del corazón entrenado: corazón de deportista

Tras los trabajos de Morganroth y durante bastantes años, los estudios y metaanálisis realizados en deportistas mantuvieron las diferencias de respuesta entre fondo, fuerza y mixtos, incluso con características diferenciales entre los tres grupos, en términos parecidos a Morganroth (Baggish et al., 2008; Pluim et al., 1999), pero en estos cincuenta años el paradigma ha cambiado.

Nosotros publicamos ya en 1997 hallazgos divergentes en un amplio grupo para la época de deportistas de fuerza de alta competición compuesto por 61 casos de luchadores, halterófilos y *power-lifters*, comparados con un grupo control de 31 casos sedentarios o de deporte recreacional (Ferrero et al., 1997; Izquierdo Rodriguez, 2000). Comparamos la morfología y el tamaño de los corazones mediante ecocardiografía bidimensional y constatamos que los deportes de fuerza producían, en un tercio de los casos, hipertrofias cardíacas y que en su mayoría eran excéntricas, no concéntricas.

Poco a poco se ha ido ampliando el número de autores que cuestionan estas diferencias de remodelado en relación con el tipo de ejercicio (Haykowsky et al., 2018; Utomi et al., 2013; Finochiaro et al., 2017) y, en general, no se encuentran diferencias notables en las respuestas a los tipos de entrenamiento. Estos cambios en los resultados pueden ser debidos a varias razones: *a*) los entrenamientos actuales son más variados, combinando E de fuerza con aeróbicos, como hemos visto; *b*) han mejorado las técnicas de medida ecocardiográfica y resonancia magnética, y *c*) los postulados fisiopatológicos en que se basaban los distintos autores han resultado inexactos.

Finocchiaro y sus colaboradores estudiaron una gran muestra de deportistas de élite (1.083 atletas, 41 % mujeres) y también encontraron la presencia de hipertrofia o remodelado cardíaco en un tercio de los hombres (31 %) y algo menos en mujeres (26 %), predominando la hipertrofia excéntrica en los deportes dinámicos, sobre todo en mujeres, sin encontrar diferencias significativas de hipertrofia cardíaca entre los distintos deportes (Finochiaro et al., 2017).

Otros estudios de referencia no encuentran esos resultados en mujeres, que en general no muestran cambios significativos en sus dimensiones cardíacas (Pelliccia et al., 1996), lo que coincide con nuestra experiencia tras años de seguimiento de varios equipos femeninos de élite. En general, la mayor importancia en el desarrollo de remodelados o hipertrofias cardíacas se atribuye al sexo, la etnia, la intensidad y los años de entrenamiento (Haykowsky et al., 2018; Abdullah et al., 2016). Y la mayoría de estudios señalan una hipertrofia más considerable en los deportes dinámicos, en general de tipo excéntrico (Haykowsky et al., 2018; Arbab-Zadeh et al., 2014; Baggish et al., 2008; Abdullah et al., 2016) y progresivamente mayores con los años de entrenamiento.

Todo ello ha llevado a que actualmente se considere obsoleta la hipótesis de Morganroth. Haykowsky y sus colaboradores señalaron que los remodelados de los distintos deportes no son tan diferentes porque no es cierto que el deporte de fuerza aumente más la tensión parietal cardíaca, y lo demostraron mediante estudios invasivos intratorácicos (Haykowsky et al., 2018). Este grupo de trabajo ha señalado desde hace tiempo que, en realidad, el E dinámico repercute más en la circulación pulmonar, cuyas resistencias no se adaptan bien frente al gran aflujo sanguíneo del E. De hecho, en los últimos años se ha señalado la mayor sobrecarga sobre el VD, que muestra en los deportes dinámicos una mayor dilatación que el VI, llegando a la patología por desestructuración de los desmosomas en casos extremos (La Gerche, 2021). En estos casos se puede producir fibrilación auricular o arritmias ventriculares potencialmente mortales (Heidbuchel et al., 2012).

Como resumen, en la tabla 10.4 se exponen esquemáticamente las características del corazón de deportista. Los trabajos actuales tienden a considerar una respuesta similar entre los distintos deportes, mayor en los deportes dinámicos en relación directa con el tiempo acumulado de entrenamiento, ya que los mayores remodelados se encuentran en corredores y ciclistas veteranos, con unas respuestas habitualmente excéntricas, aunque no siempre.

TABLA 10.4
Características del corazón de deportista

Menor FC en reposo y al esfuerzo
Menor FC máxima que el sedentario
Mayor volumen sistólico en reposo y al esfuerzo
Hipertrofia del VI en general de tipo excéntrico
Dilatación del VD
Menores remodelados en jóvenes y en mujeres
Alteraciones en el ECG: bradicardia, repolarización precoz, trastornos de la repolarización, bloqueo incompleto de la rama derecha

Referencias bibliográficas

ABDULLAH, S. M., K. W. BARKLEY, P. S. BHELLA, J. L. HASTINGS, S. MATU-LEVICIUS, N. FUJIMOTO et al. (2016): «Lifelong physical activity regardless of dose is not associated with myocardial fibrosis», *Circ Cardiovasc Imaging* 9, pp. e005511.

AL-OTHMAN, S., M. R. BOYETT y G. M. MORRIS (2024): «Symptomatic bradyarrhythmias in the athlete. Underlying mechanisms and treatments», *Hearth Rhythm* 21, pp. 4015-4027.

ARBAB-ZADEH, A., M. PERHONEN, E. HOWDEN, R. M. PESHOCK, R. ZHANG, B. ADAMS-HUET et al. (2014): «Cardiac remodeling in response to 1 year of intensive endurance training», *Circulation* 130, pp. 2152-2161.

ARENA, R., J. MYERS y L. A. KAMINSKY (2016): «Revisiting age-predicted maximal heart rate: Can it be used as a valid measure of effort?», *Am Heart J* 173, pp. 49-56.

ASTRAND P. O., K. RODAHL, H. A. DAHL y S. B. STROMME (2003): *Textbook of work physiology. Physiological bases of exercise*, Leeds, Human Kinetics, 4.ª ed., 264 pp.

BAGGISH, A. L., F. WANG, R. B. WEINER, J. M. ELINOFF, F. TOURNOUX, A. BOLAND et al. (2008): «Training-specific changes in cardiac structure and function: a prospective and longitudinal assessment of competitive athletes», *J Appl Physiol* 104, pp. 1121-1128.

BONOW, R. O. (1994): «Left ventricular response to exercise», en G. F. Fletcher (ed.): *Cardiovascular response to exercise*, Mount Kisco NY, Futura Publishing Company, Inc, pp. 31-47.

EKBLOM, B., P. O. ASTRAND, B. SALTIN, J. STENBERG y B. WALLSTRÖM (1968): «Effect of training on circulatory response to exercise», *J Appl Physiol* 24, pp. 518-528.

FERRERO, J. A., E. IZQUIERDO, L. MAINAR, R. GÓMEZ ALDARAVÍ y V. LÓPEZ MERINO (1997): «Repercusiones del entrenamiento de fuerza sobre el corazón», *Rev Esp Med Dep* 6, pp. 196-204.

FINOCCHIARO, G., H. DHUTIA, A. D'SILVA, A. MALHOTRA, A. STERIOTIS, L. MILLAR et al. (2017): «Effect of sex and sporting discipline on LV adaptation to exercise», *J Am Coll Cardiol Img* 10, pp. 965-972.

HALL J. E. y M. E. HALL (2021): *Guyton and Hall textbook of medical physiology*, Filadelfia, Elsevier, 14.ª ed.

HAVERKAMP, H. C. y B. N. BALMAIN (2024): «Ventilatory responses to exercise by age, sex, and health status», *Curr Sports Med Rep* 23, pp. 79-85.

HAYKOWSKY, M. J., T. J. SAMUEL, M. D. NELSON y A. LA GERCHE (2018): «Athlete's heart: is the Morganroth hypothesis obsolete?», *Heart Lung Circ* 27, pp. 1037-1041.

HEIDBUCHEL, H., D. L. PRIOR y A. LA GERCHE (2012): «Ventricular arrhythmias associated with long-term endurance sports: what is the evidence?», *Br J Sports Med* 46 Suppl 1, pp. 44-50.

HERIGSTAD, M., G. M. BALANOS y P. A. ROBBINS (2007): «Can human cardiovascular regulation during exercise be learnt from feedback from arterial baroreceptors?», *Exp Physiol* 92, pp. 695-704.

HIGGINBOTHAM, M. B., K. G. MORRIS, R. E. COLEMAN y F. R. COBB, (1984): «Sex-related differences in the normal cardiac response to upright exercise», *Circulation* 70, pp. 357-366.

IZQUIERDO RODRÍGUEZ, E. (2000): *Efectos del entrenamiento de fuerza sobre la morfología y función cardiacas*, tesis doctoral dirigida por José A. Ferrero Cabedo y José Antonio Villegas García, Universidad de Murcia, en línea: <https://portalinvestigacion.um.es/documentos/639b102237d0513c68f d1e23?lang=gl>.

KEITH, S. P., I. JACOBS y T. M. MCLELLAN (1992): «Adaptations to training at the individual anaerobic threshold», *Eur J Appl Physiol Occup Physiol* 65, pp. 316-323.

LA GERCHE, A. (2021): «Exercise-induced arrhythmogenic (right ventricular) cardiomyopathy is real... if you consider it», *J Am Coll Cardiol Img* 14, pp. 159-161.

LÓPEZ CHICHARRO, J. (2006): «Respuestas y adaptaciones neuroendocrinas al ejercicio», en J. López Chicharro y A. Fernández Vaquero (eds.): *Fisiología del ejercicio*, Madrid, Editorial Panamericana, 544 pp.

LUNDBERG, T. R., R. FERNÁNDEZ-GONZALO, T. GUSTAFSSON y P. A. TESCH (2013): «Aerobic exercise does not compromise muscle hypertrophy response to short-term resistance training», *J Appl Physiol* 114, pp. 81-89.

MACDOUGALL, J. D., D. TUXEN, D. G. SALE, J. R. MOROZ y J. R. SUTTON (1985): «Arterial blood pressure response to heavy resistance exercise», *J Appl Physiol* 58, pp. 785-790.

MEHRA, V. M., D. E. GAALEMA, M. PAKOSH y S. L. GRACE (2020): «Systematic review of cardiac rehabilitation guidelines: quality and scope», *Eur J Prev Cardiol* 27, pp. 912-928.

MORGANROTH, J., B. J. MARON, W. L. HENRY y S. E. EPSTEIN (1975): «Comparative left ventricular dimensions in trained athletes», *Ann Intern Med* 82, pp. 521-524.

MORTENSEN, S. P. y B. SALTIN (2014): «Regulation of the skeletal muscle blood flow in humans», *Exp Physiol* 99, pp. 1552-1558.

NAYLOR, L. H., K. GEORGE, L. O'DRISCOL y D. J. GREEN (2008): «The athlete's heart. A contemporary appraisal of the "Morganroth hypothesis"», *Sports Med* 38, pp. 69-90.

PELLICCIA, A., B. J. MARON, F. CULASSO, A. SPATARO y G. CASELLI (1996): «Athlete's heart in women. Echocardiographic characterization of highly trained elite females athletes», *JAMA* 276, pp. 211-215.

PESOVA, P., B. J. GODULA, O. JIRAVSKY, L. JELINEK, M. SOVOVA, K. MORA-VCOVA et al. (2023): «Exercise-induced blood pressure dynamics: insights from the general population and the athletic cohort», *J Cardiovasc Dev Dis* 10, pp. 480-492.

PLUIM, B. M., A. H. ZWINDERMAN, A. VAN DER LAARSE y E. E. VAN DER WALL (1999): «The athlete's heart. A meta-analysis of cardiac structure and function», *Circulation* 100, pp. 336-344.

RABERIN, A., J. BURTSCHER, T. CITHERLET, G. MANFERDELLI, B. KRUMM, N. BOURDILLON et al. (2024): «Women at altitude: sex-related physiological responses to exercise in hypoxia», *Sports Med* 54, pp. 272-287.

RAVEN, P. B. (2008): «Recent advances in baroreflex control of blood pressure during exercise in humans: an overview», *Med Sci Sports Exer* 40, pp. 2033-6.

ROBERGS, R. A. y R. LANDWEHR (2002): «The surprising history of the (HRmax=220-age) equation», *JEPonline* 5, pp. 1-10.

SALTIN, B., G. RADEGRAN, M. KOSKOLOU, R. C. ROACH y J. M. MARSHALL (2000): «Muscle blood Flow and its regulation», en B. Saltin, R. Boushel, N. Secher y J. Mitchell (eds): *Exercise and circulation in health and disease*, Leeds, Human Kinetics.

SEQUEIRA, V. y J. VAN DER VELDEN (2017): «The Frank-Starling law: a jigsaw of titin proportions», *Biophys Rev* 9, pp. 259-267.

SONNENBLICK, E. H. (1962): «Force-velocity relations in mammalian heart muscle», *Am J Physiol* 202, pp. 931-939.

STÖHR, E. J., M. STEMBRIDGE y J. I. ESFORMES (2015): «In vivo human cardiac shortening and lengthening velocity is region dependent and not coupled with heart rate: "longitudinal" strain rate markedly underestimates apical contribution», *Exp Physiol* 100, pp. 507-518. DOI: 10.1113/EP085081.

UTOMI, V., D. OXBOROUGH, G. P. WHYTE, J. SOMAUROO, S. SHARMA, R. SHAVE et al (2013): «Systematic review and meta-analysis of training mode, imaging modality and body size influences on the morphology and function of the male athlete's heart», *Heart* 99, pp. 1727-1733.

VEGA, R. B., J. P. KONHILAS, D. P. KELLY y L. A. LEINWAND (2017): «Molecular mechanisms underlying cardiac adaptation to exercise», *Cell Metabolism* 25, pp. 1012-1026.

WASSERMAN, K., J. E. HANSEN, D. Y. SUE, B. J. WHIPP y R. CASABURI (1994): *Principles of exercise testing and interpretation*, Filadelfia, Lea & Febiger, p. 3.

WEBER, K. T., J. S. JANICKI y P. A. MCELROY (1987): «Determination of aerobic capacity and the severity of chronic cardiac and circulatory failure», *Circulation* 76, pp. 140-145.

WILMORE, J. H., P. R. STANFORTH, J. GAGNON, T. RICE, S. MANDEL, A. S. LEON et al. (2001): «Heart rate and blood pressure changes with endurance training: the HERITAGE family study», *Med Sci Sports Exerc* 33, pp. 107-116.

11. Efectos del ejercicio físico crónico sobre la actividad eléctrica cardíaca

Luis Such Miquel
Luis Such Belenguer
Antonio Manuel Alberola Aguilar
Conrado Calvo Saiz

Índice del capítulo

L. Such Miquel, L. Such Belenguer, A. M. Alberola Aguilar, C. Calvo Saiz

1. Introducción

La búsqueda de los mecanismos básicos por los que el ejercicio físico crónico ejerce un efecto protector frente a la muerte súbita cardíaca, causa principal de muerte en el mundo occidental industrializado, que señaló hace dos décadas Billman (2002) y cuyo desencadenamiento se debe a la instauración de fibrilación ventricular en la mayor parte de los casos, ha constituido un acicate de primer orden en la búsqueda en profundidad de los efectos electrofisiológicos del ejercicio físico crónico y de los mecanismos básicos implicados.

La descripción de los cambios electrofisiológicos del miocardio producidos por el entrenamiento físico se publicó hace ya casi noventa años, a principios del siglo XX, cuando se detectó una depresión del cronotropismo sinusal en reposo en atletas olímpicos (Branwell y Ellis, 1929). Incluso en la actualidad se han publicado depresiones de esta propiedad por el ejercicio físico que pueden derivar, en algunos casos, en la patología (Svedberg et al., 2024). La depresión de la conducción auriculoventricular en reposo y otros cambios electrofisiológicos fueron descritos con posterioridad en atletas de resistencia (Viitasalo et al., 1982 y 1984).

A partir de las primeras observaciones, y con la finalidad de conocer si las modificaciones electrofisiológicas encontradas eran intrínsecas o mediadas por el sistema nervioso vegetativo, se han llevado a cabo un número importante de investigaciones. En esta dirección, fueron muchas las investigaciones sobre cuyos resultados se asienta la idea de que el entrenamiento con ejercicios de resistencia aumenta la regulación parasimpática cardíaca y disminuye la activación simpática (para revisión, véase Billman et al., 2015), cambios a los que se responsabiliza de la bradicardia durante el reposo propia de la práctica de ejercicio físico crónico de resistencia (Carter et al., 2003; Zanesco y Antunes, 2007, citados por Billman et al., 2015).

2. Modificaciones del cronotropismo sinusal y mecanismos básicos

La cuestión de la modificación cronotrópica por el entrenamiento de resistencia ha dado origen a un gran número de investigaciones experimentales en humanos que han llevado a no otorgar un único responsable de esta. De hecho, Billman et al. (2015) plantearon la posibilidad de que no solo interviniera una regulación mediada por el sistema nervioso autónomo, sino también una reducción de la pendiente de despolarización diastólica intrínseca del nodo sinusal, que podría sumarse a los efectos del sistema nervioso autónomo. No obstante, los mecanismos subyacentes han sido, y podríamos decir que son aún, controvertidos. Efectivamente, Stein et al. (2002) realizaron estudios mediante metodología electrofisiológica intracavitaria controlada bajo bloqueo farmacológico y encontraron que los atletas de resistencia con bradicardia en reposo y un ECG normal presentaban cronotropismo sinusal deprimido y cambios en la conducción del nódulo AV, lo que parece estar relacionado con procesos de carácter intrínseco más que con influencias autonómicas. D'Souza et al. (2014) demostraron experimentalmente que la bradicardia inducida por el entrenamiento persiste tras denervación del nodo sinusal, así como una remodelación generalizada que implica una regulación negativa de los canales iónicos que vehiculan la corriente marcapasos, I_f. Estos autores observaron una disminución de los canales de HCN_4 mediante análisis transcriptómico del ARNm de dicho canal; resultados que se confirmaron *in vivo* mediante el uso de un bloqueador específico de I_f (Bois et al.,1996) en ratones, lo que produjo una reducción menos importante de la frecuencia cardíaca en animales entrenados (para revisión, véase Krzesiak et al., 2017).

3. Modificaciones de la conducción auriculo ventricular y mecanismos básicos

En relación con el efecto del ejercicio físico regular sobre la conducción auriculoventricular, pese a la depresión de esta en reposo, además de otros cambios electrofisiológicos descritos en atletas de resistencia y que hemos comentados en líneas anteriores, en el caso del predominio del entrenamiento de tipo aeróbico es frecuente encontrar un intervalo PR en el límite alto de lo que es fisiológico (Boraita y Serratosa, 1998). Este alargamiento del intervalo PR se produce concomitantemente con los otros cambios electrofisiológicos descritos en atletas de resistencia que hemos comentado antes. Diversos autores ya plantearon la posibilidad de que la depresión de la conducción auriculoventricular observada en atletas universitarios y atletas de resistencia veteranos podría deberse a un aumento del tono vagal (Bojornstad et al., 1993; Northcote et al., 1989). En este sentido, estudios experimentales en corazón aislado de conejos entrenados, y por tanto con corazones no sometidos a control nervioso central ni humoral (fig. 11.1), mostraron que los corazones procedentes de los animales sometidos a los protocolos de ejercicio físico exhibieron una depresión de la conducción auriculoventricular en sentido anterógrado (tabla 11.1) y de la conducción nodal retrógrada (Such et al., 2002). También en seres humanos que practicaban ejercicio físico crónico, la longitud del ciclo de Wenckebach anterógrado del nodo AV fue mayor en los atletas, al inicio del estudio, tras bloqueo colinérgico con atropina y tras bloqueo adrenérgico con propranolol (Stein et al., 2002).

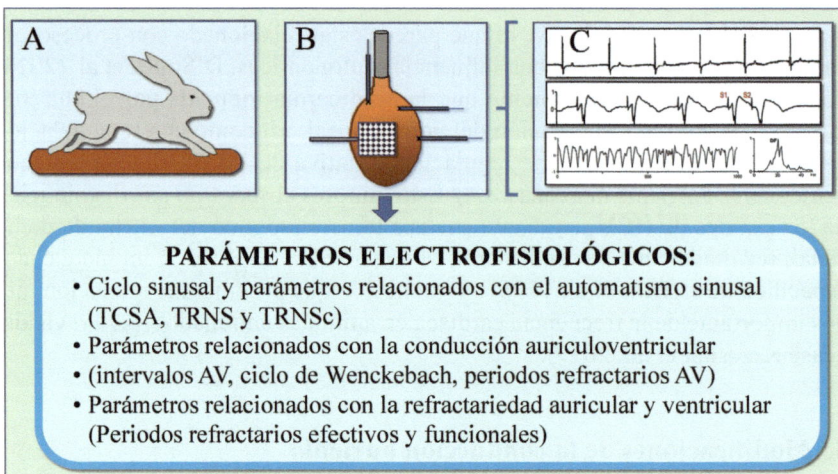

Fig. 11.1 *A, B* y *C*) modelo experimental para el estudio de las propiedades electrofisiológicas intrínsecas en el corazón aislado de conejos entrenados. AV: auriculoventricular; TCSA: tiempo de conducción sinoauricular; TRNS: tiempo de recuperación del nodo sinusal; TRNSc: TRNS corregido.

TABLA 11.1

Parámetros de cronotropismo y conducción auriculoventricular

	R-R	TRNS	TRNSc	TCSA	LCW	LCWR
Control	286 ± 60	460 ± 36	174 ± 68	25 ± 15	146 ± 20	179 ± 25
n	8	8	8	8	7	8
Entrenado	365 ± 49*	554 ± 66*	189 ± 45	31 ± 22	177 ± 32*	205 ± 32
n	8	8	8	7	8	7

Los valores se expresan en milisegundos. n: número de experimentos; R-R: longitud del ciclo sinusal; TRNS: tiempo de recuperación del nodo sinusal; TRNSc: tiempo de recuperación del nodo sinusal corregido; TCSA: tiempo de conducción sinoauricular; LCW: longitud del ciclo de Wenckebach; LCWR: longitud del ciclo de Wenckebach retrógrado. *p < 0,05 versus control.

4. Modificaciones de la refractariedad y mecanismos básicos

En relación con las modificaciones de la refractariedad, diversos estudios en atletas han evidenciado un alargamiento del periodo refractario efectivo del nodo auriculoventricular anterógrado, antes y después del bloqueo con atropina y propranolol, lo que otorga un papel intrínseco a las modificaciones de la refractariedad del sistema de conducción AV. En lo que respecta a la refractariedad del miocardio ventricular, diversas investigaciones experimentales indican un incremento de los periodos refractarios efectivo y funcional en animales entrenados (Such et al., 2008). Such-Miquel et al. (2018) publicaron que, en el corazón de conejo aislado, perfundido y sometido a fibrilación ventricular (sin interrumpir la perfusión coronaria), el periodo refractario funcional ventricular durante la arritmia fue mayor en corazones procedentes de conejos entrenados con cinta rodante que en los controles (tabla 11.2). Asimismo, la longitud del ciclo fibrilatorio fue mayor en el grupo entrenado. Estos resultados apuntaron en la misma dirección que los publicados en años anteriores (Such et al., 2008), en los que se había investigado el efecto del ejercicio físico crónico, también en corazones aislados y perfundidos, sobre los periodos refractarios efectivo y funcional del miocardio ventricular, así como la frecuencia de la fibrilación ventricular inducida. En los experimentos citados, en los corazones procedentes de animales entrenados se obtuvieron unos periodos refractarios mayores y una frecuencia dominante media de los trazados fibrilatorios menor. El haber encontrado esos resultados en la preparación de corazón aislado aportó más información acerca del carácter intrínseco de las modificaciones. También Zarzoso et al. (2012) observaron un incremento de la refractariedad en corazones aislados procedentes de conejos entrenados, resultado que no modificó el bloqueo con atropina. Este último hallazgo pareció revelar que las modificaciones electrofisiológicas del miocardio producidas por el entrenamiento físico no están mediadas por la actividad parasimpática cardíaca intrínseca.

TABLA 11.2
Media y desviación estándar de los valores de refractariedad ventricular

PREV				PRFV			
10 % LCS	250	200	150	10 % LCS	250	200	150
Control (n)							
109 ± 23 (12)	114 ± 14 (10)	108 ± 13 (11)	99 ± 7 (10)	128 ± 17 (12)	131 ± 7 (10)	122 ± 6 (11)	113 ± 4 (10)
Entrenados (n)							
136 ± 20* (15)	130 ± 13* (12)	120 ± 11* (14)	109 ± 14* (14)	151 ± 20* (15)	146 ± 14* (12)	134 ± 9* (12)	122 ± 7* (12)

Los valores se expresan en milisegundos. 10 % LCS (10 % más corta que la longitud del ciclo sinusal); 250, 200 y 150 ms fueron las cuatro longitudes de ciclo de estimulación utilizadas. Número de experimentos entre paréntesis. PREV: periodo refractario efectivo ventricular; PRFV: periodo refractario funcional ventricular. *p < 0,05 versus control. *Fuente*: Such et al., 2008.

Otros autores ya habían publicado incrementos en la duración del potencial de acción en corazones de animales entrenados. Como es sabido, esta se corresponde con la refractariedad, a excepción de que se den circunstancias patológicas, como la isquemia (Sutton et al., 2000). Gran parte de estos autores encontraron un aumento en la duración del potencial de acción en el miocardio ventricular de ratas entrenadas. Así, Gwathmey et al. (1990) investigaron el condicionamiento físico sobre el acoplamiento excitación-contracción en ratas envejecidas y observaron una mayor duración del potencial de acción en los animales entrenados. Natali et al. (2002), en ratas entrenadas con ejercicio físico voluntario, también encontraron una mayor duración del potencial de acción en los cardiomiocitos ventriculares. Investigaciones más recientes, como las de Wang y Fitts (2020), han corroborado estas observaciones en cardiomiocitos ventriculares de ratas sometidas a ejercicio físico voluntario.

Las investigaciones encaminadas a conocer las bases iónicas que pudieran explicar el comportamiento de las propiedades electrofisiológicas del miocardio ventricular en individuos entrenados han llevado, especialmente desde hace más de dos décadas, a considerar el papel de los canales que vehiculan las diferentes corrientes transmembrana de potasio.

Jew et al. (2001) publicaron una reducción en la densidad de corrientes repolarizantes de potasio de inactivación lenta o sostenida en cardiomiocitos aislados de ratas entrenadas, así como un incremento en la velocidad de la corriente I_{to} y un aumento significativo en la densidad de esta corriente. Para estos autores, el entrenamiento afectó a la amplitud del pico y a la forma de la fase de repolarización temprana del potencial de acción. Estas observaciones podrían explicar, al menos en parte, el aumento en la duración del potencial de acción previamente comentado.

En lo que respecta a los resultados comentados sobre la densidad de la corriente I_{to}, contrastan con los obtenidos posteriormente por Stones et al. (2009) en ratas hembra entrenadas, en cuyos corazones, si bien encontraron una prolongación de los potenciales de acción monofásicos, se redujo la densidad de I_{to} en los miocitos epicárdicos, disminuyendo el gradiente transmural de esta corriente.

Con posterioridad se realizaron investigaciones sobre el comportamiento de las corrientes repolarizantes ventriculares de miocitos de ratas entrenadas, las cuales mostraron una corriente I_{Kr} más baja en comparación con la I_{Ks}, y se observó una diferencia regional en esta última corriente, siendo menor en los cardiomiocitos de la base ventricular que en los del ápex. En lo que respecta al contenido de la subunidad KCNQ1 del canal I_{Ks}, fue mayor en el ápex en comparación con la base, y el entrenamiento físico disminuyó el contenido de las subunidades KCNQ1 y KCNE1 en las dos regiones consideradas (Wang y Fitts, 2020).

En lo que respecta a los canales de potasio I_{KATP}, son sensibles al ATP. Se trata de canales sensores de energía que dependen de la relación ATP/ADP, lo que significa poder conectar cambios de tipo metabólico con una corriente de salida de potasio, lo cual permite asegurar la adaptación cardíaca aguda a la energía (para revisión, véase Krzesiak et al., 2017).

Recordando lo que hemos comentado en líneas anteriores acerca del aumento en la duración del potencial de acción de los cardiomiocitos ventriculares por el entrenamiento físico, consideramos necesario hacer comentarios adicionales para no entrever una aparente contradicción. Nos referimos a que los estudios experimentales han demostrado consistentemente que la activación de un pequeñísimo porcentaje de los canales K_{ATP} del sarcolema puede producir una importante disminución de la duración del potencial de acción. En este aspecto, modelos computacionales sobre la actividad del canal K_{ATP}, que como se ha comentado es controlado por el cociente ATP/ADP, indican que esto podría ocurrir a concentraciones milimolares de ATP y micromolares de ADP en corazones en situación fisiológica y que, en los corazones que expresan transgenes insensibles al ATP, debería ocurrir un acortamiento dramático del potencial de acción a diferentes niveles normales de este nucleótido. Por tanto, probablemente otros factores actúan para mantener los canales de K_{ATP} cardíacos cerrados en situación fisiológica, lo cual puede evitar el acortamiento de la duración del potencial de acción en tal situación (véase revisión de Flagg et al., 2010).

Brown et al. (2005) ya publicaron hace dos décadas que el entrenamiento físico aumenta la expresión de los canales K_{ATP} del sarcolema. Precisamente a este incremento de estos canales se le otorga un papel protector frente al daño isquémico en aquellos trabajos de investigación dedicados a dilucidar los mecanismos básicos por los que la realización regular de ejercicio físico ejerce un efecto protector cardiovascular. De hecho, hay un importante número de autores que postulan que uno de los mecanismos más claramente implicados en el efecto protector del ejercicio físico es la existencia de niveles elevados de canales K_{ATP} en la membrana celular (Gross y Peart, 2003; Kong et al., 2001; Powers et al., 2008). Algunos autores incluso han publicado que la inhibición farmacológica del canal K_{ATP} del sarcolema empeora los efectos beneficiosos cardiovasculares del ejercicio físico crónico (Brown et al., 2005).

También cabría pensar en la posibilidad de que el ejercicio físico crónico pudiera modificar la actividad del intercambiador Na^+/Ca^{2+}, que como sabemos es electrogénico y su actividad aumenta la duración del potencial de acción. No obstante, las investigaciones de Mace et al. (2003) parecieron indicar la ausencia de efectos del entrenamiento sobre este sistema de intercambio.

Las observaciones previas contrastan con las realizadas posteriormente por Collins et al. (2005), en las que investigaron el efecto del entrenamiento en ratas sedentarias normotensas, sedentarias hipertensas y entrenadas hipertensas, buscando las modificaciones de diferentes proteínas implicadas en la regulación del calcio celular. Estos autores encontraron que el ejercicio redujo la mayor expresión del intercambiador Na^+/Ca^{2+}, que ocurrió en los animales hipertensos.

Siguiendo con los efectos del ejercicio físico crónico en relación con el ion calcio, cuya importancia radica, además de en su implicación directa en el proceso contráctil, en el trasiego iónico de modo directo o indirecto, haremos una breve consideración fisiológica previa. Como sabemos, la recaptación de este ion depende, entre otros componentes, de la actividad de la ATPasa del retículo sarcoplásmico (SERCA), dependiente del Ca^{2+}. Un subtipo de SERCA expresado en el corazón es SERCA2a, siendo la mayor expresión de dicha proteína producida experimentalmente en animales entrenados la responsable de un aumento de su actividad en el proceso lusitrópico de la recaptación de calcio. Al parecer, los factores de transcripción TFAM y TFB2M regulan la transcripción del gen de SERCA2a, y los activa la realización de ejercicio físico regular, lo cual postulan algunos autores, si bien no todos (para revisión, véase Nusier et al., 2021).

Las primeras investigaciones dirigidas a conocer la posible implicación de la corriente lenta de entrada de calcio (tipo L) en las modificaciones del potencial de acción producidas por el ejercicio físico crónico no parecieron implicar a tal corriente (Mokelke et al.,1997).

Por otra parte, en relación con el ion calcio y, como acabamos de comentar, en su implicación en el trasiego iónico responsable de las características del potencial de acción de los cardiomiocitos ventriculares, Ma et al. (2017) relataron una inhibición de $I_{Ca,L}$ en ratas sometidas a ejercicio físico exhaustivo al comparar este grupo de animales con los controles. Como contraste, Yang et al. (2010), en estudios realizados con ratones entrenados de ambos sexos, en los que se indica que el ejercicio físico incrementa la capacitancia de la membrana celular, describieron un aumento en la densidad de corriente en los canales de calcio tipo L en la hipertrofia ventricular fisiológica. En esta investigación se analizó asimismo el canal de sodio y se vio que, en la adaptación mencionada y provocada por el entrenamiento físico, eran regulados al alza otros transcriptos SCN5A y SCN1B que codifican las subunidades alfa y beta del canal de sodio.

Hemos comentado al inicio del presente capítulo que la búsqueda de los mecanismos básicos por los que el ejercicio físico crónico ejerce un efecto protector frente a la muerte súbita cardíaca ha constituido un acicate de primer orden en el conocimiento en profundidad de los efectos electrofisiológicos del ejercicio físico crónico y de los mecanismos básicos implicados. El estudio de tales mecanismos, que directa o indirectamente producen modificaciones de carácter electrofisiológico, ha supuesto investigar el papel del incremento de la actividad parasimpática, la modificación en la expresión de las proteínas implicadas en la homeostasis intracelular de calcio, las proteínas de choque térmico HSP72, las defensas antioxidantes cardíacas, los niveles de óxido nítrico sintasa inducible, la apertura del poro de transición de permeabilidad mitocondrial sensible al calcio, la expresión la ciclooxigenasa-2, el canal de potasio sensible al ATP, sarcolémico y/o mitocondrial, otras proteínas mitocondriales como la superóxido dismutasa 2, la glutatión reductasa y más recientemente enfoques acerca de la cuestión del papel que pueden jugar los micro-ARN (para revisión, véase Such-Miquel et al., 2015).

Es hacia este último aspecto y su relación con la actividad de los canales iónicos del miocardio ventricular a donde se dirige gran parte de la investigación actual. Hoy en día hay relativamente poca información completa sobre los mecanismos regulados por los micro-ARN producidos por el entrenamiento físico. Como han publicado Fernandes et al. (2015), «diversos estudios permiten disponer de datos que indican diferentes cambios fenotípicos en animales sometidos a entrenamiento físico mediante la aplicación de protocolos de natación o de carrera, que pueden ser regulados por una serie de micro-ARN». Los autores de estos estudios enfatizan el posible papel cardioprotector de los micro-ARN, que pueden modular las propiedades electrofisiológicas de los cardiomiocitos ventriculares actuando sobre los canales que determinan las características del potencial de acción. Efectivamente, Yang et al. (2021) realizaron un estudio, en diferentes especies de animales y en cardiomiocitos humanos, sobre la modulación biofísica del potencial de acción debida a micro-ARN y publicaron que se observó una unión directa a los canales iónicos de la membrana cardíaca, incluyendo el canal de potasio rectificador interno Kir2.1. Los efectos de esta unión produjeron una supresión de la corriente rectificadora interna, IK1, que, como sabemos, finaliza el potencial de acción, devolviendo el valor del potencial de membrana al valor inicial. Este efecto se tradujo en una prolongación de la duración del potencial de acción. Estos autores concluyeron que «se puede dar una nueva acción biofísica conservada evolutivamente de micro-ARN endógenos en la modulación de la electrofisiología cardíaca».

5. Conclusiones

En conclusión, la realización de ejercicio físico regular produce modificaciones en las propiedades electrofisiológicas del corazón, es decir, del cronotropismo, de la conducción y de la refractariedad. El control y los mecanismos implicados en tales modificaciones han sido expuestos indicando las similitudes, las discrepancias y las posturas eclécticas en relación con ellos. Paradigmático ha sido el planteamiento del control del automatismo sinusal y de la conducción auriculoventricular, habiéndose resaltado las posturas de quienes defienden efectos intrínsecos, control autónomo o la participación de ambos. Se han expuesto las investigaciones, tanto experimentales como en seres humanos, encaminadas a conocer las bases iónicas implicadas en las modificaciones electrofisiológicas producidas por el ejercicio. De modo muy sucinto concluiremos que en quienes realizan ejercicio físico crónico se produce una depresión del automatismo en reposo, así como de la conducción auriculoventricular, y un incremento de la refractariedad y/o de la duración del potencial de acción. Algunas de estas modificaciones subyacen en los efectos protectores del ejercicio físico frente a la instauración de arritmias que amenazan la vida y producen muerte súbita cardíaca, como lo es la fibrilación ventricular. El campo de la investigación de las modificaciones electrofisiológicas que origina el entrenamiento físico queda claramente abierto y persisten las contradicciones y las discrepancias en relación con los mecanismos más básicos. Pensamos que el incremento de personas que en la actualidad se han iniciado en la práctica de ejercicio físico moderado constituirá, como hemos enfatizado al principio de este capítulo, un potente acicate para proseguir y afianzar todo este tipo de investigaciones.

Referencias bibliográficas

BILLMAN, G. E. (2002): «Aerobic exercise conditioning: a nonpharmacological antiarrhythmic intervention», *J Appl Physiol* 92, pp. 446-454. DOI: 10.1152/japplphysiol.00874.2001.

BILLMAN, G. E., K. L. CAGNOLI, T. CSEPE, N. LI, P. WRIGHT, P. J. MOHLER et al. (2015): «Exercise training-induced bradycardia: evidence for enhanced parasympathetic regulation without changes in intrinsic sinoatrial node function», *J Appl Physiol* 118, pp. 1344-1355. DOI: 10.1152/japplphysiol.01111.2014.

BJORNSTAD, H., L. STORSTEIN, H. DYRE MEEN y O. HALS (1993): «Electrocardiographic findings of heart rate and conduction times in athletic students and sedentary control subjects», *Cardiology* 83, pp. 258-267. DOI: 10.1159/000175979.

BOIS, P., J. BESCOND, B. RENAUDON y J. LENFANT (1996): «Mode of action of bradycardic agent, S 16257, on ionic currents of rabbit sinoatrial node cells», *Br J Pharmacol* 118, pp. 1051-1057. DOI: 10.1111/j.1476-5381.1996.tb15505.x.

BORAITA PÉREZ, A. y L. SERRATOSA FERNÁNDEZ (1998): «"El corazón del deportista": hallazgos electrocardiográficos más frecuentes», *Rev. Esp. Cardiol* 51, pp. 356-368. DOI: 10.1016/s0300-8932(98)74759-1.

BRANWELL, C. y R. ELLIS (1929): «Clinical observations on Olympic athletes», *Arbeitphysiologie* 2, pp. 51-60.

BROWN, D. A., A. J. CHICCO, K. N. JEW, M. S. JOHNSON, J. M. LYNCH, P. A. WATSON et al. (2005): «Cardioprotection afforded by chronic exercise is mediated by the sarcolemmal, and not the mitochondrial, isoform of the KATP channel in the rat», *J Physiol* 569, pp. 913-924. DOI: 10.1113/jphysiol.2005.095729.

CARTER, J. B., E. W. BANISTER y A. P. BLABER (2003): «Effect of endurance exercise on autonomic control of heart rate», *Sports Med* 33, pp. 33-46. DOI: 10.2165/00007256-200333010-00003.

COLLINS, H. L., A. M. LOKA y S. E. DICARLO (2005): «Daily exercise-induced cardioprotection is associated with changes in calcium regulatory proteins in hypertensive rats», *Am J Physiol Heart Circ Physiol* 288, pp. H532-H540. DOI: 10.1152/ajpheart.00873.2004.

D'SOUZA, A., A. BUCCHI, A. B. JOHNSEN, S. J. LOGANTHA, O. MONFREDI, J. YANNI et al. (2014): «Exercise training reduces resting heart rate via downregulation of the funny channel HCN4», *Nat Commun* 13, pp. 3775. DOI: 10.1038/ncomms4775.

FERNANDES, T., V. G. BARAÚNA, C. E. NEGRÃO, M. I. PHILLIPS y E. M. OLIVEIRA (2015): «Aerobic exercise training promotes physiological cardiac remodeling involving a set of microRNAs», *Am J Physiol Heart Circ Physiol* 309, pp. H543-H552. DOI: 10.1152/ajpheart.00899.2014.

FLAGG, T. P., D. ENKVETCHAKUL, J. C. KOSTER, C. G. NICHOLS (2010): «Muscle KATP channels: recent insights to energy sensing and myoprotection», *Physiol Rev* 90, pp. 799-829. DOI: 10.1152/physrev.00027.2009.

GROSS, G. J. y J. N. PEART, (2003): «KATP channels and myocardial preconditioning: an update», *Am J Physiol - Heart Circ Physiol* 285, pp. 921-930. DOI: 10.1152/ajpheart.00421.2003.

GWATHMEY, J. K., M. T. SLAWSKY, C. L. PERREAULT, G. M. BRIGGS, J. P. MORGAN, J. Y. WEI (1990): «Effect of exercise conditioning on excitation-contraction coupling in aged rats», *J Appl Physiol* 69, pp. 1366-1371. DOI: 10.1152/jappl.1990.69.4.1366.

JEW, K. N., M. CHARLOTTE, A. MOKELKE, M. PALMER y L. MOORE (2001): «Endurance training alters outward k$^+$ current characteristics in rat cardiocytes», *J Appl Physiol* 90, pp. 1327-1333. DOI: 10.1152/jappl.2001.90.4.1327.

KONG, X., J. S. TWEDDELL, J. GARRETT, G. J. GROSS y J. E. BAKER (2001): «Sarcolemmal and Mitochondrial K$_{ATP}$ Channels Mediate Cardioprotection in Chronically Hypoxic Hearts», *J Mol Cell Cardiol* 33, pp. 1041-1045. DOI: 10.1006/jmcc.2001.1362.

KRZESIAK, A., N. DELPECH, S. SEBILLE, C. COGNARD y A. CHATELIER (2017): «Structural, Contractile and Electrophysiological Adaptations of Cardiomyocytes to Chronic Exercise», *Adv Exp Med Biol* 999, pp. 75-90. DOI: 10.1007/978-981-10-4307-9_5.

MA, Y., L. KONG, S. QI y D. WANG (2017): «Exhaustive exercise decreases L-type calcium current by activating endoplasmic reticulum stress», *J Sports Med Phys Fitness* 57, pp. 483-489. DOI: 10.23736/S0022-4707.16.06065-5.

MACE, L., B. PALMER, D. BROWN, K. JEW, J. LYNCH, J. GLUNT et al. (2003): «Influence of age and run training on cardiac Na$^+$/Ca^{2+} exchange», *J Appl Physiol* 95, pp. 1994-2003. DOI: 10.1152/japplphysiol.00551.2003.

MOKELKE, E. A., B. M. PALMER, J. Y. CHEUNG y R. L. MOORE (1997): «Endurance training does not affect intrinsic calcium current characteristics in rat myocardium» *Am J Physiol* 273, pp. H1193-7. DOI: 10.1152/ajpheart.1997.273.3.H1193.

NATALI, A. J., L. A. WILSON, M. PECKHAM, D. L. TURNER, S. M. HARRISON y E. WHITE, (2002): «Different regional effects of voluntary exercise on the mechanical and electrical properties of rat ventricular myocytes», *J Physiol* 541, pp. 863-875. DOI: 10.1113/jphysiol.2001.013415.

NORTHCOTE, R. J., P. C. GORDON y D. BALLANTYNE (1989): «Electrocardiographic findings in male veteran endurance athletes», *Br Heart J* 61, pp. 155-160. DOI: 10.1136/hrt.61.2.155.

NUSIER, M., A. K. SHAH y N. S. DHALLA (2021): «Structure-function relationships and modifications of cardiac sarcoplasmic reticulum Ca^{2+}-transport», *Physiol Res* 30, pp. S443-S470. DOI: 10.33549/physiolres.934805.

POWERS, S. K., J. C. QUINDRY y A. N. KAVAZIS (2008): «Exercise-induced cardioprotection against myocardial ischemia-reperfusion injury», *Free Radic Biol Med* 44, pp. 193-201. DOI: 10.1016/j.freeradbiomed.2007.02.006.

STEIN, R., C. M. MEDEIROS, G. A. ROSITO, L. I. ZIMERMAN y J. P. RIBEIRO (2002): «Intrinsic sinus and atrioventricular node electrophysiologic adaptations in endurance athletes», *J Am Coll Cardiol* 39, pp. 1033-8. DOI: 10.1016/s0735-1097(02)01722-9.

STONES, R., R. BILLETER, H. ZHANG, S. HARRISON y E. WHITE (2009): «The role of transient outward K^+ current in electrical remodeling induced by voluntary exercise in female rat hearts», *Basic Res Cardiol* 104, pp. 643-52. DOI: 10.1007/s00395-009-0030-6.

SUCH, L., A. M. ALBEROLA, L. SUCH-MIQUEL, L. LÓPEZ, I. TRAPERO, F. PELECHANO et al. (2008): «Effects of chronic exercise on myocardial refractoriness: a study on isolated rabbit heart», *Acta Physiol (Oxf)* 193, pp. 331-339. DOI: 10.1111/j.1748-1716.2008.01851. x.

SUCH, L., A. RODRÍGUEZ, A. ALBEROLA, L. LÓPEZ, R. RUIZ L. ARTAL et al. (2002): «Intrinsic changes on automatism, conduction, and refractoriness by exercise in isolated rabbit heart», *J Appl Physiol* 92, pp. 225-229. DOI: 10.1152/jappl.2002.92.1.225.

SUCH-MIQUEL, L., L. BRINES, A. M. ALBEROLA, M. ZARZOSO, F. J. CHORRO, J. GUERRERO et al. (2018): «Effect of chronic exercise on myocardial electrophysiological heterogeneity and stability. Role of intrinsic cholinergic neurons: A study in the isolated rabbit heart», *PLoS One* 13, pp. e0209085. DOI: 10.1371/journal.pone.0209085.

SUCH-MIQUEL, L., M. ZARZOSO, F. J. CHORRO, A. M. ALBEROLA y L. SUCH (2015): «La protección cardiovascular por el ejercicio físico crónico. Mecanismos básicos y futuras direcciones», *Fisiología. Boletín informativo de la SECF* 18, pp. 6-8.

SUTTON, P. M., P. TAGGART, T. OPTHOF, R. CORONEL, R. TRIMLETT, W. PUGSLEY et al. (2000): «Repolarisation and refractoriness during early ischaemia in humans», *Heart* 84, pp. 365-369. DOI: 10.1136/heart.84.4.365.

SVEDBERG, N., J. SUNDSTRÖM, S. JAMES, U. HÅLLMARKER, K. HAMBRAEUS y K. ANDERSEN (2024): «Long-Term Incidence of Bradycardia and Pacemaker Implantations Among Cross-Country Skiers: A Cohort Study», *Circulation* 150, pp. 1161-1170. DOI: 10.1161/CIRCULATIONAHA.123.068280.

TIBBITS, G. F., R. J. BARNARD, K. M. BALDWIN, N. CUGALJ y N. K. ROBERTS (1981): «Influence of exercise on excitation-contraction coupling in rat myocardium», *Am J Physiol* 240, pp. H472-80. DOI: 10.1152/ajpheart.1981.240.4.H472.

VIITASALO, M. T., R. KALA y A. EISALO (1982): «Ambulatory electrocardiographic recording in endurance athletes», *Br Heart J* 47, pp. 213-220.

VIITASALO, M. T., R. KALA y A. EISALO (1984): «Ambulatory electrocardiographic findings in young athletes between 14-16 years of age», *Eur Heart J* 5, pp. 2-6. DOI: 10.1093/oxfordjournals.eurheartj.a061546.

WANG, X. y R. H. FITTS (2020): «Cardiomyocyte slowly activating delayed rectifier potassium channel: regulation by exercise and β-adrenergic signaling», *J Appl Physiol* 128, pp. 1177-1185. DOI: 10.1152/japplphysiol.00802.2019.

YANG, D., X. WAN, A. T. DENNIS, E. BEKTIK, Z. WANG, M. G. S. COSTA et al. (2021): «MicroRNA Biophysically Modulates Cardiac Action Potential by Direct Binding to Ion Channel», *Circulation* 143, pp. 1597-1613. DOI: 10.1161/CIRCULATIONAHA. 120.050098.

YANG, K. C., N. C. FOEGER, C. MARIONNEAU, P. Y. JAY, J. R. MCMULLEN Y J. M. NERBONNE (2010): «Homeostatic regulation of electrical excitability in physiological cardiac hypertrophy», *J Physiol* 588, pp. 5015-5032. DOI: 10.1113/jphysiol.2010.197418.

ZANESCO, A. y E. ANTUNES (2007): «Effects of exercise training on the cardiovascular system: pharmacological approaches», *Pharmacol Ther* 114, pp. 307-317. DOI: 10.1016/j.pharmthera.2007.03.010.

ZARZOSO, M., L. SUCH-MIQUEL, G. PARRA, L. BRINES-FERRANDO, L. SUCH, F. J. CHORRO et al. (2012): «The training-induced changes on automatism, conduction and myocardial refractoriness are not mediated by parasympathetic postganglionic neurons activity», *Eur J Appl Physiol* 112, pp. 2185-2193. DOI: 10.1007/s00421-011-2189-4.

12. Arritmias cardíacas y ejercicio físico

Juan Miguel Sánchez Gómez
Lourdes Bondanza Saavedra
Ángel Martínez Brotons
Ángel Ferrero de Loma Osorio

Índice del capítulo

1. Introducción

En la actualidad, las arritmias cardíacas representan uno de los desafíos clínicos más significativos en la práctica médica. Las alteraciones del ritmo cardíaco pueden originarse por diversas causas, desde factores genéticos y enfermedades cardiovasculares subyacentes y potencialmente muy peligrosas hasta adaptaciones fisiológicas del corazón a la práctica deportiva habitual.

La relación entre las arritmias cardíacas y el ejercicio físico es compleja. Mientras que la actividad física regular se relaciona con beneficios cardiovasculares y una disminución de la incidencia de enfermedades cardíacas, en ciertos casos la práctica deportiva podría agravar o desencadenar arritmias que limiten la calidad de vida de quienes las padecen e incluso comprometan su integridad física y mental.

En este capítulo revisaremos los distintos tipos de arritmias cardíacas y sus posibles etiologías, así como su manejo y las recomendaciones actuales para pacientes que presenten estas condiciones.

2. Bradiarritmias

Las bradiarritmias en reposo son frecuentes en la población que practica deporte de manera regular debido al predominio del tono parasimpático; en general, se consideran una adaptación fisiológica al deporte y presentan buen pronóstico en ausencia de cardiopatía estructural.

Sin embargo, ciertas bradiarritmias podrían producir manifestaciones clínicas durante el esfuerzo (síncope o disnea). En estos casos, será necesaria una evaluación completa con una detallada anamnesis y exploración física, un ECG basal, una ecocardiografía, un *holter*-ECG, una prueba de esfuerzo o cualquier otro test según la sospecha diagnóstica (Zipes et al., 2015).

2.1 *Bradicardia y pausas sinusales*

Definida como frecuencia cardíaca en reposo <60 lpm, es un hallazgo muy común en los deportistas. Los más entrenados pueden llegar a presentar una FC en reposo de entre 30 y 40 lpm y en estos casos es posible observar periodos de ritmo auricular bajo o ritmo nodal (Sharma et al., 2017). Tradicionalmente, las pausas sinusales <3 s no se consideran patológicas desde el punto de vista clínico. Incluso pausas de mayor duración pueden ser normales si son asintomáticas (Zipes et al., 2015) (fig. 12.1A).

La clave en la evaluación de estos pacientes es determinar si presentan síntomas relacionados con la bradicardia y/o las pausas. En estos pacientes y en aquellos con una FC <30 lpm o pausas >3 s, tras la historia clínica y el ECG basal, se recomienda realizar una prueba de esfuerzo, un *holter*-ECG, que servirán para valorar la respuesta de la FC y correlacionarla con los síntomas, y una ecocardiografía para descartar cardiopatía estructural.

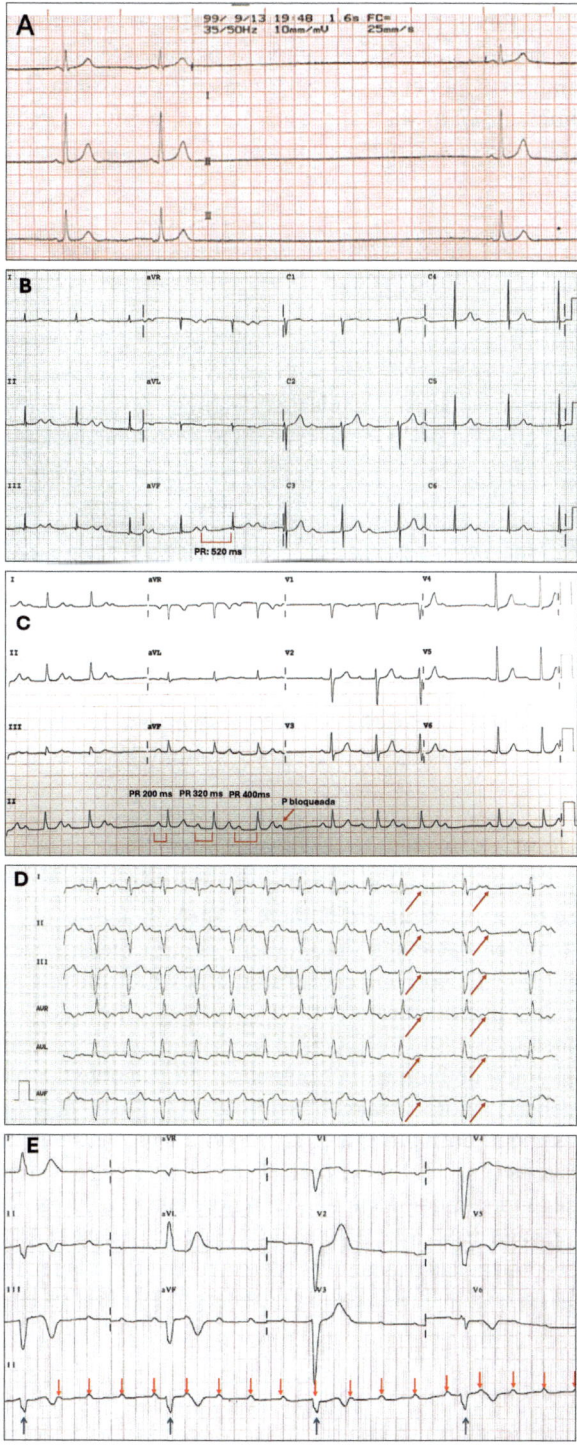

Fig. 12.1 Bradiarritmias: *A*) pausa sinusal; *B*) BAV de primer grado; *C*) BAV de segundo grado Mobtiz I (Wenckebach); *D*) BAV de segundo grado Mobitz II (basalmente también se observa BAV de primer grado); *E*) BAV de tercer grado (completo) (las flechas azules indican los QRS y las rojas, las ondas P). BAV = bloqueo auriculoventricular.

En los deportistas que presenten síntomas relacionados con la bradicardia se debería restringir el ejercicio físico y reevaluarse posteriormente la función sinusal (Zipes et al., 2015). En caso de persistir la clínica, podría ser necesario el implante de un marcapasos definitivo, aunque es extremadamente raro en atletas (Glikson et al., 2021).

2.2 *Trastornos de la conducción auriculoventricular. Bloqueos AV (BAV)*

Hasta un 5 % de los deportistas pueden presentar en reposo un BAV de primer grado y de segundo grado Möbitz I (Wenckebach), que se corrigen al mínimo esfuerzo y ayudan a diferenciar un acondicionamiento fisiológico de una enfermedad del sistema específico de conducción.

Bloqueo AV de primer grado

Cuando se trata de una respuesta adaptativa, el intervalo PR no suele superar los 300 ms (Sharma et al., 2017). En deportistas asintomáticos con un BAV de primer grado y QRS estrecho, no sería necesario realizar más pruebas. En pacientes con PR >300-400 ms y/o QRS ancho, se recomienda realizar una ergometría, un estudio *holter*-ECG y una ecocardiografía. El estudio electrofisiológico (EEF) rara vez es necesario. No debe restringirse la práctica deportiva a los pacientes asintomáticos con BAV de primer grado (Zipes et al., 2015) (fig. 12.1B).

Bloqueo AV de segundo grado Möbitz I (Wenckebach)

En personas entrenadas, la presencia de un BAV de segundo grado Mobitz I se observa sobre todo durante el sueño (Zipes et al., 2015; Sharma et al., 2017). Tanto en pacientes sintomáticos como asintomáticos, se recomienda descartar cardiopatía con una ecocardiografía y realizar una prueba de esfuerzo. Se considera una respuesta normal y de buen pronóstico cuando el grado de bloqueo mejora o desaparece con la hiperventilación y el esfuerzo. Por el contrario, si el grado de bloqueo AV empeora o el paciente también presenta un QRS ancho, debería valorarse la realización de un EEF para determinar si el grado de bloqueo es nodal (buen pronóstico) o por el contrario intra- o infrahisiano (mal pronóstico) (Zipes et al., 2015; Corrado et al., 2009). Los pacientes asintomáticos con BAV de segundo grado Möbitz I que mejora con el esfuerzo no tienen restricción para la práctica deportiva. En los pacientes que presenten un BAV intra- o infrahisiano se recomienda el implante de marcapasos y debería restringirse la práctica deportiva hasta que se lleve a cabo (Zipes et al., 2015) (fig. 12.1C).

Bloqueo AV de segundo grado Möbitz II y BAV de tercer grado (completo) adquirido

Aunque es raro encontrar grados avanzados de BAV en deportistas, el hallazgo de un BAV de segundo grado Möbitz II o de un BAV completo siempre es patológico, con independencia de los síntomas que pueda presentar el paciente. En todos los casos se debe evaluar la presencia de enfermedad cardíaca subyacente con una ecocardiografía. A todos estos pacientes se les debe implantar un marcapasos definitivo y restringirles la actividad deportiva hasta entonces (Zipes et al., 2015; Glikson et al., 2021) (figs. 12.1D y 12.1E).

En el caso de un BAV 2:1, se debería intentar dilucidar si el bloqueo es a nivel nodal (mejora con el esfuerzo) o intra/infrahisiano (empeora o no cambia con el ejercicio). Se puede realizar una ergometría y, en caso de duda, un EEF (Zipes et al., 2015).

Bloqueo AV completo congénito

Está indicado el implante de marcapasos en los pacientes con BAV congénito sintomático o que presenten al menos uno de los siguientes factores de riesgo: ritmo de escape con QRS >120 ms, FC basal diurna <50 lpm, intervalo QT alargado, pausas que duren 3 veces el intervalo RR basal del paciente o EV compleja (Glikson et al., 2021).

En el caso de pacientes con BAV completo congénito asintomáticos y que no cumplan ninguna de estas características, debería realizarse una prueba de esfuerzo máxima para valorar la capacidad de ejercitarse a una intensidad comparable al nivel de esfuerzo exigido en la disciplina deportiva que el paciente lleve a cabo. En estos casos, si presentan una capacidad cronotrópica conservada, no debe limitarse la práctica deportiva (Zipes et al., 2015). Ha de realizarse periódicamente un estudio *holter*-ECG para valorar la presencia de algún factor de riesgo y una ecocardiografía para valorar evolutivamente la función ventricular y los diámetros del VI. En algunos casos podría plantearse incluso el implante de marcapasos en asintomáticos y sin factores de riesgo, aunque la evidencia es contradictoria (Glikson et al., 2021).

2.3 *Bloqueos de rama*

El bloqueo incompleto de la rama derecha del haz de His (BIRDHH) (QRS <120 ms) se observa hasta en un 50 % de los deportistas y se considera un hallazgo casual de buen pronóstico y secundario a un crecimiento de la cavidad y la masa muscular del ventrículo derecho (Sharma et al., 2017; Claessen et al., 2011).

El hallazgo de un bloqueo de rama completo (QRS >120 ms), ya sea derecho o izquierdo, requiere una evaluación mayor que incluya una ecocardiografía para descartar patología cardíaca subyacente y una prueba de esfuerzo.

En pacientes con bloqueos completos de rama que presenten síntomas (síncope), podría realizarse un EEF para valorar la conducción en el sistema His-Purkinje. En caso de bloqueo intra/infrahisiano o un intervalo HV >70 ms, se recomendaría el implante de un marcapasos (Brignole et al., 2018).

Los pacientes asintomáticos y sin cardiopatía estructural no tienen ningún tipo de restricción para la práctica deportiva (Zipes et al., 2015).

3. Taquiarritmias ventriculares

Las arritmias ventriculares pueden aparecer en corazones estructuralmente normales o con relación a cardiopatías subyacentes. La documentación de arritmias ventriculares requiere una valoración cuidadosa antes de permitir la realización de práctica deportiva.

Se define como taquicardia ventricular (TV) la presencia de al menos 3 latidos consecutivos de origen ventricular a una frecuencia >100 lpm. Se considera sostenida cuando dura más de 30 segundos. Se clasifican, desde el punto de vista morfológico, como monomorfas, si todos los complejos QRS son iguales, y polimórficas, cuando los QRS varían de unos a otros (Ruiz-Granell et al., 2019).

3.1 *Extrasistolia ventricular y taquicardias ventriculares no sostenidas*

La extrastolia ventricular (EV) es muy frecuente en la población general, observándose hasta en el 40-75 % de las personas a las que se les realiza un estudio *holter*-ECG de 24 horas, aumentando la prevalencia con la edad (Biffi, 2007; Hingorani et al., 2016). Aunque parece que no hay diferencias entre individuos que realizan deporte regularmente y aquellos de similares características, pero sedentarios, los datos continúan siendo inciertos (Corrado et al., 2019).

Generalmente se trata de un hallazgo benigno y con buen pronóstico si no existe cardiopatía estructural subyacente. El estudio inicial de pacientes con EV se basa en una historia clínica detallada, incluyendo antecedentes familiares de muerte súbita cardíaca, una exploración física completa, un ECG, una ergometría, una ecocardiografía y un estudio *holter*-ECG de 24 horas.

La EV se asocia a cardiopatía estructural en un 7 % de los casos; sin embargo, la probabilidad de hallar una patología subyacente aumenta, alcanzando una prevalencia del 30 % en aquellos pacientes con una carga de EV >2000/24 h y/o con presencia de TVNS, sobre todo si existen formas polimorfas (Biffi et al., 2002). En la figura 12.2 se enumeran las características útiles para valorar el riesgo de los pacientes.

Carga arrítmica

El estudio *holter* va a ser una herramienta clave para determinar la carga de EV y TVNS en los pacientes. La presencia de >500 EV al día podría ser un factor de riesgo de MSC y se considera, por ejemplo, un criterio diagnóstico de la miocardiopatía arritmogénica. Como se menciona previamente, los deportistas con >2000 EV/24 h y/o formas complejas tienen mayor prevalencia de cardiopatía y requieren un estudio más profundo para estratificar su riesgo (Biffi et al., 2002).

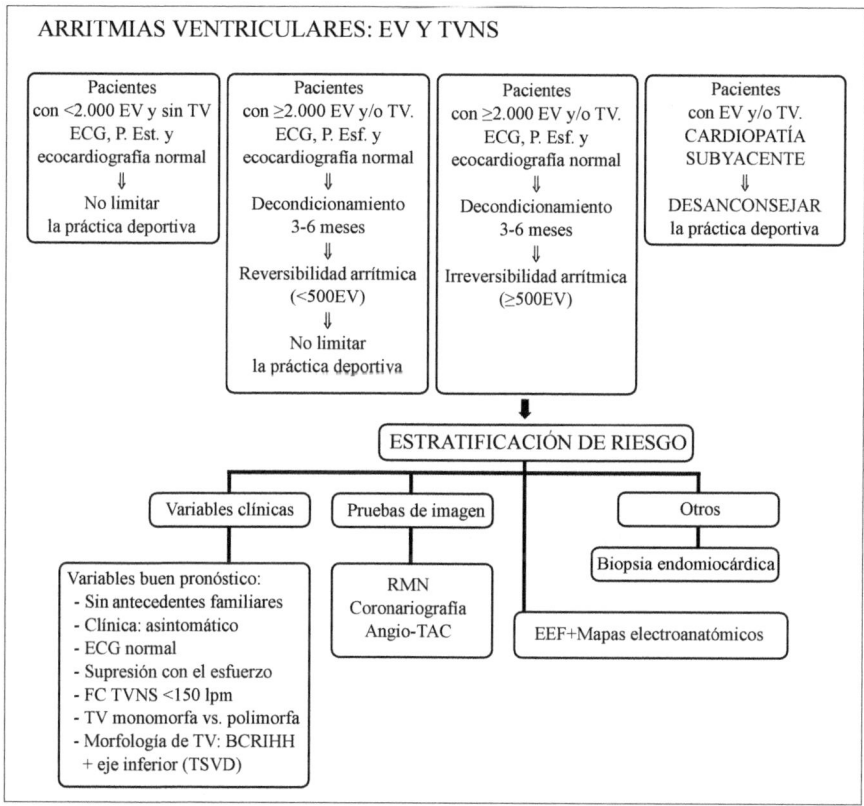

Fig. 12.2 Manejo del paciente con EV y TVNS y estratificación de riesgo. EV: extrasístole ventricular; TVNS: taquicardia ventricular no sostenida; ECG: electrocardiograma; BCRDHH: bloqueo completo de rama derecha; RMN: resonancia magnética nuclear; EEF: estudio electrofisiológico.

Respuesta al ejercicio y al desacondicionamiento físico

Las EV o las TVNS que se inducen durante el esfuerzo físico se consideran un signo de alerta porque las arritmias ventriculares asociadas a enfermedades cardíacas como miocardiopatía arritmogénca, miocarditis o enfermedades de canales iónicos frecuentemente empeoran con la estimulación adrenérgica. Sin embargo, si las EV disminuyen o desaparecen con el aumento de carga de ejercicio y reaparecen durante la fase de recuperación en la ergometría, apuntan a una etiología idiopática y con pronóstico benigno (Corrado et al., 2019; Cipriani et al., 2019).

Por otro lado, un gran porcentaje de atletas con una carga de EV >2000/24 h y sin cardiopatía aparente en el estudio inicial que se sometieron a un periodo de desacondicionamiento físico de 3 a 6 meses presentaron un descenso significativo (<500 EV/24 h) o desaparición de las EV. Tras este periodo se les permitió reanudar la práctica deportiva con normalidad y no tuvieron ningún efecto adverso en el seguimiento a largo plazo (Biffi et al., 2011).

Morfología de la EV en el ECG

La morfología del QRS de la EV nos ayuda a determinar el origen anatómico de esta. La mayoría de las EV en deportistas muestran una morfología de BRIHH con un eje inferior que se asocia a buen pronóstico y ausencia de cardiopatía subyacente, orientándonos a un origen en el tracto de salida del VD (TSVD) y menos frecuentemente del tracto de salida del VI (TSVI) (Biffi et al., 2011; Heidbüchel et al., 2006; Delise et al., 2013) (fig. 12.3A).

Otra morfología de la EV que se asocia a buen pronóstico y a ausencia de cardiopatía sería el «patrón fascicular», que se caracteriza por un patrón de BRDHH con un eje superior similar a un hemibloqueo anterior (HBA), por su origen en el fascículo posterior de la RI y una duración del QRS <130 ms. Más raro es el origen en el fascículo anterior, cuyo patrón sería un BRDHH con eje inferior similar a un hemibloqueo posterior (HBP) y duración del QRS <130 ms.

Los músculos papilares o el anillo mitral serían focos idiopáticos menos frecuentes. En ambos casos, la morfología de las EV mostraría un patrón de BRDHH y eje del QRS variable, con una duración del QRS >130 ms. Estos patrones morfológicos son más difíciles de distinguir de aquellos que se relacionan con la presencia de enfermedad cardíaca estructural y requieren una evaluación más exhaustiva (Corrado et al., 2019).

Estratificación de riesgo en pacientes con EV y TVNS

La RMN cardíaca es una prueba muy útil y estaría indicada en atletas con EV de presentación atípica o cuando el estudio basal es incierto (Cipriani et al., 2019). Permite una buena caracterización del «corazón de atleta» frente a cardiopatías subyacentes. Dispone de múltiples secuencias que permiten realizar una valoración cardiovascular integral en un solo estudio y las secuencias de realce tardío de gadolinio (RTG) permiten una caracterización tisular del miocardio muy útil (Galderisi et al., 2015). En un estudio realizado en 73 atletas con una carga de EV >500/24 h o TV (TVNS, TVS, FV) y sin cardiopatía estructural aparente, que se sometieron a una RMN cardíaca, se demostró que la presencia de EV con morfología de BRDHH, eje superior y anchura >130 ms se asociaba a presencia de escara subepicárdica-intramiocárdica en la cara lateral del VI, determinada por el RTG, y a un mayor riesgo de eventos arrítmicos en el seguimiento (Zorzi et al., 2016).

Otras pruebas que se podrían utilizar para estratificar el riesgo de deportistas con EV serían un estudio electrofisiológico, con un bajo rendimiento para la inducción de TV, y la biopsia endomiocárdica, reservada para casos muy concretos.

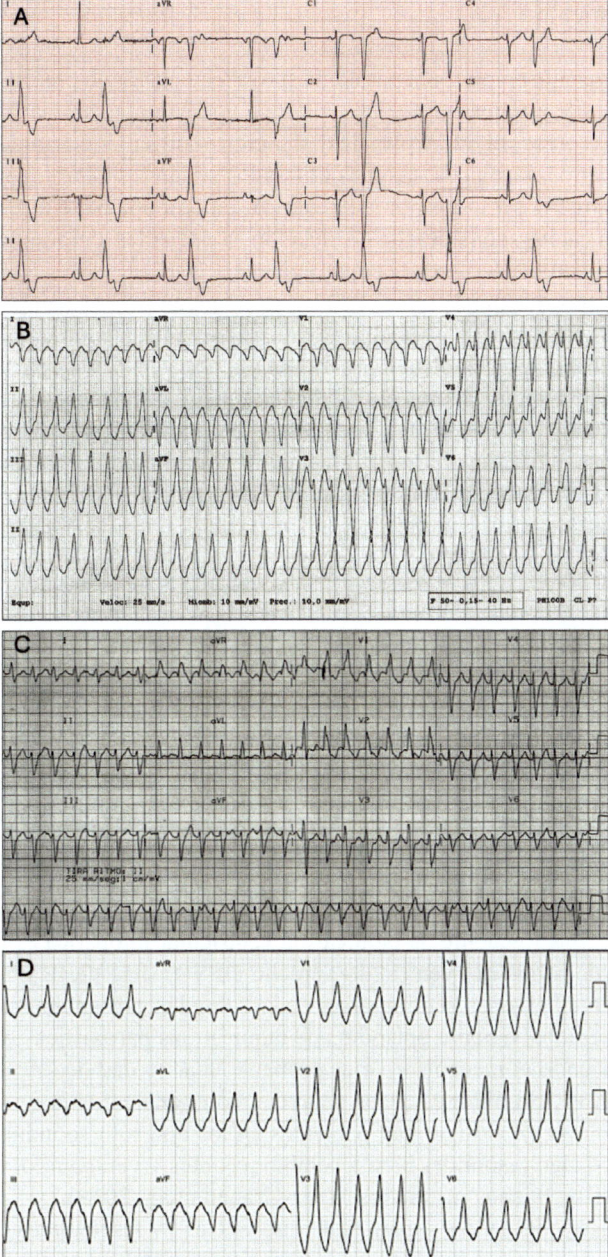

Fig. 12.3 Taquicardias ventriculares. *A*) extrasistolia ventricular
bigeminada con origen en TSVD; *B*) taquicardia ventricular idiopática del TSVD; *C*) taquicardia ventricular
idiopática fascicular posterior; *D*) taquicardia ventricular en paciente con infarto previo; TSVD: tracto de
salida del ventrículo derecho.

Tratamiento

Si el paciente no presenta patología subyacente, la EV no precisa tratamiento salvo que el atleta refiera síntomas y/o tenga una carga arrítmica >10-20 %, lo que podría favorecer el desarrollo de disfunción ventricular por taquimiocardiopatía. En cuanto a fármacos, los más utilizados serían los betabloqueantes y los calcioantagonistas, seguidos por la flecainida. La otra opción terapéutica sería la ablación con catéter, considerada de elección en pacientes sintomáticos y EV del tracto de salida o fasciculares (Zeppenfeld et al., 2022).

Los atletas que presenten <2000 EV y no tengan formas complejas y aquellos con >2000 EV y/o TVNS que desaparecen tras el desacondicionamiento deportivo no tienen contraindicación para ningún deporte. En los pacientes en los que no haya reversibilidad tras el cese del entrenamiento, habrá que realizar una estratificación de riesgo más profunda antes de permitir realizar ejercicio físico. Si se diagnostica alguna cardiopatía estructural, el tratamiento irá dirigido a la etiología de base. La ablación con catéter estaría indicada si se considera que la EV es la causa de la disfunción ventricular o que contribuye a agravar la enfermedad cardíaca del paciente.

3.2 Taquicardias ventriculares monomorfas

Taquicardias ventriculares idiopáticas

Las taquicardias ventriculares idiopáticas aparecen en pacientes en los que no se puede demostrar la existencia de cardiopatía estructural, alteraciones metabólico-electrolíticas o una canalopatía. En general, presentan buen pronóstico. El estudio diagnóstico inicial y la estratificación de riesgo es superponible al de las EV (véase apartado anterior).

El tipo más frecuente de taquicardia ventricular idiopática es la originada en el tracto de salida del ventrículo derecho (TSVD) (fig. 12.3B). Suele aparecer en pacientes jóvenes o de mediana edad. Pueden presentarse como salvas de TVNS incesantes o como episodios de taquicardias paroxísticas monomorfas sostenidas, siendo el mecanismo más probable la actividad desencadenada mediada por AMPc. En algunos casos aparecen con poco esfuerzo y se suprimen con cargas mayores, aunque hay pacientes en los que solo se inducen con alta intensidad. Suelen responder bien a betabloqueantes y verapamilo. La ablación con catéter tiene buenos resultados (Ruiz-Granell et al., 2019).

Tras las TV del TSVD, siguen en frecuencia las TV fasciculares (fig. 12.3C). Predominan en varones jóvenes y su mecanismo se debe a una reentrada que generalmente implica al fascículo posterior. La morfología de la taquicardia es similar a un BRDHH con HBA y un QRS relativamente estrecho (<130-140 ms). Característicamente, responden muy bien al verapamilo. La ablación con catéter es una alternativa de tratamiento muy efectiva (Ruiz-Granell et al., 2019).

En cualquiera de estas taquicardias, tras la instauración del tratamiento, los atletas podrían reanudar la práctica deportiva habitual a los tres meses si no presentan recurrencias (Zipes et al., 2015).

Taquicardias ventriculares con cardiopatías

Los pacientes con TV en presencia de cardiopatía estructural tienen peor pronóstico que aquellos con TV idiopáticas. Tanto el tratamiento como la evolución dependerán de la enfermedad cardíaca subyacente (cardiopatía isquémica, miocarditis, miocardiopatía arritmogénica, miocardiopatía hipertrófica, miocardiopatía dilatada...). En general, en este tipo de pacientes suele estar indicado el implante de un desfibrilador automático (DAI) en prevención secundaria de muerte súbita. La posibilidad de poder realizar actividad deportiva dependerá de la cardiopatía de base (fig. 12.3D).

3.3 *Taquicardias ventriculares polimórficas y fibrilación ventricular*

Habitualmente aparecen en el contexto de canalopatías o de cardiopatía estructural. Al menos que exista una causa reversible (trastorno electrolítico, fase aguda del infarto, etc.), suele estar indicado el implante de un DAI.

Síndrome de Brugada

Es una enfermedad hereditaria con predisposición a presentar síncopes, arritmias ventriculares y MS predominantemente durante el sueño, episodios febriles o en condiciones de predominio vagal, tras comidas copiosas, toma de alcohol u otras drogas o fármacos (Krahn et al., 2022). Raramente aparecen durante la actividad física, aunque podrían surgir justo al finalizar un esfuerzo máximo (hipertermia + reflejo vagal).

El ECG es la herramienta diagnóstica más importante. El patrón de Brugada puede ser dinámico y en ocasiones no reflejarse en el ECG. Existen 3 patrones de ECG típicos del síndrome de Brugada (SBr) (fig. 12.4):
 - Patrón tipo 1 (elevación abovedada o *coved type*): es el único patrón diagnóstico. Se caracteriza por una elevación del punto J >2 mV con elevación abovedada del ST e inversión de la onda T en al menos una derivación precordial derecha (V1-V2), posicionadas en el 2.º, 3.º o 4.º espacio intercostal (Zeppenfeld et al., 2022).
 - Patrón tipo 2 y tipo 3 (elevación en silla de montar o *saddle-back type*): no son diagnósticos, solo sugestivos. El tipo 2 se caracteriza por elevación del segmento ST (generalmente ≥2 mm en V2) con morfología en silla de montar y el patrón tipo 3 es similar, pero con menor elevación del segmento ST.

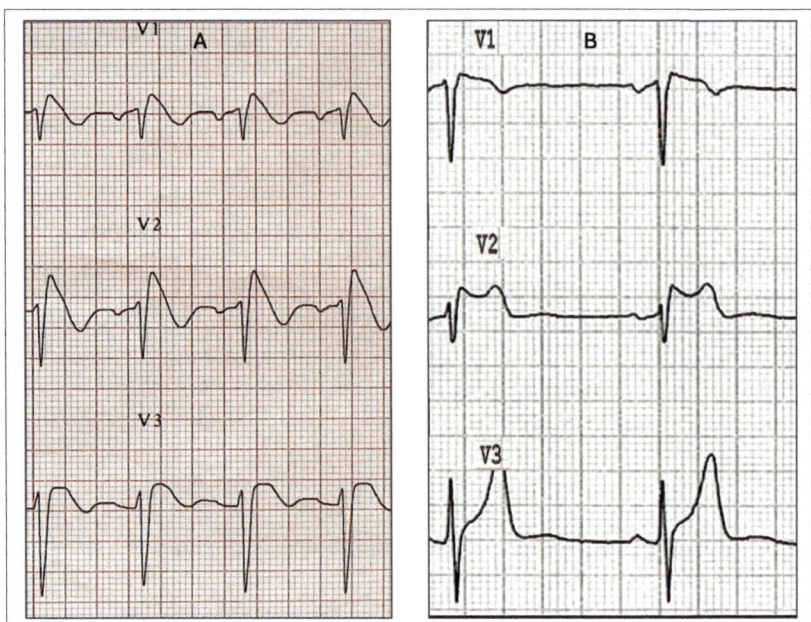

Fig. 12.4 Patrones electrocardiográficos del síndrome de Brugada. *A*) patrón tipo 1; *B*) patrón tipo 2.

La presencia espontánea en el ECG del patrón tipo 1 es diagnóstica de SBr. La aparición del patrón tipo 1 tras un test de provocación (usando bloqueantes del canal de sodio como la flecainida, la ajmalina o la procainamida) requiere otras características clínicas para confirmar el diagnóstico, como la MS recuperada por TV/FV, el síncope arrítmico o la historia familiar relevante (Zeppenfeld et al., 2022; Krahn et al., 2022). Véase la escala de puntuación de Shanghái (Antzelevitch et al., 2016) en la tabla 12.1.

El test genético tiene un discreto rendimiento del 20 %, siendo las mutaciones en el gen SCN5A las alteraciones más frecuentes asociadas al SBr (Hosseini et al., 2018). Se recomienda realizar análisis genético a todos los pacientes con patrón tipo 1 en el ECG (ya sea espontáneo o tras test de provocación), para poder realizar un cribado familiar.

Todos los pacientes deben recibir recomendaciones generales sobre factores precipitantes de la aparición del patrón tipo 1 que podrían desencadenar TV/FV, como el tratamiento precoz y agresivo de la fiebre con antipiréticos y/o medidas físicas y evitar el consumo de alcohol excesivo, cocaína o cannabis y la toma de fármacos contraindicados (http://www.brugadadrugs.org). En pacientes asintomáticos con test genético + y ECG normal se permite la práctica deportiva. En aquellos con patrón de Brugada en el ECG que no han presentado eventos en los últimos tres meses, debería considerarse el permiso para realizar deporte tras tomar las medidas de prevención adecuadas (Ackerman et al., 2015).

TABLA 12.1
Escala de puntuación de Shanghái para el síndrome de Brugada

	ESCALA DE SHANGHÁI	*Puntos*
	*Hallazgos en el ECG**	
A	Patrón tipo 1 espontáneo	3,5
B	Patrón tipo 1 inducido por fiebre	3
C	Patrón 2/3 que se convierte en tipo 1 tras test de provocación	2
	Historia clínica+	
A	Parada cardíaca inexplicada o FV/TVP documentada	3
B	Respiraciones agónicas nocturnas	2
C	Síncope con sospecha arrítmica	2
D	Síncope de etiología incierta	1
E	FA/*flutter* auricular a edad <30 años sin clara etiología	0,5
	Historia familiar	
A	Familiar de 1.er o 2.º grado con diagnóstico definitivo de SBr	2
B	Sospecha de MS cardíaca (fiebre, nocturna, tras drogas que agravan el SBr) en familiar de 1.er o 2.º grado	1
C	MS cardíaca inexplicada en familiares de 1.er o 2.º grado con edad <45 años y autopsia negativa	0,5
	Test genético	
A	Probable mutación patogénica en gen relacionado con SBr	0,5

* Uno de los criterios del ECG debe estar siempre presente. + Solo puntúa el criterio que se cumpla con mayor puntuación. SBr probable o definitivo: ≥3,5 puntos; SBr posible: 2-3 puntos; SBr no diagnóstico: <2 puntos. SBr: síndrome de Brugada; FV: fibrilación ventricular; TVP: taquicardia ventricular polimórfica; FA: fibrilación auricular; MS: muerte súbita.

En pacientes con SBr y síncope inexplicado debería considerarse el implante de un *holter* subcutáneo (HS), ya que hasta en más de un 30 % de ellos la arritmia detectada por este cambia el manejo clínico (Sakhi et al., 2020).

El implante de un DAI está indicado en pacientes con SBr y MS recuperada, TV sostenida documentada o síncope arrítmico. Aquellos que presentan choques recurrentes del DAI por FV pueden tratarse con quinidina o ablación epicárdica del TSVD. En caso de tormenta arrítmica el fármaco de elección es el isoproterenol (Zeppenfeld et al., 2022) (fig. 12.5).

Síndrome del QT largo

El SQTL congénito engloba un grupo de enfermedades hereditarias que presentan alteraciones en la repolarización cardíaca. Esta disfunción se asocia a un alargamiento del intervalo QT y a un aumento de riesgo de presentar TV polimorfas, siendo muy características las «torsade de Pointes» (fig. 12.6B).

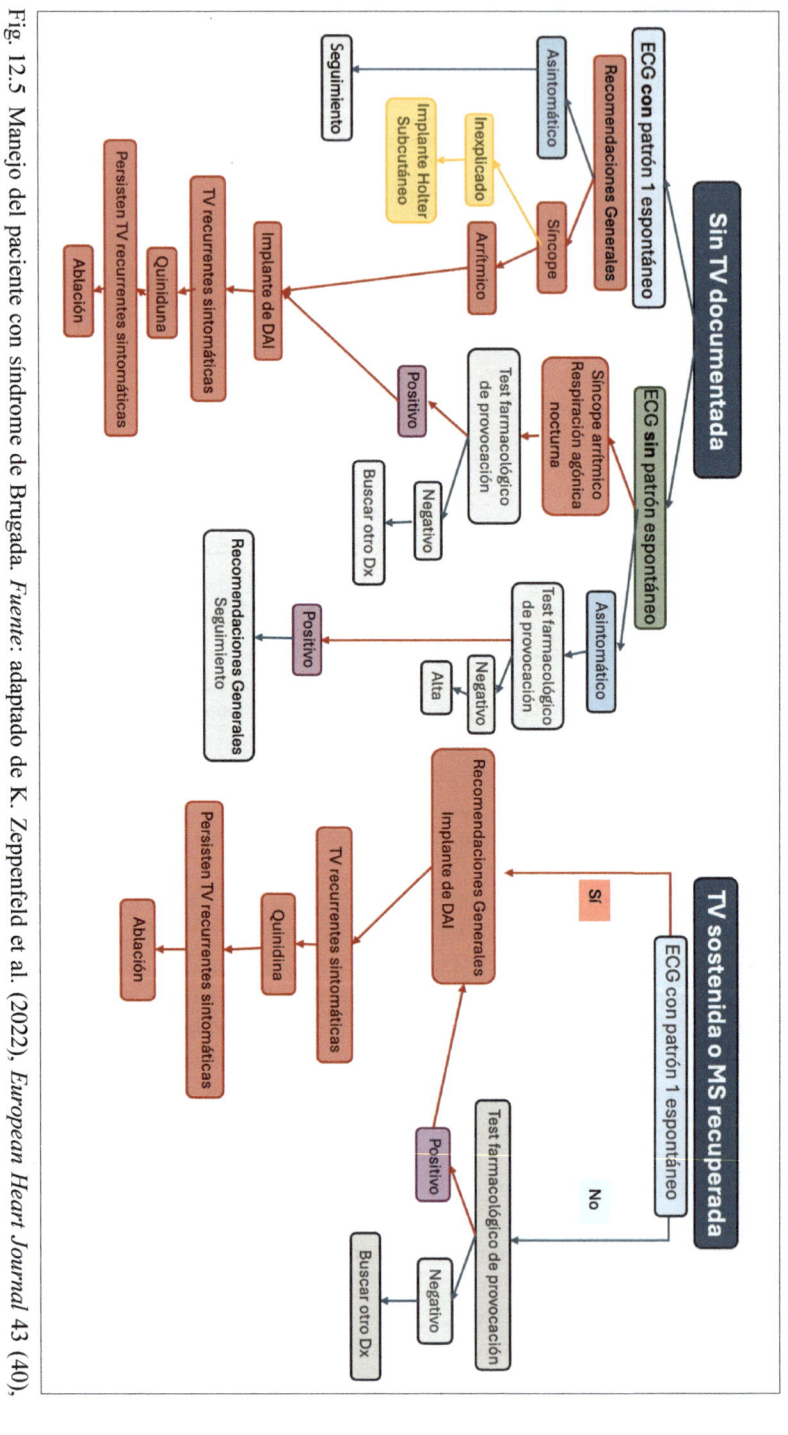

Fig. 12.5 Manejo del paciente con síndrome de Brugada. *Fuente*: adaptado de K. Zeppenfeld et al. (2022), *European Heart Journal* 43 (40), pp. 3997-4126.

Se considera diagnóstico de SQTL, una vez descartadas causas secundarias de alargamiento del intervalo QT (Zeppenfeld et al., 2022):

a) La presencia de un intervalo QTc ≥480 ms.
b) Una puntuación en la escala diagnóstica de Schwartz >3 (tabla 12.2).
c) La presencia de mutación patogénica en uno de los genes de SQTL.

TABLA 12.2
Escala de puntuación de Schwartz para el diagnóstico del SQTL

	ESCALA DE SCHWARTZ	*Puntos*
	Hallazgos en el ECG[*]	
A	Intervalo QTc (ms)[+]	
	≥480	3,5
	460-479	2
	450-459 (varones)	1
	>480 a los 4 minutos de la recuperación en una ergometría	1
B	TV tipo «torsade de Pointes»	2
C	Alternancia en la onda T	1
D	Muesca en la onda T en 3 derivaciones	1
E	Frecuencia cardíaca baja para la edad	0,5
	Historia clínica	
A	Síncope[$]:	
	Asociado a estrés	2
	Sin estrés	1
B	Sordera congénita	0,5
	Historia familiar[&]	
A	Familiar con diagnóstico definitivo de SQTL	1
B	Familiar de 1.er grado con MS cardíaca inexplicada con <30 años	0,5
	Test genético	
A	Portador de mutación patogénica	3,5

Alta probabilidad de diagnóstico de SQTL con una puntuación >3. Probabilidad intermedia de diagnóstico de SQTL con una puntuación entre 1,5 y 3. Baja probabilidad de diagnóstico de SQTL con una puntuación <1,5. * En ausencia de fármacos u otras alteraciones que pudieran afectar al intervalo QT. + El intervalo QTc se calcula según la fórmula de Bazett ($QTc = QT / \sqrt{(RR)}$). $ Se excluyen mutuamente. & El mismo familiar no se puede usar para ambos A y B. SQTL: síndrome de QT largo; MS: muerte súbita.

El tipo de herencia más frecuente es la autosómica dominante (tipo Romano-Ward); sin embargo, existe un SQTL con herencia autosómica recesiva (síndrome de Jervell y Lange-Nielsen) que se caracteriza por un intervalo QT extremadamente prolongado asociado a sordera congénita.

Los estudios genéticos son bastante rentables, identificando hasta el 75 % de los casos de SQTL. El análisis genético permite, además, identificar a familiares portadores asintomáticos que podrían estar en riesgo de muerte súbita.

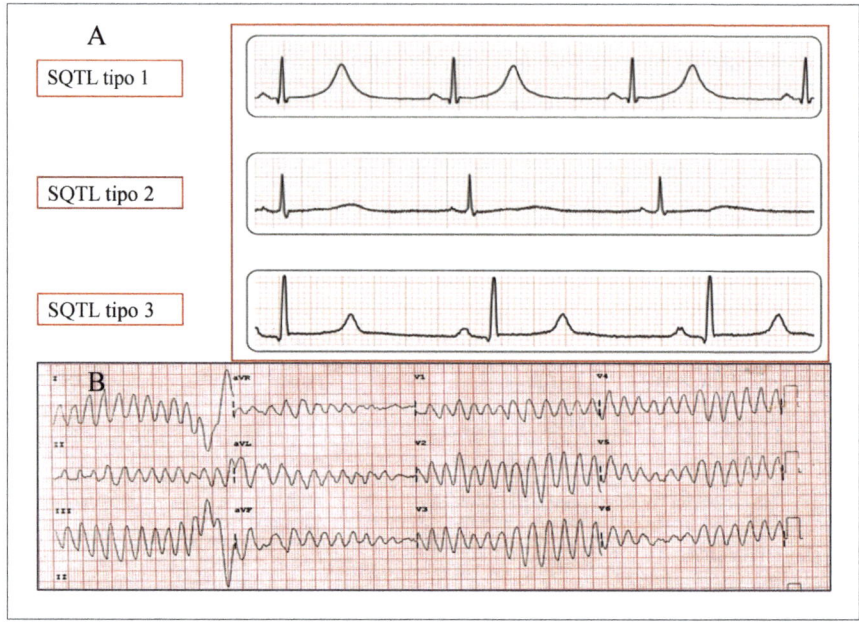

Fig. 12.6 *A*) características electrocardiográficas de los 3 principales patrones del SQTL; *B*) TV polimorfa tipo «torsade de Pointes».

Se han hallado mutaciones hasta en 17 genes que pudieran asociarse al SQTL; sin embargo, es cuestionable la relación casual para algunos de ellos (Adler et al., 2020). No obstante, las alteraciones en 3 genes pueden explicar el 90 % de los casos (Krahn et al., 2022) (fig. 12.6A).

— *SQTL tipo 1*: causado por mutaciones en KCNQ1 (40-45 %). El riesgo de arritmias aparece sobre todo durante la práctica deportiva, particularmente durante la natación. En el ECG es típica la presencia de una onda T de base ancha. En la ergometría se documenta un aumento paradójico de intervalo QTc, más marcado en el esfuerzo y que persiste en menor grado durante la recuperación en el minuto 1 (precoz) y 4 (tardía).

— *SQTL tipo 2*: presenta mutaciones en el gen KCNH2 (40 %). Los eventos arrítmicos aparecen ante emociones fuertes, en particular estímulos auditivos súbitos (timbre del despertador). En el ECG hallamos una onda T de baja amplitud y bífida. En la ergometría, el intervalo QTc se alarga

a FC intermedias (alrededor 100 lpm), pero se normaliza a FC altas, alargándose progresivamente durante la fase de recuperación.
- *SQTL tipo 3*: causado por alteraciones en el gen SCN5A (5-10 %). Los episodios arrítmicos suelen aparecer con el reposo y el sueño. En el ECG es característico encontrar un segmento ST largo que termina con una onda T tardía y de base estrecha. En la ergometría presentan una respuesta normal del intervalo QT.

Todos los pacientes deben recibir información sobre recomendaciones generales y cambios en el estilo de vida. Han de evitar la toma de fármacos que alarguen el intervalo QT (www.qtdrugs.org), corregir las alteraciones hidroelectrolíticas y no tomar sustancias estimulantes. Para pacientes con genotipo (+) e intervalo QTc normal, no está limitada la práctica deportiva. En los pacientes que hayan presentado síntomas o tengan un intervalo QTc alargado, podría plantearse la realización de actividad física, incluso de competición (salvo natación en SQTL tipo 1), tras la instauración del tratamiento y medidas preventivas adecuadas y un periodo de 3 meses sin nuevos eventos (Ackerman et al., 2015).

Los betabloqueantes son los fármacos de primera línea en todos los pacientes con SQTL, incluidos los que presentan una mutación patogénica con un intervalo QTc normal. El nadolol y el propanolol son los fármacos de elección. En pacientes con SQTL tipo 3 e intervalo QTc prolongado en el ECG, también está indicada la mexiletina. Se planteará una devervación simpática cardíaca izquierda en pacientes que no toleren los betabloqueantes, los tengan contraindicados o presenten múltiples choques del DAI a pesar de un tratamiento óptimo. El DAI está indicado en prevención secundaria tras una MS recuperada y en pacientes sintomáticos (síncope o TV mal tolerada) a pesar de seguir tratamiento con betabloqueantes (Zeppenfeld et al., 2022). En prevención primaria se podría plantear el implante de DAI en los pacientes con alto riesgo arrítmico (>5 % de riesgo de MS a los 5 años), determinado por el genotipo y la duración del intervalo QTc (Mazzanti et al., 2022) (fig. 12.7).

Síndrome QT corto (Zeppenfeld et al., 2022)

Se trata de una enfermedad hereditaria rara caracterizada por un intervalo QT anormalmente corto que suele asociarse a fibrilación auricular (FA), arritmias ventriculares y MS en el contexto de un corazón estructuralmente normal. Se ha asociado a mutaciones con ganancia de función en los genes KCNH2 y KCNQ1 y con pérdida de función en el gen SLC4. Es una enfermedad altamente letal.

Se considera diagnóstico de SQTC la presencia de un intervalo QTc ≤320 ms o ≤360 ms asociado al menos a uno de los siguientes factores: historia familiar de SQTC, mutación patogénica y/o MS recuperada en ausencia de cardiopatía.

La quinidina es el fármaco antiarrítmico más apropiado en estos pacientes. El DAI está indicado en prevención secundaria tras una MS recuperada o tras síncope arrítmico. Es importante descartar alteraciones electrolíticas tipo hipercalcemia o toma de fármacos.

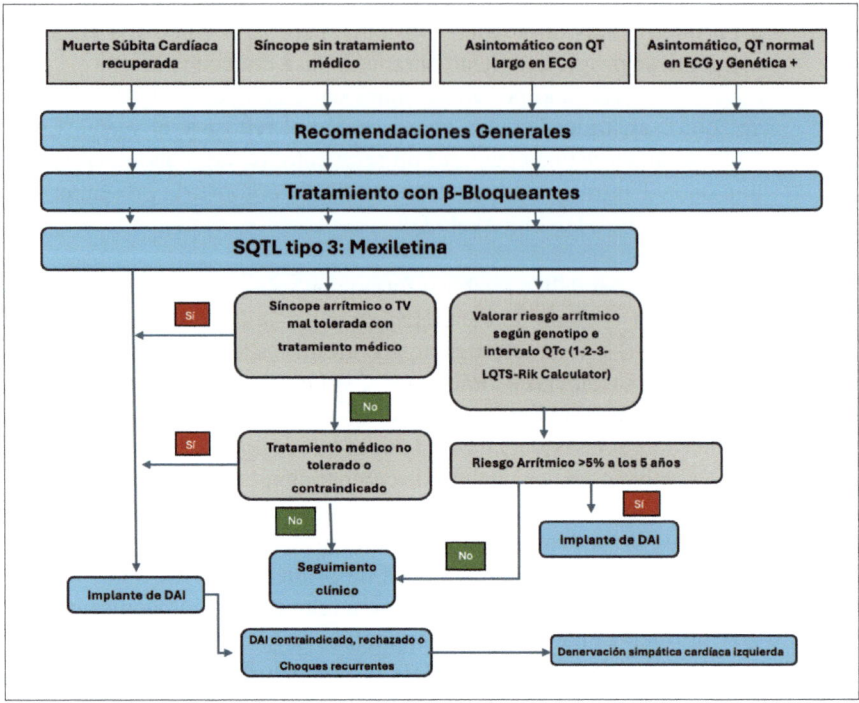

Fig. 12.7 Manejo del paciente con SQTL. *Fuente*: adaptado de K. Zeppenfeld et al. (2022), *European Heart Journal* 43 (40), pp. 3997-4126.

Síndrome de repolarización precoz (SRP)

El patrón de repolarización precoz (RP) se define como una elevación del punto J ≥0,1 mV seguida de una elevación cóncava del segmento ST, a menudo asociada a una muesca en la parte final del QRS en las derivaciones inferiores y/o laterales. Se trata de un hallazgo frecuente que puede aparecer aproximadamente en el 5-6 % de la población general y hasta en un 50 % de deportistas, sobre todo de raza negra (Sharma et al., 2017). Tradicionalmente se había considerado un hallazgo benigno; sin embargo, existen estudios en los que se observó una mayor prevalencia de patrón de RP en pacientes recuperados de una MS por FV sin otra causa aparente (Mellor et al., 2016; 2021).

El implante de DAI está indicado en pacientes con RP recuperados de una MS por FV o TVP y, excepcionalmente, en pacientes con patrón de RP y una historia familiar de MS juvenil. El isoproterenol es útil en caso de tormenta arrítmica y la quinidina puede plantearse para evitar recurrencias de FV. La ablación con catéter es útil en caso de documentar EV que induzcan la FV (Zeppenfeld et al., 2022).

Taquicardia ventricular polimórfica catecolaminérgica (TVPC)

Es una enfermedad eléctrica cardíaca hereditaria que se caracteriza por la aparición de arritmias ventriculares bidireccionales y TVP inducidas por estímulos adrenérgicos (estrés emocional o actividad física) en ausencia de cardiopatía estructural o isquemia. Tiene una alta letalidad, siendo la MS la primera forma de presentación en el 30 % de los casos (fig. 12.8).

La enfermedad se debe a una alteración en el manejo del calcio intracelular en el miocito originado por mutaciones en el gen que codifica el receptor de la rianodina (RYR2), con una herencia autosómica dominante, o por mutaciones en el gen de la calsequestrina-2 (CASQ2), con una herencia recesiva. Más rara es la afectación del gen de la calmodulina-1 (CALM-1).

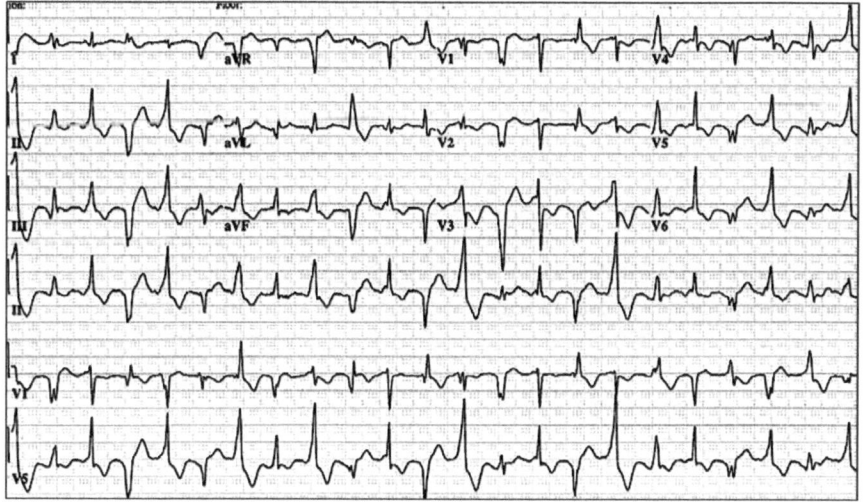

Fig. 12.8 Taquicardia ventricular polimorfa bidireccional.

El diagnóstico es un reto debido a que el ECG basal y la ecocardiografía son normales. La prueba de esfuerzo es la herramienta diagnóstica de mayor utilidad, ya que facilita la inducción de la TV bidireccional tan característica de esta entidad y que se considera diagnóstica. El diagnóstico también se puede confirmar ante la presencia de mutaciones en los genes asociados a la TVPC.

Normalmente, las arritmias aparecen entre los 110 y los 130 lpm, inicialmente como EV que va haciéndose más frecuente y compleja hasta desencadenar la TV bidireccional, TVP y FV conforme aumentamos la intensidad del esfuerzo.

Los pacientes deben evitar el estrés emocional y restringir al mínimo el ejercicio físico. Los betabloqueantes sin actividad simpaticomimética intrínseca son el tratamiento de primera línea, siendo el nadolol y el propanolol los preferidos. Están indicados también en familiares con test genético positivo, aunque no tengan documentadas TV. Su eficacia es limitada, con una tasa de eventos entre el 3 y el 11 % anual a pesar de tomar betabloqueantes (Priori et al., 2013). La flecainida podría reducir significativamente la carga arrítmica en pacientes con un control incompleto de las arritmias con betabloqueantes. Y, finalmente, la denervación simpática cardíaca izquierda sería una opción para aquellos pacientes que siguen sin controlarse con medicación, son intolerantes a ella o tienen contraindicación. El DAI está indicado en pacientes con MS recuperada y en los que continúan sintomáticos a pesar del tratamiento médico. Debe programarse con tiempos de detección largos y con una única zona a frecuencias altas, porque la TV bidireccional responde peor a la descarga que la TVP/FV y para evitar descargas inapropiadas que pueden aumentar el tono simpático y desencadenar una tormenta arrítmica (Zeppenfeld et al., 2022).

4. Taquiarritmias supraventriculares

Las taquiarritmias supraventriculares tienen la misma prevalencia en los deportistas que en la población general, a excepción de la fibrilación auricular y el *flutter*, que muestran una prevalencia mayor. Salvo pequeños matices, el manejo de estas arritmias no difiere del habitual y la forma de manifestarse será en forma de palpitaciones que se pueden asociar o no a dolor torácico, disnea, mareo o incluso síncope. El diagnóstico pasará principalmente por documentar los episodios, idealmente con un electrocardiograma de 12 derivaciones, si bien no siempre es fácil, aunque actualmente disponemos de múltiples herramientas electrónicas que nos permiten registrar los eventos (reloj inteligente, aplicaciones, etc.).

4.1 *Extrasístoles supraventriculares*

Se ha demostrado que las extrasístoles auriculares, en particular las originadas en las venas pulmonares, son el desencadenante de la mayoría de los episodios de fibrilación auricular paroxística en la población general (Haïssaguerre et al., 1998) y se ha postulado que la extrasistolia auricular puede aumentar como consecuencia de la actividad física de resistencia en comparación con los individuos sedentarios (Baldesberger et al., 2008; Wilhelm et al., 2011). Por lo tanto, se propone al aumento de la extrasisolia auricular como uno de los mecanismos desencadenantes que explicarían el aumento del riesgo de FA asociado a la práctica deportiva, siempre que actúe sobre un sustrato apropiado. Sin embargo, los datos actualmente disponibles son insuficientes para demostrar una relación clara entre el aumento en la carga de extrasístoles auriculares y la FA en este grupo específico de población y si la escasa magnitud del aumento es suficiente para contribuir significativamente a la carga de FA en los atletas (Talan et al., 1982; Elliott et al., 2018).

De hecho, en estudios llevados a cabo en exciclistas profesionales (Baldesberger et al., 2008; Elliott et al., 2018) no se encontró un aumento de la incidencia de extrasístoles auriculares. Por lo tanto, sigue siendo desconocido el papel exacto de los latidos auriculares prematuros como desencadenante de la FA en los atletas.

Por todo ello, el manejo de las extrasístoles auriculares debería ser conservador, transmitiendo el mensaje de que nos enfrentarnos a una arritmia benigna, sin perder de vista que debemos individualizar el manejo y el seguimiento en función del paciente y sus antecedentes.

4.2 *Taquicardias paroxísticas supraventriculares*

Los tipos de taquicardias paroxísticas supraventriculares más frecuentes son tres: la más habitual es la taquicardia por reentrada nodal (TRN); en segundo lugar, la taquicardia ortodrómica por reentrada mediada por una vía accesoria auriculoventricular (TRVA), y la menos frecuente, la taquicardia auricular (TA). Este tipo de taquicardias se han considerado clásicamente benignas, si bien pueden suponer un riesgo según el contexto en el que ocurran. Pueden aparecer en corazones estructuralmente normales o, con menos frecuencia, asociadas a una cardiopatía de base, como la miocardiopatía hipertrófica, la anomalía de Ebstein, etc.

Los tres tipos tienen características fisiopatológicas diferentes. La TRN se produce por la presencia de dos o más vías de conducción preferencial a nivel del nodo auriculoventricular con diferentes velocidades y tiempos de conducción y recuperación. Las vías accesorias son puentes miocárdicos entre las aurículas y los ventrículos localizados en los anillos AV, tricúspide y mitral, que permiten el paso del impulso eléctrico directamente entre las estructuras que conectan. Pueden presentar conducción en uno o en ambos sentidos. Si la conducción es en sentido anterógrado, se adelantará la despolarización ventricular a la que se origina por el sistema específico de conducción, lo que se expresa en el ECG con la onda delta, un intervalo PR corto y un QRS ancho con inicio lento. Si no conduce en sentido anterógrado, pero si retrógrado, es decir, VA, podrá sustentar taquicardias por reentrada AV con QRS estrecho, ya que en sentido anterógrado la conducción tendrá lugar por el sistema específico de conducción. Por último, los mecanismos subyacentes a las TA pueden ser la presencia de focos automáticos, circuitos microrrentrantes o actividad desencadenada.

La forma de presentación de los tres tipos de taquicardias serán palpitaciones regulares, con inicio y finalización brusca, observándose generalmente en el ECG una taquicardia regular de QRS estrecho o superponible al basal (fig. 12.9A) si no existe aberrancia de la conducción con morfología de BCRDHH o BCRIHH, con una frecuencia cardíaca comprendida habitualmente entre 150 y 250 lpm. Las TRN y las TRVA finalizan típicamente con las maniobras de Valsalva o la administración de adenosina (fig. 12.9B). Las TA suelen responder con enlentecimiento por bloqueo AV sin el cese de la taquicardia (fig. 12.9C) y pueden mostrar un fenómeno de calentamiento, con un aumento progresivo de frecuencia al inicio y enlentecimiento o enfriamiento previo a su cese. El ECG puede ayudar en el proceso diagnóstico, pero el diagnóstico final se llevará a cabo en el EEF.

El tratamiento será el mismo que en la población general: el tratamiento médico con betabloquentes, antagonistas del calcio no dihidropiridinicos y/o fármacos antiarrítmicos y la estrategia intervencionista mediante ablación con catéter. Dado que la ablación es una opción terapéutica segura, con bajas tasas de complicaciones y alta tasa de éxito; en pacientes deportistas, que suelen presentar mala tolerancia al tratamiento médico por la bradicardia basal y el deterioro del rendimiento deportivo, se puede plantear la ablación como primera opción terapéutica.

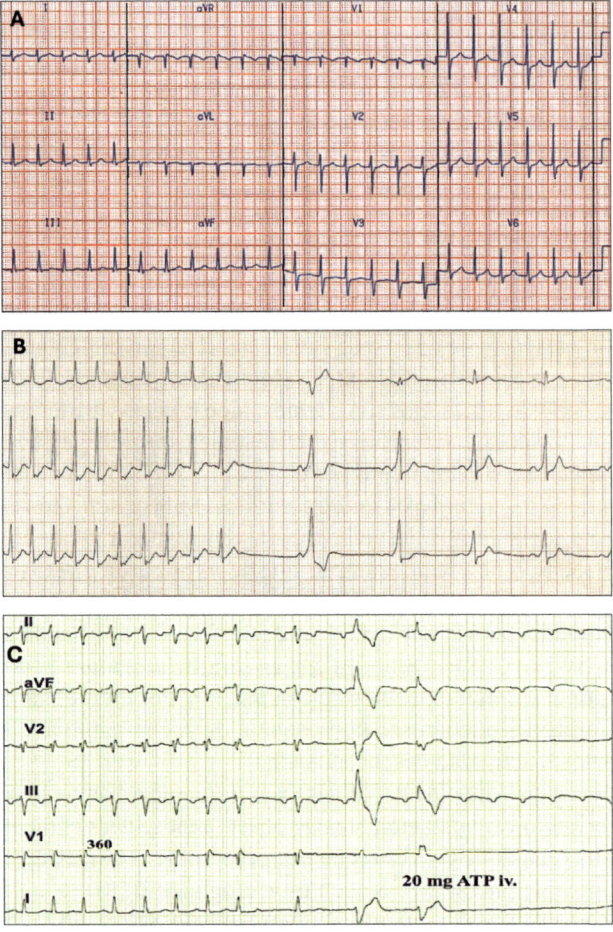

Fig. 12.9 Taquicardias paroxísticas supraventriculares. *A*) taquicardia regular de QRS estrecho; *B*) taquicardia supraventricular que cede tras administración de adenosina y en ritmo sinusal muestra latidos preexcitados; *C*) taquicardia auricular que no cesa tras administración de ATP, a pesar del BAV inducido.

4.3 Preexcitación ventricular y síndrome de Wolff-Parkinson-White

Actualmente no hay un consenso con respecto a los atletas con preexcitación ventricular asintomática, si bien se reconoce que existe un aumento del riesgo de muerte súbita cardíaca difícil de cuantificar sobre todo en aquellos con un periodo refractario anterógrado de la vía accesoria corto que permitiría frecuencias cardíacas muy rápidas durante la FA. En personas menores de 21 años con preexcitación ventricular asintomática, la prueba de estrés físico (con ergometría) o farmacológico ayuda en la estratificación del riesgo. La pérdida brusca o progresiva de la preexcitación ventricular durante el estrés indica bajo riesgo, al relacionarse con un periodo refractario de la vía accesoria largo. En caso de que no pueda llevarse a cabo dicha estratificación del riesgo, se debe plantear un estudio electrofisiológico y la ablación de la vía cuando su periodo refractario efectivo anterógrado sea inferior a 250 ms, ya que se relaciona con un riesgo alto de muerte súbita cardíaca (Pappone et al., 2004; Cohen et al., 2012).

4.4 Fibrilación auricular y flutter auricular

La FA es la arritmia sostenida más frecuente en la práctica clínica (fig. 12.10A) y representa un gran problema de salud pública a nivel mundial atribuido a su alta morbilidad, discapacidad y mortalidad (Van Gelder et al., 2024). La prevalencia de FA en la población adulta se sitúa entre el 2 y el 4 %, con un aumento de la mortalidad entre 1,5 y 3,5 veces (Colilla et al., 2013; Krijthe et al., 2013). Su prevalencia aumenta con la edad, dándose más del 95 % de los casos de FA en personas mayores de 60 años. Es conocido que la actividad física reduce el riesgo de enfermedades metabólicas, se relaciona con una disminución significativa del riesgo cardiovascular y de la mortalidad por cualquier causa (Williams, 2013), mejora el bienestar mental y proporciona un envejecimiento más saludable. La actividad física regular también reduce el riesgo de FA (Santos-Lozano et al., 2016; Abdulla et al., 2009), por lo que se recomienda realizar semanalmente entre 150 y 300 minutos de actividad física moderada o de 75 a 150 minutos de actividad física aeróbica de intensidad vigorosa.

No obstante, en las últimas décadas se han publicado numerosos trabajos que apoyan el posible aumento de la incidencia de FA en deportistas (Elliott et al., 2020), sobre todo si practican deportes de resistencia a una intensidad de entrenamiento alta, y principalmente en hombres (Kunutsor et al., 2021). Se puede apreciar que la actividad física intensa aumenta el riesgo de FA en hasta 5 veces en comparación con la población sedentaria, mostrándose una curva dosis respuesta en forma de U (Gerche et al., 2013; Jin et al., 2019), donde se acumula un mayor riesgo de FA en la población sedentaria y en aquellos que realizan actividad física intensa.

Es difícil y controvertido definir el umbral de seguridad para los deportes de resistencia, donde pase de ser un factor protector a un factor de riesgo, señalándose un punto de corte de entre 1.500 y 2.000 h, aunque se ha de remarcar que incluso dentro de los límites «seguros» hay que individualizar, ya que en individuos predispuestos «mucho es demasiado».

Podríamos dividir en tres los posibles mecanismos subyacentes que predisponen a la FA en los atletas: los desencadenantes, el sustrato arrítmico y los factores moduladores. En cuanto a los desencadenantes, el principal son las extrasístoles auriculares con origen en el *ostium* de las venas pulmonares y se postula que los deportistas de resistencia podrían tener una carga de extrasístoles auriculares mayor. Sin embargo, los datos de los que disponemos actualmente no permiten demostrar la correlación y si el aumento de extrasístoles auriculares es suficiente para contribuir al aumento de prevalencia de la FA en esta población. Otros desencadenantes serían las sustancias que se utilizan para mejorar el rendimiento y las alteraciones electrolíticas.

Por sustrato arrítmico entendemos las alteraciones estructurales, morfológicas y funcionales que forman parte del llamado «corazón de atleta», pero que en este caso mantienen la FA, es decir, el incremento de las presiones y/o el volumen de llenado de las cavidades cardíacas, el aumento de la presión de estiramiento parietal, la fibrosis y la inflamación, todo ello sumado a la susceptibilidad genética propia de cada individuo.

Por último, los factores moduladores son aquellos cambios que se producen en el sistema nervioso vegetativo, secundarios al entrenamiento, que favorecen el desarrollo de la FA. El incremento en el tono vagal basal, la bradicardia y el aumento del tono adrenérgico durante el ejercicio producen una reducción en el periodo refractario auricular y aumentan la dispersión de la repolarización, y de este modo se establecen condiciones propicias para el inicio y el mantenimiento de la FA.

Si bien la fibrilación aislada, es decir, sin cardiopatía estructural subyacente, es especialmente frecuente en deportistas, también hay que descartar patologías cardíacas y extracardíacas que predispongan al desarrollo de FA.

Aunque el tratamiento de la FA es el mismo que en la población general, y señalando que algunos estudios muestran que el desacondicionamiento físico reduce la carga de FA, el enfoque terapéutico se apoya en tres pilares: el control del ritmo, el control de la frecuencia cardíaca en los episodios y la prevención de complicaciones tromboembólicas. Es especialmente desafiante el manejo terapéutico en este grupo de pacientes, dada la hipertonía vagal que los hace menos tolerantes a los fármacos antiarrítmicos y cronotropos negativos de uso crónico, siendo una opción válida el uso de la estrategia de control del ritmo con una píldora en el bolsillo (*pill in the pocket*) de flecainida o propafenona para utilizarla cuando se desencadene la arritmia. El empleo de la amiodarona es menos frecuente por sus efectos secundarios. Con respecto a la dronedarona, no ha demostrado su utilidad en deportistas. En este contexto, la ablación con catéter se muestra como una alternativa segura y eficaz para prevenir las recurrencias, reducir la carga de FA y mejorar la calidad de vida en pacientes sintomáticos con FA paroxística o persistente.

La mayoría de las series que analizan la prevalencia de FA en deportistas encuentran de forma concomitante FA y *flutter* auricular (Claessen et al., 2011; Mont et al., 2009), lo que sugiere que los deportes de resistencia comparten mecanismos fisiopatológicos subyacentes que contribuyen al desarrollo de ambas arritmias. El *flutter* auricular común (fig. 12.10B) y el atípico obedecen a diferentes sustratos y se manifiestan en el ECG con actividad auricular continua y regular, clásicamente descrita como ondas F o en «dientes de sierra». El *flutter* común puede ser secundario a la dilatación de la aurícula derecha como consecuencia de una sobrecarga de volumen; en cambio, el *flutter* atípico, o macrorrentrada auricular no dependiente del istmo cavotricuspídeo, se presenta en aurículas con un sustrato anatómico/funcional que lo hace posible, bien por fibrosis o bien por ablaciones previas que posibilitan el mantenimiento de la arritmia, iniciada y perpetuada por los desencadenantes y moduladores comentados previamente y que conducirán a la FA o al *flutter* si el sustrato lo permite.

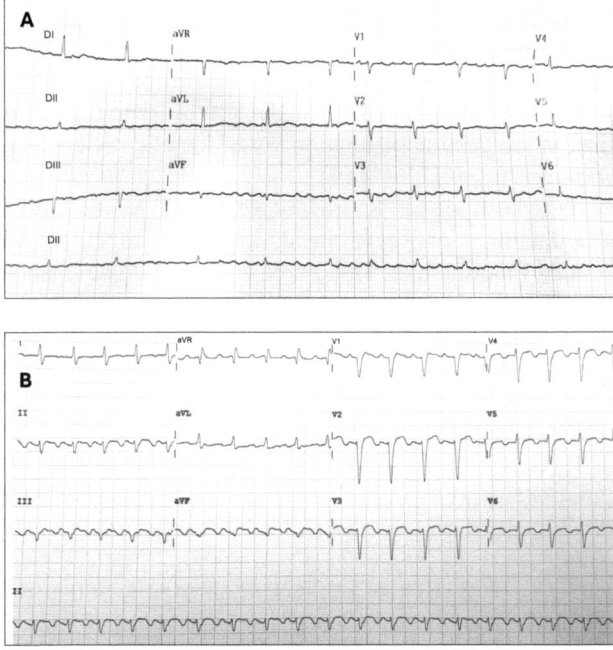

Fig. 12.10   Fibrilación auricular y *flutter* auricular. *A*) fibrilación auricular; *B*) *flutter* auricular común o típico (en las derivaciones inferiores se observan los característicos «dientes de sierra»).

El manejo terapéutico farmacológico es similar al de la FA, si bien no se recomiendan los fármacos antiarrítmicos, sobre todo los del grupo Ic, ya que favorecen el *flutter* auricular y enlentecen la velocidad de conducción en el circuito auricular, haciendo más probable la conducción AV 1:1. En el *flutter* común, el tratamiento de elección es la ablación con catéter.

En cuanto a la prevención de eventos tromboembólicos, los criterios para iniciar anticoagulación en la FA y el *flutter* son similares a los de la población general, utilizando las escalas de riesgo habituales, si bien hay que tener en cuenta que si se prescribe anticoagulación quedarían contraindicados los deportes de contacto.

Por último, los deportistas sin cardiopatía estructural de base que presenten FA o *flutter* con respuesta ventricular adecuada durante el ejercicio y que sean asintomáticos no tienen restricciones para la práctica de deportes competitivos (Zipes et al., 2015). La reincorporación completa a la práctica deportiva tras una ablación con catéter en deportistas sin cardiopatía estructural de base se recomienda tras 4-6 semanas (Zipes et al., 2015). En caso de presentar cardiopatía estructural de base, las limitaciones para la práctica deportiva serán las correspondientes a la cardiopatía.

Referencias bibliográficas

ABDULLA, J. y J. R. NIELSEN (2009): «Is the risk of atrial fibrillation higher in athletes than in the general population? A systematic review and meta-analysis», *Europace* 11, pp. 1156-1159.

ACKERMAN, M. J., D. P. ZIPES, R. J. KOVACS y B. J. MARON (2015): «Eligibility and Disqualification Recommendations for Competitive Athletes With Cardiovascular Abnormalities: Task Force 10: The Cardiac Channelopathies», *Circulation* 132, pp. e326-9.

ADLER, A., V. NOVELLI, A. S. AMIN, E. ABIUSI, M. CARE, E. A. NANNENBERG et al. (2020): «An International, Multicentered, Evidence-Based Reappraisal of Genes Reported to Cause Congenital Long QT Syndrome», *Circulation* 141, pp. 418-428.

ANTZELEVITCH, C., G. X. YAN, M. J. ACKERMAN, M. BORGGREFE, D. CORRADO, J. GUO et al. (2016): «J-Wave syndromes expert consensus conference report: Emerging concepts and gaps in knowledge», *Heart Rhythm* 13, pp. e295-324.

BALDESBERGER, S., U. BAUERSFELD, R. CANDINAS, B. SEIFERT, M. ZUBER, M. RITTER et al. (2008): «Sinus node disease and arrhythmias in the long-term follow-up of former professional cyclists», *Eur Heart J* 29, pp. 71-78.

BIFFI, A. (2007): «How to Manage Athletes with Ventricular Arrhythmias», *Cardiology Clinics* 25, pp. 449-455.

BIFFI, A., B. J. MARON, F. CULASSO, L. VERDILE, F. FERNANDO, B. DI GIACINTO et al. (2011): «Patterns of ventricular tachyarrhythmias associated with training, deconditioning and retraining in elite athletes without cardiovascular abnormalities», *Am J Cardiol* 107, pp. 697-703.

BIFFI, A., A. PELLICCIA, L. VERDILE, F. FERNANDO, A. SPATARO, S. CASELLI et al. (2002): «Long-term clinical significance of frequent and complex ventricular tachyarrhythmias in trained athletes», *J Am Coll Cardiol* 40, pp. 446-452. DOI: 10.1016/s0735-1097(02)01977-0. PMID: 12142109.

BRIGNOLE, M., A. MOYA, F. J. DE LANGE, J. C. DEHARO, P. M. ELLIOTT, A. FANCIULLI et al. (2018): «2018 ESC Guidelines for the diagnosis and management of syncope», *Eur Heart J* 39, pp. 1883-1948.

CIPRIANI, A., A. ZORZI, P. SARTO, M. DONINI, I. RIGATO, R. BARIANI et al. (2019): «Predictive value of exercise testing in athletes with ventricular ectopy evaluated by cardiac magnetic resonance», *Heart Rhythm* 16, pp. 239-248.

CLAESSEN, G., E. COLYN, A. LA GERCHE, P. KOOPMAN, B. ALZAND, C. GARWEG et al. (2011): «Long-term endurance sport is a risk factor for development of lone atrial flutter», *Heart* 97, pp. 918-922.

COHEN, M. I., J. K. TRIEDMAN, B. C. CANNON, A. M. DAVIS, F. DRAGO, J. JANOUSEK et al. (2012): «PACES/HRS expert consensus statement on the management of the asymptomatic young patient with a Wolff-Parkinson-White (WPW, ventricular preexcitation) electrocardiographic pattern», *Heart Rhythm* 9, pp. 1006-1024.

COLILLA, S., A. CROW, W. PETKUN, D. E. SINGER, T. SIMON y X. LIU (2013): «Estimates of Current and Future Incidence and Prevalence of Atrial Fibrillation in the U.S. Adult Population», *Am J Cardiol* 112, pp. 1142-1147.

CORRADO, D., A. BIFFI, C. BASSO, A. PELLICCIA y G. THIENE (2009): «12-lead ECG in the athlete: physiological versus pathological abnormalities», *Br J Sports Med* 43, pp. 669-676.

CORRADO, D., J. A. DREZNER, F. D'ASCENZI y A. ZORZI (2019): «How to evaluate premature ventricular beats in the athlete: critical review and proposal of a diagnostic algorithm», *Br J Sports Med* 54, pp. 1142-1148.

DELISE, P., N. SITTA, E. LANARI, G. BERTON, M. CENTA, G. ALLOCCA et al. (2013): «Long-term effect of continuing sports activity in competitive athletes with frequent ventricular premature complexes and apparently normal heart», *Am J Cardiol* 112, pp. 1396-1402.

ELLIOTT, A. D., D. LINZ, R. MISHIMA, K. KADHIM, C. GALLAGHER, M. E. MIDDELDORP et al. (2020): «Association between physical activity and risk of incident arrhythmias in 402 406 individuals: evidence from the UK Biobank cohort», *Eur Heart J* 41, pp. 1479-1486.

ELLIOTT, A. D., R. MAHAJAN, D. LINZ, M. STOKES, C. V. VERDICCHIO, M. E. MIDDELDORP et al. (2018): «Atrial remodeling and ectopic burden in recreational athletes: Implications for risk of atrial fibrillation», *Clin Cardiol* 41, pp. 843-848.

GALDERISI, M., N. CARDIM, A. D'ANDREA, O. BRUDER, B. COSYNS, L. DAVIN et al. (2015): «The multi-modality cardiac imaging approach to the Athlete's heart: an expert consensus of the European Association of Cardiovascular Imaging», *Eur Heart J Cardiovasc Imaging* 16, p. 353.

GERCHE, A. L. y C. M. SCHMIED (2013): «Atrial fibrillation in athletes and the interplay between exercise and health», *Eur Heart J* 34, pp. 3599-3602.

GLIKSON, M., J. C. NIELSEN, M. B. KRONBORG, Y. MICHOWITZ, A. AURICCHIO, I. M. BARBASH et al. (2021): «ESC Guidelines on cardiac pacing and cardiac resynchronization therapy», *Eur Heart J* 42, pp. 3427-3520. DOI: 10.1093/eurheartj/ehab364. Erratum in: *Eur Heart J.* 43(17), 1 de mayo de 2022, p. 1651.

HAÏSSAGUERRE, M., P. JAÏS, D. C. SHAH, A. TAKAHASHI, M. HOCINI, G. QUINIOU et al. (1998): «Spontaneous initiation of atrial fibrillation by ectopic beats originating in the pulmonary veins», *N Engl J Med* 339, pp. 659-666.

HEIDBÜCHEL, H., D. CORRADO, A. BIFFI, E. HOFFMANN, N. PANHUYZEN-GOEDKOOP, J. HOOGSTEEN et al. (2006): «Recommendations for participation in leisure-time physical activity and competitive sports of patients with arrhythmias and potentially arrhythmogenic conditions. Part II: ventricular arrhythmias, channelopathies and implantable defibrillators», *Eur J Cardiovasc Prev Rehabil* 13, pp. 676-686.

HINGORANI, P., D. R. KARNAD, P. ROHEKAR, V. KERKAR, Y. Y. LOKHANDWALA y S. KOTHARI (2016): «Arrhythmias Seen in Baseline 24-Hour Holter ECG Recordings in Healthy Normal Volunteers During Phase 1 Clinical Trials», *J Clin Pharmacol* 56, pp. 885-893.

HOSSEINI, S. M., R. KIM, S. UDUPA, G. COSTAIN, R. JOBLING, E. LISTON et al. (2018): «Reappraisal of Reported Genes for Sudden Arrhythmic Death: Evidence-Based Evaluation of Gene Validity for Brugada Syndrome», *Circulation* 138, pp. 1195-1205.

JIN, M. N., P. S. YANG, C. SONG, H. T. YU, T. H. KIM, J. S. UHM et al. (2019): «Physical Activity and Risk of Atrial Fibrillation: A Nationwide Cohort Study in General Population», *Sci Rep* 9, p. 13270.

KRAHN, A. D., E. R. BEHR, R. HAMILTON, V. PROBST, Z. LAKSMAN y H. C. HAN (2022): «Brugada Syndrome», *JACC: Clin Electrophysiol* 8, pp. 386-405.

KRAHN, A. D., Z. LAKSMAN, R. W. SY, P. G. POSTEMA, M. J. ACKERMAN, A. A. M. WILDE et al. (2022): «Congenital Long QT Syndrome», *JACC Clin Electrophysiol* 8, pp. 687-706.

KRIJTHE, B. P., A. KUNST, E. J. BENJAMIN, G. Y. LIP, O. H. FRANCO, A. HOFMAN et al. (2013): «Projections on the number of individuals with atrial fibrillation in the European Union, from 2000 to 2060», *Eur Heart J* 34, pp. 2746-2751.

KUNUTSOR, S. K., S. SEIDU, T. H. MÄKIKALLIO, R. S. DEY y J. A. LAUKKANEN (2021): «Physical activity and risk of atrial fibrillation in the general population: meta-analysis of 23 cohort studies involving about 2 million participants», *Eur J Epidem* 36, pp. 259-274.

MAZZANTI, A., A. TRANCUCCIO, D. KUKAVICA, E. PAGAN, M. WANG, M. MOHSIN et al. (2022): «Independent validation and clinical implications of the risk prediction model for long QT syndrome (1-2-3-LQTS-Risk)», *Europace* 24, pp. 614-619.

MELLOR, G. J., L. J. BLOM, S. A. GROENEVELD, B. G. WINKEL, B. ENSAM, J. BARGEHR et al. (2021): «Familial Evaluation in Idiopathic Ventricular Fibrillation: Diagnostic Yield and Significance of J Wave Syndromes», *Circ Arrhythm Electrophysiol* 14, pp. e009089.

MELLOR, G., C. P. NELSON, C. ROBB, H. RAJU, Y. WIJEYERATNE, C. HENG-STENBERG et al. (2016): «The Prevalence and Significance of the Early Repolarization Pattern in Sudden Arrhythmic Death Syndrome Families», *Circ Arrhythm Electrophysiol* 9, pp. e003960.

MONT, L., R. ELOSUA y J. BRUGADA (2009): «Endurance sport practice as a risk factor for atrial fibrillation and atrial flutter», *Europace* 11, pp. 11-17.

PAPPONE, C., F. MANGUSO, R. SANTINELLI, G. VICEDOMINI, S. SALA, G. PAGLINO et al. (2004): «Radiofrequency ablation in children with asymptomatic Wolff-Parkinson-White syndrome», *N Engl J Med* 351, pp. 1197-1205.

PRIORI, S. G., A. A. WILDE, M. HORIE, Y. CHO, E. R. BEHR, C. BERUL et al. (2013): «Executive summary: HRS/EHRA/APHRS expert consensus statement on the diagnosis and management of patients with inherited primary arrhythmia syndromes», *Europace* 15, pp. 1389-1406.

RUIZ-GRANELL R., Á. FERRERO DE LOMA-OSORIO, Á. MARTÍNEZ-BROTONS et al. (2019): *Electrofisiología cardíaca clínica y ablación*, Madrid, Elsevier España.

SAKHI, R., A. ASSAF, D. A. M. J. THEUNS, J. M. A. VERHAGEN, T. SZILI-TOROK, J. W. ROOS-HESSELINK et al. (2020): «Outcome of Insertable Cardiac Monitors in Symptomatic Patients with Brugada Syndrome at Low Risk of Sudden Cardiac Death», *Cardiology* 145, pp. 413-420.

SANTOS-LOZANO, A., F. SANCHIS-GOMAR, S. BARRERO-SANTALLA, H. PAREJA-GALEANO, C. CRISTI-MONTERO, P. SANZ-AYÁN et al. (2016): «Exercise as an adjuvant therapy against chronic atrial fibrillation», *Int J Cardiol* 207, pp.180-184.

SHARMA, S., J. A. DREZNER, A. BAGGISH, M. PAPADAKIS, M. G. WILSON, J. M. PRUTKIN et al. (2017): «International Recommendations for Electrocardiographic Interpretation in Athletes», *J Am Coll Cardiol* 69, pp. 1057-1075.

TALAN, D. A., R. A. BAUERNFEIND, W. W. ASHLEY, C. KANAKIS Jr. y K. M. ROSEN (1982): «Twenty-Four Hour Continuous ECG Recordings in Long-Distance Runners», *Chest* 82, pp. 19-24.

VAN GELDER, I. C., M. RIENSTRA, K. V. BUNTING, R. CASADO-ARROYO, V. CASO, H. J. G. M. CRIJNS et al. (2024): «2024 ESC Guidelines for the management of atrial fibrillation developed in collaboration with the European Association for Cardio-Thoracic Surgery (EACTS)», *Eur Heart J* 45, pp. 3314-3414.

WILHELM, M., L. ROTEN, H. TANNER, I. WILHELM, J. P. SCHMID y H. SANER (2011): «Atrial Remodeling, Autonomic Tone, and Lifetime Training Hours in Nonelite Athletes», *Am J Cardiol* 108, pp. 580-585.

WILLIAMS, P. T. (2013): «Dose-Response Relationship of Physical Activity to Premature and Total All-Cause and Cardiovascular Disease Mortality in Walkers», *PLoS ONE* 8, pp. e78777.

ZEPPENFELD, K., J. TFELT-HANSEN, M. DE RIVA, B. G. WINKEL, E. R. BEHR, N. A. BLOM et al. (2022): «2022 ESC Guidelines for the management of patients with ventricular arrhythmias and the prevention of sudden cardiac death», *Eur Heart J* 43, pp. 3997-4126.

ZIPES, D. P., M. S. LINK, M. J. ACKERMAN, R. J. KOVACS, R. J. MYERBURG, N. A. M. ESTES (2015): «Eligibility and disqualification recommendations for competitive athletes with cardiovascular abnormalities: Task force 9: Arrhythmias and conduction defects», *Circulation* 132, pp. e315-25.

ZORZI, A., M. PERAZZOLO MARRA, I. RIGATO, M. DE LAZZARI, A. SUSANA, A. NIERO et al. (2016): «Nonischemic Left Ventricular Scar as a Substrate of Life-Threatening Ventricular Arrhythmias and Sudden Cardiac Death in Competitive Athletes», *Circ Arrhythm Electrophysiol* 9, pp. e004229.

13. Cambios en la irrigación coronaria y en la microvasculatura inducidos por el ejercicio

Gema Miñana Escrivá
Julio Núñez Villota
Rafael de la Espriella Juan

1. Introducción

En condiciones normales, el miocardio depende fundamentalmente de la fosforilación oxidativa para producir energía, con solo un 5 % del ATP derivado del metabolismo glucolítico. Esta dependencia del metabolismo oxidativo implica que cualquier aumento en la actividad cardíaca requiere incrementos casi instantáneos en la disponibilidad de oxígeno. A diferencia del músculo esquelético, que en reposo tiene un bajo requerimiento metabólico, el corazón debe mantener un consumo de oxígeno por gramo de miocardio 20 veces mayor que aquel.

Para satisfacer estas elevadas demandas de oxígeno, el corazón presenta adaptaciones únicas, como una extracción de oxígeno arterial extremadamente alta, 70-80 % frente al 30-40 % del músculo esquelético, y una densidad capilar significativamente superior a la de este último, lo que le aporta grandes cantidades de oxígeno en reposo. Sin embargo, durante el ejercicio, cuando la demanda de oxígeno puede incrementarse hasta seis veces, la principal respuesta adaptativa es el aumento del flujo sanguíneo coronario (Duncker et al., 2008).

Este capítulo tiene como objetivo estudiar los cambios inducidos por el ejercicio en la irrigación coronaria y en la microvasculatura del corazón. Revisaremos los mecanismos fisiológicos que le permiten satisfacer las crecientes demandas metabólicas durante el ejercicio, así como las adaptaciones a largo plazo que promueven la salud cardiovascular y su impacto en poblaciones específicas.

2. Adaptaciones cardiovasculares globales

El ejercicio físico regular produce adaptaciones estructurales y funcionales en el sistema cardiovascular que optimizan el rendimiento. Si bien la extracción de oxígeno por el miocardio del ventrículo izquierdo puede incrementarse ligeramente con el ejercicio regular, este efecto es limitado, dado que en estado de reposo ya alcanza niveles cercanos al máximo. Por lo tanto, el aumento en la extracción miocárdica de oxígeno depende principalmente de un incremento en el flujo sanguíneo (Duncker et al., 2008; Laughlin et al., 2012; Heinonen et al., 2014; Koller et al., 2022).

Las adaptaciones coronarias inducidas por el ejercicio pueden clasificarse en dos tipos principales:

- Adaptaciones estructurales: comprenden el remodelado vascular y la angiogénesis, que incrementan la densidad capilar y la capacidad del sistema coronario para sostener mayores demandas metabólicas.
- Adaptaciones funcionales: implican cambios en los mecanismos de control vasomotor, incluyendo regulaciones neurohumorales, locales y endoteliales. Entre ellas, destacan:
  – Control miogénico: respuesta del músculo vascular a cambios en la presión intravascular.

- Control endotelial: mejora en la producción de óxido nítrico (NO) y otros factores vasodilatadores.
- Control metabólico: aumento de la capacidad del miocardio para ajustar el flujo sanguíneo según las demandas metabólicas.

Estas modificaciones contribuyen no solo a mejorar el rendimiento físico, sino también a la protección cardiovascular a largo plazo, reduciendo el riesgo de enfermedades cardiovasculares y mejorando la eficiencia del sistema circulatorio en distintas poblaciones y estados de salud (Lavie et al., 2015) (fig. 13.1).

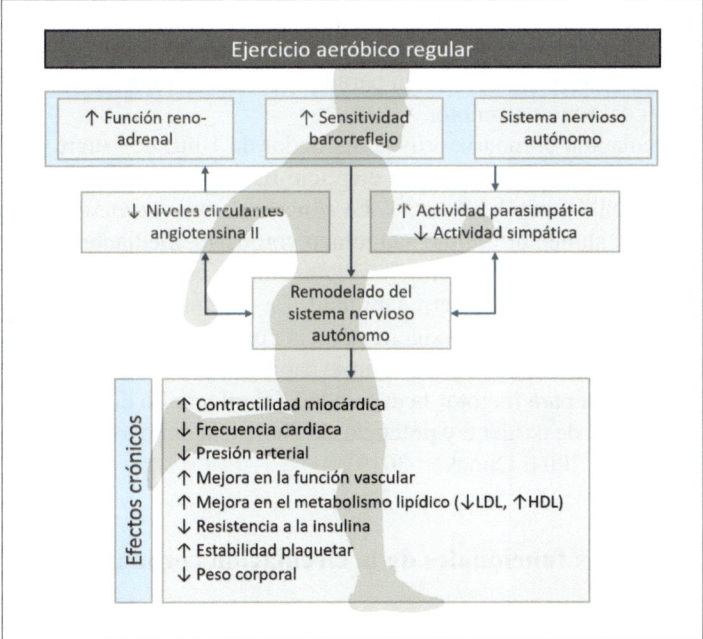

Fig. 13.1 Efectos del ejercicio físico regular sobre la regulación de la función cardiovascular a través del sistema nervioso autónomo.

3. Adaptaciones estructurales de la circulación coronaria

3.1 *Arterias coronarias epicárdicas*

La práctica de ejercicio físico aumenta el diámetro de las arterias coronarias epicárdicas de manera proporcional al crecimiento de la masa ventricular izquierda en atletas (Windecker et al., 2002). Aunque en reposo no se observan diferencias significativas en las áreas transversales de las arterias coronarias entre sedentarios y atletas, se ha visto que su capacidad de vasodilatación inducida por nitroglicerina o dipiridamol es mayor en los segundos, lo que se correlaciona con su capacidad aeróbica. Esto sugiere que el ejercicio estimula el crecimiento de las arterias coronarias proximales y mejora su respuesta vasodilatadora (Duncker, 2019).

3.2 *Microcirculación*

La realización habitual de ejercicio físico induce una serie de cambios estructurales y funcionales en la microcirculación coronaria que mejoran su capacidad para responder a mayores demandas metabólicas (Sun et al., 1998; Jones et al., 1993). Estudios recientes han demostrado que programas de entrenamiento en cinta rodante de alta intensidad durante cuatro semanas desencadenan modificaciones significativas en las arteriolas coronarias. En el modelo animal, estas adaptaciones incluyen engrosamiento de las paredes y una mayor distensibilidad, lo que reduce el estrés en la pared y permite un rango más amplio para la regulación del tono vasomotor.

La circulación coronaria provee alrededor de 1 mL de sangre por minuto por gramo de miocardio. Durante el ejercicio físico intenso, el flujo sanguíneo coronario aumenta entre 4 y 6 veces. La *reserva de flujo coronario* consiste en la capacidad de aumentar el flujo sanguíneo coronario, mediante cambios en la presión de perfusión y el diámetro, y el intercambio capilar, mediante cambios en el área de superficie y la permeabilidad. En sujetos sanos, con el ejercicio físico regular, el transporte de oxígeno aumenta por el incremento tanto del flujo sanguíneo coronario, como del intercambio capilar, actuando ambos mecanismos de forma sinérgica para mejorar la capacidad del miocardio de extraer oxígeno, mejorar la reserva de oxígeno y potenciar la eficiencia del flujo sanguíneo coronario (Tune et al., 2004; Duncker, 2019).

4. Adaptaciones funcionales de la circulación coronaria

4.1 *Adaptaciones en el control autonómico*

El ejercicio mejora la regulación autonómica del corazón, aumentando la actividad parasimpática y disminuyendo la simpática, aunque con un impacto limitado en el flujo coronario. En la microcirculación coronaria, el ejercicio regular mantiene o incrementa ligeramente el tono adrenérgico, favoreciendo la vasodilatación β-adrenérgica durante el ejercicio submáximo y equilibrando la perfusión miocárdica con las demandas metabólicas. También se observa un leve aumento o mantenimiento de la constricción α-adrenérgica, lo que permite un control más fino del flujo sanguíneo (Rosenwinkel et al., 2001).

En las arterias coronarias epicárdicas, la actividad α1-adrenérgica disminuye tras el ejercicio regular, mediada por una reducción en el calcio intracelular en las células musculares lisas, lo que atenúa la vasoconstricción y estabiliza el flujo coronario. Sin embargo, las respuestas vasoconstrictoras a estímulos como la prostaglandina F2α o el KCl no se modifican, lo que indica que las adaptaciones son específicas para ciertos mecanismos.

Estas diferencias entre la microcirculación y las arterias epicárdicas reflejan la complejidad del control autonómico y su papel en la regulación del flujo coronario con el ejercicio. Estas adaptaciones funcionales específicas permiten optimizar la perfusión miocárdica sin comprometer la capacidad de regulación vascular en reposo o durante el esfuerzo.

4.2 *Cambios en el endotelio*

La práctica de ejercicio físico mejora la función endotelial, especialmente la regulación de la resistencia vascular coronaria mediada por NO y prostaglandinas, con variaciones según el tipo de vaso y la duración del programa de entrenamiento. En la microcirculación coronaria, la dilatación dependiente del endotelio, asociada a un aumento en la expresión de NO sintetasa endotelial y mayor producción de NO, se incrementa de forma sostenida, lo que optimiza la regulación del flujo sanguíneo durante el esfuerzo.

Los efectos del ejercicio son más transitorios en las arterias coronarias epicárdicas. Los programas cortos de entrenamiento aumentan la dilatación dependiente del endotelio, pero en los programas prolongados estos cambios desaparecen debido al remodelado de las arterias, normalizando el estrés cortante y reduciendo la expresión de NO sintetasa a niveles basales. Estas diferencias subrayan la complejidad de las adaptaciones vasculares, con efectos duraderos en la microcirculación y respuestas estructurales en los vasos de conducción, adaptándose a las demandas metabólicas del ejercicio (Szekeres et al., 2018).

4.3 *Adaptación del mecanismo miogénico sensible a la presión*

Durante el ejercicio, el aumento de la *presión de perfusión coronaria* activa el mecanismo miogénico sensible a la presión, esencial para regular el flujo sanguíneo. El ejercicio regular potencia la constricción miogénica en las arteriolas coronarias mediante alteraciones en las vías de señalización dependientes de calcio y proteína quinasa C, aumentando su contractilidad y disminuyendo el diámetro arteriolar en un rango de presión de 60 a 120 mmHg. También incrementa la actividad de los canales de calcio tipo L y de potasio, lo que favorece la generación de fuerza en respuesta a presiones más altas.

A bajas presiones (<60 mmHg), el NO facilita la relajación de las arteriolas, optimizando la perfusión durante la diástole. Estas adaptaciones amplían el rango de autorregulación vascular, asegurando un flujo sanguíneo adecuado y estable, incluso frente a las variaciones dinámicas de presión generadas por el ejercicio (fig. 13.2).

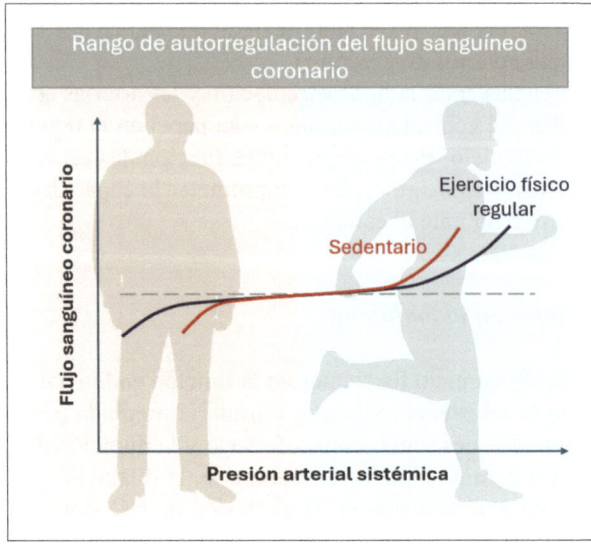

Fig. 13.2 El ejercicio físico regular amplía el intervalo de autorregulación del flujo sanguíneo coronario, lo que tiene como resultado un flujo mantenido tanto a presiones más bajas como a presiones más altas. Esto se debe principalmente al mecanismo miogénico sensible a la presión regulado al alza, una condición que luego es modulada por mecanismos vasomotores locales y remotos. Mecanismo propuesto por Koller et al. (2022).

4.4 *Aumento de los mecanismos vasodilatadores dependientes del flujo y del estrés cortante*

Durante el ejercicio físico regular, aumentan significativamente el flujo sanguíneo y el estrés cortante en las paredes de los vasos coronarios, lo que activa respuestas mecanosensibles en el endotelio esenciales para regular la función vascular coronaria, especialmente en vasos más pequeños, donde los efectos del estrés cortante son más pronunciados. Estos mecanismos, impulsados por la liberación de factores vasodilatadores como el NO, las prostaglandinas y las especies reactivas de oxígeno (ROS), desempeñan un papel crucial en la adaptación y el remodelado vascular.

Mecanotransducción en las arteriolas coronarias

La mecanotransducción es el proceso por el cual las células endoteliales responden al estrés cortante. Durante el ejercicio, las arteriolas liberan NO, prostaglandinas y otros factores endoteliales que inducen vasodilatación, reduciendo el estrés cortante y manteniendo la homeostasis vascular. Esto mejora la capacidad vasodilatadora del árbol coronario, optimizando el suministro de sangre al miocardio durante el ejercicio.

Mecanismos moleculares subyacentes a las respuestas al estrés cortante

El aumento del estrés cortante durante el ejercicio físico regular incrementa la expresión de la enzima NO sintetasa endotelial en los vasos de resistencia coronarios. Los aumentos repentinos en el estrés cortante durante el ejercicio de alta intensidad promueven la producción de ROS, que juegan un papel crucial en el inicio del remodelado vascular adaptativo. La adenosina, liberada durante el ejercicio, activa los canales de potasio dependientes de ATP en las células endoteliales, mejorando las dilataciones inducidas por el flujo, especialmente en condiciones de hipoxia leve.

Impacto de la intensidad del ejercicio

El ejercicio de alta intensidad provoca cambios más significativos en el estrés cortante, lo que resulta en mayor liberación de NO, mediada por la activación de moléculas de adhesión plaqueta-endotelio y un remodelado vascular mejorado, como un aumento en el grosor y la elasticidad de las paredes vasculares, permitiendo una regulación más efectiva del flujo sanguíneo coronario.

Estrés cortante y el sistema venular

Durante el ejercicio, los aumentos en el estrés cortante también afectan a las vénulas. La liberación de NO y prostaglandinas contribuye a la dilatación venular, optimizando las condiciones reológicas y asegurando un retorno eficaz de sangre al corazón.

Adaptaciones estructurales y funcionales

La interacción entre los mecanismos dependientes del flujo / estrés cortante y los inducidos por la presión conduce a una mejor regulación basal del diámetro en las arteriolas, equilibrando las fuerzas constrictoras y dilatadoras y el remodelado vascular, como un aumento en la elasticidad y el grosor de las paredes, mejorando la autorregulación coronaria y ofreciendo protección contra enfermedades vasculares coronarias (Sun et al., 1998).

En conclusión, el aumento del estrés cortante inducido por el ejercicio regular desempeña un papel central en la mejora de los mecanismos vasodilatadores, optimizando el flujo sanguíneo coronario y satisfaciendo las demandas metabólicas del miocardio durante el ejercicio (Hannukainen et al., 2007). Estas adaptaciones amplían el rango de autorregulación coronaria, lo que mejora tanto la reserva constrictora como la dilatadora, y contribuyen a los beneficios cardiovasculares generales del ejercicio regular, incluida la protección contra enfermedades vasculares coronarias (fig. 13.3).

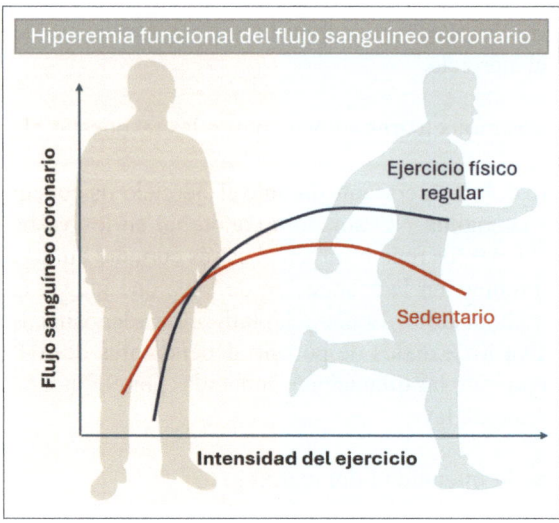

Fig. 13.3 El ejercicio físico regular amplía el rango máximo
del flujo sanguíneo coronario, lo que provoca una
gran hiperemia funcional inducida por el ejercicio
debido al aumento de los mecanismos vasomotores sensibles a la presión y al flujo / estrés cortante,
un tono basal que se modifica posteriormente mediante mecanismos vasomotores locales y remotos. Mecanismo propuesto por Koller et al. (2022).

4.5 *Adaptación del control metabólico*

La realización de ejercicio físico influye significativamente en el control
metabólico de la circulación coronaria, optimizando la relación entre la demanda
metabólica del miocardio y el suministro de flujo sanguíneo coronario (Stanley
et al., 2005).

Papel de la adenosina en la dilatación vascular

La actividad física mejora la dilatación de las arteriolas subepicárdicas
mediante la activación de canales de potasio dependientes de ATP endoteliales, un
mecanismo mediado por la adenosina. En situaciones de hipoxia leve, la adenosina, producida por el catabolismo de ATP, asegura un flujo sanguíneo adecuado,
manteniendo el miocardio en condiciones aeróbicas durante más tiempo (Kuo et
al., 1995; Deer et al., 2013).

Efecto del ejercicio físico regular en caso de estenosis coronaria

Experimentos en animales han demostrado que las dilataciones mediadas
por NO se ven afectadas distalmente a una estenosis coronaria. Sin embargo, el

ejercicio físico regular puede revertir esta disfunción mediante la activación de un mecanismo dilatador adicional mediado por peróxido de hidrógeno (H_2O_2), compensando la disminución en la respuesta dependiente del NO.

Interacción de mecanismos locales

La actividad física efectuada con asiduidad asegura un suministro óptimo de flujo sanguíneo al miocardio mediante la interacción de mecanismos locales que regulan la vasodilatación metabólica, el estrés cortante y las señales endoteliales. Estas adaptaciones son cruciales para mantener el músculo cardíaco en condiciones aeróbicas durante y después del ejercicio.

En conclusión, el control metabólico de la circulación coronaria se ve significativamente mejorado por el ejercicio regular. Este efecto no solo optimiza la relación entre demanda y suministro de oxígeno, sino que también mitiga las disfunciones vasculares en condiciones de hipoxia o estenosis, reforzando la capacidad del corazón para adaptarse a las demandas del esfuerzo físico.

4.6 *Adaptación de otros efectos vasomotores*

El ejercicio induce una serie de adaptaciones vasomotoras que afectan tanto a la microcirculación coronaria como a los vasos epicárdicos. Además de mejorar la capacidad de vasodilatación, estas adaptaciones implican mecanismos complejos que regulan el tono vascular sin disminuir necesariamente la capacidad vasoconstrictora (Manou-Stathopoulou et al., 2015).

Mantenimiento del tono vasoconstrictor

A diferencia de lo que podría esperarse, no hay evidencia de que disminuya el tono vasoconstrictor en la microcirculación coronaria tras el ejercicio regular. Se mantienen las respuestas vasoconstrictoras a agentes como la endotelina-1, la acetilcolina, el activador de canales de calcio dependientes de voltaje Bay K8644 o las altas concentraciones de potasio. Además, el tono miogénico parece aumentar tras el ejercicio regular, lo que indica que la mejora en la vasodilatación dependiente del endotelio no se debe a una reducción en los mecanismos de vasoconstricción.

Mecanismos que potencian la vasodilatación

– *Producción de NO*: el ejercicio regular aumenta la expresión de NO sintetasa en las arteriolas coronarias, mecanismo que promueve una mayor producción de NO. Aunque la vida media del NO no parece aumentar significativamente, el incremento en la actividad de la enzima superóxido dismutasa podría disminuir la neutralización de NO por el superóxido, mejorando su eficacia vasodilatadora (Koller et al., 1998).

- *Respuesta a bradicinina*: en arteriolas coronarias de animales ejercitados se observan respuestas vasodilatadoras mejoradas inducidas por bradicinina.
- *Adenosina*: en vasos coronarios de resistencia aislados, la sensibilidad a la adenosina no parece aumentar tras el ejercicio físico regular; sin embargo, *in vivo*, la sensibilidad vasodilatadora a la adenosina se incrementa, probablemente debido a dilatación dependiente del flujo mediada por NO en arterias y arteriolas más grandes, adaptaciones estructurales, como un aumento en la densidad y el tamaño de las arteriolas, y reducción de las fuerzas compresivas extravasculares asociadas con una menor frecuencia cardíaca inducida por el ejercicio.

Interacción de mecanismos neurohumorales, metabólicos y locales

La actividad física regular genera una combinación de adaptaciones estructurales (angiogénesis y remodelado vascular) y funcionales (modificaciones en la resistencia vascular), integrando mecanismos neurohumorales, metabólicos y vasomotores locales. Estos cambios mejoran la entrega y la extracción de oxígeno y de nutrientes al miocardio durante el ejercicio y contribuyen a una circulación coronaria más eficiente, incluso en condiciones patológicas (Tune et al., 2004; Koller et al., 2022).

En conclusión, las adaptaciones vasomotoras inducidas por el ejercicio regular subrayan la complejidad de los mecanismos que regulan la circulación coronaria. A través de una mejora en la capacidad vasodilatadora, junto con el mantenimiento del tono constrictor, el ejercicio regular optimiza la perfusión miocárdica y la función cardiovascular, reforzando su papel como una herramienta terapéutica clave en la prevención y el manejo de enfermedades cardiovasculares.

4.7 *Interacciones entre sangre, vasos coronarios y tejido miocárdico*

Aunque tradicionalmente se han estudiado por separado los procesos que ocurren en los vasos sanguíneos y en el tejido miocárdico, en realidad forman un continuo funcional que permite interacciones dinámicas entre ellos.

El papel del flujo sanguíneo y el estrés cortante

Dado que el miocardio extrae casi la totalidad del oxígeno disponible incluso en reposo, el flujo sanguíneo coronario debe aumentar significativamente durante el ejercicio para satisfacer las demandas de oxígeno. Además, el ejercicio regular incrementa la capacidad de intercambio capilar, lo que permite una mayor extracción de oxígeno.

Los cambios súbitos en el flujo sanguíneo y el estrés cortante, especialmente durante los ejercicios de aceleración, estimulan intensamente la síntesis de NO a través de la activación de la enzima óxido nítrico sintetasa endotelial. Este NO induce una potente vasodilatación coronaria y retrasa la hipoxia y el metabolismo anaeróbico al mejorar la perfusión miocárdica, y se libera también durante la deformación vascular provocada por los ciclos cardíacos, contribuyendo a la regulación del tono vascular.

Óxido nítrico: un mediador clave entre los tejidos

El NO tiene múltiples roles que vinculan la sangre, los vasos y el tejido miocárdico (Koller et al., 1998; McAllister et al., 2006). Entre los más destacados se encuentran los siguientes:

— Control del metabolismo miocárdico: el NO producido en las células endoteliales capilares puede difundirse a las mitocondrias de las fibras musculares cardíacas, donde compite con el oxígeno en el sitio de unión del citocromo A3 en la cadena respiratoria. Esto regula de forma reversible el consumo de oxígeno y la selección de sustratos metabólicos, ajustando la respiración celular según las necesidades energéticas.
— Interacciones con la hemoglobina: el NO puede unirse a la hemoglobina en los eritrocitos, formando un compuesto estable. En condiciones de bajo oxígeno, este NO se libera, produciendo vasodilatación en áreas con hipoxia y optimizando el flujo sanguíneo, incluso en segmentos vasculares proximales o con oclusión parcial.

Estas funciones permiten que el NO actúe como puente entre la microcirculación, los eritrocitos y el tejido miocárdico, optimizando tanto la perfusión como el metabolismo celular.

Adaptaciones cardiovasculares al ejercicio

Las interacciones entre la sangre, los vasos coronarios y el miocardio contribuyen significativamente a las adaptaciones inducidas por el ejercicio. La comunicación entre estos tejidos asegura un desempeño cardíaco óptimo, retrasando el desarrollo de hipoxia tisular y mejorando la eficiencia metabólica. Así, el ejercicio regular no solo potencia las propiedades individuales de estos componentes, sino también su integración funcional, esencial para el rendimiento físico (Deer et al., 2013; Heinonen et al., 2014).

4.8 *Adaptaciones en la función de los canales iónicos de la pared vascular*

Los canales iónicos desempeñan un papel crucial en la regulación de la resistencia vascular coronaria y en las adaptaciones inducidas por el ejercicio físico regular. Estos canales, en particular los de potasio (K^+) y calcio (Ca^{2+}), afectan al potencial de membrana y, por ende, a la contracción y relajación del músculo liso y a las células endoteliales, modulando el tono vascular.

Canales iónicos en la microcirculación

En los vasos de resistencia, la apertura y el cierre de canales iónicos, especialmente los de K^+, modulan el potencial de membrana y las concentraciones citosólicas de iones, particularmente Ca^{2+}. Este ion es clave porque en células de músculo liso vascular el Ca^{2+} activa la maquinaria contráctil, determinando el tono arteriolar. En las células endoteliales, los aumentos localizados de Ca^{2+} activan canales de K^+ dependientes de Ca^{2+}, lo que lleva a la hiperpolarización de la membrana y, en última instancia, a la relajación arteriolar.

Adaptaciones en las células musculares lisas con el ejercicio

La actividad física regular aumenta el tono vascular, particularmente a través de una mayor respuesta miogénica en los vasos de resistencia (Duncker et al., 2012). Estas adaptaciones están relacionadas con:

- Un incremento en las corrientes de Ca^{2+} a través de los canales de calcio tipo L en células musculares lisas, duplicando su densidad en animales entrenados.
- Un aumento en la actividad de los canales K^+ que genera un efecto de retroalimentación negativa que limita la constricción excesiva. Sin embargo, esta mayor actividad no se debe a cambios en la densidad de canales K^+, sino a estímulos mecánicos como la presión y el estiramiento.

Curiosamente, los niveles de Ca^{2+} libre en las células no aumentan de manera significativa, probablemente debido a mecanismos compensatorios de extrusión de Ca^{2+} que evitan acumulaciones excesivas.

Canales iónicos en células endoteliales inducidos por el ejercicio

El aumento del flujo sanguíneo y el estrés cortante asociado al ejercicio estimulan la actividad de los canales K^+ en las células endoteliales, particularmente en las arteriolas coronarias. Estos canales desempeñan un papel clave en la producción de NO y en la dilatación dependiente del flujo, lo que contribuye a mejorar la función endotelial. Además, el ejercicio físico regular puede inducir una redistribución de los canales TRPV4, mejorando su respuesta a la estimulación mecánica.

Las adaptaciones de los canales iónicos, particularmente en las células endoteliales y musculares lisas, contribuyen a mejorar la vasodilatación dependiente del endotelio, especialmente en condiciones de enfermedad cardíaca o envejecimiento fisiológico. Sin embargo, se necesita más investigación para entender completamente estas vías y su impacto en la función coronaria.

5. Efectos del ejercicio sobre la resistencia «hemorreológica»

La viscosidad de la sangre es un factor clave en la determinación de la resistencia al flujo, según la ecuación de Hagen-Poiseuille. Aunque este fenómeno no es exclusivo de la circulación coronaria, los cambios en las propiedades hemorreológicas inducidos por el ejercicio regular pueden tener un impacto significativo en la capacidad del árbol vascular coronario para suministrar sangre de manera eficiente (Romain et al., 2011; Connes et al., 2013).

Propiedades hemorreológicas de la sangre

En los vasos pequeños, la sangre se comporta como un fluido no newtoniano y su viscosidad varía en función de las condiciones hemodinámicas y la tasa de cizallamiento:

- Alta tasa de cizallamiento: ocurre con un aumento del flujo, como durante el ejercicio o la sístole máxima, reduciendo la viscosidad de la sangre.
- Baja tasa de cizallamiento: se observa en vasos con diámetros mayores o con bajo flujo, como en obstrucciones o durante la diástole, lo que aumenta la viscosidad.

Un determinante importante de la viscosidad plasmática es la concentración de fibrinógeno, una proteína hemostática que puede ser modulada por el ejercicio.

Ejercicio agudo versus ejercicio regular

El ejercicio agudo aumenta el hematocrito, la agregación eritrocitaria y los niveles de fibrinógeno, incrementando la viscosidad sanguínea y reduciendo la perfusión capilar, lo que puede generar hipercoagulabilidad y riesgo trombótico, especialmente en individuos sedentarios. Por el contrario, el ejercicio regular mejora los parámetros hemorreológicos, disminuyendo la viscosidad, mejorando la deformabilidad de los eritrocitos y restaurando los marcadores procoagulantes a niveles basales, lo que previene la trombosis y mejora el flujo capilar, siendo especialmente beneficioso en pacientes con cardiopatía isquémica (Whyte et al., 2010).

Relación entre intensidad y duración del ejercicio

La intensidad del ejercicio parece ser un factor más importante que su duración en la modulación de los parámetros hemostáticos. Programas de ejercicio aeróbico y de resistencia de alta intensidad están asociados con estados transitorios procoagulantes, que incluyen el aumento en el recuento plaquetario y valores elevados de factores de coagulación (como el FVIII) y marcadores de formación de fibrina (fibrinopéptido A y dímero-D). Sin embargo, el ejercicio regular atenúa estas respuestas iniciales y promueve un equilibrio hemostático saludable.

En conclusión, el ejercicio regular tiene un impacto positivo en la resistencia hemorreológica al mejorar las propiedades de la sangre y reducir la viscosidad, lo que optimiza la perfusión capilar. Estas adaptaciones no solo benefician a individuos sanos, sino que también ofrecen una estrategia eficaz para mitigar el riesgo cardiovascular en pacientes con enfermedades cardíacas (fig. 13.4).

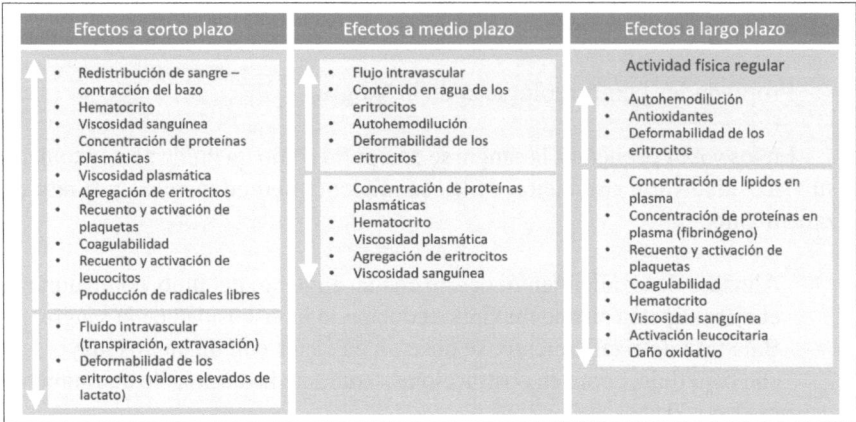

Fig. 13.4 Esquema de los efectos a corto, medio y largo plazo del ejercicio regular aeróbico en el comportamiento reológico de los constituyentes y elementos celulares de la sangre.

6. Influencia del sexo, la edad y la temperatura ambiente en la modulación de las respuestas cardiovasculares al ejercicio

6.1 *Influencia del sexo*

El ejercicio físico induce una serie de adaptaciones cardiovasculares que varían significativamente entre hombres y mujeres debido, en gran medida, a diferencias en la modulación autonómica, las respuestas endoteliales y el impacto hormonal. Estas diferencias son particularmente marcadas en mujeres premenopáusicas en comparación con hombres de edad similar y tienden a disminuir progresivamente con la menopausia y el envejecimiento (Huang et al., 1998; Koening et al., 2016; Kappus et al., 2015).

Respuestas autonómicas al ejercicio

El ejercicio agudo incrementa el tono simpático, lo que genera respuestas cronotrópicas e inotrópicas positivas, aumentando la demanda de oxígeno del miocardio. Sin embargo, diversos estudios han demostrado que las mujeres presentan una menor actividad simpática, una mayor modulación vagal y una reactivación autonómica más rápida tras el ejercicio máximo en comparación con los hombres, quienes exhiben un mayor tono simpático en reposo (Koenig et al., 2016; Kappus et al., 2015). Estas diferencias autonómicas son más pronunciadas en mujeres premenopáusicas y se atribuyen al efecto protector de los estrógenos.

Papel de los estrógenos

Los estrógenos desempeñan un papel crucial en la modulación cardiovascular al:

- Prevenir el desequilibrio entre los sistemas simpático y parasimpático.
- Mejorar la sensibilidad del barorreflejo.
- Favorecer el tono vasomotor a través de la activación de receptores β-adrenérgicos y el aumento de la liberación de NO, contribuyendo a una mayor vasodilatación dependiente del flujo y una reducción de la presión arterial.
- Incrementar la actividad antioxidante, lo que protege la función endotelial.

Estas diferencias relacionadas con el sexo tienden a atenuarse después de la menopausia, cuando disminuyen los niveles de estrógenos. Esto también se refleja en una reducción de la variabilidad de la frecuencia cardíaca con el envejecimiento.

Diferencias en la microcirculación coronaria

Estudios recientes en modelos animales han mostrado diferencias específicas según el sexo en la microcirculación coronaria tras el ejercicio regular. Por ejemplo: las hembras ejercitadas muestran un mayor tono basal y una mayor reactividad al tromboxano A2, mientras que los machos ejercitados presentan una relajación dependiente del endotelio más efectiva en comparación con los controles sedentarios.

Aunque estas observaciones experimentales son prometedoras, las implicaciones clínicas de estas diferencias aún no están claras. Estos hallazgos subrayan la complejidad de las adaptaciones vasculares inducidas por el ejercicio en función del sexo y destacan la necesidad de investigaciones adicionales para comprender su impacto en la práctica clínica y en la personalización de las estrategias de ejercicio.

6.2 *Influencia de la edad*

El envejecimiento está asociado a una serie de cambios fisiológicos en la función cardiovascular, incluyendo la disfunción endotelial y la desregulación autonómica, caracterizada por una disminución en la variabilidad de la frecuencia cardíaca. Estos cambios contribuyen a una regulación anormal del flujo sanguíneo coronario y una menor tolerancia al ejercicio en los adultos mayores (Michalis et al., 2020).

Cambios cardiovasculares relacionados con la edad

Con el envejecimiento se observa una reducción en la densidad de receptores β-adrenérgicos y una desensibilización de estos, lo que compromete las respuestas inotrópicas y cronotrópicas al estímulo adrenérgico. La disminución del tono vagal y la disfunción autonómica aumentan el riesgo de inflamación sistémica, con niveles elevados de marcadores inflamatorios como interleucina-6, proteína C reactiva y fibrinógeno.

Por otro lado, los adultos mayores presentan una menor reserva inotrópica del ventrículo izquierdo, atribuida al aumento de la poscarga, el desacondicionamiento físico y la regulación autonómica deteriorada.

Impacto del ejercicio regular en el envejecimiento cardiovascular

La realización de ejercicio físico de manera asidua puede contrarrestar muchos de los efectos negativos del envejecimiento en el sistema cardiovascular. Programas de ejercicio a largo plazo se asocian con un aumento en la variabilidad de la frecuencia cardíaca global y en los índices relacionados con el tono vagal, lo que sugiere una mejora en las fluctuaciones circadianas y en el control autonómico cardíaco. El aumento del tono vagal inducido por el ejercicio crea un entorno antiinflamatorio, reduciendo los valores de marcadores inflamatorios en adultos mayores, especialmente en aquellos con enfermedades cardiovasculares (Roh et al., 2016).

El ejercicio regular mejora la tolerancia al ejercicio, en parte al preservar la sensibilidad de los receptores β-adrenérgicos y reducir las alteraciones en las respuestas inotrópicas y cronotrópicas. También se ha demostrado que actividades como caminar y el ejercicio de tiempo libre durante varios años mejoran la variabilidad de la frecuencia cardíaca en adultos mayores.

En conclusión, la preservación del tono vagal es esencial para la salud cardiovascular en el envejecimiento. El ejercicio regular emerge como una intervención eficaz para mitigar los fenotipos asociados al envejecimiento cardíaco, al mantener el equilibrio autonómico, reducir la inflamación sistémica y mejorar la capacidad funcional del corazón. Estas adaptaciones subrayan el valor del ejercicio como estrategia clave para promover el envejecimiento saludable y prevenir el deterioro cardiovascular.

6.3 *Influencia de la temperatura ambiente*

El ambiente frío puede influir en las adaptaciones del sistema cardiovascular al ejercicio regular, principalmente al alterar el equilibrio entre la actividad simpática y parasimpática. La exposición al frío provoca diversas respuestas autonómicas que incluyen un aumento de la frecuencia cardíaca, probablemente debido a una disminución de la actividad parasimpática, un incremento de la resistencia vascular sistémica y mayor presión arterial sistólica y diastólica. Inicialmente, el frío intensifica la actividad simpática, pero, tras la aclimatación, esta respuesta se atenúa y se observa un aumento de la actividad parasimpática, lo que modifica la regulación del flujo sanguíneo coronario (Manou-Stathopoulou et al., 2015).

Impacto en pacientes con enfermedad cardiovascular

En personas con enfermedad arterial coronaria, el frío reduce el suministro de oxígeno al miocardio, con lo que aumenta el riesgo de isquemia y empeoran síntomas como la angina o la disminución del rendimiento físico. Además, el ejercicio en un ambiente frío puede aumentar la carga cardíaca debido a una mayor resistencia vascular y una perfusión miocárdica reducida causada por disfunción endotelial o estenosis limitante del flujo. Estas condiciones pueden llevar a una distribución desigual de la resistencia microvascular y al fenómeno conocido como *robo coronario*, en el cual el flujo coronario cae por debajo de los niveles de reposo en las áreas afectadas. Este fenómeno es clínicamente relevante en situaciones de alta demanda de oxígeno (Manfrini et al., 2004).

Ejercicio en agua fría

La inmersión en agua fría durante el ejercicio presenta un desafío adicional debido al conflicto autonómico generado por dos reflejos opuestos:

- Reflejo de choque frío: activado por termorreceptores cutáneos, induce taquicardia simpática, hiperventilación, vasoconstricción periférica e hipertensión.
- Reflejo de buceo: activado por receptores trigeminales faciales, provoca bradicardia mediada por el vago, apnea espiratoria e hipoxemia arterial, lo que exacerba la vasoconstricción.

Este conflicto autonómico puede llevar a alteraciones súbitas en la circulación coronaria y arritmias, especialmente durante la liberación de la apnea, donde el aumento del tono vagal puede afectar a la función cardíaca y coronaria. En condiciones extremas de frío, estas respuestas son particularmente preocupantes en personas con enfermedad arterial coronaria, hipertrofia miocárdica o canalopatías, debido al potencial de disfunción autonómica y vasomotora.

En conclusión, el ambiente frío, particularmente en combinación con el ejercicio, plantea desafíos significativos para la regulación cardiovascular, especialmente en pacientes con enfermedad arterial coronaria.

Referencias bibliográficas

BROWN, M. D. (2003): «Exercise and coronary vascular remodelling in the healthy heart», *Exp Physiol* 88, pp. 645-658.

CONNES, P., M. J. SIMMONDS, J. F. BRUN y O. K. BASKURT (2013): «Exercise hemorheology: classical data, recent findings and unresolved issues», *Clin Hemorheol Microcirc* 53, pp. 187-199.

DEER, R. R. y C. L. HEAPS (2013): «Exercise training enhances multiple mechanisms of relaxation in coronary arteries from ischemic hearts», *Am J Physiol Heart Circ Physiol* 305, pp. H1321-H1331.

DUNCKER, D. J. y R. J. BACHE (2008): «Regulation of coronary blood flow during exercise», *Physiol Rev* 88, pp. 1009-1086.

DUNCKER, D. J., R. J. BACHE y D. MERKUS, (2012): «Regulation of coronary resistance vessel tone in response to exercise», *J Mol Cell Cardiol* 52, pp. 802-813.

DUNCKER, D. J., R. J. BACHE, D. MERKUS y M. H. LAUGHLIN (2019): «Exercise and the coronary circulation», en J. A. Zoladz (ed): *Muscle and Exercise Physiology*, Cambridge, Massachusetts, Academic Press, pp. 467-503.

GREEN, D. J., M. T. HOPMAN, J. PADILLA, M. H. LAUGHLIN y D. H. THIJSSEN (2017): «Vascular adaptation to exercise in humans: role of hemodynamic stimuli», *Physiol Rev* 97, pp. 495-528.

HANNUKAINEN, J. C., T. JANATUINEN, J. O. TOIKKA, M. J. JÄRVISALO, O. J. HEINONEN, J. KAPANEN et al. (2007): «Myocardial and peripheral vascular functional adaptation to exercise training», *Scand J Med Sci Sports* 17, pp. 139-147.

HEINONEN, I., K. K. KALLIOKOSKI, J. C. HANNUKAINEN, D. J. DUNCKER, P. NUUTILA y J. KNUUTI (2014): «Organ-specific physiological responses to acute physical exercise and long-term training in humans», *Physiology (Bethesda)* 29, pp. 421-436.

HUANG, A., D. SUN, A. KOLLER y G. KALEY (1998): «Gender difference in flow-induced dilation and regulation of shear stress: role of estrogen and nitric oxide», *Am J Physiol* 275, pp. R1571-R1577.

JONES, C. J., L. KUO, M. J. DAVIS y W. M. CHILIAN (1993): «Myogenic and flow-dependent control mechanisms in the coronary microcirculation», *Basic Res Cardiol* 88, pp. 2-10.

KAPPUS, R. M., S. M. RANADIVE, H. YAN, A. D. LANE-CORDOVA, M. D. COOK, P. SUN et al. (2015): «Sex differences in autonomic function following maximal exercise», *Biol Sex Differ* 6, p. 28.

KOENIG J. y J. F. THAYER (2016): «Sex differences in healthy human heart rate variability: a meta-analysis», *Neurosci Biobehav Rev* 64, pp. 288-310.

KOLLER, A., G. DORNYEI y G. KALEY (1998): «Flow-induced responses in skeletal muscle venules: modulation by nitric oxide and prostaglandins», *Am J Physiol* 275, pp. H831-H836.

KOLLER, A., M. H. LAUGHLIN, E. CENKO, C. DE WIT, K. TÓTH, R. BUGIARDINI et al. (2022): «Functional and structural adaptations of the coronary macro-

and microvasculature to regular aerobic exercise by activation of physiological, cellular, and molecular mechanisms: ESC Working Group on Coronary Pathophysiology and Microcirculation position paper», *Cardiovasc Res* 118, pp. 357-371.

KUO, L. y J. D. CHANCELLOR (1995): «Adenosine potentiates flow-induced dilation of coronary arterioles by activating KATP channels in endothelium», *Am J Physiol* 269, pp. H541-H549.

LAUGHLIN, M. H., D. K. BOWLES y D. J. DUNCKER (2012): «The coronary circulation in exercise training», *Am J Physiol Heart Circ Physiol* 302, pp. H10-H23.

LAVIE, C. J., R. ARENA, D. L. SWIFT, N. M. JOHANNSEN, X. SUI, D. C. LEE et al. (2015): «Exercise and the cardiovascular system: clinical science and cardiovascular outcomes», *Circ Res* 117, pp. 207-219.

MANFRINI, O., G. MORGAGNI, C. PIZZI, F. FONTANA y R. BUGIARDINI (2004): «Changes in autonomic nervous system activity: spontaneous versus balloon-induced myocardial ischaemia», *Eur Heart J* 25, pp. 1502-1508.

MANOU-STATHOPOULOU, V., C. D. GOODWIN, T. PATTERSON, S. R. REDWOOD, M. S. MARBER, R. P. WILLIAMS (2015): «The effects of cold and exercise on the cardiovascular system», *Heart* 101, pp. 808-820.

MCALLISTER, R. M. y M. H. LAUGHLIN (2006): «Vascular nitric oxide: effects of physical activity, importance for health», *Essays Biochem* 42, pp. 119-131.

MICHALIS, M., K. J. FINN, R. PODSTAWSKI, S. GABNAI, A. KOLLER, A. CZIRAKI et al. (2020): «Differences in cardiorespiratory responses of young and senior male endurance athletes to maximal graded exercise test», *Physiol Int* 107, pp. 444-454.

ROH, J., J. RHEE, V. CHAUDHARI y A. ROSENZWEIG (2016): «The role of exercise in cardiac aging: from physiology to molecular mechanisms», *Circ Res* 118, pp. 279-295.

ROMAIN, A. J., J. F. BRUN, E. VARLET-MARIE y E. RAYNAUD DE MAUVERGER (2011): «Effects of exercise training on blood rheology: a meta-analysis», *Clin Hemorheol Microcirc* 49, pp. 199-205.

ROSENWINKEL, E. T., D. M. BLOOMFIELD, M. A. ARWADY y R. L. GOLDSMITH (2001): «Exercise and autonomic function in health and cardiovascular disease», *Cardiol Clin* 19, pp. 369-387.

STANLEY, W. C., F. A. RECCHIA y G. D. LOPASCHUK (2005): «Myocardial substrate metabolism in the normal and failing heart», *Physiol Rev* 85, pp. 1093-1129.

SUN, D., A. HUANG, A. KOLLER y G. KALEY (1998): «Adaptation of flow-induced dilation of arterioles to daily exercise», *Microvasc Res* 56, pp. 54-61.

SZEKERES, M., G. L. NÁDASY, G. DÖRNYEI, A. SZÉNÁSI y A. KOLLER (2018): «Remodeling of Wall Mechanics and the Myogenic Mechanism of Rat Intramural Coronary Arterioles in Response to a Short-Term Daily Exercise Program: Role of Endothelial Factors», *J Vasc Res* 55, pp. 87-97.

TUNE, J. D., M. W. GORMAN y E. O. FEIGL (2004): «Matching coronary blood flow to myocardial oxygen consumption», *J Appl Physiol* 97, pp. 404-415.

WHYTE, J. J. y M. H. LAUGHLIN, (2010): «The effects of acute and chronic exercise on the vasculature», *Acta Physiol (Oxf)* 199, pp. 441-450.

WINDECKER, S., Y. ALLEMANN, M. BILLINGER, T. POHL, D. HUTTER, T. OR-SUCCI et al. (2002): «Effect of endurance training on coronary artery size and function in healthy men: an invasive followup study», *Am J Physiol Heart Circ Physiol* 282, pp. H2216-H2223.

PARTE 4
MODULACIÓN
DEL ENVEJECIMIENTO CARDÍACO
Y SUS CONSECUENCIAS ADVERSAS
MEDIANTE EL EJERCICIO FÍSICO

14. Efectos del entrenamiento físico sobre la tolerancia al esfuerzo en las personas mayores

Elisa García Tercero
Magdalena Linge Martín
Francisco José Tarazona Santabalbina

E. García Tercero, M. Linge Martín, F. José Tarazona Santabalbina

1. Introducción

Durante el siglo anterior, las mejoras de las condiciones higiénico-dietéticas y los avances médicos han dado lugar a un aumento gradual y sostenido de la expectativa de vida, llegándose a duplicar a nivel mundial desde mediados del siglo XX hasta la actualidad. Esta tendencia continúa en la primera mitad del siglo XXI, lo que resultará en un mayor porcentaje de personas mayores y en un crecimiento significativo de aquellos que logran una longevidad avanzada.

El envejecimiento, como proceso fisiológico, provoca una serie de alteraciones en todo el organismo que influyen en el músculo y otros sistemas del organismo y que afectan tanto a su estructura como a su función. Uno de los cambios más significativos se da en el sistema musculoesquelético, esencial para mantener la postura, la movilidad, la termogénesis y la homeostasis de la glucosa. Con el envejecimiento encontramos una pérdida progresiva de masa y función muscular que puede alcanzar el rango de sarcopenia. Esta pérdida muscular se caracteriza por la disminución de fibras musculares, en especial las de tipo II, responsables de la fuerza y la velocidad. Las fibras musculares restantes tienden a volverse más pequeñas y ser menos eficientes, lo que disminuye la capacidad del músculo para generar fuerza. A los 70 años, la fuerza muscular es entre un 20 y un 40 % menor que en los jóvenes. Todo esto contribuye al aumento del riesgo de caídas y la debilidad, lo que limita la movilidad y la calidad de vida de las personas mayores.

Además, con el envejecimiento disminuye la síntesis de proteínas musculares, lo que dificulta la reparación y el crecimiento del tejido muscular. El músculo también pierde su capacidad de regenerarse eficientemente, lo que acelera la pérdida de masa y de función muscular. Este proceso se ve agravado por la alteración del sistema nervioso, que con el tiempo experimenta una reducción en la cantidad y la calidad de las señales nerviosas que estimulan los músculos. Esto afecta a la coordinación motora y al control muscular, lo que hace más difícil ejecutar movimientos precisos o mantener el equilibrio.

Otra consecuencia del envejecimiento es el aumento de la fibrosis muscular, es decir, la sustitución del tejido muscular por tejido conectivo no funcional, lo que reduce la elasticidad y la capacidad de contracción de los músculos. Este proceso contribuye a una disminución general en la capacidad física y a un mayor riesgo de lesiones. Así mismo, el metabolismo muscular se ve alterado, con una disfunción mitocondrial, lo que afecta a la producción de energía en las células musculares. Además, hay una mayor resistencia a la insulina, lo que puede derivar en problemas metabólicos como la diabetes tipo 2. Estos cambios, que alteran el equilibrio entre la actividad hormonal anabólica y catabólica y la actividad oxidativa y reductora, reflejan un deterioro generalizado que dificulta el mantenimiento de la función muscular y metabólica a medida que avanza el envejecimiento.

En paralelo, el envejecimiento también tiene efectos significativos sobre el sistema cardiovascular. De base, el envejecimiento es el principal factor de riesgo para las enfermedades cardiovasculares, siendo además estas las principales patologías que contribuyen a la morbimortalidad en la población mayor. La disfunción arterial, que es común en personas de edad avanzada, incluye el deterioro de la función endotelial vascular y la rigidez de las arterias elásticas grandes, lo que aumenta no solo el riesgo de desarrollar enfermedades cardiovasculares, sino también el deterioro funcional y cognitivo y la fragilidad. En cuanto a las enfermedades cardiovasculares, esta disfunción arterial es un factor clave en el desarrollo de hipertensión, arteriosclerosis y otras patologías. Estos cambios en los vasos sanguíneos están mediados principalmente por un aumento en la producción de especies reactivas de oxígeno (ROS), que son moléculas dañinas que provocan estrés oxidativo, y por la inflamación crónica de bajo grado, que es común en el envejecimiento.

La inflamación crónica y el exceso de ROS contribuyen a la reducción de la biodisponibilidad de óxido nítrico, una molécula esencial para la vasodilatación y la regulación del flujo sanguíneo. Esto agrava la disfunción cardiovascular y puede resultar en una menor capacidad para responder a las demandas de oxígeno y de nutrientes de los tejidos, lo que afecta tanto a la función muscular como a la salud general.

La actividad física y el ejercicio, por el contrario, se han identificado en diferentes estudios como medidas eficaces contra los efectos del envejecimiento muscular, ya que ayudan a mitigar las disminuciones en la masa muscular y en la fuerza que ocurren de manera natural y mejoran la función muscular general. Además, el ejercicio tiene un impacto positivo en la capacidad regenerativa del músculo, lo que facilita la reparación y el mantenimiento del tejido muscular, algo que tiende a disminuir con la edad. Por otro lado, la práctica regular de ejercicio ayuda a reducir la inflamación de bajo grado al mejorar la función del sistema inmunológico y disminuir los niveles de citoquinas inflamatorias. Además, favorece la liberación de sustancias antiinflamatorias, como las interleucinas y las adipocinas, que ayudan a contrarrestar el impacto negativo de la inflamación crónica.

Por todo esto se considera que la práctica de actividad física y el entrenamiento físico constituyen un elemento modificable esencial y necesario para promover un envejecimiento saludable y activo. La práctica regular de ejercicio físico mejora la respuesta antioxidante, disminuye el estrés oxidativo relacionado con la edad y las señales proinflamatorias y promueve la activación de las vías de biogénesis anabólica y mitocondrial en el músculo esquelético. Además, mejora la función endotelial y la rigidez arterial al reducir la señalización del daño inflamatorio y oxidativo en el tejido vascular y aumenta las enzimas antioxidantes y la disponibilidad de óxido nítrico, lo que promueve globalmente el rendimiento funcional y el envejecimiento saludable.

En los siguientes apartados se describen los distintos tipos de ejercicio físico recomendados para personas mayores y los beneficios que aportan.

2. Ejercicio aeróbico

El ejercicio aeróbico es la intervención más conocida y eficaz para prevenir y tratar los efectos del envejecimiento sobre la disfunción cardiovascular. Uno de los efectos que tiene su práctica es el descenso de la frecuencia cardíaca máxima debido a la disminución de la sensibilidad a la estimulación β-adrenérgica en el corazón del adulto mayor. Aunque las personas de edad avanzada alcanzan cargas de trabajo máximas de ejercicio más bajas, las adaptaciones cardiovasculares y musculoesqueléticas al ejercicio aeróbico crónico permiten a las personas entrenadas mantener cargas de trabajo submáximas más altas, con respuestas cardiorrespiratorias más bajas (frecuencia cardíaca, presión arterial y disnea) y menor fatiga musculoesquelética general.

El ejercicio aeróbico mejora la capacidad cardiovascular, aumentando la eficiencia del corazón y los pulmones. En adultos mayores, esto puede resultar en una mayor resistencia y capacidad para realizar actividades cotidianas, como subir escaleras o caminar distancias más largas sin fatigarse. Además, el ejercicio aeróbico reduce el riesgo de enfermedades crónicas como hipertensión, diabetes tipo 2 y enfermedades del corazón, que son prevalentes a lo largo del envejecimiento.

Algunos estudios han demostrado que el entrenamiento aeróbico regular, como caminar, correr, nadar o andar en bicicleta, mejora la eficiencia cardiovascular y aumenta el VO_2 máximo (la cantidad máxima de oxígeno que el cuerpo puede utilizar durante el ejercicio) en personas mayores (Haykowsky et al., 2007). Estos cambios contribuyen a una mayor tolerancia al esfuerzo al permitir que el cuerpo reciba más oxígeno y lo distribuya de manera más eficiente a los músculos en actividad. Otro estudio determinó que los ancianos que caminaban entre 6.000 y 9.000 pasos al día tenían un riesgo de enfermedad cardiovascular un 40-50 % menor, incluido el ataque cardíaco, en comparación con aquellos que caminaban <2.000 pasos (Paluch et al., 2023).

En una reciente revisión se observó que, a partir de la mediana edad, las mujeres que han realizado ejercicios aeróbicos estructurados durante varios años o décadas de su vida adulta mantienen una estructura y una función cardíaca y vascular que están a la par o incluso son superiores a las de mujeres sedentarias mucho más jóvenes. Por lo tanto, el entrenamiento físico regular parece ser una estrategia preventiva efectiva para mitigar las adaptaciones cardiovasculares fisiológicas adversas asociadas con el envejecimiento sedentario en las mujeres. Aunque hay cierta superposición, las adaptaciones del ejercicio son específicas de la modalidad elegida. Los mejores resultados en la capacidad aeróbica se logran mejor con el ejercicio aeróbico de intensidad moderada a vigorosa y los mayores efectos se observan con el entrenamiento en intervalos de alta intensidad (frecuencia cardíaca máxima del 85-95 % durante intervalos de 1 a 4 minutos).

3. Ejercicio de resistencia

El entrenamiento de resistencia, que incluye el levantamiento de pesas o el uso de bandas elásticas, tiene un impacto directo en el fortalecimiento muscular y la mejora de la masa muscular magra. A medida que las personas envejecen, tienden a perder músculo, lo que desemboca en sarcopenia, afectando a su equilibrio y aumentando el riesgo de caídas. Por ello, la práctica de ejercicios de resistencia constituye la prescripción óptima para el tratamiento de personas sarcopénicas. El ejercicio de resistencia ayuda a mitigar esta pérdida, mejorando la fuerza, la estabilidad y la movilidad. Esto también contribuye a una mayor autonomía en las actividades diarias.

Como dato que cabe destacar, se ha evidenciado que, en adultos mayores, el entrenamiento de resistencia progresiva de alta intensidad también mejora la capacidad aeróbica en un grado similar al entrenamiento aeróbico de intensidad moderada. Por lo tanto, al iniciar el ejercicio en etapas, puede resultar más fácil iniciarlo con una sola prescripción de ejercicio que consista en un ejercicio de resistencia antes de agregar otras modalidades. Por el contrario, el ejercicio aeróbico por sí solo no mejora la fuerza ni el equilibrio y, por lo tanto, es insuficiente como modalidad única para los adultos mayores.

En una revisión sistemática (Sherrington et al., 2017) se objetivó que los programas que incluían ejercicio aeróbico (caminar) como única modalidad eran inferiores a aquellos que combinaban ejercicios de fuerza y equilibrio para prevención de caídas.

4. Ejercicios de flexibilidad

El entrenamiento de flexibilidad, que incluye estiramientos y ejercicios de movilidad, también desempeña un papel crucial en la mejora de la tolerancia al esfuerzo. A medida que las personas envejecen, la flexibilidad disminuye, lo que puede dificultar la realización de ciertos movimientos o aumentar el riesgo de lesiones. Los ejercicios de flexibilidad no solo mejoran la amplitud de movimiento, sino que también ayudan a reducir la rigidez y el dolor en las articulaciones, lo que favorece la realización de actividades sin dolor o incomodidad.

5. Ejercicios de equilibrio

Debido a condiciones médicas, muchos adultos mayores requieren entrenamiento de equilibrio o reentrenamiento de la marcha antes de poder realizar adecuadamente ejercicio aeróbico. Una vez que se «domina» el nivel de ejercicio, el individuo puede progresar al siguiente nivel más difícil; por ejemplo, con los ojos cerrados. Este es un principio similar al que se aplica durante el entrenamiento de resistencia progresivo: tan pronto como una carga ya no se siente «difícil» de levantar en la escala de esfuerzo percibido, se puede aumentar para garantizar un esfuerzo continuo. Es importante tener en cuenta que, incluso en individuos frágiles, las mejoras en el rendimiento del equilibrio y su tolerancia a este se optimizan cuando los ejercicios de equilibrio se aplican correctamente.

6. Beneficios combinados

Los resultados más favorables de la práctica de actividad física se obtienen mediante la combinación de ejercicios de fuerza, marcha y equilibrio, que ayudan a reducir los problemas asociados con la fragilidad y la sarcopenia, como caídas y fracturas.

Además, mejoran el equilibrio, la flexibilidad y la coordinación, factores clave para prevenir caídas, que son una causa importante de morbilidad y mortalidad en los adultos mayores. El ejercicio también mejora la función cognitiva, disminuyendo el riesgo de enfermedades neurodegenerativas como el Alzheimer.

En términos psicológicos, la actividad física regular ayuda a reducir los niveles de ansiedad, depresión y estrés, favoreciendo un mejor estado de ánimo y el bienestar emocional. A largo plazo, se observa que las personas que mantienen un programa de ejercicio regular en la vejez experimentan una mayor independencia, mejor capacidad funcional y menor necesidad de asistencia para las actividades cotidianas.

7. Conclusiones

El entrenamiento físico tiene numerosos beneficios para las personas mayores, especialmente en lo que respecta a la mejora de la tolerancia al esfuerzo. Con la edad, el cuerpo experimenta una disminución natural de la masa muscular, la fuerza, la flexibilidad y la resistencia, lo que puede llevar a una menor capacidad para realizar actividades cotidianas y a un mayor riesgo de caídas o lesiones. Sin embargo, diversos estudios han demostrado que la práctica regular de ejercicio físico puede contrarrestar muchos de estos efectos, mejorando significativamente la capacidad de los adultos mayores para tolerar el esfuerzo físico.

Por el contrario, en estudios donde se evaluaba el abandono o la disminución de ejercicio físico en mayores, tanto atletas como no atletas, se observó una disminución casi lineal del $VO_{2máx}$ comenzando unos días después de dejar de entrenar, con una disminución de hasta <20 % después de 12 semanas. Además de una disminución en el volumen sistólico y el gasto cardíaco, el cese del entrenamiento se acompañó de reducciones considerables en la actividad de la citrato sintasa y la succinato deshidrogenasa (reducción del contenido mitocondrial y de la capacidad oxidativa). Esta disminución podía recuperarse en gran medida mediante periodos de tiempo similares de reintroducción de la actividad física. Es evidente que la reducción o el cese del entrenamiento conduce a una caída del $VO_{2máx}$ considerablemente acelerada, en comparación con la disminución gradual del $VO_{2máx}$ relacionada con el envejecimiento, pudiendo anular rápidamente muchos de los beneficios de los esfuerzos de entrenamiento anteriores a largo plazo.

Por todo ello, es importante tener en cuenta la práctica de ejercicio físico en la vejez. Esta debe adecuarse a cada paciente, teniendo en cuenta los factores de riesgo de cada uno, su historial médico, las limitaciones musculoesqueléticas, las preferencias de cada persona, la capacidad funcional previa, etc. Además, es importante no olvidar el objetivo que se pretende conseguir (prevención primaria, ganancia de masa muscular, tratamiento de una enfermedad, etc.), así como controlarlo, como ocurre en cualquier otro tratamiento médico. La clave para mejorar la tolerancia al esfuerzo en los adultos mayores es la regularidad y la progresividad del entrenamiento. Al comenzar con ejercicios de bajo impacto y aumentar gradualmente la intensidad y la duración, las personas mayores pueden evitar el riesgo de lesiones y mejorar su resistencia de manera efectiva. También es importante que el ejercicio se adapte a las capacidades y limitaciones individuales, asegurando que los programas de entrenamiento sean seguros y apropiados.

A través de una combinación de ejercicios multicomponente, los adultos mayores pueden mejorar su capacidad física, reduciendo el efecto deletéreo fisiológico del envejecimiento y disminuyendo el riesgo de enfermedades relacionadas con la edad.

Referencias bibliográficas

BURTSCHER, J., B. STRASSER, M. BURTSCHER y G. P. MILLET (2022): «The Impact of Training on the Loss of Cardiorespiratory Fitness in Aging Masters Endurance Athletes», *Int J Environ Res Public Health* 19, pp. 11050. DOI: 10.3390/ijerph191711050.

CARRICK-RANSON, G., E. J. HOWDEN, T. L. BRAZILE, B. D. LEVINE y S. A. READING (2023): «Effects of aging and endurance exercise training on cardiorespiratory fitness and cardiac structure and function in healthy midlife and older women», *J Appl Physiol (1985)* 135, pp. 1215-1235. DOI: 10.1152/japplphysiol.00798.2022.

EL ASSAR, M., A. ÁLVAREZ-BUSTOS, P. SOSA, J. ANGULO y L. RODRÍGUEZ-MAÑAS (2022): «Effect of Physical Activity/Exercise on Oxidative Stress and Inflammation in Muscle and Vascular Aging», *Int J Mol Sci* 23, pp. 8713. DOI: 10.3390/ijms23158713.

EL ASSAR, M., J. ANGULO Y L. RODRÍGUEZ-MAÑAS (2013): «Oxidative stress and vascular inflammation in aging», *Free Radic Biol Med* 65, pp. 380-401. DOI: 10.1016/j.freeradbiomed.2013.07.003.

IZQUIERDO, M., R. A. MERCHANT, J. E. MORLEY, S. D. ANKER, I. APRAHAMIAN, H. ARAI et al. (2021): «International Exercise Recommendations in Older Adults (ICFSR): Expert Consensus Guidelines», *J Nutr Health Aging* 25, pp. 824-853. DOI: 10.1007/s12603-021-1665-8.

KRAIGHER-KRAINER, E., A. LYASS, J. M. MASSARO, D. S. LEE, J. E. HO, D. LEVY et al. (2013): «Association of physical activity and heart failure with preserved vs. reduced ejection fraction in the elderly: the Framingham Heart Study», *Eur J Heart Fail* 15, pp. 742-746. DOI: 10.1093/eurjhf/hft025.

ORR, R., N. J. DE VOS, N. A. SINGH, D. A. ROSS, T. M. STAVRINOS y M. A. FIATARONE-SINGH (2006): «Power training improves balance in healthy older adults», *J Gerontol A Biol Sci Med Sci* 61, pp. 78-85. DOI: 10.1093/gerona/61.1.78.

PALUCH, A. E., S. BAJPAI, M. BALLIN, D. R. BASSETT, T. W. BUFORD et al. (2023): «Prospective Association of Daily Steps With Cardiovascular Disease: A Harmonized Meta-Analysis», *Circulation* 147, pp. 122-131. DOI: 10.1161/CIRCULATIONAHA.122.061288.

PERRY, A. S., E. E. DOOLEY, H. MASTER, N. L. SPARTANO, E. L. BRITTAIN y K. PETTEE GABRIEL (2023): «Physical Activity Over the Lifecourse and Cardiovascular Disease», *Circ Res* 132, pp. 1725-1740. DOI: 10.1161/CIRCRESAHA.123.322121.

RICCI, N. A. y A. I. L. CUNHA (2020): «Physical Exercise for Frailty and Cardiovascular Diseases», *Adv Exp Med Biol* 1216, pp. 115-129. DOI: 10.1007/978-3-030-33330-0_12.

ROBINSON, M. M., S. DASARI, A. R. KONOPKA, M. L. JOHNSON, S. MANJUNATHA, R. R. ESPONDA et al. (2017): «Enhanced Protein Translation Underlies Improved Metabolic and Physical Adaptations to Different Exercise Training Modes in Young and Old Humans», *Cell Metab* 25, pp. 581-592. DOI: 10.1016/j.cmet.2017.02.009.

SERRA-REXACH, J. A., N. BUSTAMANTE-ARA, M. HIERRO VILLARÁN, P. GONZÁLEZ GIL, M. J. SANZ IBÁÑEZ, N. BLANCO SANZ et al. (2011): «Short-term, light- to moderate-intensity exercise training improves leg muscle strength in the oldest old: a randomized controlled trial», *J Am Geriatr Soc* 59, pp. 594-602. DOI: 10.1111/j.1532-5415.2011.03356.x.

SHERRINGTON, C., Z. A. MICHALEFF, N. FAIRHALL, S. S. PAUL, A. TIEDEMANN, J. WHITNEY et al. (2017): «Exercise to prevent falls in older adults: an updated systematic review and meta-analysis», *Br J Sports Med* 51, pp. 1750-1758. DOI: 10.1136/bjsports-2016-096547.

TARAZONA-SANTABALBINA, F. J., M. C. GÓMEZ-CABRERA, P. PÉREZ-ROS, F. M. MARTÍNEZ-ARNAU, H. CABO, K. TSAPARAS et al. (2016): «A Multicomponent Exercise Intervention that Reverses Frailty and Improves Cognition, Emotion, and Social Networking in the Community-Dwelling Frail Elderly: A Randomized Clinical Trial», *J Am Med Dir Assoc* 17, pp. 426-433.

VILLAREAL, D. T., G. I. SMITH, D. R. SINACORE, K. SHAH y B. MITTENDORFER (2011): «Regular multicomponent exercise increases physical fitness and muscle protein anabolism in frail, obese, older adults», *Obesity (Silver Spring)* 19, pp. 312-318. DOI: 10.1038/oby.2010.110.

VIÑA, J., A. SALVADOR-PASCUAL, F. J. TARAZONA-SANTABALBINA, L. RODRÍGUEZ-MAÑAS, M. C. GÓMEZ-CABRERA, (2016): «Exercise training as a drug to treat age associated frailty», *Free Radic Biol Med* 98, pp. 159-164. DOI: 10.1016/j.freeradbiomed.2016.03.024.

15. Papel del entrenamiento físico en la prevención de las enfermedades cardiovasculares

Francisco Javier Chorro Gascó
Joaquín Cánoves Femenía
Luis Mainar Latorre

Índice del capítulo

1. Introducción

Las enfermedades cardiovasculares (ECV) son la principal causa de muerte en la sociedad actual (Timmis et al., 2024). En su aparición y desarrollo influyen factores diversos y entre ellos se encuentran los asociados a estilos de vida y hábitos no saludables, como la alimentación inadecuada, la obesidad, el sedentarismo, el sueño insuficiente o el estrés, así como los efectos tóxicos del tabaco y del alcohol (Timmis et al., 2024; Lloyd-Jones et al., 2022; Doughty et al., 2017). Las repercusiones de las ECV sobre la vida de los pacientes, sobre los sistemas sanitarios y, en general, sobre la sociedad son destacadas. En la UE, en 2021, el número de ingresos hospitalarios por ECV fue de 10 millones (22 ingresos por 1000 habitantes) y las visitas al médico general fueron 656 por 1000 habitantes. Se han estimado en 282.000 millones de euros los costes anuales originados por las ECV, un 55 % en relación con la atención sanitaria, que equivalen a un 11 % de los gastos sanitarios de la UE. Los días de trabajo perdidos fueron 256 millones, que se traducen en un coste de 15.000 millones de euros (Luengo-Fernandez et al., 2023).

La *actividad física* y su opuesto, el *sedentarismo*, determinan el riesgo de aparición de ECV, entre ellas la cardiopatía isquémica, así como el de muerte por cualquier causa o por una relacionada con las ECV (Valenzuela et al., 2023). La primera se define como los movimientos del cuerpo producidos por los músculos esqueléticos que generan consumo de energía y la vida sedentaria se caracteriza por gastos de energía mínimos, alrededor de un equivalente metabólico (MET) estando sentado, reclinado o acostado, según las definiciones de la OMS. El ejercicio tiene un efecto protector, mientras que la inactividad se asocia a un aumento del riesgo. Estas afirmaciones se sustentan en los resultados de numerosos estudios, tanto epidemiológicos como experimentales y clínicos, en los que se han demostrado los efectos beneficiosos del ejercicio, que se concretan en un mejor control de los factores de riesgo, una disminución de las manifestaciones clínicas y una mayor autonomía y longevidad de las personas que realizan actividad física de forma continuada, en comparación con las que mantienen una vida sedentaria (Osawa et al., 2025; Tucker et al., 2022; Isath et al., 2023; Vazquez-Guajardo et al., 2024) (tabla 15.1).

TABLA 15.1

Cuestiones relevantes destacadas por la OMS en relación
con los beneficios de la actividad física (informe del 26 de junio de 2024)

La actividad física regular beneficia la salud física y mental.
En el adulto, ayuda a prevenir y controlar enfermedades no transmisibles, como las enfermedades cardiovasculares, el cáncer y la diabetes; reduce los síntomas de la depresión y la ansiedad, y favorece la salud cerebral y el bienestar general.
En los niños y adolescentes, promueve la salud ósea, estimula el crecimiento y el desarrollo muscular saludable y mejora el desarrollo motor y cognitivo.
El 31 % de los adultos y el 80 % de los adolescentes no alcanzan los niveles recomendados de actividad física.

TABLA 15.1 (*cont.*)
Cuestiones relevantes destacadas por la OMS en relación
con los beneficios de la actividad física (informe del 26 de junio de 2024)

La meta mundial de disminución de la inactividad física en los adultos y los adolescentes consiste en una reducción relativa del 10 % para 2025 y del 15 % para 2030 con respecto al valor de 2010.
Según las estimaciones, si no se aumenta la actividad física, los sistemas públicos de salud soportarán un gasto de alrededor de 300.000 millones de USD entre 2020 y 2030 (cerca de 27.000 millones anuales).

2. Beneficios derivados del entrenamiento físico

Los beneficios de la actividad física realizada con regularidad se han demostrado en la población general, en las personas con riesgo elevado de ECV y en las que ya han presentado manifestaciones clínicas de la enfermedad. El desarrollo histórico de la evidencia científica sobre la relación entre actividad física y salud ha sido analizado, entre otros autores, por Ramírez Varela et al., quienes en un artículo publicado en 2018 identificaron las principales redes de investigación anteriores a 2016. Clasificaron las publicaciones en cinco categorías y observaron que en los estudios iniciales predominaba el análisis de la relación entre actividad física y resultados en salud, a continuación los encaminados a cuantificar la actividad y sus niveles, después los que abordaban los factores determinantes, posteriormente los que se centraban en cuestiones políticas y organizativas y, más recientemente, los estudios de intervención. En la tabla B del material suplementario de su artículo se resumen los artículos más citados y, entre los 25 primeros, 11 de ellos aportan información relevante sobre la prevención y la disminución del riesgo de ECV.

Previamente, Paffenbarger y colaboradores, en un artículo publicado en 2001, resumieron diversos aspectos históricos del estudio sobre la relación existente entre actividad física, salud cardiovascular y longevidad, destacando las contribuciones científicas de J. N. Morris y colaboradores, quienes a mediados del siglo XX ya analizaron los efectos protectores de la actividad física con respecto a la enfermedad coronaria. Primero, comparando a trabajadores sedentarios con los que desarrollaban actividad física (cobradores de autobuses de dos pisos versus conductores o funcionarios del servicio postal encargados del reparto versus funcionarios sedentarios) y, posteriormente, estudiando a personas que desarrollaban actividad física moderada o vigorosa en su tiempo libre, comparándolas con personas de vida sedentaria. Paffenbarger y colaboradores, en las décadas de 1970 y 1980, desarrollaron también una serie de estudios pioneros sobre el efecto protector de la actividad física y del ejercicio (Paffenbarger et al., 1978 y 1986). En 16.936 exalumnos varones de Harvard observaron que el riesgo de padecer un primer ataque cardíaco estaba inversamente relacionado con el gasto habitual de energía durante la realización de ejercicio físico (caminar, subir escaleras, practicar deportes). Índices de actividad inferiores a 2.000 kcal por semana se asociaban a un riesgo mayor que el de sus compañeros con índices más elevados de actividad física. También observaron que los exatletas universitarios tenían un riesgo menor solamente si mantenían índices altos de actividad física después de finalizar sus estudios. Con posterioridad publicaron el análisis de la relación entre el ejercicio físico y las tasas de mortalidad por todas las causas, así como con la longevidad, constatando la relación inversa con la mortalidad total, así como por causas cardiovasculares o por causas respiratorias, entre otras. Las tasas fueron más bajas (entre un cuarto y un tercio menores) entre los exalumnos que consumían más de 2.000 kcal semanales realizando ejercicio.

El metaanálisis efectuado en 2011 por Sattelmair et al. se centró en el estudio de la cantidad de actividad física requerida para reducir el riesgo de enfermedad coronaria, ampliando así el análisis de la relación dosis-respuesta. Los nueve estudios que aportaban una cuantificación de la actividad física realizada durante el tiempo libre permitían demostrar que las personas que hicieron el equivalente a 150 min/semana de ejercicio de intensidad moderada tuvieron un riesgo de enfermedad coronaria un 14 % menor que los que no realizaban ejercicio. Así mismo, las personas que realizaron el equivalente a 300 min/semana de ejercicio de intensidad moderada tuvieron un riesgo un 20 % menor y con niveles más altos de actividad física el beneficio fue ligeramente mayor. Por otra parte, también observaron que las personas con niveles de ejercicio inferiores a la cantidad recomendada tenían un riesgo de coronariopatía significativamente menor que las personas sedentarias. El beneficio fue superior entre las mujeres que entre los hombres. Los autores del metaanálisis respaldaron así las pautas recomendadas, señalando también que «algo de actividad física es mejor que nada» y que «se obtienen beneficios adicionales con más actividad física».

En 2015, en un nuevo metaanálisis efectuado por H. Arem et al. se planteó como objetivo la cuantificación de la asociación dosis-respuesta entre la actividad física desarrollada en el tiempo libre y la reducción de la mortalidad. Analizaron seis estudios efectuados entre 1992 y 2003 en EE. UU. y Europa que incluían a 66.1137 personas (edad media 62 años) y observaron que aquellas que realizaban actividad física por debajo de los niveles mínimos recomendados en el estudio (menos de 7,5 MET-hora por semana) tuvieron un riesgo un 20 % inferior que los que no realizaban ejercicio. Los que desarrollaban entre 1 y 2 veces los niveles recomendados tenían una reducción del 31 % y los que realizaban entre 2 y 3 veces los niveles recomendados tenían una reducción del 37 %. Se observó una relación dosis-respuesta similar para la mortalidad debida a enfermedades cardiovasculares y al cáncer.

Hallazgos similares se observaron en el estudio prospectivo efectuado en Australia entre 2006 y 2014 en el que se incluyó a 204.542 personas de edades comprendidas entre 45 y 75 años (Gebel et al., 2015). Se analizó la influencia de diferentes proporciones de actividad vigorosa (con respecto a la actividad total) sobre la mortalidad por todas las causas. En comparación con los que no realizaban ejercicio físico, la razón de probabilidad para la mortalidad por todas las causas fue 0,66, 0,53 y 0,46 para los que informaban la realización de entre 10 y

149 minutos por semana, entre 150 y 299 minutos por semana y ≥300 minutos por semana, respectivamente. Entre los que desarrollaban algún tipo de actividad, la proporción de actividad vigorosa mostró una relación dosis-respuesta inversa con la mortalidad. Estas asociaciones se obtuvieron tanto en hombres como en mujeres y en las distintas categorías establecidas en función del índice de masa corporal. Los autores del estudio concluyeron que en las guías de salud se debía recomendar la realización de actividad vigorosa para que la población pudiera obtener los máximos beneficios de la actividad física.

En el estudio prospectivo efectuado en 2016 por Chomistek et al. se analizó la relación inversa entre actividad física y riesgo de enfermedad coronaria en mujeres jóvenes. Se incluyó a 97.230 mujeres de edad comprendida entre 27 y 44 años a las que se había efectuado un seguimiento durante 20 años. La razón de probabilidad fue 0,75 al comparar las que realizaban ≥30 MET-hora semanales con las que realizaban <1 MET-hora semanal. Caminar a paso ligero también se asoció con un riesgo de enfermedad coronaria significativamente menor. Al incluir en los modelos predictivos del riesgo de enfermedad coronaria tanto la frecuencia como el volumen global de actividad física, se seleccionó el volumen de actividad. Finalmente, la asociación no fue modificada por el índice de masa corporal (IMC, kg/m^2). Las mujeres activas (≥30 MET-hora/semana) con un IMC <25 kg/m^2 tuvieron una tasa de enfermedad coronaria 0,52 veces menor que la de las mujeres con IMC ≥30 kg/m^2 e inactivas, es decir, con actividad física <1 MET-hora/semana. Los autores concluyeron que los datos prospectivos obtenidos en el estudio indican que el volumen total de actividad física realizada durante el tiempo libre por mujeres jóvenes se asocia con un riesgo menor de enfermedad coronaria.

En la población adulta de más de 60 años de edad también se ha analizado la reducción de la mortalidad obtenida con actividad física ligera, moderada o intensa, durante un seguimiento promedio de alrededor de 10 años (revisión y metaanálisis efectuados por Hupin et al. en 2015). Se establecieron cuatro niveles de actividad física basados en los MET-minutos semanales: *a*) inactivos o grupo de referencia, *b*) nivel bajo de actividad (1-499), *c*) medio (500-999) o *d*) alto (>1000). El nivel bajo dio lugar a una reducción del riesgo de muerte del 22 % y se obtuvieron mayores beneficios cuanto mayor era la dosis de actividad física (reducción del 28 % con la dosis media recomendada y del 35 % con dosis mayores de 1000 MET-minutos semanales). La recomendación derivada del estudio fue que los individuos mayores de 60 años realizaran actividad física y, teniendo en cuenta que la recomendación de 150 minutos por semana de actividad moderada o vigorosa puede exceder sus capacidades, subrayaron que el ejercicio físico a dosis bajas también es beneficioso.

En otro metaanálisis publicado en 2016 (Wahid et al., 2016) se estudió la asociación entre actividad física, cuantificada y ajustada al peso corporal, y enfermedades cardiovasculares y diabetes. Se incluyeron 36 estudios (3.439.874 participantes y 179.393 sucesos, durante un seguimiento medio de 12,3 años) y se observó que cuando se alcanzaban los niveles recomendados (150 minutos de actividad moderada o intensa por semana) disminuía el riesgo de muerte por ECV (reducción del 23 %), así como su incidencia (17 %) y la incidencia de diabetes mellitus tipo 2 (26 %). En el estudio subrayaron el beneficio que tiene para la salud pasar de la inactividad a la actividad física moderada.

En el estudio ARIC (*Atherosclerosis Risk in Communities*), publicado en 2019 (Porter et al., 2019), se analizó la asociación entre la participación en actividades deportivas y de ejercicio físico y la incidencia de ECV en 13.204 personas desde 1987 a 2015. Durante un seguimiento medio de 25,2 años se diagnosticaron ECV en el 30 % de la muestra estudiada. El índice de riesgo fue menor en las personas que realizaban deportes de raqueta (0,75) y ejercicios aeróbicos (0,75) o que caminaban (0,89). Se concluyó que la práctica de deportes y ejercicios específicos puede reducir sustancialmente el riesgo de ECV.

Más recientemente (Kazemi et al., 2024) se ha publicado otro metaanálisis en el que también se analiza la relación dosis-respuesta entre el nivel de actividad física y los beneficios obtenidos en relación con las ECV. Se incluyeron 103 estudios y en los análisis efectuados se observaron reducciones del riesgo de ECV, de enfermedad coronaria, de accidente cerebrovascular y de fibrilación auricular, del 10, 12, 9 y 8 %, respectivamente, por cada aumento de 20 MET-horas/semana en la actividad física realizada durante el tiempo libre. Con respecto a la fibrilación auricular, hubo una asociación no lineal en forma de U, con una reducción máxima del riesgo del 8 % con 10 horas MET/semana. Los autores del trabajo concluyeron que existe una relación dosis-respuesta inversa entre ejercicio físico realizado durante el tiempo libre y riesgo de ECV, enfermedad coronaria y accidente cerebrovascular.

3. Mecanismos implicados en los efectos beneficiosos de la actividad física

Los estudios que se han centrado en el análisis de los mecanismos implicados en el efecto protector del ejercicio son diversos. Estos mecanismos protegen frente a procesos como la aterosclerosis, y alteraciones del metabolismo lipídico y de la glucosa, la función endotelial, la rigidez arterial, la inflamación sistémica, la inmunidad, el control de la presión arterial, etc. (Valenzuela et al., 2023; Osawa et al., 2025; Tucker et al., 2022; Isath et al., 2023; Perry et al., 2023) (tabla 15.2).

TABLA 15.2
Efectos beneficiosos del ejercicio físico

Función endotelial	↑ Óxido nítrico ↓ Estrés oxidativo ↑ Sustancias antioxidantes ↑ Dilatación arterial mediada por el flujo
Aterosclerosis	↓ Acúmulo de lípidos en la pared vascular

TABLA 15.2 (*cont.*)
Efectos beneficiosos del ejercicio físico

Vasos arteriales	↑ Densidad arterial y capilar en tejido muscular ↑ Diámetro de las arterias periféricas ↓ Grosor de paredes arteriales ↓ Rigidez arterial ↓ Velocidad de la onda de pulso arterial
Metabolismo lipídico	↑ Colesterol HDL ↓ Colesterol LDL ↓ Triglicéridos ↓ Colesterol VLDL Reducción de tejido adiposo visceral y subcutáneo ↑ Utilización de lípidos por músculo esquelético ↑ Lipólisis
Metabolismo de la glucosa	↓ Resistencia a la insulina ↓ Niveles de glucemia ↑ Captación de glucosa por tejido muscular ↓ Hemoglobina glicosilada
Control de la presión arterial	Disminución de resistencias periféricas Disminución de PAS y PAD Modulación del sistema nervioso autónomo (actividad simpática)
Control del sobrepeso	↓ Porcentaje de grasa corporal Contribuye a la reducción del peso
Inflamación	↓ Marcadores de inflamación (PCR, interleucinas proinflamatorias) ↑ Liberación de miocinas

En relación con los factores de riesgo establecidos, el ejercicio físico realizado de forma regular mejora las dislipemias, disminuye la resistencia a la insulina, reduce los niveles de glucemia y ayuda a controlar la obesidad o la hipertensión arterial. Disminuye el riesgo de aterosclerosis en individuos con alteraciones metabólicas preexistentes y ayuda a prevenir la formación y el desarrollo de placas ateroscleróticas en las paredes arteriales. En la mejora del perfil lipídico intervienen, entre otros factores, el aumento de la capacidad del músculo esquelético para utilizar lípidos en lugar de glucógeno y también el efecto favorecedor de la lipólisis. El ejercicio físico también aumenta la captación de glucosa en los músculos, así como la densidad de arteriolas y capilares en estos. Favorece la disminución de las resistencias periféricas y con ello contribuye a reducir la hipertensión arterial, aspecto en el que también interviene la modulación de la actividad del sistema nervioso autónomo. En esta reducción de las resistencias vasculares producidas por el ejercicio aeróbico está implicada la liberación tisular de sustancias vasodilatadoras y la disminución de la vasoconstricción simpática. El ejercicio también reduce la inflamación sistémica, que interviene en el desarrollo y la progresión de la aterosclerosis y de las ECV (Valenzuela et al., 2023; Osawa et al., 2025; Tucker et al., 2022; Isath et al., 2023; Vazquez-Guajardo et al., 2024).

Metabolismo de la glucosa

En relación con los trastornos del metabolismo de la glucosa, en los diabéticos el ejercicio reduce la hemoglobina glicosilada. En la revisión Cochran (Thomas et al., 2006) se identificaron 14 ensayos controlados aleatorios en los que se comparaban los efectos del ejercicio en diabéticos tipo 2 con respecto a los diabéticos tipo 2 que no lo realizaban. Los ensayos tuvieron una duración de entre ocho semanas y doce meses. En comparación con los controles, la intervención mejoró significativamente el control glucémico, con una disminución significativa del 0,6 % en los niveles de hemoglobina glucosilada. No hubo diferencias significativas entre los grupos en la masa corporal total, probablemente debido al aumento de la masa libre de grasa (masa muscular) relacionado con el ejercicio. Hubo una reducción del tejido adiposo visceral y subcutáneo. El ejercicio aumentó significativamente la respuesta a la insulina y disminuyó los triglicéridos plasmáticos (–0,25 mmol/l). Los autores concluyeron que el metaanálisis mostraba que el ejercicio mejora significativamente el control glucémico y reduce el tejido adiposo y los triglicéridos plasmáticos, pero no el colesterol plasmático, en personas con diabetes tipo 2, incluso sin pérdida de peso.

En el estudio prospectivo de 19.624 personas con diabetes tipo 2 del Biobanco del Reino Unido, con una mediana de seguimiento de 6,9 años (Cao et al., 2024), se ha demostrado que el ejercicio físico disminuye la mortalidad. La duración y la intensidad de la actividad física se determinaron mediante acelerómetros y se observaron asociaciones inversas entre la duración de la actividad física y los riesgos de mortalidad por todas las causas y por cáncer, así como con la mortalidad por enfermedades cardiovasculares. Los hallazgos de este estudio resaltan el valor potencial de la actividad física de mayor intensidad y duración en pacientes con diabetes tipo 2.

El entrenamiento también disminuye la resistencia a la insulina y mejora el control de la glucemia en personas con prediabetes o con riesgo elevado de padecer diabetes mellitus. En el metaanálisis publicado en 2018 (Wevege et al., 2018) se analizaron los efectos del ejercicio en personas con síndrome metabólico, sin diabetes. En el análisis se incluyeron ensayos randomizados en los que se comparaban los resultados de grupos de pacientes que hacían ejercicio según las recomendaciones de las guías con los obtenidos en grupos controles que no lo realizaban. Los que llevaban a cabo ejercicio físico redujeron la circunferencia abdominal, la glucemia en ayunas, el colesterol, los triglicéridos y la presión arterial diastólica y mejoraron la función cardiorrespiratoria. Concluyeron que el ejercicio aeróbico ofrece beneficios generalizados en los individuos con síndrome metabólico.

Metabolismo lipídico

En relación con las dislipemias, el entrenamiento tiene un efecto beneficioso sobre los perfiles de lípidos en sangre (Isath et al., 2023; Kraus et al., 2002). Aumenta el colesterol HDL y reduce las lipoproteínas de baja densidad y los triglicéridos en ayunas, efectos que se añaden a los obtenidos mediante las modificaciones de la dieta y los tratamientos farmacológicos establecidos. Se han demostrado sus efectos independientes sobre la mortalidad en pacientes con dislipemias en los que también deben influir sus acciones sobre la función endotelial y sobre los procesos implicados en el desarrollo de la aterosclerosis. En el metaanálisis publicado por Smart et al. en 2025 se estudiaron los efectos sobre el perfil lipídico del ejercicio aeróbico, de resistencia y combinado. Para ello, analizaron 148 estudios randomizados con 227 grupos y 8.673 participantes (ejercicio 5.273, controles sedentarios 3.400). El colesterol total disminuyó en promedio 5,90 mg/dL, el colesterol HDL aumentó 2,11 mg/dL, el colesterol LDL disminuyó 7,22 mg/dL, los triglicéridos disminuyeron 8,01 mg/dL y el colesterol VLDL disminuyó 3,85 mg/dL. Todos ellos variaron favorablemente de forma significativa, aunque modesta, con el ejercicio físico.

Obesidad y sobrepeso

El entrenamiento basado en ejercicio aeróbico contribuye a la reducción del peso corporal, añadiendo estos efectos a los obtenidos con los tratamientos establecidos. En el ensayo aleatorio reciente (Lee et al., 2024) efectuado en 406 adultos de entre 35 y 70 años con sobrepeso u obesidad y presión arterial elevada, se determinó una puntuación de riesgo de ECV en la que se incluían la presión arterial sistólica, el colesterol LDL, la glucemia en ayunas y el porcentaje de grasa corporal. En comparación con el grupo control, al cabo de un año la puntuación disminuyó en los que realizaron ejercicio aeróbico o combinado (aeróbico y de resistencia), pero no en los que hacían solamente ejercicio de resistencia. No se observaron diferencias entre los grupos que desarrollaron ejercicio aeróbico o combinado. En este ensayo, al analizar cada factor por separado, solo disminuyó significativamente en los tres grupos de ejercicio el porcentaje de grasa corporal.

Hipertensión arterial

El desarrollo regular de ejercicio físico reduce la presión arterial sistólica y diastólica y contribuye a alcanzar un mejor control de este factor de riesgo. Sus efectos dependen de la intensidad, la duración y la frecuencia de la actividad física y se añaden a los de los tratamientos establecidos para controlar la hipertensión, así como a los relacionados con el control del sobrepeso, la obesidad y la mejora de la alimentación (reducción del exceso de sal, de ingesta calórica, de grasas saturadas, etc.). Los resultados del estudio TRIUMPH (Blumenthal et al.,

2021) obtenidos en hipertensos resistentes al tratamiento muestran la utilidad de los programas de modificación de los estilos de vida, en este caso dirigidos a variar la dieta y a realizar ejercicio físico con una duración del programa de cuatro meses. Al comparar los resultados con este tipo de programas con los obtenidos mediante métodos estándar, la reducción en la presión sistólica basal fue significativamente mayor en los primeros (12,5 mmHg versus 7,1 mmHg) y lo mismo ocurrió al comparar la presión arterial ambulatoria de 24 horas (7,0 versus 0,3 mmHg).

En el artículo de Herrod et al. (2018) se efectuó una revisión sistemática de 53 ensayos aleatorios y controlados cuyos participantes tenían una edad media igual o superior a 65 años. El entrenamiento con ejercicios aeróbicos, el entrenamiento con ejercicios de resistencia dinámica, la combinación de ambos y el entrenamiento con ejercicios isométricos dieron lugar a reducciones significativas en la presión arterial sistólica y diastólica. Se observó que tres meses de intervención pueden producir una reducción de la presión arterial sistólica de aproximadamente 5 mmHg y de la presión diastólica de 3 mmHg en las personas estudiadas, reducciones similares a las descritas en personas más jóvenes.

Inflamación

En relación con los efectos antiinflamatorios, existe una relación inversa entre diversos marcadores de inflamación sistémica y los niveles de actividad física. La inflamación crónica está presente en diversas circunstancias, entre ellas el síndrome metabólico o la diabetes mellitus, y contribuye al desarrollo y la progresión de las lesiones ateroscleróticas. El ejercicio reduce los niveles de sustancias proinflamatorias, entre ellas la proteína C reactiva, y favorece la producción de sustancias antiinflamatorias. Las miocinas que se liberan durante el ejercicio intervienen en la regulación del metabolismo muscular, tienen diversas funciones paracrinas y endocrinas en el organismo, entre ellas, en el tejido muscular y el adiposo y en las paredes vasculares, protegen frente al desarrollo de las lesiones ateroscleróticas e intervienen en los efectos antiinflamatorios asociados al ejercicio (Isath et al., 2023).

La liberación de miocinas durante el ejercicio físico ha sido objeto de estudio en el metaanálisis de Ringleb et al. publicado en 2024, en el que examinan los cambios agudos de las miocinas circulantes que inducen efectos inmunorreguladores. El análisis se centra en las determinaciones de la interleucina (IL)-6, IL-10, IL-1ra, factor de necrosis tumoral (TNF-)α, IL-15, IL-7, factor de crecimiento transformante (TGF-)β1 y fractalquinas (FKN), efectuadas antes e inmediatamente después del ejercicio de resistencia en individuos sanos. Se observó un incremento moderado de IL-6 e IL-1ra. Con respecto a la IL-15 y el TNF-α, se encontraron efectos de ligeros a moderados. Para la IL-10, no se observó ningún efecto significativo. En conjunto, la revisión sistemática y el metaanálisis mostraron efectos positivos inmediatos tras una sesión de ejercicio en los niveles de IL-6, IL-1ra, TNF-α e IL-15.

Función endotelial y vascular

Entre los beneficios para la función endotelial se incluyen el aumento de la producción de óxido nítrico y de su actividad, con efectos antiinflamatorios, vasodilatadores y reductores de la rigidez arterial (Valenzuela et al., 2023; Osawa et al., 2025; Tucker et al., 2022; Isath et al., 2023; Vazquez-Guajardo et al., 2024). Disminuye el estrés oxidativo y la acumulación de lípidos en la pared arterial. También interviene la mayor producción de otras sustancias antioxidantes, como la superóxido dismutasa y la catalasa, con efectos protectores del endotelio que modifican el desarrollo y la progresión de la aterosclerosis. La mejora de la función endotelial se traduce en cambios en diversos parámetros utilizados para su cuantificación a nivel clínico, entre ellos la dilatación mediada por flujo de la arteria braquial que, a su vez, es un factor predictor de ECV. El entrenamiento regular con ejercicios aeróbicos da lugar a incrementos en los diámetros de las arterias periféricas, así como a reducciones en el grosor de las paredes arteriales y a disminución de la rigidez arterial en las personas con riesgo elevado de ECV. Se ha estudiado la velocidad de la onda del pulso arterial en adultos inactivos con sobrepeso tras efectuar un programa de entrenamiento en intervalos de alta intensidad frente al entrenamiento continuo de intensidad moderada (Alghanim et al., 2024). La velocidad de la onda de pulso se relaciona directamente con la rigidez arterial y su aumento se asocia con un mayor riesgo de ECV y de mortalidad. En el estudio, este parámetro disminuyó significativamente a lo largo del tiempo sin diferencias según la modalidad de ejercicio.

Otros efectos

Tal como se ha comentado previamente, los efectos protectores frente a las ECV se traducen en una disminución de las manifestaciones clínicas y de las principales causas de muerte, como ocurre con la enfermedad coronaria. Tanto en la población general como en los pacientes con riesgo elevado y en los que ya han padecido manifestaciones clínicas, el ejercicio físico disminuye el riesgo de enfermedad coronaria y facilita la prevención frente a eventos adversos (Tao et al., 2023; Pavasini et al., 2024; Gao et al., 2024). En el ámbito de la prevención secundaria, tras el infarto de miocardio, la rehabilitación cardíaca, que incluye entre sus actuaciones el desarrollo de ejercicio físico regular, mejora la función cardíaca y permite una recuperación más rápida de las capacidades individuales y sociales de los afectados por esta enfermedad. Estos efectos beneficiosos también se han demostrado en los pacientes con insuficiencia cardíaca. El riesgo de padecerla disminuye en la población general que realiza ejercicio físico de manera regular y, en los pacientes que padecen este síndrome clínico, los programas de rehabilitación con ejercicio físico disminuyen las hospitalizaciones y la mortalidad.

4. El mundo real

Los efectos beneficiosos de la actividad física en la prevención primaria y secundaria de las ECV son conocidos por la población general; sin embargo, sigue siendo insuficiente la práctica habitual de ejercicio físico durante el tiempo libre, tanto a nivel general como por parte de los individuos con riesgo elevado de padecer ECV o con manifestaciones clínicas de estas enfermedades.

La Sociedad Europea de Cardiología, en el *Atlas de enfermedades cardiovasculares*, recientemente publicado (Timmis et al., 2024), recopila datos recogidos por la OMS, el Instituto de Medición y Evaluación de la Salud (IHME), el Banco Mundial (BM) y dicha sociedad científica junto con las sociedades nacionales de los países miembros. Sus objetivos son evaluar y comparar la carga de ECV en los países miembros de esta sociedad, impulsar iniciativas políticas para ayudar a reducir las desigualdades, conocer mejor la prestación de asistencia sanitaria y proporcionar una fuente de información unificada. En el apartado «Estilos de vida» de este atlas se expone que la alta prevalencia de ECV está relacionada con el envejecimiento de la población, acompañado de cambios sostenidos en la demografía y de modificaciones en los estilos de vida y una mayor exposición a la contaminación.

En relación con los estilos de vida y los factores de riesgo, se señala que, en 2020, en los países miembros de la Sociedad Europea de Cardiología, el 25,4 % de las personas mayores de 15 años consumían tabaco, con tasas más bajas en mujeres que en hombres (19,7 versus 33,4 %). El consumo de tabaco era especialmente alto entre los hombres de los países con ingresos medios (40,9 %). Señalan también que las medidas políticas aplicadas para disminuir el consumo de tabaco han sido efectivas en la reducción de las tasas de tabaquismo durante los últimos 20 años, pasando del 34,3 % al nivel actual (25,4 %). Sin embargo, el consumo nocivo de alcohol se ha mantenido estable durante este periodo y en 2019 fue de casi el doble en los países de ingresos altos en comparación con los de ingresos medios. En cuanto a la dieta, el consumo de azúcar y grasas es mayor en los países de ingresos altos que en los de ingresos medios. En el artículo se informa de la iniciativa europea para reducir el consumo de azúcar en un esfuerzo por disminuir las tasas de diabetes y ECV.

En cuanto a la actividad física, señalan que el nivel de realización es insuficiente (inferior a 150 minutos semanales de actividad física de intensidad moderada o 75 minutos semanales de actividad física intensa) y que este hecho provoca más años de vida ajustados por discapacidad en los países de ingresos medios que en los de ingresos altos (275 versus 160 por 100.000 habitantes). Subrayan el hecho de que las medidas para incrementar la actividad física y reducir la mortalidad por ECV son sencillas, aplicables y de bajo coste, y que en muchos países se han desarrollado políticas para facilitar su puesta en práctica creando entornos y oportunidades que lo faciliten. Sin embargo, constatan que los resultados todavía son insuficientes y que su impacto epidemiológico es limitado, hechos que evidencian las dificultades existentes para modificar los estilos de vida establecidos (Osawa et al., 2025; Isath et al., 2023).

En los estudios europeos enmarcados en la iniciativa de la Sociedad Europea de Cardiología bajo la denominación EUROASPIRE, cuya finalidad es conocer mejor el estado actual del control de los factores de riesgo cardiovascular, se puede encontrar información de interés (Gao et al., 2024; De Bacquer et al., 2022; Kotseva et al., 2021). En 2022 (De Bacquer et al., 2022) se publicó un análisis sobre el control de los factores de riesgo en pacientes con enfermedad coronaria. En este artículo se señalaba que el control era inadecuado, a pesar de que en las guías de tratamiento se consideraba que, en prevención secundaria, su seguimiento es tan importante como la farmacoterapia (figs. 15.1, 15.2 y 15.3). Los datos correspondientes a los estudios EUROASPIRE IV y V muestran la información proporcionada por los pacientes que ingresaron por enfermedad coronaria, una vez transcurridos 6 meses tras el alta hospitalaria. La mitad de los que habían sido fumadores antes del ingreso lo seguían siendo; un 37 % de los que seguían siendo fumadores no habían intentado dejarlo y el 51 % no lo consideraban. La prevalencia de obesidad fue del 38 %, la mitad de los obesos habían tratado de perder peso durante el mes anterior a la encuesta y el 61 % consideraban que iban a continuar durante el mes siguiente. En relación con la actividad física, un 40 % seguían las recomendaciones y la mitad de ellos trataban de incrementar la actividad diaria. Menos de la mitad tenían la intención de realizar ejercicio físico planificado. Solo el 29 % de todos los pacientes cumplieron los objetivos relacionados con los estilos de vida saludables. La consecución de estos objetivos tuvo más éxito en las personas que habían participado en programas de prevención y rehabilitación cardíaca.

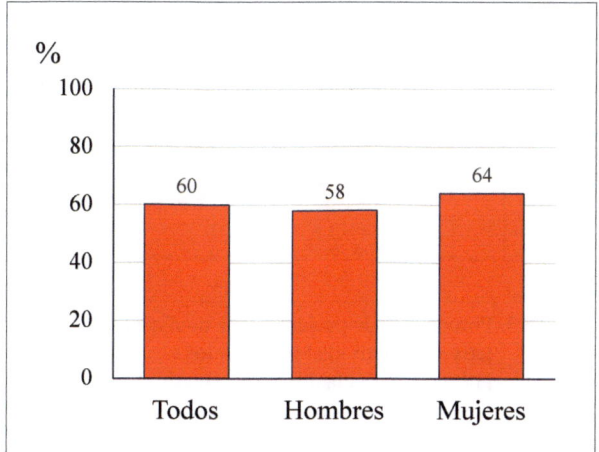

Fig. 15.1 Porcentajes de pacientes que no alcanzaron los objetivos en actividad física en los estudios EUROASPIRE IV y V, clasificados por sexo. *Fuente*: De Bacquer et al., *Eur J Prev Cardiol* 29, 2022, pp. 383-395.

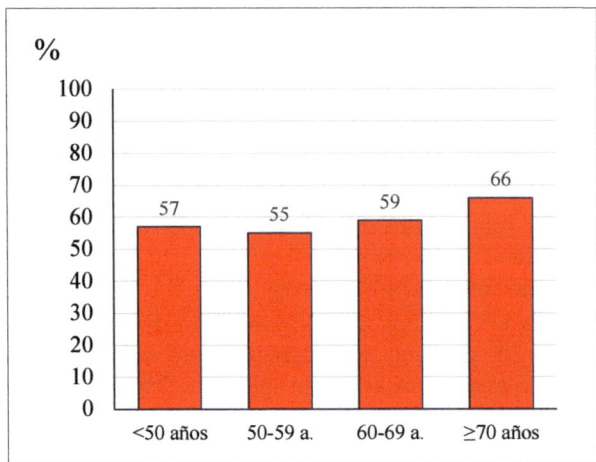

Fig. 15.2 Porcentajes de pacientes que no alcanzaron los objetivos en actividad física en los estudios EUROASPI-
RE IV y V, clasificados por grupos de edad. *Fuente*:
De Bacquer et al., *Eur J Prev Cardiol* 29, 2022,
pp. 383-395.

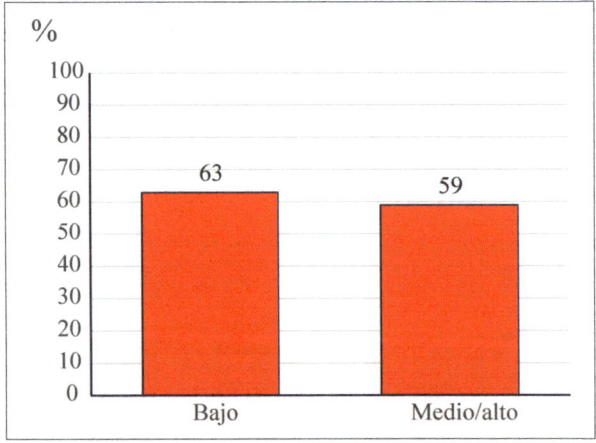

Fig. 15.3 Porcentajes de pacientes que no alcanzaron los objetivos en actividad física en los estudios EUROAS-
PIRE IV y V, clasificados por nivel educacional.
Fuente: De Bacquer et al., *Eur J Prev Cardiol* 29,
2022, pp. 383-395.

En el estudio EUROASPIRE V, uno de los análisis (Kotseva et al., 2021) se
centró en la prevención de eventos cardiovasculares en personas con riesgo alto
de ECV en el ámbito de la atención primaria. Entre 2016 y 2018 se revisaron
las historias clínicas y se efectuaron encuestas a personas sin historia de ECV

que iniciaban tratamientos por padecer hipertensión arterial, dislipemias y/o alteraciones en el metabolismo de la glucosa. Las encuestas se llevaron a cabo 6 meses después de haber iniciado estos tratamientos (el 57,6 % eran mujeres y la edad media fue de 59,0 ± 11,6 años). Se observó que el control de los factores de riesgo era insuficiente. Un 18,1 % de los pacientes consumían tabaco, un 43,5 % eran obesos y, de los pacientes que estaban siendo tratados con antihipertensivos, un 47,0 % habían alcanzado el objetivo terapéutico. Entre los pacientes tratados por dislipemias, solamente un 46,9 % habían alcanzado los objetivos y entre las personas con diabetes mellitus tipo 2 un 62,5 % habían conseguido una hemoglobina glicosilada inferior al 7,0 %. Un 36,4 % de los pacientes realizaban ejercicio durante al menos 30 minutos, 5 veces a la semana. Un 39,1 % no efectuaban ninguna actividad física planificada y no tenían intención de hacerlo en los siguientes 6 meses.

En la sección de atención primaria de la encuesta EUROASPIRE V, en la que se observó que los cambios en el estilo de vida y el control de los factores de riesgo eran insuficientes, también se vio que se daban grandes desigualdades entre los países participantes, lo que indica diferencias en las variables que determinan el estilo de vida y, por tanto, en las normas y los comportamientos sociales, así como en la disponibilidad de instalaciones que faciliten el desarrollo de ejercicio físico y de instituciones que promuevan el entrenamiento y los programas de control de los factores de riesgo. No obstante, los datos del atlas europeo de ECV (Timmis et al., 2024) muestran que la actividad física está más presente en la vida cotidiana de diversos países.

Trasladar las recomendaciones de las guías para la prevención y el tratamiento de las ECV a la población general y a las personas con riesgo alto y conseguir que se pongan en práctica es una tarea necesaria y mejorable. Existen una serie de dificultades para conseguir que se lleven a cabo estas recomendaciones. Son factores importantes para lograr aumentar la adhesión la capacidad y la habilidad del personal sanitario para aconsejar, prescribir y controlar el seguimiento de estos hábitos de vida saludables, pero es imprescindible el interés y la motivación de las personas, que están directamente relacionados con el convencimiento de que los efectos son beneficiosos. Estas condiciones están influidas por múltiples variables de índole social, político y personal.

5. Puesta en práctica de las recomendaciones

La información disponible sobre el nivel óptimo para conseguir los efectos beneficiosos para la salud es amplia. Las recomendaciones en cuanto al tipo, la intensidad y la duración abarcan desde actividades modestas, partiendo de la constatación de que estas aportan beneficios pronósticos en comparación con la inactividad y la vida sedentaria, hasta actividades intensas realizadas con asiduidad, cuyos efectos están bien establecidos.

El ejercicio aeróbico se define como cualquier actividad que utilice grandes grupos de músculos, que pueda mantenerse de forma continua y que sea de naturaleza rítmica. En su prescripción se han de tener en cuenta las características y los antecedentes de las personas que van a realizar esa actividad y se deben describir mediante diversas variables como la frecuencia con la que se realiza el ejercicio (por ejemplo, días por semana), la intensidad o el nivel de esfuerzo, el tiempo durante el que se tiene que desarrollar cada sesión y el tipo o modalidad de actividad física. El volumen o cantidad total de entrenamiento es el producto de la frecuencia, la intensidad y el tiempo. Para la estimación del volumen de ejercicio se suelen utilizar las determinaciones de MET-minuto semanales (producto del número de MET característico de una determinada actividad por el número de minutos durante los que se realiza) o de kilocalorías-minuto semanales, que son útiles para aproximarse al consumo de energía de un determinado individuo. Otra característica es la progresión en la intensidad y el volumen a lo largo del tiempo (Brown et al., 2024; Verdicchio et al., 2023; Dimitriadis et al., 2024).

La intensidad se puede expresar en términos absolutos (número de veces que se aumenta el consumo de energía en reposo: MET, consumo de O_2, consumo de calorías, etc.) o relativos (con respecto a la capacidad máxima, como porcentaje del consumo máximo de O_2 que se alcanza durante este, o de la frecuencia cardíaca máxima, o de los MET máximos, etc.). Un MET equivale al consumo de energía basal o en reposo y es igual a un recambio de oxígeno de 3,5 ml kg^{-1} min^{-1}. Una actividad moderada es la que se acompaña de un consumo de O_2 comprendido entre el 45 y el 65-70 % del consumo máximo (o la que provoca una elevación de la frecuencia cardíaca comprendida entre un 50 y un 70 % de la frecuencia cardíaca máxima), mientras que una actividad vigorosa es la que sobrepasa el 70-75 % del consumo máximo de O_2 (o la que provoca elevaciones de la frecuencia por encima del 70 % de la frecuencia cardíaca máxima) (tabla 15.3). Al individualizar los programas de entrenamiento se han de tener en cuenta factores como la existencia de enfermedad coronaria, insuficiencia cardíaca u otras enfermedades, la estabilidad de los procesos, las preferencias de las personas o los resultados de programas de entrenamiento previos.

El ejercicio de resistencia se caracteriza por la contracción muscular contra resistencias externas y también mejora el pronóstico en general y el de los pacientes con ECV en particular. Incrementa la masa muscular, y por lo tanto mejora la sarcopenia, y tiene efectos favorables relacionados con el control de la fragilidad y el conjunto de características que la definen. La combinación de ejercicio aeróbico y de resistencia mejora los resultados de los programas de entrenamiento y forma parte de las recomendaciones actuales.

En las prescripciones individuales de ejercicio se definen la frecuencia, la intensidad, el tiempo y el tipo. En las pautas recomendadas por las sociedades científicas para la población general (Sociedad Europea de Cardiología, Colegio Americano de Cardiología, etc.) (Timmis et al., 2024; Lloyd-Jones et al., 2022; Doughty et al., 2017; Luengo-Fernandez et al., 2023; Valenzuela et al., 2023; Osawa et al., 2025; Tucker et al., 2022; Isath et al., 2023) se indica la realización de, al menos, 150 minutos semanales de actividad física aeróbica de intensidad moderada o, al menos, 75 minutos semanales de ejercicio de intensidad vigorosa. Se define actividad de intensidad moderada la comprendida entre 3 y 5,9 MET y actividad de intensidad vigorosa la igual o superior a 6 MET (tabla 15.3). Además, se recomienda hacer ejercicios de fortalecimiento muscular al menos dos días a la semana. Un ejemplo de actividad ligera es andar a paso normal, actividades de intensidad moderada son andar a paso ligero, pedalear en bicicleta a velocidades inferiores a 15 km/h, jugar al golf, practicar baile de salón o jugar al tenis (dobles). Son actividades vigorosas correr, pedalear en bicicleta a más de 15 km/h, jugar al tenis individual o practicar la natación con intensidad. El atlas europeo (Timmis et al., 2024) presenta datos que demuestran una relación dosis-efecto con resultados positivos en cuanto a la reducción de ECV y de mortalidad.

TABLA 15.3
Cuantificación de la actividad física basada en los equivalentes metabólicos

Dosificación de la actividad física semanal	Parámetros utilizados	Intensidad (en MET*)	Inactividad
			Ligera (<3 MET)
			Moderada (entre 3 y 5,9 MET)
			Vigorosa (≥6 MET)
		Duración	Minutos de actividad en cada episodio
		Frecuencia	Número de días por semana en los que se realiza la actividad
*MET = equivalente metabólico de la actividad (1 MET = consumo de energía en reposo)			
Dosis semanal (volumen) de actividad física (MET-minutos)	Baja	1-499 MET-min	
	Media	500 a 999 MET-min	
	Alta	≥1000 MET-min	

6. Conclusiones

Las estrategias encaminadas a la disminución de las enfermedades no transmisibles y a la consecución de un envejecimiento saludable incluyen medidas para el control de diversos factores de riesgo, entre los que se encuentra la vida sedentaria.

El ejercicio físico y los programas de entrenamiento actúan positivamente por sí mismos y porque favorecen el control de diversos factores, como las alteraciones del metabolismo hidrocarbonado y del metabolismo lipídico, el desequilibrio entre la ingesta y el consumo calórico y por lo tanto el sobrepeso, así como la hipertensión arterial sistémica y la disfunción endotelial, entre otros.

Los efectos beneficiosos se traducen en un menor riesgo de enfermedad coronaria, de insuficiencia cardíaca y de muerte, tanto por causas cardiovasculares como por el resto de causas. Por estos motivos hay que difundir y reforzar la recomendación de realizar actividad física.

Promocionar la actividad física y facilitar el abandono de estilos de vida sedentarios es una tarea que incumbe a los organismos oficiales, a los responsables de la política, a los sistemas de salud, a las instituciones educativas y a la propia ciudadanía. La adhesión a estas recomendaciones se ve facilitada por la disponibilidad de espacios e instalaciones adecuados, y también influyen aspectos relacionados con la organización de la vida laboral y social.

Es importante plantear objetivos alcanzables, que sean específicos, mensurables, relevantes y basados en el tiempo. Mantener el progreso diario, utilizar refuerzos positivos y encontrar apoyo social son formas de superar las barreras que dificultan la práctica continuada de ejercicio físico (Valenzuela et al., 2023; Osawa et al., 2025; Tucker et al., 2022; Isath et al., 2023; Vazquez-Guajardo et al., 2024), pero es imprescindible el interés y la motivación de las personas, y estos se basan en el convencimiento de que los efectos de realizar ejercicio físico asiduamente son beneficiosos para la salud y el bienestar.

Referencias bibliográficas

ALGHANIM, S., M. F. ALABLANI, A. ALQUTAMI, R. T. ALOTAIBI, H. C. JUNG, L. STONER et al. (2024): «Effects of Exercise Interventions on Estimated Pulse Wave Velocity and Mean Arterial Pressure in Overweight Adults: The Role of Modality», *Rev Cardiovasc Med* 25, p. 139. DOI: https://doi.org/10.31083/j.rcm2504139.

AREM, H., S. C. MOORE, A. PATEL, P. HARTGE, A. BERRINGTON DE GONZALEZ, D. PHIL et al. (2015): «Leisure Time Physical Activity and Mortality: A Detailed Pooled Analysis of the Dose-Response Relationship», *JAMA Intern Med* 175, pp. 959-967. DOI: 10.1001/ jamainternmed.2015.0533.

BLUMENTHAL, J. A., A. L. HINDERLITER, P. J. SMITH, S. MABE, L. L. WATKINS, L. CRAIGHEAD et al. (2021): «Effects of Lifestyle Modification on Patients With Resistant Hypertension: Results of the TRIUMPH Randomized Clinical Trial», *Circulation* 144, pp. 1212-1226. DOI: 10.1161/CIRCULATIONA-HA.121.055329.

BROWN, T. M., Q. R. PACK, E. ABEREGG, L. C. BREWER, Y. R. FORD, D. E. FORMAN et al. (2024): «Core Components of Cardiac Rehabilitation Programs: 2024 Update: A Scientific Statement From the American Heart Association and the American Association of Cardiovascular and Pulmonary Rehabilitation», *Circulation* 150, pp. e328-e347. DOI: 10.1161/CIR.0000000000001289. Epub 24 de septiembre de 2024.

CAO, Z., J. MIN, H. CHEN, Y. HOU, H. YANG, K. SI et al. (2024): «Accelerometer-derived physical activity and mortality in individuals with type 2 diabetes», *Nat Commun* 15, pp. 5164. DOI: 10.1038/s41467-024-49542-0.

CHOMISTEK, A. K., B. HENSCHEL, A. H. ELIASSEN, K. J. MUKAMAL y E. B. RIMM (2016): «Frequency, Type, and Volume of Leisure-Time Physical Activity and Risk of Coronary Heart Disease in Young Women», *Circulation* 134, pp. 290-299. DOI: 10.1161/CIRCULATIONAHA. 116.021516.

DE BACQUER, D., F. ASTIN, K. KOTSEVA, N. POGOSOVA, D. DE SMEDT, G. DE BACKER et al. (2022): «Poor adherence to lifestyle recommendations in patients with coronary heart disease: results from the EUROASPIRE surveys», *Eur J Prev Cardiol* 29, pp. 383-395. DOI: 10.1093/eurjpc/zwab115.

DIMITRIADIS, N. y D. PANAGIOTAKOS (2024): «Aerobic or Resistance Exercise for maximum Cardiovascular Disease Protection? An Appraisal of the Current Level of Evidence», *J Prev Med Hyg* 65, pp. E323-E329. DOI: 10.15167/2421-4248/jpmh2024.65.3.3198.

DOUGHTY, K. N., N. X. DEL PILAR, A. AUDETTE y D. L. KATZ, (2017): «Lifestyle Medicine and the Management of Cardiovascular Disease», *Curr Cardiol Rep* 19, p. 116. DOI: 10.1007/s11886-017-0925-z.

GAO, H., Z. LI, L. GAN y X. CHEN (2024): «The Role and Potential Mechanisms of Rehabilitation Exercise Improving Cardiac Remodeling», *J Cardiovasc Transl Res* 17, pp. 923-934. DOI: 10.1007/s12265-024-10498-7.

GEBEL, K., D. DING, T. CHEY, E. STAMATAKIS, W. J. BROWN y A. E. BAUMAN, (2015): «Effect of Moderate to Vigorous Physical Activity on All-Cause Mortality in Middle-aged and Older Australians», *JAMA Intern Med* 175, pp. 970-977. DOI: 10.1001/jamainternmed. 2015.0541.

HERROD, P. J. J., B. DOLEMAN, J. E. M. BLACKWELL, F. O'BOYLE, J. P. WILLIAMS, J. N. LUND et al. (2018): «Exercise and other nonpharmacological strategies to reduce blood pressure in older adults: a systematic review and meta-analysis», *J Am Soc Hypertens* 12, pp. 248-267. DOI: https://doi .org/10.1093/eurheartj/ehad827.

HUPIN, D., F. ROCHE, V. GREMEAUX, J. C. CHATARD, M. ORIOL, J. M. GASPOZ et al. (2015): «Even a low-dose of moderate-to-vigorous physical activity reduces mortality by 22% in adults aged ≥60 years: a systematic review and meta-analysis», *Br J Sports Med* 49, pp. 1262-1267. DOI: 10.1136/ bjsports-2014-094306.

ISATH, A., K. J. KOZIOL, M. W. MARTÍNEZ, C. E. GARBER, M. N. MARTÍNEZ, M. S. EMERY et al. (2023): «Exercise and cardiovascular health: A state-of-the-art review», *Prog Cardiovasc Dis* 79, pp. 44-52. DOI: 10.1016/j .pcad.2023.04.008.

KAZEMI, A., S. SOLTANI, D. AUNE, E. HOSSEINI, Z. MOKHTARI, Z. HASSANZADEH et al. (2024): «Leisure-time and occupational physical activity and risk of cardiovascular disease incidence: a systematic-review and dose-response meta-analysis of prospective cohort studies», *Int J Behav Nutr Phys Act* 21, p. 45. DOI: 10.1186/s12966-024-01593-8.

KOTSEVA, K., G. DE BACKER, D. DE BACQUER, L. RYDÉN, A. HOES, D. GROBBEE et al. (2021): «Primary prevention efforts are poorly developed in people at high cardiovascular risk: A report from the European Society of Cardiology EURObservational Research Programme EUROASPIRE V survey in 16 European countries», *Eur J Prev Cardiol* 28, pp. 370-379. DOI: 10.1177/2047487320908698.

KRAUS, W. E., J. A. HOUMARD, B. D. DUSCHA, K. J. KNETZGER, M. B. WHARTON, J. S. MCCARTNEY et al. (2002): «Effects of the amount and intensity of exercise on plasma lipoproteins», *N Engl J Med* 347, pp. 1483-1492. DOI: 10.1056/NEJMoa020194.

LEE, D. C., A. G. BRELLENTHIN, L. M. LANNINGHAM-FOSTER, M. L. KOHUT y Y. LI (2024): «Aerobic, resistance, or combined exercise training and cardiovascular risk profile in overweight or obese adults: the CardioRACE trial», *Eur Heart J* 45, pp. 1127-1142.

LLOYD-JONES, D. M., N. B. ALLEN, C. A. M. ANDERSON, T. BLACK, L. C. BREWER, R. E. FORAKER et al. (2022): «Life's Essential 8: updating and enhancing the American Heart Association's construct of cardiovascular health: a presidential advisory from the American Heart Association», *Circulation* 146, pp. e18-e43. DOI:10.1161/CIR.0000000000001078.

LUENGO-FERNÁNDEZ, R., M. WALLI-ATTAEI, A. GRAY, A. TORBICA, A. P. MAGGIONI, R. HUCULECI et al. (2023): «Economic burden of cardiovascular diseases in the European Union: a population-based cost study», *Eur Heart J* 44, pp. 4752-4767. DOI: 10.1093/eurheartj/ehad583.

OSAWA, Y. y Y. ARAI (2025): «Preventive Effects of Physical Activity on the Development of Atherosclerosis: A Narrative Review», *J Atheroscler Thromb* 32, pp. 11-19. DOI: 10.5551/jat.RV22029.

PAFFENBARGER, R. S. Jr., S. N. BLAIR e I. M. LEE (2001): «A history of physical activity, cardiovascular health and longevity: the scientific contributions of Jeremy N Morris, DSc, DPH, FRCP», *Int J Epidemiol* 30, pp. 1184-1192. DOI: 10.1093/ije/30.5.1184. PMID: 11689543.

PAFFENBARGER, R. S. JR., R. T. HYDE, A. L. WING y C. C. HSIEH, (1986): «Physical activity, all-cause mortality, and longevity of college alumni», *N Engl J Med* 314, pp. 605-613. DOI: 10.1056/NEJM198603063141003.

PAFFENBARGER, R. S. Jr., A. L. WING, R. T. HYDE, (1978): «Physical activity as an index of heart attack risk in college alumni», *Am J Epidemiol* 108, pp. 161-75. DOI: 10.1093/oxfordjournals. aje.a112608.

PAVASINI, R., S. BISCAGLIA, V. KUNADIAN, A. HAKEEM y G. CAMPO (2024): «Coronary artery disease management in older adults: revascularization and exercise training», *Eur Heart J* 45, pp. 2811-2823. DOI: 10.1093/eurheartj/ehae435.

PERRY, A. S., E. E. DOOLEY, H. MASTER, N. L. SPARTANO, E. L. BRITTAIN y K. P. GABRIEL (2023): «Physical Activity over the Lifecourse and Cardiovascular Disease», *Circ Res* 132, pp. 1725-1740. DOI:10.1161/CIRCRESAHA.123.322121.

PORTER, A. K., S. SCHILSKY, K. R. EVENSON, R. FLORIDO, P. PALTA, K. M. HOLLIDAY et al. (2019): «The Association of Sport and Exercise Activities With Cardiovascular Disease Risk: The Atherosclerosis Risk in Communities (ARIC) Study», *J Phys Act Health* 16, pp. 698-705.

RAMÍREZ VARELA, A., M. PRATT, J. HARRIS, J. LECY, D. SALVO, R. C. BROWSON et al. (2018): «Mapping the historical development of physical activity and health research: A structured literature review and citation network analysis», *Prev Med* 111, pp. 466-472.

RINGLEB, M., F. JAVELLE, S. HAUNHORST, W. BLOCH, L. FENNEN, S. BAUMGART et al. (2024): «Beyond muscles: Investigating immunoregulatory myokines in acute resistance exercise - A systematic review and meta-analysis», *FASEB J* 38, pp. e23596. DOI: 10.1096/fj.202301619R.

SATTELMAIR, J., J. PERTMAN, E. L. DING, H. W. 3rd. KOHL, W. HASKELL e I. M. LEE (2011): «Dose response between physical activity and risk of coronary heart disease: a meta-analysis», *Circulation* 124, pp. 789-795. DOI: 10.1161/CIRCULATIONAHA.110.010710.

SMART, N. A., D. DOWNES, T. VAN DER TOUW, S. HADA, G. DIEBERG, M. J. PEARSON et al. (2025): «The Effect of Exercise Training on Blood Lipids: A Systematic Review and Meta-analysis», *Sports Med* 55, pp. 67-78. DOI: 10.1007/s40279-024-02115-z.

TAO, D., R. AWAN-SCULLY, A. COLE, Y. GAO, G. I. ASH, Y. GU et al. (2023): «Integration of exercise prescription into medical provision as a treatment for non-communicable diseases: A scoping review», *Front Public Health* 11, pp. 1126244. DOI: 10.3389/fpubh.2023.1126244.

THOMAS, D. E., E. J. ELLIOTT y G. A. NAUGHTON (2006): «Exercise for type 2 diabetes mellitus», *Cochrane Database Syst Rev* 3, pp. CD002968. DOI: 10.1002/14651858. CD002968.pub2.

TIMMIS, A., V. ABOYANS, P. VARDAS, N. TOWNSEND, A. TORBICA, M. KAVOUSI et al. (2024): «European Society of Cardiology: the 2023 Atlas of Cardiovascular Disease Statistics», *Eur Heart J* 45, pp. 4019-4062. DOI: 10.1093/eurheartj/ehae466.

TUCKER, W. J., I. FEGERS-WUSTROW, M. HALLE, M. J. HAYKOWSKY, E. H. CHUNG, J. C. KOVACIC (2022): «Exercise for Primary and Secondary Prevention of Cardiovascular Disease: JACC Focus Seminar ¼», *J Am Coll Cardiol* 80, pp. 1091-1106. DOI: 10.1016/j.jacc.2022.07.004.

VALENZUELA, P. L., L. M. RUILOPE, A. SANTOS-LOZANO, M. WILHELM, N. KRÄNKEL C. FIUZA-LUCES et al. (2023): «Exercise benefits in cardiovascular diseases: from mechanisms to clinical implementation», *Eur Heart J* 44, pp. 1874-1889. DOI: 10.1093/eurheartj/ehad170.

VAZQUEZ-GUAJARDO, M., D. RIVAS y G. DUQUE, (2024): «Exercise as a Therapeutic Tool in Age- Related Frailty and Cardiovascular Disease: Challenges and Strategies», *Can J Cardiol* 40, pp. 1458-1467. DOI: 10.1016/j.cjca.2024.01.005.

VERDICCHIO, C., N. FREENE, M. HOLLINGS, A. MAIORANA, T. BRIFFA, R. GALLAGHER et al. (2023): «A Clinical Guide for Assessment and Prescription of Exercise and Physical Activity in Cardiac Rehabilitation. A CSANZ Position Statement», *Heart Lung Circ* 32, pp. 1035-1048. DOI: 10.1016/j.hlc.2023.06.854.

VYNCKIER, P., G. FERRANNINI, L. RYDÉN, P. JANKOWSKI, T. DE BACKER, S. GEVAERT et al. (2022): «Gender gap in risk factor control of coronary patients far from closing: results from the European Society of Cardiology EUROASPIRE V registry», *Eur J Prev Cardiol* 29, pp. 344-351. DOI: 10.1093/eurjpc/zwaa144.

WAHID, A., N. MANEK, M. NICHOLS, P. KELLY, C. FOSTER, P. WEBSTER et al. (2016): «Quantifying the Association Between Physical Activity and Cardiovascular Disease and Diabetes: A Systematic Review and Meta-Analysis», *J Am Heart Assoc* 5, pp. e002495. DOI: 10.1161/JAHA.115.002495.

WEVEGE, M. A., J. M. THOM, K. A. RYE y B. J. PARMENTER (2018): «Aerobic, WEVEGE resistance or combined training: A systematic review and meta-analysis of exercise to reduce cardiovascular risk in adults with metabolic syndrome», *Atherosclerosis* 274, pp. 162-171. DOI: 10.1016/j.atherosclerosis.2018.05.002.

16. Programas de rehabilitación cardíaca en los pacientes mayores con enfermedades cardiovasculares. I. Cardiopatía isquémica

Víctor Marcos Garcés
Héctor Merenciano González
Carlos Bertolín Boronat

1. Introducción

Los avances científicos y médicos de las últimas décadas han permitido mejorar de manera espectacular el pronóstico de los pacientes que padecen un síndrome coronario agudo (SCA). No obstante, tras el evento agudo existe un riesgo incrementado y no despreciable de eventos cardiovasculares sucesivos, lo que conlleva una limitación significativa de la calidad de vida e incluso un mayor riesgo de mortalidad.

Términos técnicos como *cateterismo cardíaco* o *stent coronario* y tratamientos como el ácido acetilsalicílico o las estatinas forman parte hoy en día del conocimiento popular sobre el tratamiento que suelen recibir los pacientes que padecen un infarto agudo de miocardio (IAM). Ciertamente, gran parte de la mejoría pronóstica en esta patología, la manifestación más grave del SCA, se debe a la implementación rutinaria de la coronariografía y la revascularización emergente si procede, a las redes de asistencia al Código Infarto y también a la mejora progresiva en el tratamiento en prevención secundaria, que incluye hoy en día un amplio arsenal terapéutico dirigido a la protección del paciente frente a nuevos eventos cardiovasculares.

Más allá de estas estrategias, o, mejor dicho, complementándolas, encontramos una intervención a corto, medio y largo plazo que también ha demostrado importantes beneficios en pacientes tras un SCA: los programas de rehabilitación cardíaca (RHBC). La RHBC se define como una intervención multidisciplinar realizada a pacientes con cardiopatía establecida y llevada a cabo por profesionales cualificados, con el objetivo de conseguir una estabilización clínica, mejorar la calidad de vida (Candelaria et al., 2020) y el control de los factores de riesgo cardiovascular (FFRCV), reducir el riesgo de futuros eventos adversos y aumentar la supervivencia de los pacientes. Si bien lo habitual es referirnos a estas intervenciones como programas de RHBC «basados en el ejercicio», cabe destacar que el entrenamiento físico es únicamente uno de los componentes del programa, debiéndose prestar atención al resto de aspectos, como el tratamiento de la cardiopatía de base y sus potenciales complicaciones, la educación sanitaria, el control óptimo de los FFRCV, el apoyo psicológico y el consejo sociolaboral (fig. 16.1).

En base a diferentes ensayos clínicos y metaanálisis, ha quedado demostrado que la RHBC reduce la mortalidad total y cardiovascular (hasta un 27 % a medio plazo y un 42 % a largo plazo), el riesgo de reinfarto (un 28 % a corto plazo), los reingresos hospitalarios (hasta un 42 % a corto plazo) y los costes sanitarios (Anderson et al., 2016; Dibben et al., 2021; Dibben et al., 2023; Eijsvogels et al., 2020; Salzwedel et al., 2020), y mejora la capacidad física (Sandercock et al., 2013). Cabe enfatizar que el coste-efectividad de estos programas ha sido también ampliamente demostrado. Debido a sus múltiples beneficios, la RHBC se incluye con el máximo grado de recomendación y nivel de evidencia (IA) en las últimas guías de práctica clínica para pacientes con cardiopatía isquémica (Byrne et al., 2023; Vrints et al., 2024).

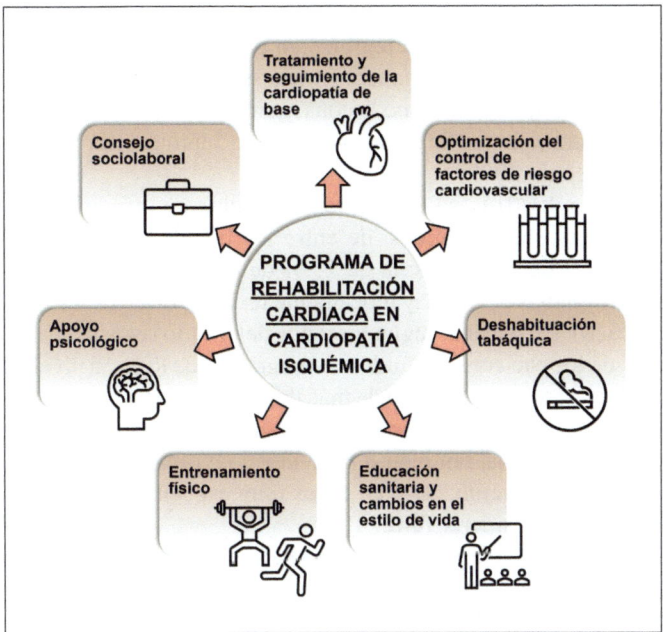

Fig. 16.1 Intervención multidisciplinar dentro de un programa de rehabilitación cardíaca dirigido a pacientes con cardiopatía isquémica.

Además, en el año 2022, en la Estrategia en Salud Cardiovascular del Sistema Nacional de Salud (Ministerio de Sanidad, 2022) se marca como punto crítico asociado a la cardiopatía isquémica el «desarrollar programas de rehabilitación cardíaca y prevención secundaria hospitalarios y en atención primaria según el riesgo de los pacientes». A pesar de ello, sobre la base de los datos del último registro AULARC de la Sociedad Española de Cardiología, en España la gran mayoría de pacientes no pueden beneficiarse de este tipo de programas debido a su limitada disponibilidad (Arrarte Esteban et al., 2024).

2. Rehabilitación cardíaca en pacientes mayores con cardiopatía isquémica

Debido al progresivo aumento de la esperanza de vida en los países desarrollados, la población de edad avanzada cada vez supone una mayor proporción de los pacientes afectos de cardiopatía isquémica. No es una rareza hoy en día encontrar a pacientes con más de 80 años que presentan su primer evento coronario en forma de IAM con elevación del segmento ST (IAMCEST), un tipo de IAM clásicamente asociado a pacientes en la quinta o sexta década de la vida. Por ello, la RHBC en esta población de cada vez mayor edad supone un reto que los sistemas sociosanitarios deben afrontar.

Aunque en sus inicios la RHBC se enfocó a pacientes varones en edad laboral, se ha demostrado su beneficio también en otros perfiles. Específicamente en pacientes mayores con cardiopatía isquémica, se ha demostrado que la participación en un programa de RHBC puede conseguir reducciones de en torno a un 30 % en la mortalidad total (Alfaraidhy et al., 2022; Jepma et al., 2020; Kumar et al., 2020; Suaya et al., 2009).

A pesar de ello, la RHBC se encuentra especialmente infrautilizada en pacientes mayores. En Estados Unidos, de entre los beneficiarios del programa Medicare en mayores de 65 años, solo un 25 % de los pacientes con indicación participaron en programas de RHBC y únicamente un 27 % de estos los finalizaron (Ritchey et al., 2020). En España, según los datos del último registro AULA-RC, la mediana de edad de los pacientes incluidos en programas de RHBC a nivel nacional fue de 60 años, representando el grupo de más de 70 años poco más de una cuarta parte de la población (Arrarte Esteban et al., 2024). Considerando los beneficios que aportan estos programas también a pacientes mayores, es necesario poner más énfasis en su participación salvo en casos muy específicos en los cuales la intervención se pueda considerar fútil.

Con todo ello, en los siguientes apartados se desarrollarán los aspectos fundamentales de un programa de RHBC y las particularidades de su aplicación a pacientes mayores con cardiopatía isquémica. Específicamente, se estudiarán aspectos sobre comorbilidades y fragilidad que pueden ser especialmente relevantes en esta población.

3. Logística del programa de rehabilitación cardíaca

Equipo multidisciplinar

Los programas de RHBC, por su naturaleza multidisciplinar, deben contar con un equipo de profesionales de diferentes ámbitos para aportar el máximo beneficio de la intervención a los pacientes (Ambrosetti et al., 2021). Dado que la patología de base de los pacientes es cardiovascular, se recomienda que la dirección o supervisión del programa recaiga en un especialista en cardiología. Además, es necesario contar con profesionales de enfermería y fisioterapia para garantizar la continuidad asistencial, realizar la educación sanitaria y supervisar y explicar el entrenamiento físico. Para el tratamiento de aspectos relacionados con la salud mental, se precisa de la participación de psicólogos y/o psiquiatras, recomendándose también el apoyo de médicos especialistas en medicina física y rehabilitación para completar la valoración física y realizar la prescripción del entrenamiento físico. Por último, en diferentes unidades se cuenta con la participación de más profesionales para completar otros aspectos del programa: urología y ginecología para el tratamiento de disfunciones sexuales, neumología para el apoyo en la deshabituación tabáquica, endocrinología y nutricionistas para el tratamiento de patologías como la diabetes mellitus y el manejo del sobrepeso y la obesidad, trabajo social y medicina del trabajo para realizar valoraciones sociales y de la reincorporación laboral y médicos especialistas en atención primaria para llevar a cabo un seguimiento transversal y, en caso de disponibilidad local, dirigir programas de RHBC en los centros de atención primaria.

Ruta asistencial

Existe una gran variabilidad en el tipo de programa de RHBC y en los recursos de los que dispone cada centro, así como en la ruta asistencial local (Arrarte Esteban et al., 2024). En la figura 16.2 se ejemplifica una propuesta de ruta asistencial dirigida a pacientes con cardiopatía isquémica.

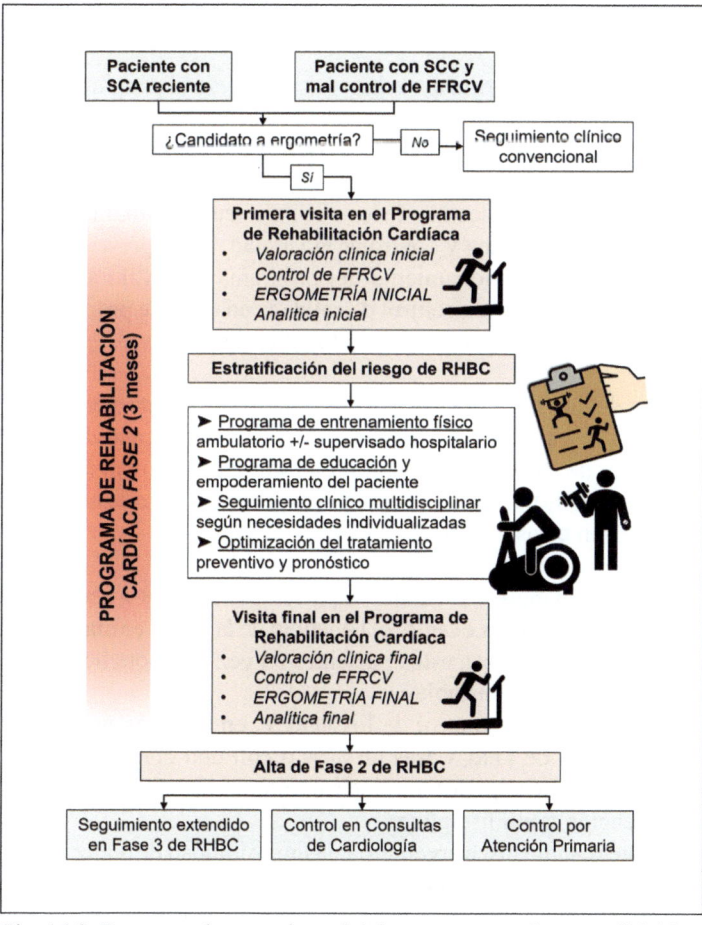

Fig. 16.2 Propuesta de ruta asistencial de un programa de RHBC dirigido a pacientes con cardiopatía isquémica. FFRCV: factores de riesgo cardiovascular; RHBC: rehabilitación cardíaca; SCA: síndrome coronario agudo; SCC: síndrome coronario crónico.

En general, los principios que deberían guiar cualquier programa de RHBC son:

- Definir la población diana. En este caso, se trataría de pacientes con cardiopatía isquémica aguda o crónica, con la posibilidad de realizar intervenciones específicas en pacientes mayores con esta patología.
- Definir los objetivos del programa. Serían objetivos básicos en esta población:
  - *a*) Reducir los eventos cardiovasculares y la mortalidad.
  - *b*) Reducir los reingresos hospitalarios.
  - *c*) Mejorar el control de los FFRCV.
  - *d*) Mejorar la calidad de vida y la capacidad funcional.
- Definir la ruta asistencial:
  - *a*) Establecer qué pacientes se consideran candidatos para iniciar el programa.
  - *b*) Definir de forma clara las vías de acceso al programa.
  - *c*) Protocolizar el seguimiento y los procedimientos estándar, como por ejemplo las ergometrías, que van a recibir los pacientes durante el programa.
  - *d*) Concretar el destino de los pacientes cuando finalicen el programa.
- Valorar los resultados y controlar la calidad. Es imprescindible recopilar datos sobre el funcionamiento del programa para valorar los resultados obtenidos y realizar un control de calidad con el fin de proponer estrategias de mejora en los aspectos que así lo precisen.

Aunque debido a los demostrados beneficios de la intervención, cualquier paciente afecto de cardiopatía isquémica se consideraría candidato a participar en un programa de RHBC, la disponibilidad limitada de recursos obliga a una adecuada selección de pacientes. En nuestra experiencia, recomendamos una priorización basada en estos criterios:

- Pacientes con ingreso reciente: en pacientes con un SCA reciente, especialmente si es su primer evento, el beneficio de la RHBC es mayor. En general, se aconseja priorizar a estos pacientes en vez de a aquellos con síndrome coronario crónico «estable».
- Pacientes con mal control de los FFRCV: en aquellos individuos con un gran número de FFRCV tras un SCA o con mal control de estos FFRCV en fase crónica se podría producir un mayor beneficio de la RHBC por la intervención multidisciplinar.
- Pacientes candidatos a ergometría: la imposibilidad de realizar una ergometría al paciente por limitación funcional o contraindicación por otros motivos impedirá prescribir de forma individualizada el entrenamiento físico, por lo que se perderá uno de los pilares fundamentales de la intervención.

Fases del programa de RHBC

Los programas de RHBC se dividen en tres fases. La fase 1 es la que tiene lugar durante el ingreso hospitalario. Se considera como tal el inicio del programa educativo del paciente por parte de profesionales entrenados, la movilización precoz y el inicio de ejercicios suaves de fisioterapia, tanto en la planta de hospitalización convencional como en unidades de críticos cardiológicos. En la práctica, los ingresos cada vez más breves por SCA dificultan la implementación de esta fase 1.

La fase 2 se implementa a lo largo de los primeros meses tras el ingreso hospitalario. Durante esta fase se llevan a cabo la gran mayoría de intervenciones del programa y, por tanto, es lo que habitualmente se entiende por RHBC como tal. Implica el seguimiento del paciente tras el ingreso hospitalario, la realización de una ergometría inicial, la estratificación del riesgo de RHBC y el programa de entrenamiento físico. Como se ha comentado, existe una gran variabilidad a la hora de implementar esta fase 2. En nuestro programa, por ejemplo, recibimos al paciente las primeras semanas tras un SCA y somos los profesionales de la unidad los que realizamos una estabilización clínica inicial y el ajuste de fármacos pronósticos en situaciones que así lo requieran (por ejemplo, en caso de insuficiencia cardíaca y/o disfunción ventricular) (Goyal et al., 2019), imprescindible antes de realizar la primera ergometría. En otros centros se recibe al paciente tras su estabilización en otras consultas. En cualquier caso, es fundamental realizar la ergometría inicial en un momento de estabilidad clínica, evitando periodos de descompensación, y también tras haber optimizado de forma razonable el tratamiento farmacológico. A modo de ejemplo, el tratamiento con fármacos cronotrópicos negativos, como los betabloqueantes, no debería modificarse desde que se realiza esta primera ergometría debido a que la prescripción del entrenamiento se guiará, entre otros métodos, por la frecuencia cardíaca.

Con la información clínica y la derivada de la ergometría se realiza una estratificación del riesgo de RHBC y se procede a prescribir el entrenamiento físico del paciente, que idealmente debe realizarse de forma multidisciplinar por parte de cardiólogos, fisioterapeutas y médicos rehabilitadores (Sabbahi et al., 2022). La modalidad de entrenamiento, tanto ambulatorio como supervisado hospitalario, debe seleccionarse en función de la estratificación del riesgo de RHBC, recomendándose el entrenamiento supervisado hospitalario para aquellos pacientes de mayor riesgo.

A lo largo de la fase 2 de RHBC, con una duración mínima recomendada de 3 meses, se lleva a cabo también un seguimiento clínico con ajuste del tratamiento que recibe el paciente, siendo estos programas el ámbito ideal para optimizar los fármacos pronósticos o sintomáticos para la insuficiencia cardíaca (Goyal et al., 2019) o aquellos encaminados a mejorar el control de los FFRCV, como los hipolipemiantes (Marcos-Garcés et al., 2024), antihipertensivos, para el tratamiento de la diabetes mellitus o para conseguir un normopeso, o para el apoyo a la deshabituación tabáquica. Por otra parte, los diferentes profesionales de la unidad, especialmente los profesionales de enfermería, llevan a cabo un programa educativo para que el paciente aprenda sobre su enfermedad y sea capaz de tomar decisiones adecuadas para el correcto control de esta, en lo que se denomina habitualmente empoderamiento del paciente. Todos estos aspectos serán desarrollados más adelante en apartados específicos.

Por último, tras los meses de seguimiento en fase 2, se repite la ergometría para actualizar las recomendaciones de entrenamiento a largo plazo, se valora la consecución de los objetivos del programa de RHBC, se realiza un informe completo que se entrega al paciente y se decide el destino al alta de fase 2. En ese momento, se considera iniciada la fase 3 de RHBC, cuya duración es indefinida, es decir, a lo largo de toda la vida del paciente, refiriéndonos con ello a que siempre debe mantener los buenos hábitos de estilo de vida adquiridos durante la fase 2. Lo más habitual es remitir al paciente a seguimiento a consultas de cardiología estándar o bien a control por atención primaria, si bien en algunos centros, como en el nuestro, se realizan visitas de seguimiento extendido en fase 3 de RHBC, existiendo también programas híbridos o basados en telemedicina para intentar mantener el buen control de los FFRCV (Golbus et al., 2023; Nkonde-Price et al., 2022; Scherrenberg et al., 2021).

4. Ergometría

Consideraciones generales

Antes de iniciar el programa de entrenamiento es necesario realizar una prueba de esfuerzo (ergometría) con la finalidad de valorar signos de isquemia miocárdica, confirmar la seguridad del ejercicio físico en el paciente, descartar posibles arritmias, estratificar el riesgo del programa de RHBC y realizar una prescripción individualizada de entrenamiento físico (Velasco et al., 2000). Si bien algunos autores abogan por el test de 6 minutos marcha en sustitución de la prueba de esfuerzo por motivos logísticos, dado que es una prueba más rápida y económica, la recomendación formal sería disponer de una prueba de esfuerzo, puesto que proporciona información más fiable respecto a la capacidad funcional, la respuesta al ejercicio y las eventuales arritmias desencadenadas durante el esfuerzo, y, en caso de realizarla con consumo de gases, nos permitirá valorar de forma precisa el consumo máximo de oxígeno y los umbrales de entrenamiento.

En ambas modalidades de ergometría, tanto convencional como con consumo de gases (ergoespirometría o prueba de esfuerzo cardiopulmonar), esta debe ser máxima y limitada por síntomas, lo que significa que se ha de instruir y animar al paciente a alcanzar el máximo nivel de esfuerzo del que sea capaz. En este sentido, la ergoespirometría puede aportar criterios metabólicos de prueba máxima, mientras que en la ergometría convencional es posible guiarse con escalas de esfuerzo percibido, como la escala de Borg, o la experiencia de los profesionales que las realizan.

Protocolos de ergometría

Existen diferentes protocolos y modalidades de ergometría, siendo necesario seleccionar el protocolo que permita al paciente alcanzar un esfuerzo máximo o submáximo en un intervalo de tiempo razonable, de entre 6 y 12 minutos. Salvo en casos de desacondicionamiento físico importante o limitación funcional severa por causas ortopédicas, la gran variedad de protocolos existentes nos permitirá conseguir la información necesaria para valorar la respuesta al esfuerzo e individualizar el entrenamiento físico del paciente. Podemos clasificar las pruebas de esfuerzo según estos aspectos:

– Análisis o no del consumo de gases: en la ergoespirometría se obtiene una valoración directa de la capacidad funcional a través del consumo de oxígeno (VO_2) pico o máximo, así como un cálculo de los umbrales de entrenamiento (primer umbral ventilatorio o umbral «aeróbico» y segundo umbral ventilatorio o umbral «anaeróbico») (Glaab y Taube, 2022). En la ergometría convencional, no obstante, tanto la capacidad funcional como los umbrales de entrenamiento se estiman a partir de diferentes fórmulas. Aunque lo ideal sería disponer de una ergoespirometría en todos los pacientes, en la práctica la mayoría de programas de RHBC se fundamentan en ergometrías convencionales, reservando la ergoespirometría para casos más complejos (insuficiencia cardíaca, comorbilidad pulmonar, etc.).
– Tipo de ejercicio: habitualmente la ergometría se realiza sobre un tapiz rodante, también denominado cinta sin fin o *treadmill*, sobre el cual el paciente camina a diferentes velocidades, lo que permite realizar un esfuerzo más fisiológico sin requerir entrenamiento previo. No obstante, también se puede realizar sobre cicloergómetro, que conlleva una serie de ventajas, como una mayor estabilidad del trazado electrocardiográfico o un menor riesgo de caídas, pero también desventajas, como una mayor dificultad para alcanzar un esfuerzo máximo por la detención de la prueba en muchos casos por agotamiento muscular de los miembros inferiores antes de alcanzar un agotamiento físico global.
– Tipo de protocolo: los protocolos utilizados en la ergometría se categorizan en continuos (en rampa) o discontinuos (por etapas). Los protocolos en rampa se caracterizan por un aumento progresivo en la carga de trabajo, lo que, por ejemplo, en tapiz rodante, se consigue gracias a un aumento progresivo tanto de la velocidad como de la inclinación o pendiente de la cinta. Por otra parte, los protocolos discontinuos se componen de diferentes etapas de entre 1 y 3 minutos de duración, durante las cuales la carga de trabajo es constante, si bien esta se incrementa a medida que se avanza en las etapas de la prueba. A pesar de que el protocolo más ampliamente utilizado es el de Bruce, con etapas de 3 minutos de duración, los protocolos en rampa se consideran más fisiológicos, por lo que deberían priorizarse, especialmente si se realiza un análisis del consumo de gases.

Específicamente en pacientes mayores se ha demostrado que tanto los protocolos por etapas como los protocolos en rampa son factibles y seguros, siempre que se adapte la carga de trabajo a la condición física del paciente (Lander et al., 2022; Wolf et al., 2024). Debido a la fisiología del envejecimiento, las personas mayores precisan un mayor tiempo de adaptación inicial al ejercicio, por lo que se recomienda un periodo más prolongado de calentamiento, así como incrementos suaves de la carga de trabajo para permitir alcanzar una duración óptima de la prueba y un esfuerzo máximo.

Aunque en nuestro día a día no es infrecuente encontrarnos a pacientes mayores que van a poder realizar sin problema el protocolo estándar de Bruce, se describen a continuación algunos otros protocolos que se utilizan habitualmente en esta población:

— Protocolo de Bruce modificado: es una adaptación del protocolo de Bruce en tapiz rodante que añade dos etapas de 3 minutos al inicio del protocolo, con la misma velocidad (2,7 km/h) que la etapa 1 pero con menor pendiente (0 y 5 %, respectivamente). A pesar de ser un protocolo intuitivo para los profesionales, la velocidad inicial puede resultar excesiva para algunos pacientes mayores, impidiendo un calentamiento adecuado incluso a pesar de la ausencia de pendiente.

— Protocolo de Naughton: es otro protocolo por etapas en tapiz rodante en el cual la prueba se inicia a una velocidad baja (1,6 km/h) y sin pendiente, con incrementos progresivos de velocidad y pendiente cada 2 minutos. Permite una buena adaptación al esfuerzo en pacientes mayores y con insuficiencia cardíaca.

— Protocolo de Bruce en rampa: en este protocolo en rampa en tapiz rodante, con incrementos progresivos de velocidad y pendiente, se alcanza cada 3 minutos la velocidad y pendiente de la etapa correspondiente del protocolo de Bruce por etapas. Tanto este protocolo como otras adaptaciones de protocolos en rampa, que pueden individualizarse en función de una mayor o menor carga de trabajo máxima estimada, serían preferibles por ser pruebas más fisiológicas.

— Protocolos en rampa en cicloergómetro: los protocolos en rampa en cicloergómetro son también una buena opción en pacientes con dificultad en la deambulación o riesgo de caídas. Permiten un calentamiento inicial a baja carga (por ejemplo, 10 a 20 watts) seguido de un aumento progresivo de la carga, que podemos configurar en rampa suave de 5 a 10 watts por minuto. Son protocolos seguros y bien tolerados en pacientes mayores con mayor grado de desacondicionamiento físico.

En definitiva, la ergometría es factible en una gran proporción de pacientes mayores y va a permitir individualizar el entrenamiento físico posterior, si bien debe seleccionarse el mejor protocolo de prueba de esfuerzo en función de las características de cada persona. En nuestro centro, los protocolos más utilizados

son el de Bruce, el de Bruce modificado, el protocolo de Bruce en rampa y protocolos en rampa en cicloergómetro.

5. Estratificación del riesgo de rehabilitación cardíaca

Tal y como se ha comentado, antes de iniciar un programa de RHBC es
fundamental estratificar el riesgo del paciente. Para ello se requiere, por una
parte, una valoración clínica individualizada y, por otra, la información obtenida
de la ergometría.

Existen diferentes criterios para estratificar el riesgo de RHBC de los
pacientes en bajo, intermedio y alto. En nuestra unidad utilizamos una combinación de los criterios de la Asociación Europea de Cardiología Preventiva de
la Sociedad Europea de Cardiología (Ambrosetti et al., 2021), la Asociación
Americana de Rehabilitación Cardiovascular y Pulmonar (AACVPR, American
Association of Cardiovascular and Pulmonary Rehabilitation, 2021) y la Sociedad Española de Cardiología (Velasco et al., 2000). Tal y como se describe en la
tabla 16.1, no utilizamos de forma directa la edad del paciente como criterio de
riesgo. No obstante, los pacientes mayores presentarán con mayor probabilidad
un riesgo de RHBC intermedio o alto debido a la fisiología del envejecimiento,
que predispone a una menor capacidad funcional alcanzada en la ergometría,
un mayor riesgo de presentar insuficiencia cardíaca en fase aguda del infarto
(clase Killip $\geq$II) o una probabilidad más elevada de enfermedad multivaso,
revascularización incompleta por anatomía coronaria desfavorable y datos de
isquemia en la ergometría.

La estratificación del riesgo tiene implicaciones directas en el tipo de entrenamiento físico que se prescribirá al paciente, así como en la modalidad de este.
En los pacientes de bajo riesgo de RHBC, se consideran adecuados los programas
híbridos, la telerrehabilitación cardíaca y los programas ambulatorios (Golbus
et al., 2023; Nkonde-Price et al., 2022; Scherrenberg et al., 2021), así como los
programas centrados en atención primaria. En pacientes de alto riesgo de RHBC,
se prefieren los programas de entrenamiento supervisado hospitalario. Por último,
los pacientes de riesgo intermedio pueden ser incluidos en programas basados en
entrenamiento ambulatorio u hospitalario en función de la disponibilidad del centro. En nuestro centro, proporcionamos pautas para el entrenamiento ambulatorio
a todos los pacientes, con independencia del riesgo de RHBC, y complementamos
este entrenamiento ambulatorio con sesiones de entrenamiento supervisado hospitalario en los pacientes de mayor riesgo.

TABLA 16.1
Estratificación del riesgo de RHBC

Riesgo bajo

– FEVI >50 %
  – Killip I durante la fase aguda del IAM
  – Capacidad funcional >7 MET

Riesgo intermedio

– FEVI 40-49 %
  – Killip II durante la fase aguda del IAM
  – Capacidad funcional 5-7 MET
  – Angina o signos de isquemia a 5-7 MET y no signos de isquemia silente severa (descenso del ST <2 mm)
  – Respuesta anormal al esfuerzo (sin criterios de gravedad): respuesta de PA aplanada o incompetencia cronotrópica límite

Riesgo alto

– FEVI ≤40 %
  – Killip III-IV durante la fase aguda del IAM
  – Capacidad funcional <5 MET
  – IAM múltiples / recurrentes
  – Trastorno de conducción avanzado
  – Supervivientes a parada cardiorrespiratoria o muerte súbita recuperada
  – Angina o signos de isquemia a <5 MET y/o signos de isquemia silente severa (descenso del ST ≥2 mm)
  – Respuesta patológica al esfuerzo: respuesta de PA aplanada o hipotensiva, o incompetencia cronotrópica
  – Arritmias ventriculares complejas
  – Depresión

FEVI: fracción de eyección del ventrículo izquierdo; IAM: infarto agudo de miocardio; MET: equivalentes metabólicos; PA: presión arterial; RHBC: rehabilitación cardíaca.

6. Prescripción y modalidades de entrenamiento físico

Principios básicos del entrenamiento físico

Uno de los componentes más importantes dentro de un programa de RHBC es la prescripción de entrenamiento físico (Sabbahi et al., 2022). Esta debe realizarse de forma individualizada sobre la base de los datos obtenidos en la ergometría y en la valoración clínica y funcional por parte de los profesionales del programa, y como norma general se recomienda seguir los siguientes principios generales:

- Individualización y especificidad: debe prescribirse el entrenamiento de forma personalizada a cada paciente en función de las particularidades de su condición física y situación médica. De la misma manera, se pueden entrenar aspectos específicos si así se desea.
- Adaptación: ante un ejercicio físico lo suficientemente intenso como para producir una sobrecarga física, el cuerpo produce una posterior recuperación y sobrecompensación, lo cual mejora progresivamente la forma física del individuo.
- Estímulo eficaz: es necesario alcanzar un estímulo lo suficientemente intenso como para iniciar el proceso de adaptación, dado que estímulos de baja intensidad no llegan a producirlo.
- Gradualidad: la mejoría paulatina en la forma física implica que el entrenamiento físico debe ser progresivo e incremental en su intensidad a lo largo del tiempo.
- Continuidad y reversibilidad: el entrenamiento físico se debe mantener a largo plazo para que no se produzca una reversión de los beneficios obtenidos.

Modalidades de entrenamiento físico

Los diferentes tipos de entrenamiento físico suelen agruparse en ejercicio aeróbico, por una parte, y entrenamiento de fuerza, por otra, dentro del cual también se incluyen otras modalidades relacionadas como el entrenamiento del equilibrio, la flexibilidad, la coordinación y la elasticidad.

Aunque en realidad cualquier tipo de entrenamiento conlleva una combinación variable de componentes aeróbico, de fuerza y otros, en el entrenamiento aeróbico predomina una actividad física que produce un aumento sostenido y más o menos constante del gasto cardíaco, y por tanto de la frecuencia cardíaca, mientras se mantiene el esfuerzo. Es un tipo de entrenamiento intuitivo, dado que incluye actividades del día a día como caminar, caminar rápido, ciclismo, etc., y otras relacionadas como el atletismo, la marcha nórdica o la natación. Dentro de estas actividades, la recomendación general de un programa de RHBC sería similar a la de la OMS: realizar, repartidos entre tres y cinco días a la semana, al menos 150 minutos de ejercicio de intensidad moderada o 75 minutos de intensidad alta, o una combinación equivalente, aumentado de forma progresiva con el objetivo de llegar a 300 minutos de intensidad moderada o 150 minutos de intensidad alta, o una combinación equivalente (WHO, 2020).

Respecto al entrenamiento de fuerza, equilibrio, flexibilidad, coordinación y elasticidad, la recomendación sería realizar al menos dos o tres sesiones semanales de una actividad adaptada a las necesidades del paciente. Mientras que en pacientes jóvenes se podrían realizar ejercicios habituales de fortalecimiento muscular, en pacientes mayores se deberían priorizar aquellos que, siempre dentro del aumento o mantenimiento de la fuerza muscular, aporten también beneficios en el equilibro, la flexibilidad, la coordinación y la elasticidad, siendo este subgrupo precisamente el que más beneficios puede obtener de estas modalidades de entrenamiento.

Control del entrenamiento físico

Para un adecuado control del entrenamiento físico aeróbico se utilizan los rangos de intensidades de entrenamiento que se especifican en la tabla 16.2. Tal y como se muestra, el control de la intensidad puede realizarse mediante «pulsaciones» (frecuencia cardíaca, utilizando un porcentaje de la frecuencia cardíaca máxima o de la reserva de frecuencia cardíaca) o «sensaciones» (utilizando el «test de hablar» o la escala de Borg modificada, que valoran el esfuerzo físico percibido por el paciente). En cualquier caso, en la planificación del entrenamiento se debe conseguir que el paciente entrene al menos alcanzando una intensidad moderada, generalmente aumentando a intensidad alta a medida que progresa en el programa de RHBC.

TABLA 16.2

Rangos de entrenamiento físico aeróbico

Intensidad	VO_2 máximo (%)	FC máxima (%)	FC de reserva (%)	Escala de Borg modificada	Test de hablar
Baja	<40	<55	<40	0-3	Puede hablar sin problema mientras realiza la actividad.
Moderada	40-69	55-74	40-69	4-6	Puede hablar mientras realiza la actividad, pero necesita hacer pausas en las frases para respirar.
Alta	70-85	75-90	70-85	7-8	Prácticamente no puede hablar mientras realiza la actividad.
Muy alta	>85	>90	>85	9-10	

FC: frecuencia cardíaca; VO_2: consumo de oxígeno.

En nuestro caso en concreto, planificamos al menos tres meses de entrenamiento aeróbico continuo con intensidades incrementales utilizando el método de reserva de frecuencia cardíaca (fórmula de Karvonen): un 40-45 % el primer mes (intensidad moderada), un 50-60 % el segundo mes (intensidad moderada) y un 70-80 % el tercer mes y sucesivos (intensidad alta). En caso de que dispongamos de ergoespirometría, es importante asegurarse de que el paciente entrene alrededor del primer umbral ventilatorio las primeras semanas, incrementando progresivamente la intensidad hasta acercarse al segundo umbral ventilatorio, sin llegar a superarlo. En algunos casos se prescribe también entrenamiento interválico, que puede ser de moderada o alta intensidad dependiendo de la tolerancia del paciente.

Siguiendo el principio de individualización, este tipo de planificación de entrenamiento aeróbico es también aplicable a pacientes mayores, que en muchas ocasiones podrán realizar ejercicio aeróbico de moderada e incluso alta intensidad. Aunque el tipo específico de ejercicio debe adaptarse a las características del individuo, en nuestro ámbito solemos recomendar las caminatas a una velocidad que permita alcanzar el objetivo de «pulsaciones» y «sensaciones»; no obstante, en caso de experimentar dificultad para alcanzarlo, aconsejamos realizar marcha nórdica mediante la incorporación de bastones de marcha, lo que permite alcanzar una mayor velocidad y por tanto una mayor intensidad del esfuerzo. Además, la marcha nórdica incrementa la estabilidad, aspecto especialmente relevante en pacientes mayores con problemas de equilibrio, y redistribuye parte de la carga de los miembros inferiores a los miembros superiores, lo que reduce el dolor articular en pacientes con artrosis de cadera o de rodilla. En otros pacientes mayores que así lo prefieran, ejercicios tales como el atletismo (por ejemplo, con la técnica «ca-co»: alternando «caminar» con «correr» o trote suave), el ciclismo (tanto en bicicleta estática como de exterior), el senderismo o la natación son opciones válidas siempre que se realicen con el control y las indicaciones prescritas.

Por último, para completar el programa de entrenamiento deben indicarse ejercicios de fortalecimiento muscular y ámbitos relacionados. Para el fortalecimiento muscular se recomiendan tablas de ejercicios que entrenen de forma variable diferentes grupos musculares, guiados en su intensidad y número de repeticiones y series mediante el método de la repetición máxima. Estos ejercicios pueden realizarse con la ayuda de pesos, bandas elásticas o autocarga. Por otra parte, especialmente en pacientes mayores, se aconseja también entrenamiento de equilibrio, flexibilidad, coordinación y elasticidad, para lo cual se pueden realizar series específicas o actividades multifacéticas como el yoga, el pilates o el taichí.

Entrenamiento ambulatorio y supervisado hospitalario

Clásicamente, los programas de RHBC en fase 2 se centraban en el entrenamiento que el paciente realizaba de forma supervisada en el hospital. Aunque en pacientes de alto riesgo esta estrategia sea probablemente preferible, cada vez está cobrando más importancia el entrenamiento ambulatorio, es decir, aquel que el individuo desarrolla de forma autónoma y que en realidad será el que tendrá que mantener durante el resto de su vida, a lo largo de la fase 3.

En nuestro caso, aportamos a todos los pacientes pautas para realizar entrenamiento físico ambulatorio, incluyendo entrenamiento aeróbico y de fortalecimiento muscular y ámbitos relacionados, con independencia del riesgo de RHBC. Con una prescripción específica y una adecuada educación del paciente en los diferentes métodos de autocontrol, se ha demostrado que esta modalidad de entrenamiento es eficaz y segura. En nuestro caso, la enseñanza la realizamos profesionales de cardiología, medicina física y rehabilitación, enfermería y fisioterapia, instruyendo al paciente en el autocontrol de «pulsaciones» mediante un dispositivo de medición de frecuencia cardíaca (banda torácica, reloj inteligente o pulsera de actividad) y de «sensaciones» mediante las escalas ya comentadas.

En pacientes de mayor riesgo, complementamos el programa de entrenamiento ambulatorio con un número variable de sesiones de entrenamiento supervisado hospitalario, oscilando entre 8 sesiones en pacientes con excelente cumplimentación y respuesta y 24 sesiones en pacientes más desacondicionados. Las sesiones presenciales se planifican a lo largo de una hora de forma similar a las ambulatorias: ejercicios de calentamiento iniciales, seguidos de entrenamiento aeróbico en cicloergómetro o tapiz rodante y posteriormente ejercicios de fuerza y ámbitos relacionados, para finalizar con ejercicios de enfriamiento.

Una gran parte de los pacientes mayores se pueden beneficiar de la prescripción de entrenamiento físico siguiendo estas directrices dentro de un programa de RHBC. No obstante, cabe destacar que en aquellos pacientes mayores con cardiopatía isquémica no candidatos a ergometría y en los cuales no se pueda realizar esta prescripción tan detallada, están más que demostrados los beneficios de desarrollar cualquier grado de actividad física, incluso únicamente de intensidad ligera. Por ello se debe incentivar a todos los pacientes a hacer actividad física dentro de sus posibilidades, aunque por sus limitaciones funcionales no hayan sido incluidos en un programa de RHBC.

7. Programa de educación y empoderamiento del paciente

Se recomienda realizar un plan de educación y empoderamiento del paciente a lo largo de la fase 2 del programa de RHBC con la finalidad de que aprenda sobre su enfermedad, los objetivos de control óptimos y la manera de alcanzar el mejor estado de salud posible. La formación debe cubrir aspectos como las enfermedades cardiovasculares más frecuentes (infarto agudo de miocardio, cardiopatía isquémica, insuficiencia cardíaca, valvulopatías...); los FFRCV, incluyendo el tabaquismo; los fármacos más utilizados y la necesidad de adherencia terapéutica; la dieta mediterránea; la disfunción sexual; el entrenamiento físico; la terapia psicológica y el manejo del estrés, y estrategias de autocontrol.

Aunque en muchos centros se realizan sesiones formativas presenciales, en la actualidad existen recursos educativos en línea que pueden complementar dicha formación, por ejemplo el Aula Abierta de Rehabilitación Cardíaca (Aula RC) para pacientes, auspiciada por la Sociedad Española de Cardiología y que dispone de módulos que cubren todos los apartados imprescindibles. Por otra parte, existe también la figura del «paciente experto», que en este caso sería un paciente con cardiopatía isquémica que ha participado en un programa de RHBC, se ha formado en su enfermedad y está motivado para participar en la educación y la formación de nuevos pacientes que inicien el programa.

8. Seguimiento clínico, comorbilidades y fragilidad

Los pacientes con cardiopatía isquémica, especialmente aquellos de mayor edad, presentan con frecuencia complicaciones de su enfermedad u otras comorbilidades que precisan un manejo y un tratamiento específicos que pueden realizarse de manera óptima en el marco de un programa de RHBC aprovechando el seguimiento estrecho que se realiza durante este (Pavy et al., 2021). Además del ajuste de fármacos para conseguir un control lipídico o tensional óptimo, cada vez se dispone de un mayor arsenal farmacológico para asegurar un adecuado control metabólico en pacientes diabéticos o de peso en personas con sobrepeso u obesidad. La RHBC también supone un marco ideal para implementar estrategias de deshabituación tabáquica, con apoyo farmacológico, médico y por parte del resto de profesionales del equipo.

Otras situaciones en las que el seguimiento clínico es fundamental para realizar un ajuste terapéutico a lo largo del programa son la disfunción sistólica y/o insuficiencia cardíaca (Gabaldón-Pérez et al., 2022; Marcos-Garcés et al., 2023), mediante la introducción o titulación de fármacos pronósticos o para producir una mejoría sintomática si existen datos de congestión (Goyal et al., 2019); en caso de necesitar modificación de fármacos antitrombóticos por presentar complicaciones como el sangrado, el trombo intraventricular o la fibrilación auricular (Bertolín-Boronat et al., 2025), o cuando existen datos de incompetencia cronotrópica, que puede requerir la titulación a la baja o la deprescripción de fármacos cronotrópicos negativos.

Además de los principios generales que guían el seguimiento clínico en cualquier programa de RHBC, en pacientes mayores existen aspectos específicos de especial relevancia que han de considerarse dentro de la valoración global:

− Multimorbilidad: en esta población es frecuente la coexistencia de enfermedades de diferentes órganos y sistemas, lo que incrementa el riesgo de reingresos y dificulta la coordinación entre distintas especialidades. La RHBC permite priorizar los objetivos y las estrategias de manejo y coordinar el seguimiento y los cuidados sanitarios.
− Polifarmacia: los pacientes mayores reciben habitualmente un elevado número de medicaciones para tratar todas sus comorbilidades. En el marco de un programa de RHBC, se benefician especialmente de estrategias de conciliación del tratamiento, deprescripción y refuerzo a la adherencia terapéutica.
− Fragilidad: es frecuente que las personas mayores cumplan criterios de fragilidad, siendo estos individuos los que podrían obtener un mayor beneficio en términos de mejoría funcional y de calidad de vida. Se recomienda una valoración integrada y un tratamiento específico de la fragilidad dentro de un programa de RHBC.
− Síndrome posthospitalización: tras un ingreso hospitalario más o menos prolongado, los pacientes mayores presentan una mayor pérdida de masa

muscular y deterioro funcional, permitiendo la RHBC recuperar y mejorar su estado físico a lo largo del seguimiento.
- Deterioro cognitivo: identificando este aspecto, que se asocia con peor adherencia terapéutica y menor autocuidado, en RHBC se pueden iniciar medidas que incrementen la capacidad física, la independencia para las actividades de la vida diaria y potencialmente el estado cognitivo mediante el ejercicio físico.
- Incontinencia urinaria: es relativamente frecuente en pacientes mayores y reduce la adherencia a las pautas de entrenamiento físico. Durante la RHBC se pueden ajustar fármacos para reducir la incontinencia urinaria (por ejemplo, diuréticos) y adaptar el programa a las necesidades individuales (programas ambulatorios o tele-RHBC).
- Problemática psicosocial: problemas mentales como la ansiedad, la depresión y grados variables de trastorno adaptativo son habituales en esta población, así como la soledad y el aislamiento social. La RHBC mejora la salud mental global, reduce los síntomas ansiosos y depresivos y supone una oportunidad perfecta para favorecer la socialización del paciente.

9. Valoración global y control de resultados

Existen diferentes métodos para valorar los resultados del programa de RHBC, lo cual es recomendable para llevar a cabo un control de calidad y mejorar progresivamente aquellos aspectos subóptimos. Además de recopilar la opinión de los pacientes, es posible fijar unos objetivos específicos, idealmente dentro de la ruta asistencial del programa, y valorar su consecución.

En la tabla 16.3 se especifican los diferentes cuestionarios que utilizamos en el programa de RHBC postinfarto del Hospital Clínico Universitario de Valencia, tanto al inicio como al final de la fase 2, con la finalidad de realizar una valoración global de diferentes aspectos relevantes en pacientes con cardiopatía isquémica y un control de calidad de los resultados que obtenemos con nuestro programa de RHBC.

TABLA 16.3

Valoración global y control de resultados
en un programa de RHBC tras un síndrome coronario agudo

Ítem	Escala	Comentarios
Calidad de vida	Cuestionario de salud de 36 ítems, versión acortada (SF-36)	Cuestionario autoadministrado que permite valorar la calidad de vida global, así como en diferentes esferas (funcionamiento físico, limitación física, dolor, funcionamiento social, salud mental, limitación emocional, energía y salud general).

TABLA 16.3 (*cont.*)
Valoración global y control de resultados
en un programa de RHBC tras un síndrome coronario agudo

Ítem	Escala	Comentarios
Actividad física	Cuestionario Internacional de Actividad Física (IPAQ), versión acortada	Cuestionario autoadministrado que permite estimar la actividad física semanal que el paciente refiere realizar (en MET/semana).
Kinesiofobia	Escala de Tampa para la kinesiofobia (TSK)	Cuestionario autoadministrado que permite valorar el miedo al movimiento.
Dieta	Cuestionario de adherencia a la dieta mediterránea (PREDIMED)	Cuestionario autoadministrado que valora la adherencia del paciente a la dieta mediterránea.
Depresión	Cuestionario sobre la salud del paciente de 2 ítems (PHQ-2)	Cuestionario autoadministrado que permite un cribado de depresión.
Ansiedad	Escala de ansiedad generalizada de 2 ítems (GAD-2)	Cuestionario autoadministrado que permite un cribado de ansiedad.
Adherencia terapéutica	Escala Morisky-Green	Cuestionario autoadministrado que valora la adherencia terapéutica del paciente al tratamiento farmacológico prescrito.
Tabaquismo	Test de Fagerström	Cuestionario autoadministrado que valora la dependencia nicotínica de pacientes fumadores.
Síndrome de apnea-hipopnea del sueño	Escala de somnolencia diurna de Epworth	Cuestionario autoadministrado que determina la somnolencia diurna del paciente, como apoyo al diagnóstico de trastornos del sueño.

MET: equivalentes metabólicos.

10. Conclusiones

En definitiva, la RHBC es una estrategia que aporta importantes beneficios tanto pronósticos como en la mejoría de la calidad de vida y el control de los FFRCV en pacientes mayores con cardiopatía isquémica. Salvo limitación funcional que impida realizar una ergometría, estos pacientes van a beneficiarse de la intervención multidisciplinar y el entrenamiento físico llevados a cabo dentro de un programa de RHBC, por lo que se deberían implementar estrategias que permitan la inclusión de pacientes mayores en estos programas.

Referencias bibliográficas

AACVPR (American Association of Cardiovascular and Pulmonary Rehabilitation) (2021): *Guidelines for cardiac rehabilitation programs*, Champaign, IL, Human Kinetics, 6.ª ed.

ALFARAIDHY, M. A., C. REGAN y D. E. FORMAN (2022). «Cardiac rehabilitation for older adults: current evidence and future potential», *Expert Rev Cardiovasc Ther* 20, pp. 13-34. DOI: 10.1080/14779072.2022.2035722.

AMBROSETTI, M., A. ABREU, U. CORRÀ, C. H. DAVOS, D. HANSEN, I. FREDERIX et al. (2021): «Secondary prevention through comprehensive cardiovascular rehabilitation: From knowledge to implementation. 2020 update. A position paper from the Secondary Prevention and Rehabilitation Section of the European Association of Preventive Cardiology», *Eur J Prev Cardiolog* 28, pp. 460-495. DOI: 10.1177/2047487320913379.

ANDERSON, L., D. R. THOMPSON, N. OLDRIDGE, A. D. ZWISLER, K. REES, N. MARTIN et al. (2016): «Exercise-based cardiac rehabilitation for coronary heart disease», *Cochrane Database Syst Rev*, pp. CD001800. DOI: 10.1002/14651858.CD001800.pub3.

ARRARTE ESTEBAN, V., R. CAMPUZANO RUIZ, C. DE PABLO ZARZOSA y M. R. FERNÁNDEZ OLMO (2024): «Situación de la rehabilitación cardiaca en España. Resultados del registro AULARC», *Rev Esp Cardiol* 77, pp. 796-798.

BERTOLÍN-BORONAT, C., V. MARCOS-GARCÉS, H. MERENCIANO-GONZÁLEZ, N. PÉREZ, C. PÉREZ DEL VILLAR, J. GAVARA et al. (2025): «Prediction of left ventricular thrombus after myocardial infarction: a cardiac magnetic resonance-based prospective registry», *Eur J Intern Med* 131, pp. 104-112. DOI: 10.1016/j.ejim.2024.09.015.

BYRNE, R. A., X. ROSSELLÓ, J. J. COUGHLAN, E. BARBATO, C. BERRY, A. CHIEFFO et al. (2023): «2023 ESC Guidelines for the management of acute coronary syndromes», *Eur Heart J* 44, pp. 3720-3826.

CANDELARIA, D., S. RANDALL, L. LADAK y R. GALLAGHER (2020): «Health-related quality of life and exercise-based cardiac rehabilitation in contemporary acute coronary syndrome patients: a systematic review and meta-analysis», *Qual Life Res* 29, pp. 579-592.

DIBBEN, G., J. FAULKNER, N. OLDRIDGE, K. REES, D. R. THOMPSON, A. D. ZWISLER et al. (2021): «Exercise-based cardiac rehabilitation for coronary heart disease», *Cochrane Database Syst Rev* 11, pp. CD001800. DOI: 10.1002/14651858.CD001800.pub4.

DIBBEN, G., J. FAULKNER, N. OLDRIDGE, K. REES, D. R. THOMPSON, A. D. ZWISLER et al. (2023): «Exercise-based cardiac rehabilitation for coronary heart disease: a meta-analysis», *Eur Heart J* 44, pp. 452-469.

EIJSVOGELS, T. M. H., M. F. H. MAESSEN, E. A. BAKKER, E. P. MEINDERSMA, N. VAN GORP, N. PIJNENBURG et al. (2020): «Association of Cardiac Rehabilitation With All-Cause Mortality Among Patients With Cardiovascular Disease in the Netherlands», *JAMA Netw Open* 3, pp. e2011686.

GABALDÓN-PÉREZ, A., V. MARCOS-GARCÉS, J. GAVARA, M. P. LÓPEZ-LEREU, J. V. MONMENEU, N. PÉREZ et al. (2022): «Prognostic value of cardiac magnetic resonance early after ST-segment elevation myocardial infarction in older patients», *Age Ageing* 51, pp. afac248. DOI: 10.1093/ageing/afac248.

GLAAB, T. y C. TAUBE (2022): «Practical guide to cardiopulmonary exercise testing in adults», *Respir Res* 23, p. 9. DOI: 10.1186/s12931-021-01895-6.

GOLBUS, J. R., F. LÓPEZ-JIMÉNEZ, A. BARAC, W. K. CORNWELL, P. DUNN, D. E. FORMAN et al. (2023): «Digital Technologies in Cardiac Rehabilitation: A Science Advisory From the American Heart Association», *Circulation* 148, pp. 95-107.

GOYAL, P., E. Z. GORODESKI, Z. A. MARCUM y D. E. FORMAN (2019): «Cardiac Rehabilitation to Optimize Medication Regimens in Heart Failure», *Clin Geriatr Med* 35, pp. 549-560.

JEPMA, P., H. T. JORSTAD, M. SNATERSE, G. TER RIET, H. KRAGTEN, S. LACHMAN et al. (2020): «Lifestyle modification in older versus younger patients with coronary artery disease», *Heart* 106, pp. 1066-1072.

KUMAR, K. R. y I. L. PINA (2020): «Cardiac rehabilitation in older adults: New options», *Clin Cardiol* 43, pp. 163-170.

LANDER, B. S., A. M. LAYTON, R. P. GAROFANO, A. SCHWARTZ, D. J. ENGEL y N. A. BELLO (2022): «Average Exercise Capacity in Men and Women >75 Years of Age Undergoing a Bruce Protocol Exercise Stress Test», *Am J Cardiol* 164, pp. 21-26.

MARCOS-GARCÉS, V., H. MERENCIANO-GONZÁLEZ, J. GAVARA, A. GABALDÓN-PÉREZ, M. P. LÓPEZ-LEREU, J. V. MONMENEU et al. (2023): «MRI Investigation of the Differential Impact of Left Ventricular Ejection Fraction After Myocardial Infarction in Elderly vs. Nonelderly Patients to Predict Readmission for Heart Failure», *J Magn Reson Imaging* 58, pp. 1507-1518. DOI: 10.1002/jmri.28632.

MARCOS-GARCÉS, V., H. MERENCIANO-GONZÁLEZ, M. L. MARTÍNEZ MAS, P. PALAU, J. I. CLIMENT ALBEROLA, N. PÉREZ et al. (2024): «Short-Course High-Intensity Statin Treatment during Admission for Myocardial Infarction and LDL-Cholesterol Reduction–Impact on Tailored Lipid-Lowering Therapy at Discharge», *J Clin Med* 13, p. 127. DOI: 10.3390/jcm13010127.

MINISTERIO DE SANIDAD (2022): *Estrategia en Salud Cardiovascular del Sistema Nacional de Salud*, Madrid, Ministerio de Sanidad, en línea: <https://www.sanidad.gob.es/areas/calidadAsistencial/estrategias/saludCardiovascular/docs/Estrategia_de_salud_cardiovascular_SNS.pdf>.

NKONDE-PRICE, C., K. REYNOLDS, M. NAJEM, S. J. YANG, C. BATISTE, T. COTTER et al. (2022): «Comparison of Home-Based vs Center-Based Cardiac Rehabilitation in Hospitalization, Medication Adherence, and Risk Factor Control Among Patients With Cardiovascular Disease», *JAMA Netw Open* 5, pp. e2228720.

PAVY, B., M. C. ILIOU, J. M. GUY, J. Y. TABET, A. PONCHON-WEESS, B. PIERRE et al. (2021): «MEdical TReatment Optimization in cardiac rehabilitation

(METRO study): a French multicenter study», *Ann Cardiol Angeiol* 70, pp. 275-280.

RITCHEY, M. D., S. MARESH, J. MCNEELY, T. SHAFFER, S. L. JACKSON, S. J. KETEYIAN et al. (2020): «Tracking Cardiac Rehabilitation Participation and Completion Among Medicare Beneficiaries to Inform the Efforts of a National Initiative», *Circ Cardiovasc Qual Outcomes* 13, pp. e005902. DOI: 10.1161/CIRCOUTCOMES.119.005902.

SABBAHI, A., J. M. CANADA, A. S. BABU, R. SEVERIN, R. ARENA y C. OZEMEK (2022): «Exercise training in cardiac rehabilitation: Setting the right intensity for optimal benefit», *Prog Cardiovasc Dis* 70, pp. 58-65.

SALZWEDEL, A., K. JENSEN, B. RAUCH, P. DOHERTY, M. I. METZENDORF, M. HACKBUSCH et al. (2020): «Effectiveness of comprehensive cardiac rehabilitation in coronary artery disease patients treated according to contemporary evidence based medicine: Update of the Cardiac Rehabilitation Outcome Study (CROS-II)», *Eur J Prev Cardiolog* 27, pp. 1756-1774.

SANDERCOCK, G., V. HURTADO y F. CARDOSO (2013): «Changes in cardiorespiratory fitness in cardiac rehabilitation patients: A meta-analysis», *Int J Cardiol* 167, pp. 894-902.

SCHERRENBERG, M., M. WILHELM, D. HANSEN, H. VÖLLER, V. CORNELISSEN, I. FREDERIX et al. (2021): «The future is now: a call for action for cardiac telerehabilitation in the COVID-19 pandemic from the secondary prevention and rehabilitation section of the European Association of Preventive Cardiology», *Eur J Prev Cardiolog* 28, pp. 524-540.

SUAYA, J. A., W. B. STASON, P. A. ADES, S. L. T. NORMAND, D. S. SHEPARD (2009): «Cardiac Rehabilitation and Survival in Older Coronary Patients», *J Am Coll Cardiol* 54, pp. 25-33.

VELASCO, J. A., J. COSÍN, J. M. MAROTO, J. MUÑIZ, J. A. CASASNOVAS, I. PLAZA et al. (2000): «Guías de práctica clínica de la Sociedad Española de Cardiología en prevención cardiovascular y rehabilitación cardíaca», *Rev Esp Cardiol* 53, pp. 1095-1120.

VRINTS, C., F. ANDREOTTI, K. C. KOSKINAS, X. ROSSELLO, M. ADAMO, J. AINSLIE et al. (2024): «2024 ESC Guidelines for the management of chronic coronary syndromes», *Eur Heart J* 45, pp. 3415-3537. DOI: 10.1093/eurheartj/ehae177.

WOLF, C., T. L. BLACKWELL, E. JOHNSON, N. W. GLYNN, B. NICKLAS, S. B. KRITCHEVSKY et al. (2024): «Cardiopulmonary Exercise Testing in a Prospective Multicenter Cohort of Older Adults», *Med Sci Sports Exerc* 56, pp. 1574-1584. DOI: 10.1249/MSS.0000000000003444.

WHO (2020): *Guidelines on physical activity and sedentary behaviour*, Geneva, World Health Organization, en línea: <https://iris.who.int/bitstream/handle/10665/336656/9789240015128-eng.pdf?sequence=1>.

17. Programas de rehabilitación cardíaca en los pacientes mayores con enfermedades cardiovasculares II. Insuficiencia cardíaca

Patricia Palau Sampio
Eloy Domínguez Mafé
Gonzalo Núñez Marín
Julio Núñez Villota

Índice del capítulo

1. Definición de un programa de rehabilitación cardíaca basada en el ejercicio físico en pacientes con insuficiencia cardíaca

Las principales manifestaciones clínicas de los pacientes con insuficiencia cardíaca (IC) son la dificultad para tolerar el ejercicio físico y la reducción de la capacidad funcional. Estas limitaciones tienen un impacto significativo en la calidad de vida relacionada con la salud, especialmente en las personas mayores, en las que se asocian con un mayor grado de dependencia, un pronóstico más desfavorable y un considerable aumento en los costes sociosanitarios. Las guías de práctica clínica de la Sociedad Europea de Cardiología (Mcdonagh et al., 2022) recomiendan, con un nivel de evidencia A y grado de recomendación I, la realización regular de ejercicio aeróbico y la participación en programas de rehabilitación cardíaca basados en el ejercicio físico (RCBE). Estas estrategias son especialmente relevantes en las personas mayores con IC, ya que pueden contribuir a mantener su autonomía funcional, a mejorar su capacidad para realizar actividades de la vida diaria y a reducir tanto la morbilidad como la mortalidad.

La rehabilitación cardíaca de IC se define como un programa multidisciplinario que integra diversos componentes, como la evaluación psicosocial, el manejo de factores de riesgo cardiovascular, la promoción de cambios en el estilo de vida, la optimización del tratamiento médico y la implementación de un programa de ejercicio físico individualizado. Este último componente, conocido como RCBE, será el eje principal de este capítulo, aunque es fundamental resaltar que los programas de rehabilitación cardíaca deben abordar las necesidades específicas de las personas mayores, como la adaptación del ejercicio a su nivel funcional, la prevención del deterioro cognitivo y la atención a posibles comorbilidades.

A pesar de los beneficios demostrados, la implementación de la RCBE en pacientes con IC sigue siendo muy limitada, especialmente en las personas mayores, que podrían beneficiarse enormemente de estas intervenciones. Los registros europeos y españoles (Buttery et al., 2014; Bjarnason-wehrens et al., 2010; SEC, 2016) de unidades de rehabilitación cardíaca muestran que menos del 10 % de los pacientes con IC son derivados a estos programas. Entre las principales barreras se encuentran la falta de programas diseñados específicamente para personas mayores con IC y el desconocimiento, tanto por parte de los profesionales de la salud como de los propios pacientes, de los beneficios que ofrecen estas intervenciones (Grace et al., 2009; Sumner et al., 2016).

Este capítulo tiene como objetivo proporcionar a los profesionales del ejercicio y de la salud una visión integral de las indicaciones de la RCBE en IC, con un énfasis particular en las necesidades de las personas mayores. Abordaremos los principios fundamentales para la estratificación del riesgo mediante la prueba de esfuerzo cardiopulmonar, los beneficios clave de estos programas en términos de funcionalidad y calidad de vida y las pautas para que la prescripción de ejercicio físico sea adecuada, segura y personalizada para esta población.

2. Fases e indicaciones de los programas de rehabilitación cardíaca basados en el ejercicio

Al igual que ocurre en otros programas de rehabilitación cardíaca diseñados para diversas enfermedades cardiovasculares, los específicos para IC se estructuran en tres fases (Piepoli et al., 2011). Estos programas tienen como objetivo no solo mejorar la capacidad funcional y reducir la morbilidad y mortalidad, sino también prestar especial atención a las necesidades específicas de las personas mayores, incluyendo la prevención de la fragilidad, la mejora de la movilidad y la reducción de la dependencia.

- Fase 1 o fase hospitalaria. Comienza tras la estabilización clínica del paciente, durante la hospitalización, antes del alta médica. El objetivo es realizar una evaluación integral de este, iniciar ejercicios simples para prevenir la atrofia muscular y favorecer la recuperación funcional. En personas mayores, se prioriza la identificación y el manejo de la fragilidad y la inmovilidad, asegurando una transición segura hacia la recuperación. Participan profesionales de cardiología, enfermería, fisioterapia y médicos rehabilitadores.
- Fase 2 o fase ambulatoria. Se lleva a cabo después de la estabilización clínica del paciente, ya sea tras una hospitalización reciente o a través de la derivación desde consultas externas. Puede ser supervisada o no supervisada, y debe adaptarse específicamente a las necesidades de las personas mayores considerando su nivel funcional, las comorbilidades y posibles limitaciones como la polifarmacia (Braga et al., 2021). En esta fase se busca mejorar la movilidad, fomentar la adherencia al tratamiento y promover una mayor independencia. Participa un equipo multidisciplinario compuesto por cardiólogos, fisioterapeutas, médicos rehabilitadores, profesionales de ciencias de la actividad física y el deporte (CAFyD), enfermeros, médicos de atención primaria, psicólogos y nutricionistas (Arena et al., 2012).
- Fase 3 o fase de mantenimiento. El objetivo es consolidar los hábitos adquiridos en las fases previas, promoviendo un estilo de vida activo y saludable. Para las personas mayores, esto implica incluir ejercicios que mejoren la fuerza, el equilibrio y la resistencia, con el fin de prevenir caídas y mantener su autonomía funcional. Los programas pueden desarrollarse en el hogar, en centros comunitarios o en instalaciones deportivas adaptadas (Taylor et al., 2010). En este contexto, los fisioterapeutas y los profesionales de CAFyD desempeñan un papel clave en el diseño, la supervisión y el ajuste de los programas de ejercicio, asegurando que sean seguros, efectivos y adaptados a las necesidades individuales de cada paciente.

Los programas ambulatorios de RCBE (fase 2 de un programa de rehabilitación cardíaca) son apropiados para pacientes con IC que se encuentren clínicamente estables y presenten una clasificación funcional de I a III según la New York Heart Association (NYHA) (Mcdonagh et al., 2022). De acuerdo con las guías europeas actuales, la «estabilidad clínica» se define como la ausencia de cambios recientes en la clasificación funcional, de hospitalizaciones relacionadas con IC, de eventos cardiovasculares significativos o de procedimientos durante el último mes. En personas mayores, esta valoración debe complementarse con un análisis más amplio que considere factores como la fragilidad, la sarcopenia, las comorbilidades y la capacidad funcional, para asegurar que el programa sea seguro, personalizado y adecuado a sus necesidades (Palau et al., 2019).

3. Evaluación integral y personalizada para el inicio del programa

Antes de comenzar un programa de RCBE es esencial llevar a cabo una evaluación integral y personalizada que abarque aspectos fundamentales como la fragilidad, la sarcopenia, la capacidad funcional, el control de comorbilidades y la esfera emocional. Estos factores resultan especialmente relevantes en personas mayores con IC, ya que permiten garantizar la seguridad del programa, adaptarlo a las necesidades individuales y maximizar su eficacia terapéutica.

Evaluación de fragilidad, sarcopenia y capacidad física

La sarcopenia es la enfermedad del músculo esquelético que cursa con pérdida de masa (miopenia) y de fuerza muscular (dinapenia). La fragilidad es un concepto más amplio que abarca el declive progresivo de los sistemas fisiológicos y que resulta en una reducción de la capacidad intrínseca que condicionaría un estado de vulnerabilidad a los estresores y un mayor riesgo de eventos adversos de salud. Ambas situaciones son muy frecuentes en pacientes mayores con IC y empeoran de forma marcada el pronóstico, de modo que es importante detectarlas (Mirzai et al., 2022).

El sistema más ampliamente utilizado y validado para detectar la fragilidad es la escala de Fried, que considera 5 dominios: lentitud, debilidad, baja actividad física, agotamiento y pérdida no intencionada de peso. La alteración de 3 o más de estos dominios definiría al paciente frágil, mientras que el paciente con una puntuación de 1-2 sería clasificado como prefrágil. Sus principales fortalezas son su validación y que considera un amplio espectro de parámetros; como limitaciones hay que destacar que los valores reportados por el paciente en algunos dominios pueden incurrir en mayor subjetividad y la problemática de valorar pérdidas de peso en pacientes con IC (Talha et al., 2023). Por su parte, la escala de fragilidad clínica (*Clinical Frailty Scale*) es una herramienta rápida de cribado de fragilidad, pero adolece de una importante variabilidad interobservador. Por último, la batería corta de desempeño físico (*Short Physical Performance Scale*, a partir de ahora SPPB) es otro método ampliamente usado que combina tres ejercicios de equilibrio, fuerza y resistencia de extremidades inferiores, aunque presenta un efecto techo en individuos con una mejor capacidad funcional. Estos métodos se resumen en la tabla 17.1.

TABLA 17.1
Principales herramientas utilizadas en la valoración de la fragilidad

Herramienta	Descripción
Escala de Fried	Incluye 5 componentes: 1. Lentitud en el test de la marcha 2. Debilidad medida mediante Handgrip 3. Baja actividad física 4. Agotamiento percibido 3 días por semana o más 5. Pérdida no intencionada de peso >4,5 kg en 1 año 0 = robusto; 1-2 = prefrágil; >3 = frágil.
Clinical Frailty Score (CFS)	1. *En forma*: personas sanas, activas, enérgicas y motivadas. Hacen ejercicio regularmente. Presentan mejor estado general que la gente de su edad. 2. *Buen estado de salud*: personas que no tienen síntomas de enfermedad activa pero el estado general es peor que la categoría anterior. A menudo hacen ejercicio o presentan mayor actividad en periodos discontinuos. 3. *Persona con buena autonomía*: los problemas médicos están bien controlados, pero no se muestran regularmente activas, más allá de la rutina de caminar. 4. *Vulnerable*: si bien no depende de la ayuda de terceros, a menudo los síntomas limitan las actividades. Una queja común es «ir más despacio» y/o estar cansado durante el día. 5. *Ligeramente frágil*: necesitan ayuda, es evidente algo de lentitud en sus acciones y precisan apoyo en actividades instrumentales de la vida diaria (finanzas, transporte, trabajo doméstico pesado, medicamentos...). Generalmente, la fragilidad moderada va impidiendo de forma progresiva ir de compras y caminar solo, preparar la comida y realizar las tareas del hogar. 6. *Moderadamente frágil*: necesitan ayuda con todas las actividades externas y con el mantenimiento de la casa. En casa, a menudo tienen problemas con las escaleras y precisan ayuda para bañarse y es posible que requieran asistencia mínima (indicaciones) con el vestido. 7. *Gravemente frágil*: completamente dependiente para el cuidado personal por cualquier causa (física o cognitiva). Aun así, parecen estar estables y no tienen un alto riesgo de morir (próximos 6 meses). 8. *Muy gravemente frágil*: totalmente dependiente, acercándose al final de la vida. Por norma general, no pueden recuperarse ni incluso de una enfermedad menor. 9. *Situación terminal*: al acercarse al final de la vida, esta categoría se aplica a las personas con una esperanza de vida inferior a 6 meses que no son evidentemente débiles.
Batería Corta de Desempeño Físico (SPPB)	–Equilibrio: pies juntos, semitándem y tándem. 0 a 4 puntos. –Test de velocidad de la marcha en 4 metros. 0 a 4 puntos. –Test de levantarse de la silla 5 veces. 0 a 4 puntos. 10-12 = robusto, 9-7 = prefrágil, ≤6 = gravemente frágil.

El diagnóstico de sarcopenia implica su detección o cribado mediante el cuestionario SARC-F, la posterior evaluación de la fuerza muscular de miembros superiores y/o inferiores y, en caso de alta probabilidad, su confirmación mediante medición de la cantidad y/o calidad del músculo y una serie de pruebas de desempeño físico para evaluar su severidad (Mirzai et al., 2022). Estos pasos se han resumido en la figura 17.1. Los componentes individuales de este algoritmo referentes a la medición de la fuerza y las pruebas de desempeño físico constituyen herramientas fácilmente disponibles, rápidas y adaptadas al paciente mayor para evaluar la capacidad física antes de un programa de ejercicio físico supervisado y tras su finalización.

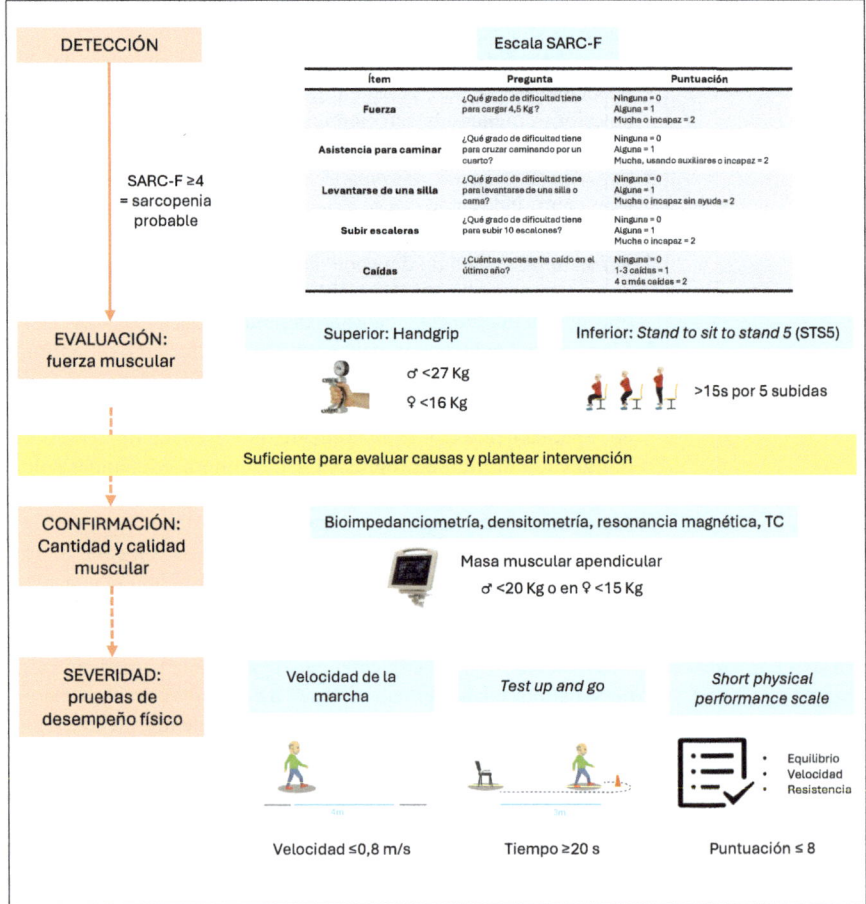

Fig. 17.1 Algoritmo diagnóstico de sarcopenia.

Evaluación de la capacidad funcional mediante pruebas de esfuerzo adaptadas a personas mayores

Para evaluar la capacidad funcional previa al inicio del programa se recomienda la prueba de esfuerzo cardiopulmonar (Malhotra et al., 2016) o, en su defecto, la prueba de esfuerzo convencional. En pacientes mayores, especialmente en aquellos con problemas de estabilidad de la marcha, se sugiere utilizar un cicloergómetro para evitar caídas y optimizar el registro electrocardiográfico. El protocolo debe adaptarse a las limitaciones funcionales del paciente; en individuos frágiles o con clases funcionales avanzadas (NYHA II-III), se aconseja un protocolo en rampa suave (incrementos de 5-10 vatios por minuto) para garantizar una duración óptima de la prueba (6-8 minutos). En la tabla 17.2 se especifican las contraindicaciones para la prueba de esfuerzo y el entrenamiento (sección A), las restricciones específicas para el ejercicio físico (sección B) y las recomendaciones sobre cuándo suspender el programa (sección C), teniendo en cuenta las necesidades de las personas mayores.

TABLA 17.2

Contraindicaciones para realización de prueba de esfuerzo y entrenamiento

A. Contraindicaciones para la realización de la prueba de esfuerzo
1. Fase precoz tras un síndrome coronario agudo
2. Arritmias cardíacas malignas
3. Fase aguda tras descompensación por insuficiencia cardíaca
4. Hipertensión arterial no controlada
5. Bloqueo auriculoventricular avanzado
6. Miocarditis o pericarditis aguda
7. Estenosis aórtica sintomática
8. Miocardiopatía hipertrófica obstructiva severa
9. Trombo intracardíaco
10. Enfermedad sistémica aguda
B. Contraindicaciones para la realización de entrenamiento físico
1. Disnea progresiva o disnea de reposo en los últimos 3-5 días
2. Detección de isquemia a muy baja carga
3. Diabetes mellitus con mal control metabólico
4. Embolismo reciente
5. Tromboflebitis
6. Diagnóstico reciente de fibrilación auricular/*flutter* con frecuencia cardíaca no controlada

TABLA 17.2 (*cont.*)
Contraindicaciones para realización de prueba de esfuerzo y entrenamiento

C. Cuándo interrumpir un programa de entrenamiento físico
1. Aumento de 1,5-2 kg en los últimos 1-3 días
2. Tratamiento con inotrópicos
3. Caída de presión arterial con el esfuerzo
4. Clase funcional IV/IV de la NYHA
5. Arritmias ventriculares complejas con el ejercicio o en reposo
6. Taquicardia en reposo
7. Comorbilidades asociadas que limiten la realización de ejercicio

Fuente: Adaptada de Piepoli et al. NYHA, New York Heart Association classification.

Los síntomas más comunes en pacientes con IC que limitan las pruebas de esfuerzo incluyen disnea, fatigabilidad muscular y dolor torácico. Además, durante la prueba de esfuerzo, la aparición de ciertos signos y síntomas requiere la detención inmediata. Entre estos se encuentran el dolor torácico anginoso progresivo, el descenso o falta de incremento de la presión arterial sistólica pese al aumento de la carga, arritmias severas o malignas (como extrasístoles ventriculares frecuentes, progresivas y multiformes; taquicardia ventricular; *flutter*, o fibrilación ventricular), síntomas del sistema nervioso central (como ataxia, mareo o síncope), signos de mala perfusión periférica (como cianosis o palidez) o la incapacidad de obtener un registro electrocardiográfico adecuado.

Las principales variables evaluadas durante la prueba de esfuerzo, esenciales para diseñar el programa de entrenamiento, son la frecuencia cardíaca máxima (o el valor del consumo pico de oxígeno, VO_2 pico), la presión arterial en el esfuerzo máximo o en el VO_2 pico y la percepción subjetiva del esfuerzo. Esta última se mide habitualmente mediante la escala de esfuerzo percibido (escala RPE), también conocida como escala de Borg (Borg et al., 1982), que permite valorar la intensidad del esfuerzo de manera subjetiva con puntuaciones que van de 6 (esfuerzo nulo) a 20 (esfuerzo máximo). En personas mayores, esta herramienta resulta especialmente valiosa, ya que permite ajustar la intensidad del ejercicio de forma individualizada y minimizar riesgos, teniendo en cuenta factores como la fragilidad o el impacto de la polifarmacia. La educación sobre su uso fomenta la autogestión del esfuerzo y promueve la confianza para participar de manera segura en el programa.

En ausencia de una prueba de esfuerzo cardiopulmonar o convencional, se puede utilizar la prueba de la distancia recorrida en 6 minutos (6-MWT) como alternativa para evaluar la capacidad funcional. Aunque la 6-MWT tiene un valor pronóstico demostrado, su carácter submáximo limita la cantidad de información obtenida en comparación con una prueba de esfuerzo convencional, ya que no permite un registro electrocardiográfico completo ni evalúa de forma precisa la respuesta cardiovascular al esfuerzo máximo. Sin embargo, las variables obtenidas durante la 6-MWT, como la frecuencia cardíaca máxima, la presión arterial en el esfuerzo máximo y la percepción subjetiva del esfuerzo (también evaluada mediante la escala de Borg), son útiles para ajustar los programas de entrenamiento, especialmente en personas mayores.

Valoración del riesgo cardiovascular y comorbilidades

Los programas de RCBE son, además, el escenario ideal para controlar la comorbilidad de estos pacientes, ya que implican visitas frecuentes y una relación médico-paciente estrecha. En este sentido, la valoración y las recomendaciones referentes al control de los factores de riesgo cardiovascular tradicionales presentan algunas especificidades en esta población (Visseren et al., 2021). La tabla 17.3 presenta recomendaciones específicas de control de factores de riesgo cardiovascular.

TABLA 17.3
Recomendaciones específicas de control de factores
de riesgo cardiovascular en pacientes mayores con insuficiencia cardíaca

Factores de riesgo cardiovascular	*Recomendaciones específicas en pacientes mayores con insuficiencia cardíaca*
Tabaquismo	El abandono del tabaco debería ser un objetivo independiente de la edad y la presencia de fragilidad por su beneficio pronóstico y en calidad de vida.
Obesidad	IMC <30 kg/m^2. No se recomiendan los programas de pérdida de peso basados exclusivamente en alimentación para evitar la aceleración de la pérdida de masa muscular.
Alimentación	Recomendada la adherencia a la dieta mediterránea y su evaluación mediante cuestionarios específicos. Especial atención a la palatabilidad por la alta prevalencia de disgeusia. Evitar déficits vitamínicos (B12, B1, tiamina). Reposición intravenosa de hierro si hay ferropenia. Los suplementos de proteínas podrían tener un papel en individuos frágiles sin contraindicaciones específicas.
Hipertensión arterial	Mismos objetivos de presión arterial (PA) en pacientes con edad <85 años que no sean moderada o severamente frágiles: objetivo de PA sistólica 120-129 mmHg. De lo contrario, considerar objetivos más laxos con hincapié en evitar hipotensión ortostática. Priorizar combinaciones de dos fármacos en un comprimido. Limitar el uso de beta y alfa bloqueantes por peor tolerancia.
Dislipemia	Mismos objetivos de reducción de LDL que en la población general en base al riesgo cardiovascular.
Diabetes mellitus	Objetivo general de hemoglobina glicosilada <7 %; en pacientes frágiles <8 % con hincapié en evitar hipoglucemias. No privar de medicaciones con beneficio pronóstico demostrado (iSGLT2, aGLP1) en base a la edad salvo contraindicación específica.

IMC: índice de masa corporal; PA: presión arterial; LDL: lipoproteína de baja densidad; iSGLT2: inhibidores del cotransportador sodio-glucosa tipo 2; aGLP1: agonistas del receptor del péptido similar al glucagón de tipo 1.

Estado emocional y adherencia a los programas de RCBE

La ansiedad, la depresión y la soledad no deseada son problemas frecuentes y a menudo infradiagnosticados en pacientes mayores con IC. Estos factores pueden tener un impacto significativo en la adherencia a los programas de RCBE y en los resultados clínicos, por lo que es fundamental abordar las esferas emocional y psicosocial y la calidad de vida de manera integral. Además, un entorno social adecuado ha demostrado ser un factor protector en estos pacientes, lo que subraya la importancia de incluir una evaluación social en la valoración inicial.

El instrumento más utilizado para evaluar la calidad de vida en pacientes con IC es el *Minnesota Living with Heart Failure Questionnaire* (MLHFQ), con 21 ítems que integran tanto la dimensión física como la emocional (Volterrani et al., 2025). De forma complementaria, se pueden emplear otros cuestionarios centrados en la salud mental, como el *Short Form Health Survey 36* (SF-36), el *Hospital Anxiety and Depression Scale* (HADS) o el *Center for Epidemiological Studies-Depression Scale* (CES-D), que ayudan a identificar y medir problemas específicos como la ansiedad y la depresión.

Adicionalmente, existen cuestionarios sencillos y validados diseñados para evaluar de manera rápida y efectiva síntomas emocionales como la depresión y la ansiedad. Detectar y tratar estos problemas mediante el uso de estas herramientas y la intervención de profesionales especializados puede mejorar significativamente la experiencia del paciente y su compromiso con el programa.

Un enfoque integral que contemple el bienestar físico, el emocional y el social fomenta una mayor adherencia al programa, mejora la percepción del paciente sobre su proceso de rehabilitación y potencia los resultados clínicos. Atender estas esferas no solo facilita la participación en los programas de RCBE, sino que también contribuye a un envejecimiento más saludable, mejorando la movilidad, reduciendo la dependencia y promoviendo la autonomía funcional.

4. Modalidades de entrenamiento en los programas

Los programas de RCBE integran diversas modalidades que se personalizan según las características y las necesidades individuales de cada paciente, combinando entrenamiento aeróbico, de fuerza y de musculatura inspiratoria, así como técnicas específicas orientadas a superar limitaciones particulares y potenciar los beneficios terapéuticos. Este apartado se describirá en detalle en el capítulo 22 de este mismo libro.

a) Entrenamiento aeróbico continuo
Es una de las modalidades más ampliamente utilizadas en los programas de RCBE. Se realiza típicamente en bicicleta estática o cinta rodante, comenzando con intensidades bajas y sesiones de corta duración que progresan gradualmente en tiempo e intensidad. El aumento de la intensidad dependerá de la valoración funcional inicial del paciente y de la escala de

Borg. Este tipo de ejercicio mejora significativamente la capacidad funcional y la calidad de vida y reduce la morbimortalidad en pacientes con IC.

b) *Entrenamiento aeróbico interválico*

Este tipo de entrenamiento alterna periodos de ejercicio de mayor intensidad con fases de recuperación activa o pasiva. Su intensidad y su duración se adaptan progresivamente según la capacidad funcional del paciente y pueden ajustarse utilizando la escala de Borg como referencia (Piepoli et al., 2011; Pelliccia et al., 2021). Esta modalidad ha demostrado beneficios en la mejora de la capacidad funcional y la calidad de vida.

c) *Entrenamiento de fuerza*

Se enfoca a fortalecer los principales grupos musculares mediante el uso de pesas, bandas elásticas o máquinas (Piepoli et al., 2011; Piepoli et al., 2016; Pelliccia et al., 2021). Este tipo de entrenamiento mejora la fuerza muscular, la coordinación y la masa ósea, y resulta crucial para mantener la independencia funcional, especialmente en personas mayores o con pérdida significativa de masa muscular. Se recomienda iniciar con cargas ligeras y repeticiones altas, aumentando progresivamente la intensidad en función de la valoración funcional inicial del paciente y utilizando la escala de Borg para guiar el nivel de esfuerzo. Este enfoque asegura que los ejercicios sean seguros y efectivos.

d) *Electroestimulación muscular funcional (EMF)*

La EMF es una alternativa para pacientes con debilidad muscular severa o limitaciones que les impiden realizar ejercicio de fuerza convencional (Kadoglou et al., 2027; Palau et al., 2019). Mediante electrodos colocados en los músculos de los miembros inferiores, se estimulan contracciones musculares que mejoran la fuerza, la capacidad funcional y la calidad de vida. Esta técnica puede utilizarse como terapia puente o complemento del entrenamiento convencional.

e) *Entrenamiento de la musculatura inspiratoria (EMI)*

El EMI utiliza dispositivos de resistencia para fortalecer los músculos respiratorios (Palau et al., 2014; Palau et al., 2019). Se realiza con una intensidad ajustada a la presión inspiratoria máxima en sesiones diarias de 15 a 20 minutos. Este entrenamiento mejora la capacidad funcional, reduce la disnea y optimiza la calidad de vida, siendo especialmente útil en pacientes con síntomas respiratorios limitantes.

Siempre que sea posible, se recomienda combinar las modalidades de entrenamiento aeróbico, de fuerza y de musculatura inspiratoria, ya que esta integración permite abordar múltiples sistemas involucrados en la insuficiencia cardíaca. La combinación de estas técnicas potencia los beneficios individuales de cada modalidad, maximizando las mejoras en la capacidad funcional, la fuerza muscular, la calidad de vida y la tolerancia al esfuerzo. Este enfoque integral no solo facilita la recuperación física, sino que también contribuye a una rehabilitación más completa y efectiva.

5. Resultados y efectividad de los programas

Como norma general, y de forma análoga a lo que ocurre con otros trata-mientos, los pacientes mayores han sido tradicionalmente infrarrepresentados o excluidos de los principales estudios que han evaluado los beneficios de los programas de RCBE. A modo de ejemplo, el HF-ACTION, el estudio de mayor ta-maño realizado hasta la fecha en este escenario, que aleatorizó a 2.331 pacientes con IC con fracción de eyección reducida a un programa de RCBE, incluyó una población con una edad media de 59 años y solo un 19 % de los pacientes tenían más de 70 años (O'Connor et al., 2009). A esto se suma una definición discordante del paciente mayor en los diferentes estudios disponibles. No obstante, tanto los análisis de subgrupos de estudios de mayor tamaño realizados en poblaciones más amplias como los resultados de estudios de menor tamaño llevados a cabo específicamente en personas mayores permiten extraer información relevante acerca de la seguridad y los beneficios de los programas de RCBE en esta po-blación (O'Connor et al., 2009; Kitzman et al., 2021; Antonicelli et al., 2016; Austin et al., 2004; Davidson et al., 2010; Hägglund et al., 2018; Lang et al., 2018; Nilsson et al., 2008; Reeves et al., 2017; Witham et al., 2005; Witham et al., 2012). En este sentido, la tabla 17.4 reúne el mayor estudio realizado hasta la fecha en rehabilitación cardíaca en IC (HF-ACTION) y aquellos ensayos clínicos aleatorizados de RCBE realizados específicamente en pacientes mayores con IC o con participantes con una edad media superior a 70 años.

Beneficios en reducción de hospitalizaciones y mortalidad

Una reciente revisión sistemática de la Colaboración Cochrane que inclu-yó 60 ensayos clínicos aleatorizados con más de 8.000 pacientes apunta a un beneficio probable de los programas de RCBE en la reducción de los reingresos por cualquier causa y los reingresos por IC (Molloy et al., 2024). Asimismo, los ensayos realizados específicamente en pacientes mayores con IC muestran de forma mayoritaria un beneficio en términos de reducción de hospitalizaciones (tabla 17.4). La fragilidad podría modular este beneficio: un subanálisis del ensayo clínico HF-ACTION que incluyó a los 1.266 pacientes (59 %) considerados frágiles (aunque en base a unos criterios laxos de fragilidad) mostró que el beneficio en la reducción de hospitalizaciones era mayor en los pacientes frágiles respecto a los no frágiles (p interacción 0,02; HR de 0,84 [95 % CI, 0,72-0,99]) (Pandey et al., 2022). En términos de mortalidad, la RCBE parece tener un efecto neutro en pacientes mayores con IC, de forma similar a lo que ocurre cuando se consideran otros grupos de edad (Molloy et al., 2024).

TABLA 17.4

Ensayo clínico aleatorizado de mayor tamaño realizado hasta la fecha de RCBE en IC (HF-ACTION) y ensayos clínicos aleatorizados de RCBE realizados específicamente en pacientes mayores con IC (criterio específico de edad) o con participantes con una edad media superior a 70 años

Estudio	Población	Intervención, seguimiento y objetivos	Resultados
O'Connor et al., 2009 (HF-ACTION)	2.331 pacientes estables con IC FEr. Edad media: 59 años. 28 % mujeres.	Programa de 36 sesiones de ejercicio aeróbico supervisado seguido de ejercicio domiciliario vs. PCH. Seguimiento a 30 meses. Objetivo primario: muerte u hospitalización.	• ↓ de muerte u hospitalización tras ajuste preespecificado por variables basales pronósticas (0,89 (95 % CI, 0,81-0,99; P = 0,03)) a expensas de ↓ hospitalización (HR 0,85 (95 % CI, 0,74-0,99; P = 0,03)). • No ↓ del objetivo primario sin el ajuste (HR 0,93 [95 % CI, 0,84-1,02]; P = 0,13). • Sin diferencias en efectos adversos.
Kitzman et al., 2021	349 pacientes ingresados por IC con edad ≥60 años. Edad 72,7 ± 8,1 años. 52 % mujeres. 53 % IC FEp.	Programa (fuerza, movilidad, equilibrio y resistencia) iniciado en hospitalización o tras el alta y seguido de 36 sesiones de ejercicio aeróbico supervisado (meses 1-3) seguido de ejercicio domiciliario (meses 4-6) vs. PCH. Seguimiento a 3 y 6 meses. Endpoint primario: Short Physical Performance Battery (SPPB).	• ↑ SPPB (diferencia media entre grupos 1,5; 95 % CI, 0,9-2,0; P < 0,001). • Sin diferencias en reingresos a 6 meses. • Sin diferencias en mortalidad entre grupos.
Antonicelli et al., 2016	343 pacientes con IC estable y edad ≥70 años. Edad 76,90 ± 5,67. 43,1 % mujeres. FEp & FEr	Programa de ejercicio físico supervisado (aeróbico + fuerza) 2 x semana, 8 semanas vs. PCH. Seguimiento a 6 meses. Objetivo primario: 6-MWT.	• ↑ 6-MWT (450 ± 83 vs. 290 ± 97 m, p < 0,001). • ↓ riesgo de rehospitalización del 40 % (HR = 0,558, 95 % CI, 0,326-0,954, p = 0,033). • ↑ actividades básicas de la vida diaria. • Mejoría en calidad de vida (MLHFQ 28,6 ± 12,3 vs. 44,5 ± 12,3, p < 0,001).
Austin et al. 2005	200 pacientes con IC estable con IC FEr y edad ≥60 años Edad 71,8 ± 6,5. 44 % mujeres.	Programa de ejercicio físico supervisado (aeróbico + fuerza) 2 x semana, 8 semanas + 16 semanas de programa semanal comunitario vs. PCH. Seguimiento a 24 semanas. Objetivos primarios: NYHA, 6-MWT, percepción de esfuerzo, calidad de vida (MLHFQ).	• Mejoría de NYHA, 6-MWT, percepción de esfuerzo y calidad de vida (MLHFQ 36,9, CI 32,2-41,6 vs. 22,9, CI 19,5-26,4, p < 0,05). • ↓ riesgo de rehospitalización (11 vs. 33, p < 0,01). • Mejoría en calidad de vida y 6-MWT a 3 meses.
Davidson et al., 2010	200 pacientes con IC estable (no datos de FE). Edad 71,6 (intervención), 73,9 (control). 33 % mujeres.	Programa de ejercicio físico supervisado (aeróbico + fuerza) 1 x semana, 12 semanas combinado con domiciliario vs. PCH. Seguimiento a 3 y 12 meses. Objetivo primario: reingresos por cualquier causa.	• ↓ probabilidad de rehospitalización a 12 meses (44 vs. 69 %, P = 0,01). • ↑ probabilidad de seguir vivo a 12 meses (OR =3,85; 95 % CI = 1,0314,42; P = 0,0042).

TABLA 17.4 (cont.)

Ensayo clínico aleatorizado de mayor tamaño realizado hasta la fecha de RCBE en IC (HF-ACTION) y ensayos clínicos aleatorizados de RCBE realizados específicamente en pacientes mayores con IC (criterio específico de edad) o con participantes con una edad media superior a 70 años

Hagglund et al., 2018	45 pacientes con IC FEr estable y edad ≥70 años. Edad media 75,5. 22 % mujeres.	Programa de ejercicio físico supervisado (Tai Chi) 2 x semana, 16 semanas vs. PCH. Seguimiento a 16 semanas y 6 meses. Objetivos primarios: cuestionario de fatiga *Multidimensional Fatigue Inventory*; MLHFQ.	• Mejoría a 6 meses del cuestionario de fatiga en comparación a control (*Multidimensional Fatigue Inventory*) 10,5 vs. 11,8, p = 0,048). • En grupo control mejoría de SPPB respecto a basal a 6 meses (8,5 vs. 9,9 p = 0,046), no así en el grupo intervención.
Lang et al. 2018	50 pacientes con IC FEp (≥45 %) estable. Edad media 73,9. 54 % mujeres.	Programa de ejercicio físico domiciliario (aeróbico) 12 semanas vs. PCH. Seguimiento a 3 y 6 meses. Objetivo primario: MLHFQ.	• Mejoría no significativa a 6 meses MLHFQ (diferencia media entre grupos -11,5, 95 % CI -22,8-0,3). • Mejoría no significativa en escala de depresión HADS (-1,5, 95 %CI -3,4-0,3).
Nilsson et al. 2008	80 pacientes con IC (FEp&FEr) estable. Edad media 70,1 ± 7,9. 21 % mujeres.	Programa de ejercicio físico supervisado (aeróbico) 2 x semana, 4 meses vs. PCH. Seguimiento a 12 meses. Objetivo primario: MLHFQ.	• Mejoría a 4 meses de MLHFQ (+10 vs. -1 punto, p <0,001), 6MWT (+58 vs. -15 m, p <0,001). • La mejoría se mantiene a 12 meses para MLHFQ (+10 vs. -6 puntos, p = 0,003) y 6MWT (+41 vs. -20 m, p <0,001).
Reeves et al. 2017	27 pacientes con IC aguda tras estabilización y edad ≥60 años. Edad media 70,1 ± 7,9. 59 % mujeres. 41 % con FE ≥45 %.	Programa de ejercicio físico supervisado desde el ingreso y domiciliario tras el alta (fuerza, movilidad, equilibrio y resistencia) 3 x semana, 12 semanas vs. PCH. Seguimiento a 3 y 6 meses. Objetivo primario: SPPB, reingreso por cualquier causa.	• Mejoría a 3 meses de SPPB (+1,1 U (7,4 ± 0,5 U vs. 6,3 ± 0,5 U)). • Reducción de la probabilidad de reingreso por cualquier causa a 6 meses (-0,48 (1,16 ± 0,35 vs. 1,64 ± 0,39)).
Witham et al. 2005	82 pacientes con IC FEr estable y edad ≥70 años. Edad 80 ± 6 (intervención), 81 ± 4 (control). 45 % mujeres.	Programa de ejercicio físico supervisado de intensidad leve (aeróbico + fuerza realizado sentado) 3 meses seguido de domiciliario 3 meses vs PCH. Seguimiento a 6 meses. Objetivo primario: 6-MWT.	• Incremento en la actividad física diaria. • Sin cambios en 6-MWT a 3 ni 6 meses.
Witham et al. 2012	82 pacientes con IC FEr estable y edad ≥70 años. Edad 80,4 ± 5,9 (intervención), 79,5 ± 4,9 (control). 64 % mujeres.	Programa de ejercicio físico supervisado (aeróbico funcional + fuerza con bandas elásticas) 8 semanas seguido de domiciliario 16 semanas vs. PCH. Seguimiento a 8 y 24 semanas. Objetivo primario: 6-MWT.	• Sin cambios en 6-MWT a 8 (-16,9 m; 95 % CI, -41,8-7,9 m; P = 0,18)) y 24 semanas (-5,3 m; 95 % CI, -32,6-22,0 m; P = 0,70), MLHFQ. • Mejoría del sit-to-stand test a 24 semanas (-6,4 s; 95 % CI, -12,2-0,6 s; P = 0,03).

6-MWT: test de marcha de los 6 minutos; CI: intervalo de confianza; HR: Hazard ratio; IC: insuficiencia cardiaca; MLHFQ: Minnesota Living with Heart Failure questionnaire; OR: odds ratio; PCH: práctica clínica habitual; RR: riesgo relativo; SPPB: Short Physical Performance Battery; FEr: fracción de eyección reducida; FEp: fracción de eyección preservada; HIC: hospitalización por insuficiencia cardiaca.

Beneficios en mejoría de capacidad funcional

Un subanálisis del ensayo HF-ACTION mostró que la edad era el principal determinante del VO_2 pico en pacientes con IC con fracción de eyección reducida (Forman et al., 2009). En este sentido, el paciente mayor se beneficia probablemente más de programas dirigidos a la mejoría de esta. Pese a que prácticamente ningún estudio utiliza como unidad de medida el VO_2 pico, considerado patrón oro para la evaluación de la capacidad funcional, varios ensayos clínicos muestran una mejoría de capacidad funcional y tolerancia al ejercicio con mejorías significativas y clínicamente relevantes en parámetros como la prueba de marcha de los 6 minutos, la batería corta de desempeño físico (SPPB) o la clase funcional de la NYHA (tabla 17.4). Este beneficio podría ser incluso mayor en pacientes frágiles, dado que, en el estudio realizado por Kitzman et al. en 349 pacientes con IC y edad superior o igual a 60 años, los pacientes frágiles (57 %) se beneficiaron más que los prefrágiles (43 %) en términos de incremento del SPPB a 3 meses (frágiles 2,1; 95 % CI, 1,3-2,9 vs. prefrágiles 0,8; 95 % CI, –0,1-1,6; p para la interacción = 0,03) (Kitzman et al., 2021).

Beneficios en calidad de vida y otros parámetros

La reciente revisión sistemática de la Colaboración Cochrane avala también un beneficio probable en términos de mejoría de calidad de vida con la RCBE (Molloy et al., 2024). Este beneficio parece reproducible en pacientes mayores con IC y estudios aislados apuntan igualmente a un posible beneficio en mejoría de escalas de fatiga o de depresión (tabla 17.4).

6. Desafíos y barreras en la implementación de los programas

La RCBE es una intervención fundamental para mejorar la capacidad funcional y la calidad de vida y reducir los eventos cardiovasculares adversos en estos pacientes (Braga et al., 2021). No obstante, el acceso y la adherencia a estos programas están condicionados por múltiples barreras, tanto estructurales como personales, que dificultan su implementación efectiva (Clark et al., 2013; Golwala et al., 2015; Grace et al., 2009; Firoozabadi et al., 2023). Este apartado analiza estas barreras, agrupándolas en cuatro áreas principales.

Adherencia a largo plazo

Constituye un desafío mantener la adherencia a largo plazo a los programas de RCBE, especialmente en pacientes mayores. Factores como la fatiga y el temor a empeorar su condición son las principales causas de abandono. Estrategias como la supervisión personalizada, programas grupales que fomenten el apoyo social y el apoyo de familiares son claves para mejorar la participación (Pulignano et al., 2016).

Accesibilidad y disponibilidad

Las dificultades logísticas, como la falta de transporte y la limitada oferta de centros con programas de RCBE para pacientes con IC tanto en áreas urbanas como rurales, representan obstáculos significativos para los pacientes mayores. La telemedicina es una solución prometedora, ya que ofrece opciones de rehabilitación híbrida que combinan sesiones presenciales y remotas, lo que reduce la necesidad de desplazamientos frecuentes (Taylor et al., 2010).

Factores socioeconómicos y educativos

La limitada disponibilidad de estos programas de RCBE para pacientes con IC y el desconocimiento de sus beneficios siguen siendo obstáculos significativos en el caso de los pacientes mayores (Clark et al., 2013). Para abordar estas barreras es esencial implementar programas educativos que informen a pacientes y cuidadores sobre la importancia de estos programas.

Limitaciones físicas y cognitivas

Condiciones como la disnea, la sarcopenia y las múltiples comorbilidades dificultan que los pacientes mayores realicen ejercicio regular, especialmente aquellos con enfermedades osteoarticulares o con historial de actividad física limitada (Buttery et al., 2014). Además, el deterioro cognitivo puede comprometer la comprensión de las instrucciones y reducir la adherencia al programa de rehabilitación.

Abordar estas barreras requiere un enfoque integral que combine la personalización de los programas con soluciones innovadoras como la telemedicina, el apoyo familiar y educativo y la adaptación de las actividades a las capacidades y necesidades específicas de los pacientes mayores. La superación de estos desafíos no solo mejorará la implementación de los programas de RCBE, sino que también contribuirá a una atención más equitativa y efectiva para esta población vulnerable.

Referencias bibliográficas

ANTONICELLI, R., L. SPAZZAFUMO, S. SCALVINI et al. (2016): «Exercise: a "new drug" for elderly patients with chronic heart failure», *Aging (Albany NY)* 8, pp. 860-872. DOI: 10.18632/aging.100901.

ARENA, R., M. WILLIAMS, D. E. FORMAN et al. (2012): «Increasing referral and participation rates to outpatient cardiac rehabilitation: the valuable role of healthcare professionals in the inpatient and home health settings: a science advisory from the American Heart Association», *Circulation* 125, pp. 1321-1329. DOI: 10.1161/CIR.0b013e318246b1e5. PMID: 22291128.

AUSTIN, J., R. WILLIAMS, L. ROSS et al. (2005): «Randomised controlled trial of cardiac rehabilitation in elderly patients with heart failure», *Eur J Heart Fail* 17, pp. 411-417. DOI: 10.1016/j.ejheart.2004.10.004. PMID: 15718182.

BACHMANN, J. M., M. S. DUNCAN, A. S. SHAH et al. (2018): «Association of cardiac rehabilitation with decreased hospitalizations and mortality after ventricular assist device implantation», *JACC Heart Fail* 6, pp. 130-139.

BJARNASON-WEHRENS, B., H. MCGEE, A. D. ZWISLER et al. (2010): «Cardiac rehabilitation in Europe: results from the European Cardiac Rehabilitation Inventory Survey», *Eur J Cardiovasc Prev Rehabil* 17, pp. 410-418.

BORG, G. A. (1982): «Psychophysical bases of perceived exertion», *Med Sci Sport Exerc* 14, pp. 377-381.

BRAGA, M., H. NASCIMENTO, R. PINTO et al. (2021): «Cardiac rehabilitation in older patients: Indication or limitation?», *Rev Port Cardiol (Engl Ed)* 40, pp. 13-20. DOI: 10.1016/j.repc.2020.04.009. PMID: 33436322.

BUTTERY, A. K., G. CARR-WHITE, F. C. MARTIN et al. (2014): «Cardiac rehabilitation for heart failure: do older people want to attend and are they referred?», *Eur Geriatr Med* 5, pp. 246-251. DOI: 10.1016/j.eurger.2014.04.011.

CLARK, A. M., K. M. KING-SHIER, A. DUNCAN et al. (2013): «Factors influencing referral to cardiac rehabilitation and secondary prevention programs: a systematic review», *Eur J Prev Cardiol* 20, pp. 692-700. DOI: 10.1177/2047487312447846. PMID: 23847263.

GRUPO DE TRABAJO DE LA SECCIÓN DE RIESGO VASCULAR Y REHABILITACIÓN CARDIACA (2016): *Datos del Registro Español de Unidades de Rehabilitación Cardiaca (R-EUReCa)*, en línea: <https://secardiologia.es/riesgo/cientifico/6415-registro-nacional-de-unidades-de-rehabilitacion-cardiaca-r-eureka>.

FIROOZABADI, M. G., M. MIRZAEI, S. L. GRACE et al. (2023): «Sex differences in cardiac rehabilitation barriers among non-enrollees in the context of lower gender equality: a cross-sectional study», *BMC Cardiovasc Disord* 23, p. 329. DOI: 10.1186/s12872-023-03331-7.

FORMAN, D. E., R. CLARE, D. W. KITZMAN et al. (2009): «Relationship of age and exercise performance in patients with heart failure: the HF-ACTION study», *Am Heart J* 158(4 Suppl), pp. S6-S15. DOI: 10.1016/j.ahj.2009.07.018.

GOLWALA, H., A. PANDEY, C. JU et al. (2015): «Temporal Trends and Factors Associated With Cardiac Rehabilitation Referral Among Patients Hospitalized With Heart Failure», *J Am Coll Cardiol* 66, pp. 917-926.

GRACE, S. L., S. SHANMUGASEGARAM, S. GRAVELY-WITTE et al. (2009): «Barriers to Cardiac Rehabilitation: Does age make a difference?», *J Cardiopulm Rehabil Prev* 29, pp. 183-187. DOI: 10.1097/HCR.0b013e3181a3333c.

HÄGGLUND, L., K. BOMAN, M. BRÄNNSTRÖM et al. (2018): «A mixed methods study of Tai Chi exercise for patients with chronic heart failure aged 70 years and older», *Nurs Open* 5, pp. 176-185. DOI: 10.1002/nop2.127.

KADOGLOU, N. P., C. MANDILA, A. KARAVIDAS et al. (2017): «Effect of functional electrical stimulation on cardiovascular outcomes in patients with chronic heart failure», *Eur J Prev Cardiol* 24, pp. 833-839.

KERRIGAN, D. J., C. T. WILLIAMS, J. K. EHRMAN et al. (2014): «Cardiac rehabilitation improves functional capacity and patient-reported health status in patients with continuous-flow left ventricular assist devices: the Rehab-VAD randomized controlled trial», *JACC Heart Fail* 2, pp. 653-659.

KITZMAN, D. W., D. J. WHELLAN, P. DUNCAN et al. (2021): «Physical Rehabilitation for Older Patients Hospitalized for Heart Failure», *N Engl J Med* 385, pp. 203-216. DOI: 10.1056/NEJMoa2026141.

LANG, C. C., K. SMITH, J. WINGHAM et al. (2018): «A randomised controlled trial of a facilitated home-based rehabilitation intervention in patients with heart failure with preserved ejection fraction and their caregivers: the REACH-HFpEF Pilot Study», *BMJ Open* 8, pp. e019649.

MALHOTRA, R., K. BAKKEN, E. D'ELIA et al. (2016): «Cardiopulmonary Exercise Testing in Heart Failure», *JACC Heart Fail* 4, pp. 607-616. DOI: 10.1016/j.jchf.2016.03.022.

MCDONAGH, T. A., M. METRA, M. ADAMO, R. S. GARDNER, A. BAUMBACH, M. BÖHM et al. (2022): «2021 ESC Guidelines for the diagnosis and treatment of acute and chronic heart failure», *Eur J Heart Fail* 24, pp. 4-131. DOI 10.1002/ejhf.2333.

MOLLOY, C., L. LONG, I. R. MORDI et al. (2024): «Exercise-based cardiac rehabilitation for adults with heart failure», *Cochrane Database Syst Rev* 3, pp. CD003331.

MUDGE, A. M., C. P. DENARO, A. C. SCOTT et al. (2018): «Addition of supervised exercise training to a post-hospital disease management program for patients recently hospitalized with acute heart failure: The EJECTION-HF randomized phase 4 trial», *JACC Heart Fail* 6, pp. 143-152.

NILSSON, B. B., A. WESTHEIM, M. A. RISBERG et al. (2008): «Long-term effects of a group-based high-intensity aerobic interval-training program in patients with chronic heart failure», *Am J Cardiol* 102, pp. 1220-1224.

O'CONNOR, C. M., D. J. WHELLAN, K. L. LEE et al. (2009): «Efficacy and safety of exercise training in patients with chronic heart failure: HF-ACTION randomized controlled trial», *JAMA* 301, pp. 1439-1450.

PALAU, P., E. DOMÍNGUEZ, L. LÓPEZ et al. (2019): «Inspiratory Muscle Training and Functional Electrical Stimulation for Treatment of Heart Failure With

Preserved Ejection Fraction: The TRAINING-HF Trial», *Rev Esp Cardiol (Engl Ed)* 72, pp. 288-297.

PALAU, P., E. DOMÍNGUEZ, E. NÚÑEZ et al. (2014): «Effects of inspiratory muscle training in patients with heart failure with preserved ejection fraction», *Eur J Prev Cardiol* 21, pp. 1465-1473.

PALAU, P., E. DOMÍNGUEZ, J. M. RAMÓN et al. (2019): «Home-based inspiratory muscle training for management of older patients with heart failure with preserved ejection fraction», *Eur J Cardiovasc Nurs* 18, pp. 621-627.

PELLICCIA, A., S. SHARMA, S. GATI et al. (2021): «2020 ESC Guidelines on sports cardiology and exercise in patients with cardiovascular disease», *Eur Heart J* 42, pp. 17-96.

PIEPOLI, M. F., V. CONRAADS, U. CORRÀ et al. (2011): «Exercise training in heart failure: from theory to practice», *Eur J Heart Fail* 13, pp. 347-357.

PIEPOLI, M. F., A. W. HOES, S. AGEWALL et al. (2016): «2016 European Guidelines on cardiovascular disease prevention in clinical practice», *Eur Heart J* 37, pp. 2315-2381.

PULIGNANO, G., M. D. TINTI, D. DEL SINDACO et al. (2016): «Barriers to cardiac rehabilitation access of older heart failure patients and strategies for better implementation», *Monaldi Arch Chest Dis* 84, p. 732.

REEVES, G. R., D. J. WHELLAN, C. M. O'CONNOR et al. (2017): «A Novel Rehabilitation Intervention for Older Patients With Acute Decompensated Heart Failure: The REHAB-HF Pilot Study», *JACC Heart Fail* 5, pp. 359-366.

SUMNER, J., S. L. GRACE, P. DOHERTY et al. (2016): «Predictors of Cardiac Rehabilitation Utilization in England: Results From the National Audit», *J Am Heart Assoc* 5, pp. e003903.

TAYLOR, R. S., H. DALAL, K. JOLLY, T. MOXHAM y A. ZAWADA (2010): «Home-based versus centre-based cardiac rehabilitation», *Cochrane Database Syst Rev*, pp. CD007130. DOI: 10.1002/14651858.CD007130.pub2.

WITHAM, M. D., R. L. FULTON, C. A. GREIG et al. (2012): «Efficacy and cost of an exercise program for functionally impaired older patients with heart failure: a randomized controlled trial», *Circ Heart Fail* 5, pp. 209-216.

WITHAM, M. D., J. M. GRAY, I. S. ARGO et al. (2005): «Effect of a seated exercise program to improve physical function and health status in frail patients ≥70 years of age with heart failure», *Am J Cardiol* 95, pp. 1120-1124.

PARTE 5
ASPECTOS PRÁCTICOS
Y RECOMENDACIONES

18. ¿Qué tipo de ejercicio, cuánto tiempo y con qué intensidad se recomienda en las personas mayores sanas?

Magdalena Linge Martín
Elisa García Tercero
Francisco José Tarazona Santabalbina

La recomendación de ejercicio físico para personas mayores sanas está respaldada por múltiples estudios y guías científicas debido a los beneficios significativos que ofrece. En el mayor, el aumento de la actividad física se asocia con una disminución del riesgo de mortalidad, de enfermedades crónicas, de caídas, de institucionalización y deterioro cognitivo y funcional (Abizanda Soler et al., 2020; Barajas Galindo et al., 2021; Ferrara et al., 2023; Gomez Redondo et al., 2024).

Dentro de los distintos programas de ejercicios, se ha establecido que el tipo de ejercicio físico más beneficioso en los ancianos es el entrenamiento multicomponente. Este tipo de programas que combinan entrenamiento de fuerza, resistencia, equilibrio y marcha son los que han demostrado una mayor mejoría en la capacidad funcional, siendo un elemento fundamental para el mantenimiento de la independencia en las actividades básicas de la vida diaria (ABVD) de las personas mayores sanas (Izquierdo, 2019; Izquierdo et al., 2024; Linhares et al., 2022; Yan et al., 2023).

Teniendo en cuenta las particularidades de las personas mayores, el diseño de un programa de ejercicio físico debe ir acompañado necesariamente de recomendaciones sobre variables tales como el tipo de ejercicio, la duración de las sesiones y del programa y la intensidad, así como de otras que resultan ideales en esta población. A continuación, se presenta un análisis detallado de los programas de ejercicio recomendados, incluyendo aspectos y características de estos, así como pautas generales para personas mayores sanas, tomando en consideración las últimas publicaciones científicas al respecto.

1. Tipos de ejercicio recomendados

Para obtener los beneficios más completos, es recomendable que las personas mayores realicen una combinación de diferentes tipos de ejercicio físico adaptados a sus necesidades y capacidades, siendo el ejercicio multicomponente el más beneficioso en pacientes mayores.

Estos programas engloban ejercicios de resistencia, flexibilidad, equilibrio y fuerza (Linhares et al., 2022; Izquierdo, 2019; Izquierdo et al., 2024). Son las intervenciones más efectivas para que mejoren la condición física y el estado de salud globales de las personas mayores. Reducen la incidencia y el riesgo de caídas, así como la morbimortalidad, y previenen el deterioro funcional y la discapacidad (Lewis et al., 2024; Patti et al., 2021). La mejoría de la capacidad funcional es más evidente cuando la intervención afecta a más de un componente de la condición física respecto a cuando se focaliza en solo un componente.

1.1 *Entrenamiento aeróbico o entrenamiento de resistencia cardiovascular*

El ejercicio aeróbico mejora la salud cardiovascular y respiratoria. Se recomienda que las personas mayores realicen al menos 150 minutos de actividad aeróbica moderada por semana, distribuyéndola en sesiones de 30 minutos a lo largo de esta.

Ejercicios: debería incluir bloques de ejercicios como caminar a paso ligero, nadar, bailar, utilizar una máquina de caminar, subir escaleras y hacer bicicleta estática o ejercicios en el agua.

Intensidad: la intensidad del ejercicio puede calcularse mediante la frecuencia cardíaca o la escala de percepción del esfuerzo de Borg modificada (tabla 18.1). Utilizando esta escala se recomienda un nivel de intensidad de 5-6. Monitorizar cada 8 o 12 semanas desde el inicio del entrenamiento es beneficioso para la adaptación progresiva de este. La intensidad nunca debe ser tan vigorosa que dificulte el habla; se ha de poder mantener una conversación de forma fluida mientras se desarrolla el ejercicio.

TABLA 18.1
Escala de Borg modificada (escala de esfuerzo percibido)

0	Sin sensación de esfuerzo: nada en absoluto
1	Esfuerzo muy débil: ninguna sensación de fatiga
2	Esfuerzo débil: una simple agitación
3	Esfuerzo muy moderado: un poco agitado, ritmo cardíaco bajo
4	Esfuerzo moderado: ritmo respiratorio un poco alto
5	Esfuerzo fuerte: se acelera el ritmo respiratorio y el pulso
6	Esfuerzo fuerte: se aprecia sudoración y pulso algo alto
7	Esfuerzo muy fuerte: respiraciones elevadas y primeras necesidades de recuperación con pausas
8	Esfuerzo muy, muy fuerte: pulsaciones altas y posiblemente bastante sudoración
9	Esfuerzo submáximo: pulsaciones altas y gran fatiga
10	Esfuerzo máximo: agotamiento extremo con necesidad de recuperación

La intensidad del entrenamiento de resistencia aeróbica puede empezar en un 40-50 % y progresar hasta un 70-80 % de la capacidad aeróbica máxima.

Series y repeticiones: entrenar un día a la semana fuerza muscular y un día a la semana resistencia cardiovascular es una buena fórmula para mejorar la fuerza, la potencia y la resistencia cardiovascular en personas mayores.

En programas que combinen la fuerza y la resistencia cardiovascular, el entrenamiento de fuerza se debe realizar antes que el entrenamiento de resistencia cardiovascular, pues se alcanzan mayores ganancias neuromusculares y cardiovasculares en este orden.

1.2 Entrenamiento de fuerza

El entrenamiento de fuerza o potencia es fundamental para contrarrestar la pérdida de masa muscular asociada al envejecimiento, además de que mejora la densidad ósea, lo que previene la osteoporosis. Es recomendable realizarlo al menos dos veces por semana.

Ejercicios: levantamiento de pesas ligeras, uso de bandas elásticas o máquinas de resistencia, sentadillas, levantarse y sentarse, etc.

Intensidad: en el caso de los ejercicios de peso, se debe escoger un peso o cinta que permita al individuo desarrollar el ejercicio correctamente y sin interrupciones unas 30 veces, pero ha de percibir que realiza un esfuerzo al terminarlo. Podría incrementarse la intensidad a partir de la séptima u octava semana. En este caso, se recomienda elegir un peso o cinta que permita desarrollar el ejercicio correctamente unas 20 veces.

Para que sea efectivo, este programa se debe implementar durante un periodo de 12 a 16 semanas. Una vez transcurrido ese tiempo se ha de evaluar la situación clínica del individuo para valorar un posible aumento de la intensidad o la modificación del tipo de ejercicio, pasando al siguiente nivel.

Series y repeticiones: se recomienda comenzar con dos series de 10 repeticiones. El objetivo es realizar entre dos y tres series de 12-15 repeticiones. Entre ejercicio y ejercicio se debe hacer un descanso de entre 1 y 3 minutos. Los ejercicios han de programarse tres días a la semana.

1.3 Ejercicio de flexibilidad o entrenamiento de la movilidad articular

La flexibilidad es fundamental para mantener la movilidad y prevenir la rigidez articular. En este contexto, los estiramientos regulares ayudan a mejorar la amplitud de movimiento y la elasticidad muscular de las personas mayores. Además, estos ejercicios ayudan a evitar el dolor derivado de la rigidez muscular y articular, favoreciendo la realización de ABVD.

Se recomienda realizar los ejercicios de flexibilidad después de la sesión de fuerza muscular o de resistencia cardiovascular.

Ejercicios: yoga, pilates, estiramientos simples o taichí.

Intensidad: es recomendable estirar hasta donde se note cierta tensión y mantener la posición. Nunca se deben realizar excesivos alongamientos musculares o tensiones articulares, por lo que se han de evitar los estiramientos violentos o bruscos.

Series y repeticiones: a la hora de realizar el ejercicio de flexibilidad se aconseja mantener la posición durante diez segundos y posteriormente parar y relajar el estiramiento durante cinco segundos. Se debe ejecutar cada ejercicio de dos a tres veces durante diez minutos.

11.4 *Entrenamiento de equilibrio y marcha*

El entrenamiento de equilibrio es esencial para prevenir caídas y mejorar la estabilidad y la coordinación. Los ejercicios específicos para el equilibrio son muy recomendables en personas mayores.

Existe un alto nivel de evidencia para la recomendación de asociar al programa de equilibrio el entrenamiento de fuerza y resistencia, puesto que esta combinación ha demostrado mejorías en la capacidad funcional, que es un elemento fundamental para el mantenimiento de la independencia en las ABVD de las personas mayores.

Ejercicios: ejercicios de taichí modificados, ejercicios en sedestación, tándem, semitándem, desplazamientos multidireccionales con pesos extra (0,5-4 kg), caminar con apoyo talón-punta, subir escaleras con ayuda, transferencia de peso corporal (desde una pierna a la otra) o caminar sobre superficies irregulares.

Intensidad: medir la intensidad de los ejercicios de equilibrio y marcha en personas mayores puede ser más desafiante que en otras formas de ejercicio debido a la complejidad de estos movimientos y la variabilidad individual. Sin embargo, existen varias herramientas efectivas para ajustar la intensidad del ejercicio en este grupo poblacional:

1. Escala de Borg modificada (tabla 18.1).
2. Evaluación de la estabilidad postural: es una forma indirecta de medir la intensidad del ejercicio de equilibrio. Se pueden emplear herramientas como el test de Tinetti o la escala del equilibrio de Berg.
3. Observación de la postura y estrategia de la marcha: durante los ejercicios de marcha, observar la postura y el tipo de pasos que da el individuo puede resultar útil para determinar la intensidad. Un aumento en la longitud del paso, en la velocidad de los movimientos y en la postura erguida son indicadores de un ejercicio de mayor intensidad.

Series y repeticiones: estos ejercicios se pueden realizar diariamente en dos o tres series de ocho a diez repeticiones. La progresión de los ejercicios se puede hacer modificando la posición de los brazos, ejecutando los ejercicios en diferentes superficies (superficies inestables, balones gigantes), modificando la percepción visual (con los ojos abiertos o cerrados) o desarrollando multitareas complejas (mezclando tareas de equilibrio y pasar una pelota, etc.). En la tabla 18.2 se recoge un ejemplo de rutina de ejercicios para personas mayores sanas. Puede resultar útil para la instauración de un programa de ejercicio.

TABLA 18.2
Ejemplo de rutina de ejercicios de para personas mayores sanas

Tipo de ejercicio	Tiempo	Intensidad	Consejos
Caminar	2 series de 20 minutos, descansando un minuto entre series.	Ritmo que permita mantener una conversación continua pero que cueste un poco de esfuerzo.	Caminar mirando al frente. Al terminar las series se recomienda caminar lentamente 2 minutos.
Estrujar una toalla	3 series de 12 repeticiones, descansando un minuto entre series.	Apretar poco a poco, pero tan fuerte como sea posible durante 2-3 segundos.	Enrollar una toalla pequeña, cogerla por los extremos y realizar un movimiento giratorio con ella.
Levantar una botella o una pesa	3 series de 12 repeticiones, descansando un minuto entre series.	Ser capaz de realizar otras 12 repeticiones más notando cierto esfuerzo en el ejercicio.	Sentarse con los brazos estirados a lo largo del cuerpo, doblar los codos hacia el pecho y dirigir el peso hacia los hombros.
Levantarse de la silla	3 series de 12 repeticiones, descansando un minuto entre series.	Al terminar de hacer la primera serie debería ser capaz de realizar otras 12 repeticiones más notando cierto esfuerzo en el ejercicio.	Sentarse en una silla firme con apoyabrazos. Levantarse sin apoyar los brazos. En caso de no poder hacerlo así, apoyar un brazo. Si no se puede, usar los dos.
Subir y bajar escaleras	3 series de 20 peldaños, descansando un minuto entre series.	Ritmo que permita mantener una conversación continua, pero que cueste un poco de esfuerzo.	Ayudarse al comienzo de la barandilla. Si se logra una buena ejecución valorar soltar la barandilla o incluso subir las escaleras de dos en dos peldaños.
Caminar haciendo toques con un globo	2 series de 10 pasos, descansando 30 segundos entre series.	Ritmo que permita mantener una conversación continua, pero que cueste un poco de esfuerzo.	Caminar en línea recta haciendo toques con un globo pasándolo de una mano a otra.
Caminar haciendo ochos	3 series de 2 vueltas, descansando un minuto entre series.	Ritmo que permita mantener una conversación continua, pero que cueste un poco de esfuerzo.	Colocar dos botellas de agua en el suelo a una distancia de un metro una de otra. Caminar haciendo ochos a su alrededor.

TABLA 18.2 (*cont.*)

Ejemplo de rutina de ejercicios de para personas mayores sanas

Tipo de ejercicio	Tiempo	Intensidad	Consejos
Estiramiento de brazos	Mantener la posición 10-12 segundos, después hacer una pausa y relajar los brazos 5 segundos. 3 series de 3 repeticiones, descansando 30 segundos entre series.	Estirar hasta donde se note cierta tensión y ahí mantener la posición durante los segundos recomendados.	Puede realizarse el ejercicio sentado o de pie. No realizar excesivos alongamientos musculares o tensiones articulares, es decir, no estirar violenta ni bruscamente.
Estiramiento de piernas	Mantener la posición durante 10-12 segundos y descansar 5 segundos. 3 series de 6 repeticiones alternando ambas piernas, descansando 30 segundos entre series.	Sentir cierta tensión en la parte posterior de la espalda y en la parte posterior del muslo.	Sentarse en una silla, estirar una de las piernas apoyando el talón en el suelo. Colocar las dos manos en la rodilla contraria a la pierna estirada.

La realización de este programa de ejercicios está enfocada a mejorar la fuerza, el equilibrio, la flexibilidad y la resistencia. Se deben realizar todas las actividades tres días no consecutivos; el resto de días, solo caminar. Se recomienda elaborar un diario de actividades para que el usuario pueda hacer un seguimiento de su progreso.

2. Duración e intensidad del ejercicio

La duración y la intensidad del ejercicio deben adaptarse a la capacidad física individual de cada persona mayor. Las pautas generales para personas mayores saludables son las que exponemos a continuación.

2.1 *Duración*

Se recomienda que las personas mayores realicen al menos 150 minutos de actividad física moderada o 75 minutos de actividad intensa a lo largo de la semana. Este tiempo puede dividirse en sesiones de 30 minutos diarios durante cinco días a la semana. Se aconseja realizar ejercicios de fuerza al menos dos veces a la semana y complementar la rutina con ejercicios de flexibilidad y equilibrio.

2.2 *Intensidad*

Es fundamental que las personas mayores comiencen su rutina de ejercicio de manera gradual, adaptándola a su nivel de condición física y a sus capacidades. Además, si presentan alguna patología médica, es recomendable consultar con su médico antes de comenzar un programa de ejercicio. Existen distintos tipos de intensidad en el ejercicio:

- Ejercicio moderado: el esfuerzo debe ser algo desafiante, de forma que la respiración se acelere, pero aún sea posible mantener una conversación (caminar a paso ligero, bailar, nadar...).
- Ejercicio intenso: implica un esfuerzo que dificulta la respiración y la capacidad de mantener una conversación (correr, ciclismo a alta velocidad…).

3. Consejos y recomendaciones

El ejercicio físico tiene un papel clave en la salud de las personas mayores sanas, ya que proporciona beneficios que van desde la mejora de la salud cardiovascular hasta la prevención de caídas y el fortalecimiento del sistema músculo-esquelético. Se recomienda una combinación equilibrada de ejercicio aeróbico, de fuerza, de flexibilidad y de equilibrio, con una duración mínima de 150 minutos semanales de actividad moderada. La intensidad y la frecuencia deben ajustarse a las capacidades individuales y siempre es recomendable consultar a un profesional antes de iniciar un nuevo régimen de ejercicio. Con una implementación adecuada, el ejercicio físico puede mejorar de manera significativa la calidad de vida de las personas mayores, favoreciendo su independencia durante un mayor periodo de tiempo.

Referencias bibliográficas

ABIZANDA SOLER, P. y L. RODRÍGUEZ MAÑAS (2020): *Tratado de medicina geriátrica. Fundamentos de la atención sanitaria a los mayores*, Madrid, Elsevier España.

BARAJAS-GALINDO, D. E., E. GONZÁLEZ ARNÁIZ, P. FERRERO VICENTE y M. D. BALLESTEROS-POMAR (2021): «Effects of physical exercise in sarcopenia. A systematic review», *Endocrinol Diabetes Nutr (Engl Ed)* 68, pp. 159-169. DOI: 10.1016/j.endien.2020.02.007.

FERRARA, M. C., L. M. PÉREZ, A. R. SOLÉ, L. VILLA-GARCÍA, J. ARS, L. SOTO-BAGARIA et al. (2023): «Sustained improvement of intrinsic capacity in community-dwelling older adults: The +AGIL Barcelona multidomain program», *J Intern Med* 294, pp. 730-742. DOI: 10.1111/joim.13710.

GÓMEZ-REDONDO, P., P. L. VALENZUELA, Ó. MARTÍNEZ-DE-QUEL, C. SÁNCHEZ-MARTÍN, M. CEREZO-ARROYO, D. MORENO-MANZANARO et al. (2024): «The role of supervision and motivation during exercise on physical and mental health in older adults: a study protocol for a randomized controlled trial (PRO-Training project)», *BMC Geriatr* 24, p. 274. DOI: 10.1186/s12877-024-04868-8.

IZQUIERDO, M. (2019): «Multicomponent Physical Exercise program VIVIFRAIL», *Nutr Hosp* 36 (esp. n.º 2), pp. 50-56. DOI: 10.20960/nh.02680.

IZQUIERDO, M. y E. L. CADORE (2024): «Multicomponent exercise with power training: A vital intervention for frail older adults», *J Nutr Health Aging* 28, pp. 100008. DOI: 10.1016/j.jnha.2023.100008.

LEWIS, S. R., L. MCGARRIGLE, M. W. PRITCHARD, A. BOSCO, Y. YANG, A. GLUCHOWSKI et al. (2024): «Population-based interventions for preventing falls and fall-related injuries in older people», *Cochrane Database Syst Rev* 1, pp. CD013789. DOI: 10.1002/14651858.CD013789.pub2.

LINHARES, D. G., C. J. BORBA-PINHEIRO, J. B. P. CASTRO, A. O. B. D. SANTOS, L. L. D. SANTOS, L. S. CORDEIRO et al. (2022): «Effects of Multicomponent Exercise Training on the Health of Older Women with Osteoporosis: A Systematic Review and Meta-Analysis», *Int J Environ Res Public Health* 19, pp. 14195. DOI: 10.3390/ijerph192114195.

PATTI, A., D. ZANGLA, F. N. SAHIN, S. CATALDI, G. LAVANCO, A. PALMA et al. (2021): «Physical exercise and prevention of falls. Effects of a Pilates training method compared with a general physical activity program: A randomized controlled trial», *Medicine (Baltimore)* 100, pp. e25289. DOI: 10.1097/MD.0000000000025289.

YAN, J., X. LI, X. GUO, Y. LIN, S. WANG, Y. CAO et al. (2023): «Effect of Multicomponent Exercise on Cognition, Physical Function and Activities of Daily Life in Older Adults With Dementia or Mild Cognitive Impairment: A Systematic Review and Meta-analysis», *Arch Phys Med Rehabil* 104, pp. 2092-2108. DOI: 10.1016/j.apmr.2023.04.011.

19. Contraindicaciones del ejercicio en personas mayores

José Antonio Ferrero Cabedo

El sedentarismo es un factor de riesgo cardiovascular independiente. Por esta razón, las distintas organizaciones sanitarias del mundo recomiendan a la población realizar con frecuencia actividad física (AF). A pesar de estas recomendaciones, en España los niveles medios de AF están por debajo de los países de nuestro entorno, especialmente entre las personas mayores (PM).

En las últimas décadas, en Occidente la evolución social ha dado lugar a un aumento importante de recursos alimenticios y a un sedentarismo cada vez mayor debido a la mecanización en el trabajo y el transporte. Estos cambios sociales han generado una verdadera epidemia de obesidad, de hipertensión arterial, de dislipemia, etc., alteraciones que conducen a enfermedades degenerativas con repercusiones en la calidad y la cantidad de vida.

A pesar de estos problemas, la esperanza de vida ha ido en aumento en el último siglo, con el consiguiente envejecimiento de la población. La OMS define la vejez como el proceso de disminución de capacidades fisiológicas que se inicia sobre los 60 años. Pero este deterioro funcional puede frenarse precisamente con la AF, ya que la práctica regular de ejercicio (E) ha demostrado el aumento de la supervivencia y de la calidad de vida. Mejora la resistencia, la fuerza, el estado de ánimo, la calidad del sueño, la flexibilidad, la sensibilidad a la insulina, las funciones cognitivas, la densidad ósea, el perfil lipídico, la pérdida de músculo, etc.

Puede hablarse de dos fenotipos en el anciano: el sedentario, proclive a un envejecimiento precoz, y el activo, que puede retrasar significativamente estos problemas. El E puede considerarse una medicina para mejorar la salud a cualquier edad y especialmente en la PM, en la que son más frecuentes las enfermedades y las limitaciones funcionales. Se ha demostrado que personas de 70-75 años entrenadas tienen la misma capacidad funcional que un adulto de 50 años sedentario y a nivel aeróbico pueden tener la misma que un joven sedentario de 25 años. Por eso es importante que tratemos las limitaciones de la AF en la PM, para que la recomendación genérica de realizar E no cause complicaciones.

1. Contraindicaciones de la actividad física en personas mayores

El E ligero como andar o atender las necesidades personales y de la casa nunca está contraindicado, excepto en momentos de descompensación o en la fase aguda de algunas enfermedades. Una vez más, hay que individualizar la carga y diferenciar este E necesario para la vida y el entrenamiento o actividad deportiva. Podemos llamar deporte a toda AF repetitiva encaminada a mejorar el rendimiento y la capacidad funcional de una persona. Aunque sea deporte ligero y recreativo puede tener contraindicaciones.

Las diferentes guías de práctica clínica coinciden en las contraindicaciones absolutas del deporte y son las mismas para cualquier etapa de la vida. Aunque la creencia general es otra, en realidad las contraindicaciones en la PM dependen del tipo y de la severidad de las enfermedades presentes y no de la edad. En la PM deben individualizarse los tipos de E según su grado de entrenamiento y especialmente según los años durante los que haya realizado una actividad deportiva determinada.

Actualmente es de dominio público que hasta octogenarios ascienden a cumbres de 8.000 metros o completan maratones. Luego haremos unas consideraciones al respecto. Las contraindicaciones se exponen en la tabla 19.1. Incluso las contraindicaciones relativas lo son con independencia de la edad del paciente, aunque en las PM haya que extremar las precauciones. Además, hay que considerar que la mayoría de enfermedades pueden ser un proceso temporal y que, una vez recuperado, el paciente se beneficiará de una rehabilitación adecuada.

TABLA 19.1
Contraindicaciones del ejercicio físico

Aneurisma disecante de aorta
Atención a cualquier aneurisma significativo. Enfermedad de Marfan
Estenosis severa del tracto de salida del VI
Angina inestable. Infarto de miocardio reciente
Insuficiencia cardíaca descompensada
Síncope de esfuerzo
Enfermedades metabólicas descompensadas (diabetes, hipertiroidismo, etc.)
Hipertensión arterial no controlada (180/100 mmHg o más)
Embolismo pulmonar agudo - hipertensión pulmonar
Miocarditis y pericarditis agudas o subagudas
Tromboflebitis
Infecciones en actividad
Síndrome varicoso severo
Arritmias: Extrasistolia ventricular que aumenta con el ejercicio Taquicardia ventricular Taquicardias supraventriculares no controladas (TAP, FA, *flutter*) Bloqueos A-V de segundo y tercer grado adquiridos (individualizar) Preexcitación y canalopatías sintomáticas o de alto riesgo
Enfermedad valvular severa
Alteraciones psicológicas severas
Alteraciones severas de la movilidad
Estenosis severa de la arteria coronaria descendente anterior
Origen anómalo de arteria coronaria
Trombo ventricular reciente
Ictus o TIA recientes
Anemia o trastorno electrolítico significativos y no corregidos
Enfermedades pulmonares descompensadas
Miocardiopatía hipertrófica y dilatada
Miocardiopatía arritmogénica del VD
Portadores de DAI (desfibrilador automático implantable) y anticoagulados en caso de deportes de impacto

2. Limitaciones y recomendaciones para el entrenamiento en la persona mayor

Aunque algunas PM mantienen un nivel óptimo de entrenamiento, esto no es lo habitual. En nuestro país más bien se observa una menor práctica de AF en todas las edades, pero particularmente en las PM, lo que conlleva unos problemas potenciales especialmente en personas sedentarias o con un bajo nivel funcional.

El anciano tiene una mayor incidencia de fracturas, disminución de la estabilidad articular, menor resistencia a impactos, postura cifótica, rigidez, reducción de la capacidad aeróbica, disminución de la coordinación y el equilibrio, sarcopenia con pérdida de fuerza (F) y, en definitiva, de fragilidad. Por estas razones, la PM en general debe evitar los E que se exponen en la tabla 19.2.

TABLA 19.2
Ejercicios que los mayores deben evitar

Aeróbicos de alto impacto
Sentadillas profundas
Abdominales en flexión
Esprints o carrera de alta intensidad
Ejercicio en escaleras (peligro de caída)
Ejercicios de flexibilidad extrema

La OMS recomienda un mínimo de 150 minutos semanales de ejercicio aeróbico que denomina moderado, pero que en realidad es ligero desde el punto de vista energético: caminar, pasear en bicicleta, nadar, etc., o bien 75 minutos semanales de ejercicio intenso. Señala, además, que duplicando estos tiempos (300 minutos de ejercicio ligero-moderado o 150 de intenso) se consiguen mejores resultados de promoción de salud.

Hay que hacer hincapié en que los mayores beneficios con la AF se producen con el EF, también en contra de una extendida creencia popular e incluso entre profesionales médicos. Este es imprescindible para contrarrestar la sarcopenia, la inestabilidad articular, la pérdida de equilibrio y las frecuentes caídas de algunas PM. Además, la producción de una mayor masa muscular también mejorará del entrenamiento aeróbico de la PM.

Adicionalmente, algunas enfermedades, como la artrosis de rodilla o cadera, las caídas recurrentes, la depresión, la EPOC e incluso la isquemia miocárdica, hacen preferible un adecuado entrenamiento de F frente al aeróbico. A los pacientes con limitaciones específicas les deben asesorar profesionales con experiencia. En el caso de iniciarse en el E a edades avanzadas, la progresión debe ser cuidadosa ya que la principal limitación de la PM es la menor asimilación de las cargas.

La intensidad y la frecuencia de las sesiones deben diseñarse cuidadosamente y con el suficiente intervalo de tiempo entre ellas. No es bien conocida la causa de esta dificultad de asimilación, pero indudablemente interviene la presencia de una mayor inflamación en la PM, los cambios hormonales, la menor expresión de mediadores bioquímicos y la preponderancia del estado catabólico frente al anabólico. En este diseño de entrenamientos no deben incluirse los ejercicios aeróbicos ligeros que no presentan en general problemas de asimilación y recuperación.

En resumen, se recomienda hacer ejercicio ligero varios días a la semana y complementarlo en lo posible con sesiones más intensas tanto dinámicas (por ejemplo, entrenamiento interválico de alta intensidad) como, especialmente, de fuerza, coordinación y flexibilidad.

3. Complicaciones cardíacas en deportistas de competición mayores

Es de dominio público la relación inversa entre altos niveles de AF y un menor número de complicaciones cardiovasculares. A esto se unen los conocidos efectos antienvejecimiento que muestra el E. Por estos motivos, en los últimos años se observa un aumento continuado en el número de deportistas que realizan una mayor cantidad de E, con multiplicación de pruebas competitivas de alto nivel en las que participan PM. Hay una creencia popular de que cuanto más E se realice se obtendrán mayores beneficios sobre el envejecimiento y la prevención de enfermedades. Pero al mismo tiempo aparece la paradoja del E, que es que puede precipitar complicaciones cardíacas e incluso la muerte súbita.

Los estudios recientes indican que el deportista veterano no tiene una mayor incidencia de complicaciones en relación con los de mediana edad. Incluso en competiciones tan duras como una maratón la incidencia de complicaciones no aumenta en la PM. Hay que hacer la excepción de la ultramaratón y las pruebas de triatlón, especialmente el *ironman*, en las que se da una mortalidad desproporcionada entre PM.

El amplio estudio INTERHEART no halló un mayor riesgo de infarto de miocardio en los deportistas veteranos. Otros estudios han encontrado un mayor riesgo de infarto (IAM) en hombres, pero no en mujeres, aunque en general el mayor número de IAM relacionados con la AF e incluso la muerte súbita se dan entre los 40 y los 64 años. No obstante, sin duda, la mayor incidencia de complicaciones cardíacas e incluso la muerte se observan en personas que entrenan ocasionalmente y que realizan esfuerzos intensos. Por otra parte, también está establecido que el E intenso realizado en grandes volúmenes y durante muchos años se puede asociar a complicaciones como una mayor calcificación coronaria, fibrosis miocárdica, fibrilación auricular e incluso disfunción ventricular con desestructuración cardíaca, como se ha visto en el capítulo 10.

Como muchas veces ocurre, la cantidad de ejercicio y el beneficio cardiovascular se relacionan en forma de U o J, de manera que el mayor riesgo lo vemos en sedentarios. Este riesgo disminuye al aumentar las horas de E y vuelve a aumentar cuando se acumulan muchas horas de actividad intensa.

20. ¿El deporte mejora o empeora los problemas relacionados con las arritmias?

Ricardo Ruiz-Granell
Lourdes Bondanza Saavedra

Dosis sola facit venenum
PARACELSO

1. Introducción

La actividad física regular, incluyendo el ejercicio sistemático, es un componente importante del tratamiento de la mayor parte de enfermedades cardiovasculares y se asocia a una reducción de la mortalidad cardiovascular y de la mortalidad por cualquier causa (Pelliccia et al., 2021). Desde esta perspectiva se hace difícil imaginar que la actividad deportiva tenga efectos deletéreos sobre nuestra salud, especialmente sobre manifestaciones cardiovasculares como son las arritmias, de ahí que queramos recordar la conocida frase de Paracelso que encabeza este capítulo: «Dosis sola facit venenum». Paracelso defendía que nada es veneno y todo es veneno; que es una cuestión de dosis. Algo parecido sucede con el deporte, con la peculiaridad de que la ausencia de ejercicio parece ser tan contraproducente como su exceso, o más.

Con las primeras evidencias sobre la bondad del ejercicio sobre la salud se establecieron líneas de investigación cuyo objetivo era demostrar si a más dosis, más beneficio (Lavie et al., 2015; Andersen et al., 2015; Sharma et al., 2015; Eijsvogels et al., 2016). Pronto se publicaron los primeros hallazgos sobre la posibilidad de que la práctica deportiva intensa llegase a tener efectos contrarios a lo esperado. Estas noticias fueron recogidas y aireadas por los medios de comunicación social, muchas veces de forma sesgada, del mismo modo que fueron ampliamente divulgados los episodios de muerte súbita de conocidos deportistas profesionales, las más de las veces en el campo de juego. Estos hechos llevaron a una cierta desconfianza de la población respecto a los mensajes de que uno de los más firmes pilares de una vida saludable era el ejercicio físico regular. Afortunadamente, esa reticencia fue progresivamente superada y la actividad física recreativa ha ido sumando adeptos de forma continua, llegando a constituir un signo externo de bienestar, de salud e incluso de «modernidad». Pero esta población cada vez más practicante reclama estándares de seguridad que obligan tanto a los profesionales de la salud y de la actividad deportiva como a los gestores sociales. Por último, el elevado nivel competitivo del deporte profesional, su innegable repercusión en los medios de comunicación y los elevados salarios han llevado a muchos deportistas a consumir sustancias que aumenten su rendimiento deportivo, añadiendo un nuevo elemento de distorsión. Estos tres aspectos –el efecto beneficioso, el posible riesgo de la alta carga y el dopaje– han sido acertadamente descritos por Sharma et al. (2015) como «el bueno, el malo y el feo».

En este capítulo revisaremos los aspectos prácticos y las recomendaciones generales para la práctica deportiva en relación con las arritmias, teniendo en cuenta tres aspectos fundamentales: quién hace deporte, qué tipo de deporte y de qué intensidad, así como los diversos tipos de arritmias. No obstante, como reconocen las guías de práctica clínica de la Sociedad Europea de Cardiología (ESC) (Pelliccia et al., 2021), hay que tener en cuenta las inherentes dificultades para formular recomendaciones para cualquier escenario, en una población heterogénea, con un espectro diverso de alteraciones cardiovasculares y a la luz de una limitada evidencia disponible.

2. Consideraciones generales

2.1 *Ejercicio y arritmias*

Los beneficios del ejercicio físico son irrefutables (Pelliccia et al., 2021; Lavie et al., 2015; Andersen et al., 2015; Sharma et al., 2015; Eijsvogels et al., 2016) y han sido revisados ampliamente en esta monografía. Quienes realizan ejercicio de forma regular disminuyen su riesgo de enfermedad coronaria y de infarto de miocardio. El deporte, además, aumenta la longevidad, reduce el riesgo de determinados tipos de cáncer, retarda la aparición de demencia y es considerado un antidepresivo. En general, estas afirmaciones se refieren al ejercicio de intensidad moderada. Ya Andersen et al. (2015) comprobaron que la capacidad de ejercicio se asociaba a mayor riesgo de fibrilación auricular (FA) y de bradiarritmias en una curva en forma de «U», de modo que los sujetos con mayor nivel de entrenamiento perdían una parte de ese efecto beneficioso. Sin embargo, mientras que el ejercicio intenso o muy intenso puede asociarse a un incremento de arritmias cardíacas, en general ese riesgo no llega a ensombrecer sus efectos beneficiosos.

Junto a la observación de que niveles elevados de ejercicio pueden producir los mismos –o menos– efectos beneficiosos que niveles más moderados, se ha constatado que muy altas dosis mantenidas de esfuerzo pueden asociarse a un aumento del riesgo de FA, de enfermedad coronaria o de arritmias ventriculares, al producirse un remodelado eléctrico y estructural adverso (Pelliccia et al., 2021; Lavie et al., 2015; Sharma et al., 2015; Eijsvogels et al., 2016). El ejercicio intenso puede ser, por fortuna infrecuentemente, el desencadenante de muerte cardíaca súbita arrítmica, generalmente en atletas portadores de una cardiopatía silente. La visión general de la relación entre deporte y arritmias es que el deporte establece el escenario para una arritmia en el contexto de una condición preexistente, estructural o eléctrica, congénita o adquirida. Conceptualmente, todas las adaptaciones cardíacas estructurales o funcionales al ejercicio intenso regular pueden contribuir a la generación de arritmias a cualquier nivel. Este concepto explica la complejidad de hacer recomendaciones para la práctica deportiva a pacientes con arritmias (Pelliccia et al., 2021).

El uso de sustancias ilícitas para aumentar el rendimiento deportivo, una de las lacras del deporte competitivo, añade un nuevo factor. Diversas de estas sustancias se han relacionado con la presencia de arritmias (Sharma et al., 2015): andrógenos anabolizantes, gonadotrofina coriónica, agonistas β2, diuréticos, anfetaminas, cocaína, efedrina, cannabinoides, alcohol, etc.

2.2 ¿Quién se ejercita?

Los planteamientos que el personal sanitario debe hacerse respecto al ejercicio físico son evidentemente distintos en función de quién vaya a realizarlo. En este sentido, se ha abogado por incluir a dicho personal en actividades educacionales sobre lo que se ha venido en llamar «prescripción de ejercicio», que debería ser considerada una parte esencial del *armamentarium* cardiovascular (Tucker et al., 2022). Así, cuando se proporciona consejo sobre un programa de ejercicio o sobre la participación en un deporte, debería indicarse: *a)* el tipo de deporte o actividad, *b)* la frecuencia y la duración del programa y *c)* la intensidad que parece más apropiada para el individuo (Pelliccia et al., 2021). Con ello en mente, debemos distinguir varios grupos poblacionales que condicionarán nuestro *modus operandi*:

1. Población general sana sin antecedentes de enfermedad cardiovascular ni síntomas específicos que se inicia en un programa de ejercicio recreativo o continúa con él. En estos casos se deben adaptar programas de intensidad progresiva en función de la condición física previa del sujeto hasta alcanzar el volumen de ejercicio propuesto. No se requieren estudios previos detallados salvo los que aconsejen los factores de riesgo presentes o las enfermedades concomitantes. El desarrollo de síntomas sugerentes de arritmias durante el ejercicio obliga a investigarlos. La monitorización del ECG durante el ejercicio o el uso de relojes con capacidad de monitorización parecen las mejores estrategias iniciales.

2. Población general sana sin antecedentes de enfermedad cardiovascular ni síntomas específicos que se incorpora a deportes competitivos. El mejor método para realizar el *screening* cardiovascular en deportistas jóvenes de competición está sujeto a controversia y los datos disponibles para realizar recomendaciones a deportistas de más de 35 años son muy limitados (Pelliccia et al., 2021). Dado que en los estudios de cribado cardiovascular en los que se usa el ECG interpretado por clínicos con experiencia, este muestra una capacidad de cribado estadísticamente superior a la historia clínica y al examen físico (Pelliccia et al., 2021), en estos sujetos tendría que ser obligatoria, dentro de las revisiones médicas deportivas habituales, la realización de un ECG. Estos trazados deberían ser interpretados por personal con conocimientos electrocardiográficos suficientes para que la labor de *screening* sea eficiente. Igual que en el grupo anterior, el desarrollo de síntomas sugerentes de arritmias durante el ejercicio obliga a su investigación, siendo la obtención del registro ECG durante los síntomas la clave fundamental del diagnóstico.

3. Deportistas profesionales. La evaluación inicial de estos sujetos es más exhaustiva, así como su seguimiento, y debería incluir pruebas de esfuerzo y monitorización mediante ECG durante el ejercicio. Cualquier hallazgo o sospecha de arritmia debería interrumpir la actividad competitiva hasta que se obtenga un diagnóstico y una valoración especializada de los hallazgos.

4. Pacientes con enfermedad cardiovascular conocida o arritmias documentadas. El manejo de estos casos debe ser totalmente individualizado, teniendo siempre presente que también en estos pacientes existen sólidas evidencias del beneficio del ejercicio físico. De hecho, para algunos autores (Eijsvogels et al., 2016), el problema de muchos países desarrollados y de sus ciudadanos no es el exceso de ejercicio, sino la falta absoluta de ejercicio en gran parte de la población y en la mayoría de pacientes con enfermedades cardiovasculares, a quienes no se les prescriben programas de rehabilitación y de ejercicio. Los programas de ejercicio de estos pacientes deben ser estructurados, iniciarse con ejercicios aeróbicos y posteriormente de resistencia y fuerza, con intensidad progresiva y preferiblemente bajo supervisión (Tucker et al., 2022). La actividad deportiva en pacientes con arritmias debe estar guiada por tres principios (Pelliccia et al., 2021): *a*) prevenir las arritmias potencialmente letales durante el ejercicio, *b*) controlar los síntomas de modo que permitan la práctica deportiva y *c*) prevenir la progresión inducida por el deporte de la arritmia o de la enfermedad que la condiciona.

2.3 *Tipo de ejercicio*

A lo largo de esta monografía se han comentado los distintos tipos de ejercicio físico clasificados desde el punto de vista de su intensidad, de su duración, de su componente en fuerza y resistencia, etc. Desde una perspectiva práctica y un poco simplista, podríamos considerar: *a*) El ejercicio no competitivo o recreacional (actividad física *reglada y programada* que se realiza en tiempo de ocio, por placer y sin fines competitivos). Prácticamente no existen contraindicaciones para este tipo de ejercicio en la mayoría de pacientes con arritmias. Salvo en casos de actividad laboral con un componente físico importante, la actividad física de la vida diaria no debería considerarse o computarse como ejercicio físico a los efectos que nos ocupan. *b*) Ejercicio competitivo no profesional, cuyo objetivo se basa en el rendimiento para la participación en competiciones no profesionales regladas. Dentro de esta categoría debería contemplarse a aquellos deportistas que solo compiten ocasionalmente pero que en sus entrenamientos establecen una «competición contra uno mismo», intentando mejorar, a veces obsesivamente, su rendimiento. Los pacientes con arritmias que deseen realizar este tipo de actividad deben buscar consejo especializado antes de enrolarse en ella. *c*) Ejercicio competitivo semiprofesional y profesional. Habitualmente el de máxima dedicación e intensidad, tiene la finalidad de alcanzar un rendimiento excelente y el éxito. Los pacientes con arritmias deben ser cuidadosamente evaluados antes de permitirles la práctica deportiva profesional.

También desde un punto de vista práctico, para gradar la duración y la intensidad se han adoptado casi de forma general las recomendaciones provenientes de EE. UU. (US Department of Health, 2024; Centers for Disease Control, 2024). Se considera actividad de moderada intensidad aquella que consume entre 3 y 6 MET y de alta intensidad cuando se consumen >6 MET. Una sencilla regla es considerar de moderada intensidad la actividad conversacional (aquella que permite mantener una conversación mientras se realiza, pero no cantar) y de alta intensidad la no conversacional (Eijsvogels et al., 2016; Centers for Disease Control, 2024). Con esto, la ESC recomienda que los adultos sanos de cualquier edad realicen un mínimo de 150 minutos/semana de ejercicio aeróbico de resistencia de intensidad moderada o 75 minutos/semana de intensidad vigorosa, pudiendo obtener beneficios adicionales si se doblan esas duraciones (Pelliccia et al., 2021). Algunos datos apuntan a que el patrón de actividad, bien a lo largo de la semana bien acumulado en el fin de semana, no parece tener mucha influencia (Kany et al., 2024). La mayoría de pacientes con arritmias deberían ser capaces de alcanzar estos estándares, al menos en lo que respecta a la actividad de intensidad moderada.

En los últimos años se ha popularizado el entrenamiento en intervalos de intensidad alta (HIIT), frente al tradicional entrenamiento continuo de intensidad moderada (MICT). Dado que el HIIT provoca un mayor estrés en el sistema cardiovascular, preferiblemente deberían practicarlo sujetos cardiológicamente estables (Pelliccia et al., 2021). El HIIT puede estar contraindicado en pacientes con determinadas arritmias, especialmente las más sensibles al incremento brusco del tono adrenérgico.

3. Tipos específicos de arritmias

3.1 *Bradiarritmias*

La bradicardia sinusal, el bloqueo AV y los ritmos nodales son hallazgos frecuentes en el deportista, sobre todo por la noche. En ausencia de síntomas o cardiopatía estructural, la bradicardia sinusal >30 lpm, el intervalo PR <400 ms, el bloqueo AV de 2.º grado tipo Möbitz I y los ritmos de escape nodales deben considerarse una adaptación fisiológica benigna al entrenamiento prolongado (Sharma et al., 2017; Al-Othman et al., 2024; Guasch et al., 2017), atribuible a un tono parasimpático aumentado, a una mayor sensibilidad a la acetilcolina y a una disminución de la corriente If. Algunos autores (Al-Othman et al., 2024) abogan por la participación de un progresivo remodelado electrofisiológico intrínseco del nodo sinusal y del nodo AV que, junto a los ritmos circadianos y el envejecimiento natural de los nodos, justificarían las bradiarritmias ocasionales sintomáticas de los atletas de resistencia veteranos (mayores de 50 años), incluso ya retirados. La valoración de la frecuencia cardíaca durante el esfuerzo y el desentrenamiento son las primeras medidas aconsejables. Pocas veces se precisa la implantación de marcapasos. Recientemente se han comunicado casos anecdóticos y series observacionales escasas sobre el posible papel que pudiera jugar la cardioneuroablación y se ha planteado la hipótesis del tratamiento molecular del remodelado de los canales iónicos (Al-Othman et al., 2024).

En los pacientes con fibrilación auricular y frecuencia ventricular lenta, la valoración de la capacidad cronotrópica durante una prueba de esfuerzo reglada o mediante monitorización durante el ejercicio nos proporcionará los datos necesarios para saber el grado de adaptación al esfuerzo, al igual que ocurre con los pacientes con bloqueo AV congénito.

3.2 Portadores de marcapasos

Los pacientes con marcapasos, en ausencia de cardiopatía que lo contraindique, pueden participar en deportes recreacionales o competitivos. Las primeras semanas tras el implante deben evitar ejercicios que puedan dislocar las sondas o impedir la correcta cicatrización de la herida. Posteriormente, han de evitar los deportes de contacto en los que pueda haber traumatismos sobre la zona de implante. Determinados deportes en los que se llevan a cabo amplios movimientos de brazos (voleibol, baloncesto, balonmano, tenis, golf, escalada, natación *crowl* o mariposa…) pueden suponer un riesgo de daños tardíos a las sondas por cizallamiento en el espacio subclavicular. El test de esfuerzo o la monitorización durante el ejercicio pueden ser de ayuda para la programación del dispositivo, en especial de los límites de frecuencia y de los sensores.

3.3 Taquicardia supraventricular, preexcitación
y síndrome de Wolff-Parkinson-White

En ausencia de preexcitación y de cardiopatía estructural, la taquicardia paroxística supraventricular (TPSV) es un proceso benigno, aunque los episodios durante el ejercicio pueden llegar a ser molestos y raramente presentarse con síncope. En pacientes con TPSV debe excluirse la preexcitación inaparente (masaje del seno carotídeo, test de adenosina), aunque no siempre es posible con métodos incruentos y hay que recurrir al estudio electrofisiológico (EEF), normalmente acompañado de ablación del sustrato de la TPSV. El tratamiento supresivo con maniobras (preferible la maniobra de Valsalva al masaje de seno carotídeo) puede ser autoadministrado y el paciente continuar su actividad deportiva. Los tratamientos farmacológicos profilácticos no son totalmente efectivos. Si el paciente quiere realizar actividad competitiva, es preferible optar por la ablación del sustrato de la TPSV. La presencia aislada de preexcitación en el ECG, asociada o no a TPSV (síndrome WPW), conlleva un riesgo de muerte súbita, por lo que debería valorarse la peligrosidad de la vía accesoria. Aunque esto podría hacerse mediante un test farmacológico, la recomendación de la ESC es valorar el riesgo mediante un EEF. En la mayoría de centros de nuestro entorno se realiza la ablación de la vía accesoria en el mismo procedimiento. Una vía accesoria de alto riesgo (o de riesgo no conocido o no valorado) incapacita para la práctica deportiva competitiva.

3.4 *Fibrilación auricular*

Existe una doble relación entre fibrilación auricular (FA) y ejercicio (Andersen et al., 2015; Sharma et al., 2015; Eijsvogels et al., 2016; Guash et al., 2017; Mozaffarian et al., 2008; Qureshi et al., 2015; Aizer et al., 2009; Zacher et al., 2024). Por un lado, el ejercicio, especialmente mediante el control de otros factores de riesgo, disminuye la incidencia de FA. Esta asociación es especialmente observable en obesos y varones de edad media. Por otro, se ha documentado que una carga deportiva elevada se asocia a un incremento de incidencia de FA. Este hecho se ha comprobado únicamente en varones jóvenes o de <50 años y corredores (Andersen et al., 2015; Aizer et al., 2009). La actividad física total acumulada a lo largo de la vida podría ser un factor crítico en esta asociación (Guasch et al., 2017). Parece que este incremento de riesgo se compensa conforme la población envejece y se hacen patentes los efectos beneficiosos del ejercicio sobre otros factores de riesgo de FA (Aizer et al., 2009), con un resultado neto beneficioso.

En pacientes con FA ya conocida, el ejercicio físico moderado juega también un papel importante: se asocia a una disminución de crisis en pacientes con FA paroxística y mejora los síntomas y la calidad de vida y puede mejorar la capacidad de ejercicio en adultos con FA, aunque se requieren estudios de mayor calidad para conocer el efecto sobre la mortalidad o los posibles efectos no deseados (Buckley et al., 2024).

Los factores fundamentales que se deben tener en cuenta al prescribir ejercicio en pacientes con FA son los siguientes (Pelliccia et al., 2021): *a*) detener la actividad deportiva hasta finalizar el estudio; *b*) descartar la presencia de cardiopatía estructural, hipertiroidismo y abuso de alcohol y drogas recreativas o de mejora del rendimiento deportivo; *c*) valorar el adecuado control de la frecuencia cardíaca durante el ejercicio; *d*) en caso de documentarse concurrencia de *flutter* auricular, indicar la ablación del istmo cavotricuspídeo, dado el riesgo de desarrollar conducción 1:1 durante el ejercicio, especialmente si se prescriben fármacos antiarrítmicos; *e*) en casos de FA persistente/permanente, si se documenta una adecuada respuesta de la frecuencia cardíaca y el paciente está asintomático durante el ejercicio, puede permitirse cualquier tipo de ejercicio (únicamente la anticoagulación puede hacer no aconsejables aquellos deportes con riesgo de sangrado); *f*) el control farmacológico del ritmo es especialmente complicado (ineficacia, *flutter* farmacológico, efectos secundarios, etc.) y no deberían prescribirse fármacos antiarrítmicos del grupo I o del grupo III aislados por el riesgo de *flutter* farmacológico, salvo que se realice ablación del istmo; *g*) la ablación de las venas pulmonares, cuyo resultado es similar en deportistas y en no deportistas, debe considerarse cuando el tratamiento farmacológico es inefectivo o no deseado por el paciente, y *h*) no es posible, por el momento, establecer una «dosis segura» de ejercicio tras la ablación.

3.5 *Arritmias ventriculares*

La inmensa mayoría de muertes súbitas son causadas por arritmias ventriculares. La muerte súbita de un deportista suele tener una gran repercusión mediática: son habitualmente sujetos jóvenes; en el caso de los profesionales, conocidos y admirados por un público extenso; el episodio sucede con frecuencia mientras realizan una actividad teóricamente saludable; las causas verdaderas no siempre se hacen públicas al mismo nivel que el episodio, etc. En realidad, se considera que, en atletas jóvenes, estos episodios son en su mayoría atribuibles a una cardiopatía subyacente como la miocardiopatía hipertrófica (MCH), las miocardiopatías arritmogénicas, las anomalías de las arterias coronarias y las canalopatías. En adultos y mayores, la cardiopatía isquémica es la causa subyacente más frecuente.

Existe una asociación entre ejercicio intenso de resistencia, arritmias ventriculares y muerte súbita, pero no se ha establecido una causalidad directa. Por ello, parece posible que, en algunos atletas, la exposición repetida a ejercicio de resistencia de alta intensidad contribuya a la formación de fenotipos cardíacos proarrítmicos que llevarían a las arritmias ventriculares. Los mecanismos potenciales implicados –demostrados en modelos experimentales en pequeños animales, pero no en el hombre– podrían ser los episodios repetidos de inflamación miocárdica y el remodelado celular inducido por estiramiento repetitivo. Si lo que ocurre es un remodelado proarrítmico, no estaría tan clara la aproximación clínica más habitual, basada en diferenciar a quienes tienen enfermedad estructural o eléctrica de quienes no la tienen (D'Ambrosio et al., 2024).

Extrasistolia ventricular (EV) y taquicardia ventricular no sostenida (TVNS)

La EV suele asociarse a un peor pronóstico en cualquier cardiopatía. La EV de esfuerzo en sujetos sin cardiopatía se ha asociado a un incremento de mortalidad (Jouven et al., 2000; Morshedi-Meibodi et al., 2004) y puede, además, ser un marcador de cardiopatía. La morfología (origen apical o de pared libre ventricular), la densidad elevada, la presencia de formas complejas (dobletes, tripletes, multifocalidad, *runs* de TVNS) y el aumento de densidad al esfuerzo pueden ser indicadores de cardiopatía subyacente. La TVNS polimorfa debe ser siempre investigada en busca de formas secundarias (fármacos, drogas…), canalopatías en los jóvenes e isquemia en los adultos.

Dada la posibilidad de que el incremento de catecolaminas durante el esfuerzo provoque un empeoramiento de la arritmia y llegue a inducir TV sostenida o incluso fibrilación ventricular, la principal tarea en individuos con EV y TVNS que quieren realizar ejercicio físico es la exclusión de procesos arritmogénicos estructurales o familiares (Pelliccia et al., 2021). Para la EV, la ESC recomienda restricción para el esfuerzo intenso o deporte competitivo si hay datos de cardiopatía, antecedentes familiares de MS, sintomatología o aumento de la densidad con el esfuerzo. En el caso de la TVNS monomorfa no asociada a cardiopatía no hay limitaciones si es infrecuente y no iniciada o exacerbada por el esfuerzo (Pelliccia et al., 2021).

Taquicardia ventricular monomorfa sostenida (TVMS)

La TVMS asociada a cardiopatía es una arritmia grave y marcador de muerte súbita en los pacientes que la padecen. Por ello, ante esta arritmia debe hacerse un esfuerzo diagnóstico intenso para descartar cardiopatía estructural. La miocardiopatía arritmogénica es la cardiopatía más frecuentemente asociada al paciente joven, mientras que en el adulto y en la edad avanzada lo es la cardiopatía isquémica. Otras miocardiopatías, como la dilatada (MCD), la MCH y la no compactada (MNC), así como la miocarditis o el prolapso de la válvula mitral (PVM), son también sustratos asociados a las arritmias ventriculares malignas.

La mayor parte de información sobre miocardiopatía arritmogénica proviene de cohortes de pacientes con displasia arritmogénica del ventrículo derecho (DAVD), que es la forma más prevalente. Existe una clara relación entre ejercicio físico de moderada y alta intensidad y empeoramiento y mal pronóstico de la enfermedad. La carga total acumulativa de actividad deportiva a lo largo de la vida se ha identificado como un predictor continuo de insuficiencia cardíaca, TV sostenida e intervenciones de DAI en pacientes con DAVD (Binzenhöfer et al., 2024). La participación en deportes competitivos duplica el riesgo de arritmias ventriculares, presentación temprana de síntomas o muerte en comparación con el ejercicio recreacional o el sedentarismo (Ruwald et al., 2015). Por ello, se debe proscribir la práctica de deporte competitivo y el ejercicio moderado-intenso.

En el resto de cardiopatías, los consejos deben regirse por la evaluación de la propia enfermedad, teniendo en cuenta que la presencia de TVMS en todas ellas descalifica para la práctica deportiva competitiva. En la MCH es más frecuente la taquicardia ventricular polimorfa, salvo en la hipertrofia septal con aneurisma apical. El riesgo arrítmico (ESC *risk score*) puede calcularse en línea (https://doc2do.com/hcm/offline/webHCM.html), aunque está obtenido en cohortes de no deportistas. Determinados genotipos de DAVD, MCH y MCD se asocian especialmente a mal pronóstico arrítmico o a progresión de la enfermedad con el ejercicio, lo que se ha de tener en cuenta para poder aconsejar a los pacientes sobre la actividad física permisible. En el PVM pueden también identificarse perfiles arritmogénicos durante la evaluación clínica que son de ayuda en la prescripción de ejercicio (Compagnucci et al., 2024). En la MNC, la disfunción ventricular parece ser el único marcador de riesgo.

3.6 *Canalopatías*

Presumiblemente, las canalopatías subyacen en muchos episodios de arritmias malignas o muerte súbita de deportistas, especialmente entre los jóvenes. El síndrome de Brugada (SBr), los síndromes de QT largo (SQTL) y QT corto (SQTC) y la taquicardia ventricular polimorfa catecolaminérgica (TVPC) son los cuatro grupos mejor reconocidos (Sarquella-Brugada et al., 2024). Su expresión clínica puede ser nula y las alteraciones ECG no siempre son patentes, lo que complica su detección, aunque el ECG sigue siendo la principal herramienta de *screening*.

No hay evidencias que relacionen el ejercicio o el entrenamiento deportivo con arritmias ventriculares en el SBr, mientras que sí existe asociación entre estas y la temperatura corporal elevada. El aumento de un patrón ECG tipo I durante el test de esfuerzo o en la recuperación precoz como marcador de riesgo es un hecho controvertido, como lo es la capacidad del EEF para detectar casos de alto riesgo (Pelliccia et al., 2021). Los pacientes asintomáticos, tanto con patrón ECG tipo I espontáneo o inducible como con genotipo positivo / fenotipo negativo, pueden realizar actividad deportiva, con la precaución de evitar aquellas actividades que provoquen incrementos de la temperatura corporal >39 ºC, así como el consumo de cualquier sustancia que pueda facilitar arritmias (www.brugadadrugs.org).

Ante un SQTL deben descartarse las formas secundarias, generalmente corregibles, y se ha de proscribir la actividad deportiva hasta completar el estudio. En las formas congénitas, los pacientes con SQTL tipo 1 se exponen a un elevado riesgo de arritmias ventriculares con el ejercicio físico, sobre todo si es brusco e intenso (por ejemplo, el HIIT). La natación, dado que el contacto con agua fría es otro reconocido desencadenante de arritmias, está especialmente contraindicada. En el SQTL tipo 2 tampoco está indicado el ejercicio moderado-intenso y deben evitarse los ruidos intensos bruscos. Únicamente en el SQTL tipo 3 no existen contraindicaciones al entrenamiento físico. En el resto de subtipos, más raros, se imponen valoraciones individualizadas. También en el SQTC se recomienda precaución con el deporte competitivo, permitiendo el ejercicio de baja-moderada intensidad y evitando los intervalos bruscos (como en el HIIT).

La TVPC aparece siempre asociada a una carga adrenérgica aumentada que, sobre todo en su forma de taquicardia bidireccional, es altamente reproducible en la prueba de esfuerzo. Está contraindicada la actividad deportiva en estos pacientes, pudiéndose permitir ejercicio leve-moderado sin rebasar nunca la frecuencia «crítica».

3.7 *Portadores de desfibrilador automático implantable*

El primer concepto importante que se ha de tener en cuenta es que en ningún caso el implante de un DAI cualifica *per se* para la práctica deportiva. La situación debe reevaluarse individualmente tras el implante y la actividad deportiva tiene que ser suprimida en los casos en los que pueda empeorar la enfermedad subyacente (por ejemplo, el caso de la DAVD). Existen suficientes evidencias de que en portadores de DAI el ejercicio físico, tanto liviano (Dougherty et al., 2015) como moderado-intenso o competitivo no profesional (Lampert et al., 2017; Heidbuchel et al., 2019), no se asocia a un incremento de mortalidad, de arritmias o de choques del dispositivo, si bien los sujetos que practican deporte competitivo presentan más arritmias y choques que los que realizan ejercicio recreacional. Por tanto, el nivel de ejercicio, la duración de este y la participación en deporte competitivo deben pactarse individualmente con cada paciente teniendo en cuenta la cardiopatía de base, las arritmias documentadas, el nivel de ejercicio deseado, la capacidad funcional real del paciente, el tipo de deporte que se desea realizar y la frecuencia cardíaca durante el esfuerzo. Han de evitarse las situaciones que puedan poner en riesgo la zona de implante y las sondas, ya comentadas para los portadores de MP. También deben evitarse los deportes que puedan suponer un riesgo para el paciente u otras personas en caso de síncope (que puede ocurrir antes de que el DAI trate la arritmia). El comportamiento de la frecuencia cardíaca durante el esfuerzo es de gran ayuda para programar adecuadamente el dispositivo y el paciente debe conocer las frecuencias de detección para evitar sobrepasarlas durante el ejercicio.

4. Conclusiones

El ejercicio y la práctica deportiva son beneficiosos para la salud también en pacientes jóvenes o añosos con arritmias. En algunos casos, la práctica deportiva intensa puede asociarse a un incremento de las arritmias o a un empeoramiento de la cardiopatía que las produce, pero rara vez está contraindicado el ejercicio leve o moderado, con los consiguientes efectos saludables que le acompañan.

Referencias bibliográficas

AIZER, A., J. M. GAZIANO, N. R. COOK, J. E. MANSON, J. E. BURING y C. M. ALBERT (2009): «Relation of vigorous exercise to risk of atrial fibrillation», *Am J Cardiol* 103, pp. 1572-1577. DOI: 10.1016/j.amjcard.2009.01.374.

AL-OTHMAN, S., M. R. BOYETT, G. M. MORRIS, A. MALHOTRA, P. MESIRCA, M. E. MANGONI et al. (2024): «Symptomatic bradyarrhythmias in the athlete-Underlying mechanisms and treatments», *Heart Rhythm* 21, pp. 1415-1427. DOI: 10.1016/j.hrthm.2024.02.050.

ANDERSEN, K., F. RASMUSSEN, C. HELD, M. NEOVIUS, P. TYNELIUS y J. SUNDSTRÖM (2015): «Exercise capacity and muscle strength and risk of vascular disease and arrhythmia in 1.1 million young Swedish men: cohort study», *BMJ* 351, pp. h4543. DOI: 10.1136/bmj.h4543.

BINZENHÖFER, L., S. CLAUSS, K. STRAUSS, J. HÖPLER, M. KRAFT, S. HOFFMANN et al. (2024): «Lifetime cumulative activity burden is associated with symptomatic heart failure and arrhythmic risk in patients with arrhythmogenic right ventricular cardiomyopathy: a retrospective cohort study», *Europace* 26, pp. euae236. DOI: 10.1093/europace/euae236.

BUCKLEY, B. J., L. LONG, S. S. RISOM, D. A. LANE, S. K. BERG, C. GLUUD et al. (2024): «Exercise-based cardiac rehabilitation for adults with atrial fibrillation», *Cochrane Database Syst Rev* 9, pp. CD011197. DOI: 10.1002/14651858. CD011197.pub3.

Centers for Disease Control and Prevention (2024): *Physical Activity Basics. How to Measure Physical Activity Intensity*, en línea: <https://www.cdc.gov/physical-activity-basics/measuring/index.html>.

COMPAGNUCCI, P., A. SELIMI, L. CIPOLLETTA, G. VOLPATO, A. GASPERETTI, Y. VALERI et al. (2024): «Arrhythmic Mitral Valve Prolapse and Sports Activity: Pathophysiology, Risk Stratification, and Sports Eligibility Assessment», *J Clin Med* 13, p. 1350. DOI: 10.3390/jcm13051350.

D'AMBROSIO, P., G. CLAESSEN, P. KISTLER, H. HEIDBUCHEL, J. M. KALMAN y A. LA GERCHE (2024): «Ventricular arrhythmias in association with athletic cardiac remodelling», *Europace* 2024, pp. euae279. DOI: 10.1093/europace/euae279.

DOUGHERTY, C. M., R. W. GLENNY, R. L. BURR, G. L. FLO, P. J. KUDENCHUK (2015): «Prospective randomized trial of moderately strenuous aerobic exercise after an implantable cardioverter defibrillator», *Circulation* 131, pp. 1835-1842. DOI: 10.1161/CIRCULATIONAHA.114.014444.

EIJSVOGELS, T. M., S. MOLOSSI, D. C. LEE, M. S. EMERY y P. D. THOMPSON (2016): «Exercise at the Extremes: The Amount of Exercise to Reduce Cardiovascular Events», *J Am Coll Cardiol* 67, pp. 316-329. DOI: 10.1016/j.jacc.2015.11.034.

GUASCH, E. y L. MONT (2017): «Diagnosis, pathophysiology, and management of exercise-induced arrhythmias», *Nat Rev Cardiol* 14, pp. 88-101. DOI: 10.1038/nrcardio.2016.173.

HEIDBUCHEL, H., R. WILLEMS, L. JORDAENS, B. OLSHANSKY, F. CARRE y I. FERNÁNDEZ LOZANO (2019): «Intensive recreational athletes in the prospective multinational ICD Sports Safety Registry: results from the European cohort», *Eur J Prev Cardiol* 26, pp. 764-775. DOI: 10.1177/2047487319834852.

JOUVEN, X., M. ZUREIK, M. DESNOS, D. COURBON y P. DUCIMETIÈRE (2000): «Long-term outcome in asymptomatic men with exercise-induced premature ventricular depolarizations», *N Engl J Med* 343, pp. 826-833. DOI: 10.1056/NEJM200009213431201.

KANY, S., M. A. AL-ALUSI, J. T. RÄMÖ, J. P. PIRRUCCELLO, T. W. CHURCHILL, S. A. LUBITZ et al. (2024): «Associations of "Weekend Warrior" Physical Activity With Incident Disease and Cardiometabolic Health», *Circulation* 150, pp. 1236-1247. DOI: 10.1161/CIRCULATIONAHA.124.068669.

LAMPERT, R., B. OLSHANSKY, H. HEIDBUCHEL, C. LAWLESS, E. SAAREL, M. ACKERMAN et al. (2017): «Safety of sports for athletes with implantable cardioverter-defibrillators: long-term results of a prospective multinational registry», *Circulation* 135, pp. 2310-2312. DOI: 10.1161/CIRCULATION-AHA.117.027828.

LAVIE, C. J., J. H. O'KEEFE y R. E. SALLIS (2015): «Exercise and the heart -the harm of too little and too much», *Curr Sports Med Rep* 14, pp. 104-109. DOI: 10.1249/JSR.0000000000000134.

MORSHEDI-MEIBODI, A., J. C. EVANS, D. LEVY, M. G. LARSON y R. S. VASAN (2004): «Clinical correlates and prognostic significance of exercise-induced ventricular premature beats in the community: the Framingham Heart Study», *Circulation* 109, pp. 2417-2422. DOI: 10.1161/01.CIR.0000129762.41889.41.

MOZAFFARIAN, D., C. D. FURBERG, B. M. PSATY y D. SISCOVICK (2008): «Physical activity and incidence of atrial fibrillation in older adults: the cardiovascular health study», *Circulation* 118, pp. 800-807. DOI: 10.1161/CIRCULATIONAHA.108.785626.

PELLICCIA, A., S. SHARMA, S. GATI, M. BÄCK, M. BÖRJESSON, S. CASELLI et al. (2021): «2020 ESC Guidelines on sports cardiology and exercise in patients with cardiovascular disease», *Eur Heart J* 42, pp. 17-96. DOI: 10.1093/eurheartj/ehaa605. Erratum in: *Eur Heart J* 42, pp. 548-549. Doi: 10.1093/eurheartj/ehaa835.

QURESHI, W. T., Z. ALIRHAYIM, M. J. BLAHA, S. P. JURASCHEK, S. J. KETEYIAN, C. A. BRAWNER et al. (2015): «Cardiorespiratory Fitness and Risk of Incident Atrial Fibrillation: Results From the Henry Ford Exercise Testing (FIT) Project», *Circulation* 131, pp. 1827-1834. DOI: 10.1161/CIRCULATIONAHA.114.014833.

RUWALD, A. C., F. MARCUS, N. A. M. ESTES 3RD, M. LINK, S. MCNITT, B. POLONSKY et al. (2015): «Association of competitive and recreational sport participation with cardiac events in patients with arrhythmogenic right ventricular cardiomyopathy: results from the North American multidisciplinary study of arrhythmogenic right ventricular cardiomyopathy», *Eur Heart J* 36, pp. 1735-1743. DOI: 10.1093/eurheartj/ehv110.

SARQUELLA-BRUGADA, G., E. MARTÍNEZ-BARRIOS, S. CÉSAR, R. TORO, J. CRUZALEGUI, A. GRECO et al. (2024): «A narrative review of inherited arrhythmogenic syndromes in young population: role of genetic diagnosis in exercise recommendations», *BMJ Open Sport Exerc Med* 10, pp. e001852. DOI: 10.1136/bmjsem-2023-001852.

SHARMA, S., J. A. DREZNER, A. BAGGISH, M. PAPADAKIS, M. G. WILSON, J. M. PRUTKIN et al. (2017): «International Recommendations for Electrocardiographic Interpretation in Athletes», *J Am Coll Cardiol* 69, pp. 1057-1075. DOI: 10.1016/j.jacc.2017.01.015.

SHARMA, S., A. MERGHANI y L. MONT (2015): «Exercise and the heart: the good, the bad, and the ugly», *Eur Heart J* 36, pp. 1445-1453. DOI: 10.1093/eurheartj/ehv090.

TUCKER, W. J., I. FEGERS-WUSTROW, M. HALLE, M. J. HAYKOWSKY, E. H. CHUNG y J. C. KOVACIC (2022): «Exercise for Primary and Secondary Prevention of Cardiovascular Disease: JACC Focus Seminar ¼», *J Am Coll Cardiol* 80, pp. 1091-1106. DOI: 10.1016/j.jacc.2022.07.004.

US Department of Health and Human Services. Office of Disease Prevention and Health Promotion. (2024): *Physical Activity Guidelines*, en línea: <https://odphp.health.gov/our-work/nutrition-physical-activity/physical-activity-guidelines/current-guidelines>.

ZACHER, J., K. FILIPOVIC, G. PREDEL y T. SCHMIDT (2024): «Exercise and Atrial Fibrillation: The Dose Makes the Poison? A Narrative Review», *Int J Sports Med* 45, pp. 17-22. DOI: 10.1055/a-2152-7628.

21. Tras haber sufrido un infarto de miocardio, ¿qué programas de ejercicio son recomendables?

Héctor Merenciano González
Vicente Bodí Peris
Víctor Marcos Garcés

Tras un infarto agudo de miocardio (IAM), la prevención secundaria forma parte imprescindible del manejo de los pacientes con cardiopatía isquémica durante la fase crónica. Además de la mejoría en la atención durante la fase aguda, especialmente con la extensión de las redes de *Código infarto*, los avances fármaco-terapéuticos de los últimos años han conseguido mejorar la supervivencia y disminuir la morbilidad de los pacientes tras un IAM (Byrne et al., 2023; Vrints et al., 2024). En este escenario, los programas de rehabilitación cardíaca basados en el ejercicio físico constituyen un pilar fundamental en la atención a los pacientes tras un IAM, habiendo demostrado mejoría tanto en términos de mortalidad (27 % a medio plazo y 42 % a largo plazo) como de morbilidad (reducción del riesgo de reinfarto e ingreso hospitalario del 28 y 42 % respectivamente), con estudios de coste-efectividad muy favorables (Anderson et al., 2016; Dibben et al., 2023). Por todo ello, en la actualidad las guías de práctica clínica le otorgan el máximo grado de recomendación y evidencia para pacientes con cardiopatía isquémica (Byrne et al., 2023; Vrints et al., 2024).

Idealmente, tras un IAM, todo paciente debería ser remitido a un programa de rehabilitación cardíaca. Sin embargo, la distribución de las unidades de rehabilitación cardíaca es desigual en nuestro entorno y el gran número de pacientes con cardiopatía isquémica dificulta su plena implementación (Arrarte et al., 2024). Así mismo, debido a la limitación en la inclusión de pacientes, la mayoría de unidades priorizan a los más jóvenes, por lo que los de edades más avanzadas suelen ser excluidos con mayor frecuencia, a pesar de que en muchas ocasiones tienen una vida activa con un buen estado físico previo al evento y de que la efectividad de estos programas en este grupo es similar a la que se da en los más jóvenes (Alfaraidhy et al., 2022; Kumar et al., 2020).

Generalmente, tras un IAM, debemos recomendar a todos los pacientes la realización precoz de actividad física de intensidad leve, como paseos ligeros o actividades básicas de la vida diaria. Atendiendo específicamente a las peculiaridades del paciente mayor, podemos distinguir tres grupos en los que el ejercicio físico tras el infarto de miocardio debe enfocarse de forma distinta (fig. 21.1).

1. Pacientes con vida activa y ejercicio físico regular

Este grupo de pacientes deberían ser remitidos a un programa de rehabilitación cardíaca basado en el ejercicio físico, con independencia de su edad, ya que los beneficios serán similares a los de la población general. Los pasos a seguir con estos pacientes son los siguientes:

a) Recomendar actividad física de grado ligero tras el alta hospitalaria.
b) Realizar la prueba de esfuerzo inicial, adaptando los protocolos a las posibles limitaciones que puedan presentar, así como a la distinta adaptación al ejercicio de los pacientes mayores. En la práctica clínica, los protocolos

más utilizados son Bruce modificado, Bruce en rampa o Naughton si se realiza sobre tapiz rodante, o protocolos en rampa sobre cicloergómetro.

c) Diseñar el programa de entrenamiento personalizado basado en los datos obtenidos en la prueba de esfuerzo.

Pacientes mayores con vida activa y ejercicio físico regular

- Inclusión en programas estructurados de rehabilitación cardiaca basados en el ejercicio.
- Adaptación de protocolos de ergometría a las capacidades y limitaciones del paciente.
- Combinación de ejercicio aeróbico con ejercicios de flexibilidad, fuerza y elasticidad.

Pacientes mayores con vida activa que no practiquen ejercicio físico regular

- Valoración de limitaciones físicas reales frente al sedentarismo.
- Inclusión en programas estructurados de rehabilitación cardiaca basados en el ejercicio.
- Adaptación de protocolos de ergometría a las capacidades y limitaciones del paciente, pudiendo sustituirse por el test de 6 minutos de marcha.
- Incentivar a continuar con su vida habitual sin limitaciones.

Pacientes mayores con limitación grave de la capacidad funcional

- Estudiar la posible futilidad de una intervención basándose en la situación del paciente.
- Priorizar actividades cotidianas y calidad de vida.

Fig. 21.1 Recomendaciones de ejercicio físico tras un infarto agudo de miocardio dependiendo del perfil del paciente mayor.

Los programas de entrenamiento físico tienen un componente aeróbico y otro de fuerza, flexibilidad y elasticidad. Las recomendaciones más frecuentes son 150 minutos de actividad física moderada o 75 minutos de intensidad alta repartidos en 3-5 sesiones semanales, hasta alcanzar un objetivo de 300 minutos semanales de intensidad moderada o 150 minutos semanales de intensidad alta, o la combinación equivalente (WHO, 2020). Las modalidades de ejercicio aeróbico recomendado son muy variadas y no deben diferir de las de los pacientes jóvenes. En cuanto a los ejercicios de fuerza, flexibilidad y elasticidad, se recomiendan 2 o 3 sesiones semanales centradas en las necesidades del paciente. En pacientes mayores suelen priorizarse los ejercicios que favorezcan la flexibilidad, el equilibrio, la coordinación y la elasticidad, aunque no debemos olvidar la potenciación y el mantenimiento muscular a fin de evitar algunas comorbilidades habituales en el anciano, como la sarcopenia (Suaya et al., 2009).

A modo de resumen, con este grupo de pacientes no deberíamos actuar de forma distinta a como se hace con los grupos de pacientes jóvenes ni restringir la actividad física más allá de las limitaciones obtenidas en la ergometría, recomendando un programa completo e integral de rehabilitación cardíaca.

2. Pacientes con vida activa que no practican ejercicio físico regular

No es infrecuente encontrar a pacientes mayores con un nivel de vida activo pero que no practican ejercicio físico regular debido fundamentalmente a las limitaciones físicas propias del envejecimiento. Sin embargo, en muchas ocasiones no existe una verdadera limitación física, sino una vida sedentaria. En casos de sedentarismo sin limitaciones físicas reseñables, deberíamos fomentar su inclusión en los programas de rehabilitación cardíaca, de forma similar a lo que hemos comentado para los pacientes anteriormente mencionados. En cuanto al grupo de pacientes activos con limitaciones funcionales, una estrategia factible podría ser:

a) Recomendar actividad física de grado ligero tras el alta hospitalaria.

b) Valorar la limitación física y estudiar la posibilidad de realizar una prueba de esfuerzo inicial, adaptando los protocolos a las necesidades del paciente. En este grupo concreto podría valorarse realizar el test de 6 minutos de marcha en sustitución de la prueba de esfuerzo (Lander et al., 2022), especialmente si no va a diseñarse un programa de entrenamiento físico completo.

c) Entregar recomendaciones de ejercicio físico específicas basadas en los datos de la prueba de esfuerzo o test de los 6 minutos de marcha si se realiza, o guiándose por sensaciones en caso de que el paciente no se considere candidato a ergometría.

En pacientes mayores con limitación física que no hacían previamente ejercicio físico, incluso en aquellos que no lo realizaban por sedentarismo, no es improbable que el inicio de la actividad física regular sea una tarea ardua, en ocasiones incluso por los prejuicios personales, familiares y sociales sobre la edad y la enfermedad cardiovascular. Por ello, en este grupo de pacientes, en caso de que no consigamos iniciar un programa de ejercicio físico estructurado, se ha de fomentar la continuidad de todas aquellas actividades cotidianas que desarrollaran antes, incentivándolos a continuar con su vida habitual sin limitaciones.

3. Pacientes con limitación grave de la capacidad funcional

Como se ha mencionado en capítulos previos, una de las principales limitaciones del paciente mayor para la práctica de ejercicio físico son las comorbilidades. En pacientes con IAM, las complicaciones postinfarto como la insuficiencia cardíaca son más frecuentes en personas mayores (Marcos-Garcés et al., 2023), lo que, unido a otras comorbilidades como el deterioro cognitivo, la fragilidad, la sarcopenia, etc., puede limitar la práctica de actividad física (Lander et al., 2022; Sabbahi et al., 2022). No existen contraindicaciones absolutas para incluir a los pacientes en los programas de rehabilitación cardíaca basados en el ejercicio, aunque en ocasiones la intervención en estos subgrupos puede resultar fútil.

Por este motivo, algunas de las características que podemos tener en cuenta a la hora de excluir a los pacientes de los programas de rehabilitación cardíaca pueden ser:

- Limitación física osteoarticular grave con baja capacidad funcional.
- Enfermedades neurológicas con limitación física importante (neuropatías avanzadas, radiculopatías, enfermedad de Parkinson…).
- Deterioro cognitivo y demencias en fase avanzada.
- Patología neumológica con baja capacidad funcional: EPOC grave o muy grave, neumopatías restrictivas, etc.
- Enfermedad oncológica avanzada o terminal.
- Índice de Barthel <60 (dependencia moderada, grave o total).
- Esperanza de vida inferior a un año.

Debemos fomentar las estrategias habituales de prevención secundaria en estos pacientes, si bien algunos autores consideran que se ha de priorizar su calidad de vida frente al control estricto de los factores de riesgo.

4. Conclusiones

En pacientes mayores, tras un IAM las modalidades de ejercicio físico no difieren de las de la población general. La mejor estrategia que se puede implementar es un programa de rehabilitación cardíaca basado en el ejercicio físico, si bien hay que tener en cuenta las características específicas de algunos subgrupos concretos de pacientes para quienes tendremos que adaptar las recomendaciones generales o para quienes la actuación puede resultar fútil. La individualización de las recomendaciones y del diseño de los programas de entrenamiento es fundamental, especialmente en pacientes mayores que puedan presentar limitaciones o comorbilidades que condicionen una distinta adaptación a la actividad física.

Referencias bibliográficas

ALFARAIDHY, M. A., C. REGAN y D. E. FORMAN (2022): «Cardiac rehabilitation for older adults: current evidence and future potential», *Expert Rev Cardiovasc Ther* 20, pp. 13-34. DOI: 10.1080/14779072.2022.2035722.
ANDERSON, L., D. R. THOMPSON, N. OLDRIDGE, A. D. ZWISLER, K. REES, N. MARTIN et al. (2016): «Exercise-based cardiac rehabilitation for coronary heart disease», *Cochrane Database Syst Rev*, pp. CD001800. DOI: 10.1002/14651858.CD001800.pub3. Update in: Cochrane Database Syst Rev. 2021 Nov 6;11:CD001800. doi: 10.1002/14651858.CD001800.pub4.
ARRARTE ESTEBAN, V., R. CAMPUZANO RUIZ, C. DE PABLO ZARZOSA y M. R. FERNÁNDEZ OLMO (2024): «Situación de la rehabilitación cardiaca en

España. Resultados del registro AULARC», *Rev Esp Cardiol* 77, pp. 796-798. DOI: 10.1016/j.rec.2024.04.014.

BYRNE, R. A., X. ROSSELLÓ, J. J. COUGHLAN, E. BARBATO, C. BERRY, A. CHIEFFO et al. (2023): «2023 ESC Guidelines for the management of acute coronary syndromes», *Eur Heart J* 44, pp. 3720-3826. DOI: 10.1093/eurheartj/ehad191.

DIBBEN, G. O., J. FAULKNER, N. OLDRIDGE, K. REES, D. R. THOMPSON, A. D. ZWISLER et al.: «Exercise-based cardiac rehabilitation for coronary heart disease: a meta-analysis», *Eur Heart J* 44, pp. 452-469. DOI: 10.1093/eurheartj/ehac747, en línea: <https://iris.who.int/bitstream/handle/10665/336656/9789240015128-eng.pdf?sequence=1>.

KUMAR, K. R. y I. L. PINA (2020): «Cardiac rehabilitation in older adults: New options», *Clin Cardiol* 43, pp. 163-170. DOI: 10.1002/clc.23296.

LANDER, B. S., A. M. LAYTON, R. P. GAROFANO, A. SCHWARTZ, D. J. ENGEL y N. A. BELLO (2022): «Average Exercise Capacity in Men and Women >75 Years of Age Undergoing a Bruce Protocol Exercise Stress Test», *Am J Cardiol* 164, pp. 21-26. DOI: 10.1016/j.amjcard.2021.10.020.

MARCOS-GARCÉS, V., H. MERENCIANO-GONZÁLEZ, J. GAVARA, A. GABALDÓN-PÉREZ, M. P. LÓPEZ LEREU, J. V. MONMENEU et al. (2023): «MRI Investigation of the Differential Impact of Left Ventricular Ejection Fraction After Myocardial Infarction in Elderly vs. Nonelderly Patients to Predict Readmission for Heart Failure», *J Magn Reson Imaging* 58, pp. 1507-1518. DOI: 10.1002/jmri.28632.

SABBAHI, A., J. M. CANADA, A. S. BABU, R. SEVERIN, R. ARENA y C. OZEMEK (2022): «Exercise training in cardiac rehabilitation: Setting the right intensity for optimal benefit», *Prog Cardiovasc Dis* 70, pp. 58-65. DOI: 10.1016/j.pcad.2022.02.001.

SUAYA, J. A., W. B. STASON, P. A. ADES, S. L. T. NORMAND y D. S. SHEPARD (2009): «Cardiac Rehabilitation and Survival in Older Coronary Patients», *J Am Coll Cardiol* 54, pp. 25-33. DOI: 10.1016/j.jacc.2009.01.078.

VRINTS, C., F. ANDREOTTI, K. C. KOSKINAS, X. ROSSELLÓ, M. ADAMO, J. AINSLIE et al. (2024): «2024 ESC Guidelines for the management of chronic coronary syndromes», *Eur Heart J*. DOI: 10.1093/eurheartj/ehae177.

WHO (2020): *Guidelines on physical activity and sedentary behaviour*, Ginebra, World Health Organization.

WOLF, C., T. L. BLACKWELL, E. JOHNSON, N. W. GLYNN, B. NICKLAS, S. B. KRITCHEVSKY et al. (2024): «Cardiopulmonary Exercise Testing in a Prospective Multicenter Cohort of Older Adults», *Med Sci Sports Exerc* 56, pp. 1574-1584. DOI: 10.1249/MSS.0000000000003444.

22. ¿Qué programas de entrenamiento son adecuados para los pacientes con insuficiencia cardíaca y limitación de la capacidad de esfuerzo?

Iván de Amo Galán
Cristina Flor Rufino
Julio Núñez Villota

Continuando con lo mostrado en el capítulo 17, en esta sección se presentan de forma más detallada las características que debe reunir un programa de rehabilitación cardíaca basado en el ejercicio (RCBE) en pacientes con insuficiencia cardíaca (IC).

1. Modalidades de los programas de rehabilitación cardíaca basada en el ejercicio físico para pacientes con insuficiencia cardiaca

Entrenamiento supervisado presencial

El entrenamiento supervisado consiste en la realización de sesiones de ejercicio físico en salas específicas de hospitales o centros especializados. Estos entrenamientos duran aproximadamente de 3 a 6 meses y se practican en sesiones grupales supervisadas por un equipo médico (médico cardiólogo, rehabilitador, enfermero, fisioterapeuta y profesional de la actividad física y del deporte). Aunque esta clase de intervención es la recomendada en las guías clínicas, puede no ser accesible para algunos pacientes debido a impedimentos como la distancia y los costes relacionados con el traslado, el trabajo o las tareas familiares, entre otros (Isernia et al., 2022; Skov Schacksen et al., 2021).

Entrenamiento domiciliario

En algunos escenarios, el entrenamiento domiciliario ha demostrado ser tan eficaz como los tratamientos supervisados (Isernia et al., 2022). Se recomienda para pacientes estables con riesgo bajo. El programa incluye ejercicios aeróbicos y de fuerza, y se adapta mediante una valoración inicial y un seguimiento continuo por parte del equipo médico, ya sea telefónico o mediante aplicaciones (Brouwers et al., 2024). Esta modalidad presenta una serie de ventajas y desventajas que se resumen en la tabla 22.1 (Cavalheiro et al., 2021; Isernia et al., 2022).

Telerrehabilitación

La telerrehabilitación (TR) utiliza las tecnologías de la información y la comunicación (TIC) para ofrecer servicios de rehabilitación a distancia, permitiendo la interacción entre el paciente y el profesional clínico (Skov Schacksen et al., 2021). Es esencial evaluar previamente a los candidatos para asegurarse de que tienen la adecuada «preparación digital» (Brouwers et al., 2024). Existen dos modalidades principales de TR: la síncrona y la asíncrona. La modalidad síncrona permite realizar sesiones de ejercicio en tiempo real a través de videoconferencias, ya sea de forma individual o grupal. En cambio, la modalidad asíncrona, utilizando aplicaciones y plataformas, rompe con el modelo tradicional de atención uno a uno entre clínico y paciente. La TR requiere la monitorización continua del paciente, adaptando la intervención a su evolución y ofreciendo retroalimentación durante todo el proceso, lo que permite personalizar el programa de ejercicios según su estado (Isernia et al., 2022)

Entrenamiento híbrido

Consiste en la combinación de consejos y sesiones de ejercicio en centro (supervisados) y en domicilio (monitorizados). Un ejemplo de intervenciones híbridas son las que realizan primero un programa supervisado de corta duración en centros especializados para pasar después a la intervención domiciliaria, con o sin ayuda de las TIC (Heindl et al., 2022).

TABLA 22.1
Ventajas e inconvenientes de los programas domiciliarios

Ventajas	*Inconvenientes*
• Requiere menos personal e instalaciones por paciente que el presencial. • Mayor número de pacientes atendidos sin aumentar los recursos. • La TR ayuda a mejorar la adherencia al ejercicio y a las modificaciones del estilo de vida. • Los programas domiciliarios permiten entrenamientos de mayor duración. • Se reduce el uso de las instalaciones hospitalarias para la rehabilitación. • Alta adherencia a los programas con TR. • Bajo riesgo de eventos adversos en pacientes de bajo riesgo.	• Hay que tener una inversión inicial en tecnología y entrenamiento del personal. • Desconocimiento de qué pacientes son candidatos óptimos. • Factores influyentes en la consecución de los programas: edad avanzada, menor nivel educacional o menor capacidad de ejercicio, entre otros. • No suelen ser intervenciones personalizadas.

2. Criterios de prescripción de los programas de rehabilitación cardíaca basada en el ejercicio en pacientes con insuficiencia cardíaca

En el contexto de la IC, los criterios para la programación del ejercicio –frecuencia, intensidad, tipo y tiempo (FITT)– deben ajustarse no solo a la patología, sino también considerando la clase funcional del paciente según la clasificación NYHA, sus comorbilidades asociadas y los factores individuales (capacidad de movilidad, situación socioeconómica, problemas logísticos y nivel cognitivo, entre otros). Estas adaptaciones son esenciales para garantizar un programa de ejercicio seguro, efectivo y sostenible (*Manual ACSM*, 2021; Molloy et al., 2023).

El profesional del ejercicio físico, en consenso con el equipo multidisciplinar a cargo del programa de RCBE, valorará las posibles adaptaciones en función de la modalidad de ejercicio seleccionada para cada paciente (sección 5.E.1) (Hansen et al., 2023; Molloy et al., 2023). En los programas presenciales, los ajustes y las progresiones serán realizados directamente por el profesional, mientras que en los programas domiciliarios o TR, el paciente seguirá las pautas establecidas previamente, priorizándose criterios de autorregulación sencillos, como la frecuencia semanal, el tiempo de la sesión o la intensidad basada en la percepción subjetiva del esfuerzo (RPE). Se facilitarán vías de contacto para aquellos pacientes que tengan dudas o presenten dificultades en el manejo de la progresión.

Para simplificar su aplicación, en la tabla 22.2 se detallan las adaptaciones necesarias según cada uno de los criterios FITT, a los que se les añaden el volumen y la progresión (FITT-VP), basadas en el modelo propuesto por Taylor et al. Los criterios volumen y progresión hacen referencia a la cantidad semanal (frecuencia × tiempo) y al incremento de al menos uno de los criterios FITT-VP, siendo frecuencia y tiempo los primeros criterios que se han de modificar para mejorar la tolerancia de los pacientes, previamente al aumento de la intensidad y el tipo de ejercicio (Taylor et al., 2023).

3. Propuestas de programación de rehabilitación cardíaca basada en el ejercicio semanal en pacientes con insuficiencia cardíaca según nivel

El objetivo principal de un programa de RCBE es lograr altas tasas de adherencia entre los participantes. Para ello, es esencial adaptarlo a las necesidades y a las preferencias de cada individuo (Hansen et al., 2023; *Manual ACSM*, 2021; Taylor et al., 2023).

La promoción de la actividad física diaria es el pilar fundamental de este tipo de programas. Al iniciar un programa de ejercicio, el nivel de actividad debe ajustarse al estado inicial del participante e incrementarse de forma progresiva semana a semana (nivel de recomendación 1A) (Taylor et al., 2023).

Incorporar modificaciones en el estilo de vida, como caminar en lugar de usar el coche, subir escaleras en vez de tomar el ascensor o participar en actividades recreativas, es una estrategia efectiva y altamente recomendable (nivel de recomendación 1B) (Hansen et al., 2023). Estas acciones tienen como objetivo aumentar el gasto calórico no asociado al ejercicio, conocido por sus siglas en inglés como NEAT (*non-exercise activity thermogenesis*). Además, es clave brindar educación y apoyo al paciente para que adopte cambios sostenibles en su estilo de vida, lo que ayuda a reducir el riesgo de futuros episodios que puedan comprometer su salud (*Manual ACSM*, 2021).

TABLA 22.2

Criterios FITT-VP en programas de rehabilitación cardiaca basados en ejercicio para pacientes con insuficiencia cardiaca

	Nivel iniciación	Nivel avanzado
Frecuencia Número de sesiones a la semana.	• EA: 2/3 días/semana. • EF: 2 días/semana no consecutivos. • EMI: protocolo estándar 6/7 días/semana.	• EA: moderado: 3-7 días/semana. Alta intensidad: 1-3 días/semana. • EF: 2/3 días/semana no consecutivos. • EMI: protocolo estándar: 6/7 días/semana. Alta intensidad: 3-5 días/semana.
Intensidad Cómo de duro se pauta/considera el ejercicio.	• EA: continuo y fraccionado: 40-50 % FCR o VO$_2$R, 45-50 % VO$_2$Pico, RPE 11-12. • EF: <30 % 1-RM, RPE 11-12. • EMI: protocolo estándar: 50 % PIM. Protocolo alta intensidad: 40-70 % PIM.	• EA: continuo: 70-80 % FCR o VO$_2$R, 75-85 % VO$_2$Pico, RPE 11-14. Interválico → 80-90 % FCR o VO$_2$R, 85-95 % VO$_2$Pico, RPE 15-17. • EF: 40-70 % 1-RM, RPE 12-15. • EMI: 50 % PIM.
Tiempo Duración destinada al ejercicio.	• EA: tiempo total sesión 15-30 min; puede realizarse en diferentes sesiones/día. • EF: 1-2 sets/día por grupo muscular, de 5 a 10 repeticiones, 4-6 ejercicios/sesión. • EMI: tiempo total de sesión según protocolo. Protocolo estándar: 10-30 min, 30 respiraciones 2 veces/día. Protocolo alta intensidad: ratio tiempo (min) trabajo: descanso 2:1 x 7 series.	• EA: tiempo total sesión. Continuo: 45-60 min (incremento semanal 5-10 %). Interválico: 10-25 min, modificando ratio tiempo alto: bajo 1:4-2:3-1:1-3:2-4:1. • EF: 2-3 sets/día por grupo muscular, de 5-10 repeticiones, 8-10 ejercicios/sesión. • EMI: tiempo total de sesión. Protocolo estándar: 20-30 min, 30 respiraciones 2 veces/día. Protocolo alta intensidad: ratio tiempo (min) trabajo: descanso 2:1 x 7 series.
Tipo de modalidad de ejercicio realizado y/o herramienta utilizada.	• EA: continuo o fraccionado, en caso de no poder mantener el tiempo total de ejercicio en una única sesión. Ejercicios cíclicos que impliquen grupos musculares de MMII y MMSS. • EF: isotónico o isométrico utilizando peso corporal, peso libre, bandas elásticas, máquina guiada, etc. • EMI: dispositivo: resistómetro.	• EA: continuo o interválico. Ejercicios cíclicos que impliquen grupos musculares de miembros inferiores y superiores. • EF: isotónico o isométrico utilizando peso corporal, peso libre, bandas elásticas, máquina guiada, etc. • EMI: dispositivo: resistómetro.

(PROGRESIÓN)

EA: entrenamiento aeróbico; EF: entrenamiento de fuerza; EMI: entrenamiento de la musculatura inspiratoria; RPE: percepción subjetiva del esfuerzo; RM: repetición máxima; PIM: presión inspiratoria máxima; FCR: frecuencia cardiaca de reserva; VO$_2$Pico: consumo de oxígeno pico; VO$_2$R: reserva del consumo de oxígeno. *Fuente:* adaptado del *Manual ACSM*, 2021, y Taylor et al., 2023Barcelona (España).

En cuanto a la programación de la RCBE, se busca incorporar entrenamiento aeróbico, de fuerza y de la musculatura inspiratoria lo antes posible, siempre que el paciente lo tolere, ya que esta combinación ha demostrado ofrecer mayores beneficios (Hansen et al., 2023; Laoutaris et al., 2021).

En la tabla 22.3 se presentan dos propuestas de programación semanal para RCBE, una dirigida a pacientes en estadios iniciales (N1) y otra a aquellos en niveles más avanzados (N2). La progresión de una semana a otra se realizará de forma gradual, aumentando la frecuencia y la duración del ejercicio aproximadamente en un 5-10 % en estos parámetros y en otros que se consideren relevantes. Esto se hará hasta alcanzar los niveles máximos establecidos (véase tabla 22.2).

TABLA 22.3

Programación de rehabilitación cardíaca basada
en el ejercicio semanal de nivel iniciación (N1) y nivel avanzado (N2)

	Lunes	*Martes*	*Miércoles*	*Jueves*	*Viernes*	*Sábado*	*Domingo*
N1	30' EA + EMI	+ EF y EMI	30' EA + EMI	+ EF y EMI	30' EA + EMI	30' EA + EMI	30' EA + EMI
N2	>45' EA + EMI	>45' EA + EF y EMI	>45' EA + EMI	>45' EA + EF y EMI	>45' EA + EMI	>45' EA + EF y EMI	>45' EA + EMI

AVD: actividades de la vida diaria; EA: entrenamiento aeróbico; EF: entrenamiento de fuerza; EMI: entrenamiento de musculatura inspiratoria. *Fuente*: elaboración propia.

Referencias bibliográficas

American College of Sports Medicine (2021): *Manual ACSM para la valoración y prescripción del ejercicio*, Hospitalet de Llobregat, Barcelona, Wolters Kluwer, 4.ª ed.

BROUWERS, R. W. M., M. SCHERRENBERG, H. M. C. KEMPS, P. DENDALE y J. A. SNOEK (2024): «Cardiac telerehabilitation: Current status and future perspectives», *Neth Heart J* 32, pp. 31-37. DOI: 10.1007/s12471-023-01833-9.

CAVALHEIRO, A. H., J. SILVA CARDOSO, A. ROCHA, E. MOREIRA y L. F. AZEVEDO (2021): «Effectiveness of Tele-rehabilitation Programs in Heart Failure: A Systematic Review and Meta-analysis», *Health Services Insights* 14. DOI: 10.1177/11786329211021668.

HANSEN, D., B P.ECKERS, D. NEUNHÄUSERER, B. BJARNASON-WEHRENS, M. F. PIEPOLI, B. RAUCH et al. (2023): «Standardised Exercise Prescription for Patients with Chronic Coronary Syndrome and/or Heart Failure: A Consensus Statement from the EXPERT Working Group», *Sports Medicine* 53, pp. 2013-2037. DOI: 10.1007/s40279-023-01909-x.

HEINDL, B., L. RAMÍREZ, L. JOSEPH, S. CLARKSON, R. THOMAS y V. BITTNER (2022): «Hybrid cardiac rehabilitation—The state of the science and the way forward», *Progr Cardiovasc Dis* 70, pp. 175-182. DOI: 10.1016/j .pcad.2021.12.004.

ISERNIA, S., C. PAGLIARI, N. MORICI, A. TOCCAFONDI, P. I. BANFI, F. ROS-SETTO et al. (2022): «Telerehabilitation Approaches for People with Chronic Heart Failure: A Systematic Review and Meta-Analysis», *J Clin Med* 12, p. 64. DOI: 10.3390/jcm12010064.

LAOUTARIS, I. D., E. PIOTROWICZ, M. S. KALLISTRATOS, A. DRITSAS, N. DIMAKI, D. MILIOPOULOS et al. (2021): «Combined aerobic/resistance/inspiratory muscle training as the "optimum" exercise programme for patients with chronic heart failure: ARISTOS-HF randomized clinical trial», *Eur J Prev Cardiol* 28, pp. 1626-1635. DOI:10.1093/eurjpc/zwaa091.

MOLLOY, C. D., L. LONG, I. R. MORDI, C. BRIDGES, V. A. SAGAR, E. J. DAVIES et al. (2023): «Exercise-based cardiac rehabilitation for adults with heart failure—2023 Cochrane systematic review and meta-analysis», *Eur J Heart Fail* 25, pp. 2263-2273. DOI: 10.1002/ejhf.3046.

SKOV SCHACKSEN, C., N. C. HENNEBERG, J. A. MUTHULINGAM, Y. MORI-MOTO, R. SAWA, M. SAITOH et al. (2021): «Effects of Telerehabilitation Interventions on Heart Failure Management (2015-2020): Scoping Review», *JMIR Rehab Assist Technol* 8, pp. e29714. DOI: 10.2196/29714.

TAYLOR, J. L., J. MYERS y A. R. BONIKOWSKE (2023): «Practical guidelines for exercise prescription in patients with chronic heart failure», *Heart Failure Reviews* 28, pp. 1285-1296. DOI: 10.1007/s10741-023-10310-9.

23. Promoción de la actividad física, del ejercicio y del deporte

Óscar Julián Arias-Mutis
Patricia Genovés Martínez
Isabel Trapero Gimeno

1. Introducción

Son numerosos los estudios en los que se ha demostrado la asociación que existe entre el desarrollo de actividad física y la reducción de la mortalidad, tanto por todas las causas como por causas cardiovasculares. Las sociedades científicas, la OMS y otras organizaciones tanto nacionales como internacionales relacionadas con la promoción de la salud y el bienestar recomiendan realizar de 150 a 300 minutos semanales de actividad física de intensidad moderada o de 75 a 150 de actividad de intensidad vigorosa (o una combinación de ambas), así como actividades de fortalecimiento muscular (WHO, 2020; WHO, 2018). También existen evidencias de que cantidades menores de actividad física proporcionan beneficios significativos para la salud.

Teniendo en cuenta la consistencia de los resultados de los estudios en los que se analizan los efectos positivos de la actividad física durante el tiempo libre y sus claros beneficios en relación con la calidad de vida y la salud en general, es una tarea necesaria difundir estos resultados y promocionar y facilitar estilos de vida en los que esté presente el ejercicio físico. También lo es analizar la adherencia a estas recomendaciones y los factores que la determinan.

Las estrategias para aumentar la actividad física de la población e integrar el ejercicio físico en la vida diaria son diversas (Izquierdo et al., 2024). Abarcan desde la promoción de acciones sencillas (por ejemplo, subir las escaleras en lugar de utilizar los ascensores) hasta la participación en programas de entrenamiento establecidos, incluyendo ejercicio aeróbico y actividades para desarrollar el equilibrio y el fortalecimiento muscular y mejorar la capacidad funcional.

En el editorial publicado en la revista *Int J Environ Res Public Health* (Pringle y Kime, 2024) se señala que «la actividad física regular es importante para un envejecimiento saludable, no solo para mantener la salud en la mediana edad, sino también para mantener la salud, la independencia y la calidad de vida a medida que las personas envejecen», así como que «las investigaciones destacan la importancia de la actividad física para mantener la funcionalidad y conservar la independencia, a fin de que las personas puedan hacer lo que quieren y necesitan hacer en su vida diaria». A la hora de fomentar la actividad física consideran diversos elementos clave, entre los que se encuentran los siguientes: *a*) los proveedores de asesoramiento sobre la actividad física, especialmente los profesionales de la salud, así como los factores que facilitan o dificultan esta labor, incluyendo su preparación para esta tarea; *b*) personas y organismos, como las agencias comunitarias locales, que pueden ayudar a las personas a comenzar programas de actividad física y a mantenerse físicamente activas, y *c*) las intervenciones de salud que ofrecen las agencias comunitarias, las fundaciones y las organizaciones benéficas, que son una parte importante del panorama de la salud pública, especialmente cuando existe una disminución de la oferta de servicios públicos.

2. Iniciativas para la promoción de la actividad física, del ejercicio físico y del deporte

La OMS ha desarrollado diversas iniciativas encaminadas a conocer mejor la situación global, la carga de enfermedades no transmisibles y el papel de los factores de riesgo relacionados, entre ellos la inactividad física. También se ha ocupado de la difusión de esta información y de las recomendaciones, que incluyen la promoción de cambios en los estilos de vida (WHO, 2020; WHO, 2018), y ha señalado la importancia de incrementar la atención política, de garantizar la adopción de planes de acción sobre actividad física a nivel nacional y comunitario, de proporcionar los recursos necesarios y de fomentar la aceptación social para favorecer estos cambios, dado su papel tan relevante en la mejora de la salud y el bienestar de la población.

Estas iniciativas para promover e impulsar la actividad física son compartidas por organizaciones nacionales e internacionales relacionadas directa o indirectamente con la OMS, entre ellas la International Society for Physical Activity and Health. En sus propuestas de actuación incluyen las resumidas en la tabla 23.1.

TABLA 23.1
Ámbitos de actuación propuestos
en el plan de actuación sobre actividad física (2018-2030) de la OMS

Político	Para la obtención del compromiso de la Administración para poner en práctica las recomendaciones.
Mediático	Para generar interés entre los medios de comunicación e influir en la opinión pública.
Profesional	Para involucrar a quienes ejercen su actividad en sectores relacionados con la actividad física, la salud, el deporte, la educación, el transporte o la planificación urbana.
Comunitario	Para movilizar a las asociaciones locales, fomentar el cumplimiento de los objetivos relacionados con el incremento de la actividad física de la población y con ello mejorar la prevención y el control de enfermedades no transmisibles y la consecución de un envejecimiento saludable.

Objetivo mundial: reducción relativa del 15 % en la prevalencia de la inactividad física en adultos y adolescentes para 2030. *Fuente*: WHO, 2018.

Como se señala en los informes de la OMS, el progreso en la implementación del Plan de Acción Global sobre la Actividad Física 2018-2030 (GAPPA), en general, ha sido lento y desigual entre países y regiones y se han identificado cinco recomendaciones para impulsar la implementación de acciones nacionales (tabla 23.2).

TABLA 23.2
Recomendaciones de la OMS
para impulsar la implementación de acciones nacionales

Fortalecer la implicación y el liderazgo político de todo el gobierno en estos temas.
Integrar la actividad física en todas las políticas pertinentes y apoyar su implementación con herramientas prácticas y una orientación clara.
Apoyar las alianzas, involucrar a las comunidades y desarrollar la capacidad de las personas.
Reforzar los sistemas y bases de datos, la monitorización y la transferencia de conocimientos.
Asegurar y alinear el financiamiento con los compromisos de políticas nacionales.

Fuente: WHO, 2018.

2.1 *Población general*

Uno de los aspectos que se han de considerar es la evaluación de la eficacia de las intervenciones puestas en práctica. Zhu et al. (2024) analizaron una serie de ensayos controlados y aleatorizados en los que se comparaban los resultados obtenidos tras efectuar o no una intervención conductual que incluía entrevistas motivacionales. Observaron que las intervenciones fueron superiores en cuanto a conseguir un incremento de la actividad física total y de la actividad física de moderada a vigorosa (equivalente a 95 minutos adicionales/semana), así como en la reducción del sedentarismo. La magnitud del efecto disminuye con el tiempo y no se ha encontrado evidencia de un efecto de las entrevistas motivacionales una vez transcurrido más de un año. Los autores han concluido que, a pesar del considerable interés de la entrevista motivacional como técnica para el cambio de comportamiento y de la gran cantidad de estudios existentes, es baja la certeza sobre la efectividad de estas intervenciones para aumentar la actividad física total.

En otro estudio reciente (Silva et al., 2024) se ha analizado la efectividad de las intervenciones para modificar más de una conducta en personas con enfermedades crónicas, teniendo presente que con frecuencia coexisten diversos hábitos perjudiciales. En la revisión sistemática y el metaanálisis de ensayos aleatorizados observaron que la mayoría de las intervenciones se centraban en cambiar más de un comportamiento simultáneamente (en lugar de secuencialmente) y que la mayoría se focalizaban en tres comportamientos específicos a la vez: «actividad física, dieta y tabaquismo». Observaron un efecto positivo, de ligero a sustancial, en el cambio de los comportamientos de salud, excepto para el tabaquismo.

También recientemente se han analizado la eficacia y los componentes de las intervenciones conductuales de salud para aumentar la actividad física en adultos jóvenes y de mediana edad sanos (Wan et al., 2024). Las principales conclusiones del estudio han sido que, en general, las intervenciones tuvieron un efecto limitado en la promoción de la actividad física. Las intervenciones centradas en el apoyo emocional, la autonomía o la promoción de la autorregulación fueron las más eficaces.

2.2 *Personas mayores*

Como señalan Izquierdo et al. (2024), a pesar de los beneficios que se obtienen con la actividad física, el ejercicio no está plenamente integrado en las prescripciones efectuadas a las personas mayores. Estos autores consideran que se necesita más formación para incorporar el ejercicio físico en la atención al paciente, ya que la educación sobre su utilización como tratamiento aislado o complementario en síndromes geriátricos y enfermedades crónicas contribuye al beneficio del paciente.

En un artículo reciente publicado por Martínez-Gómez et al. (2024) se ha analizado la asociación entre actividad física durante el tiempo libre y mortalidad, así como la influencia de la edad en los beneficios obtenidos. Para ello han estudiado cuatro cohortes multinacionales que incluían, cada una de ellas, más de medio millón de personas de edad comprendida entre 20 y 97 años. Los autores del trabajo señalan que, en la muestra total, la asociación entre la actividad física y la mortalidad por cualquier causa mostró una curva dosis-respuesta no lineal. En comparación con las personas inactivas, aquellas que desarrollaron los niveles de actividad recomendados presentaron un riesgo de muerte un 14 % menor. Las personas que realizaron el doble del nivel recomendado tuvieron un riesgo un 22 % menor; las que alcanzaron el triple del nivel recomendado presentaron un riesgo un 25 % menor y las que desarrollaron el cuádruple y el quíntuple del nivel recomendado tuvieron un riesgo un 26 % menor. También observan que cantidades inferiores a las recomendadas se asocian con riesgos de mortalidad significativamente menores que los de las personas inactivas (la mitad de la cantidad de ejercicio recomendada se ha asociado con un riesgo un 8 % menor que el de las personas inactivas).

En relación con la edad, estos autores han constatado que la actividad física se asocia sistemáticamente con un menor riesgo en todos los grupos de edad y que la disminución es más evidente en los adultos mayores que en los más jóvenes. Teniendo presentes los resultados obtenidos, subrayan que es esencial promover la actividad física regular en todas las etapas de la vida. Además, señalan que los análisis económicos destacan la relación favorable coste-beneficio de los programas de ejercicio, lo que apoya aún más su mayor integración en la atención médica para adultos mayores.

En el artículo publicado por Palombi et al. (2025) se ha revisado la relación existente entre la actividad física, la motivación y las necesidades psicológicas básicas en personas mayores de 65 años. Los autores consideran que es probable que las intervenciones personalizadas que integran la interacción social, que proporcionan retroalimentación por parte de los entrenadores y que ofrecen opciones entre diversos tipos de ejercicio con niveles graduales de intensidad, mejoren la adherencia a la práctica de ejercicio físico.

2.3 *Infancia y adolescencia*

Los informes de la OMS y diversos estudios a nivel nacional y comunitario (WHO, 2020; Arufe-Giráldez et al., 2024) muestran que, en la sociedad actual, se observan bajos niveles de actividad física en la población infantil y adolescente. En el artículo de Arufe et al. (2024) se recopilaron contextos y escenarios en los que es posible aumentar los niveles de actividad física diaria de niños y jóvenes. En la revisión bibliográfica efectuada examinaron cuatro contextos relevantes para la intervención: escolar, extraescolar, familiar y sociocomunitario.

Observan que el contexto escolar, con clases de educación física y descansos activos, es muy relevante, pero insuficiente, por lo que consideran que es esencial complementarlo con intervenciones en los entornos extraescolares (por ejemplo, actividades deportivas organizadas y juego libre en la calle), en los familiares, con la participación de padres y cuidadores (por ejemplo, utilización de juguetes activos o de juegos con movimiento), y en los sociocomunitarios (disponibilidad de infraestructuras adecuadas como parques y zonas verdes). Señalan que son elementos clave para disminuir el sedentarismo la implicación de las familias, el acceso a infraestructuras adecuadas y el uso responsable de la tecnología, así como la participación de las redes sociales. Sus conclusiones son las siguientes:

> Es relevante destacar la importancia de establecer programas socioeducativos que adopten un enfoque integral para promover la actividad física en niños y jóvenes, destacando la evidencia científica que respalda la eficacia de la intervención en múltiples escenarios. Es necesario un enfoque coordinado entre diferentes actores (escuelas, familias, comunidades) para asegurar que niños y jóvenes alcancen niveles adecuados de actividad física, lo cual no solo mejora su salud física, sino también su bienestar mental y su desarrollo cognitivo.

En la revisión sistemática y metaanálisis de Moeller et al. (2024) también se analizó la efectividad de las intervenciones de actividad física en la escuela en niños y adolescentes. Estudiaron los factores de particular importancia al intentar aumentar la actividad física en las primeras etapas de la vida y encontraron que las intervenciones escolares solo tienen un pequeño efecto positivo en los niveles de actividad física. Observaron un efecto ligeramente mayor durante el horario escolar, mientras que no detectaron efectos de la intervención durante el tiempo libre.

Lee et al. (2024), en la *Cochrane Database of Systematic Reviews*, analizaron las estrategias para mejorar la implementación de políticas o prácticas escolares (5 a 18 años) relacionadas con la dieta, la actividad física, la obesidad y el consumo de tabaco o alcohol, y aportaron varias conclusiones:

- Las escuelas y su personal pueden implementar mejor las intervenciones para abordar la alimentación saludable, la actividad física, la obesidad y el consumo de tabaco o alcohol en los estudiantes cuando se utilizan estrategias para apoyarlos.

— Se requiere más investigación para comprender qué estrategias individuales son las mejores para apoyar a las escuelas y a su personal en la implementación de estas intervenciones.
— Hasta la fecha no se han identificado efectos indeseables derivados de brindar apoyo a las escuelas para su implementación y la información sobre los costes es limitada.

En los ensayos analizados se utilizaron múltiples estrategias de implementación, siendo las más frecuentes: materiales educativos, reuniones, visitas de extensión educativa o información académica detallada.

2.4 *Profesionales de la salud*

En el estudio efectuado por Kris-Etherton et al. (2021) se aborda la promoción de hábitos de vida saludables en el ámbito clínico para motivar a los pacientes e impulsar cambios de comportamiento. En el documento se presentan las estrategias, basadas en el modelo de las «5 A» (*ask, advise, assess, assist, arrange*) (preguntar, aconsejar, evaluar, ayudar, organizar), que pueden utilizar los profesionales de la salud para asesorar eficazmente sobre cambios de comportamiento relacionados con estilos de vida en pacientes con distintos niveles de riesgo de enfermedad cardiovascular. Entre estos cambios se encuentra el incremento de la actividad física y la consiguiente disminución del sedentarismo.

Este tipo de intervenciones queda reflejado en el Plan de Acción Mundial sobre Actividad Física 2018-2030 de la OMS, en el que se apoya la promoción de la actividad física por parte de los profesionales sanitarios, actuación que queda incluida en las acciones políticas propuestas para lograr una reducción relativa del 15 % en la prevalencia mundial de la inactividad física para 2030. La población objetivo son niños (de 5 a 17 años) y adultos (de 18 años o más) que desean recibir apoyo adicional para ser más activos físicamente. Mediante el modelo «5 A» se proporciona un marco de asesoramiento que presta atención a las exigencias de los entornos clínicos.

El estudio «Promoción de la actividad física por profesionales de la salud» (Baldwin et al., 2024), actualmente en desarrollo, analizará los resultados de la promoción de la actividad física en ese entorno. Entre otros aspectos se evaluará la eficacia del apoyo a la promoción de la actividad física por parte de los profesionales de la salud y sus resultados pueden contribuir a integrar la promoción de la actividad física en la práctica clínica habitual como una intervención eficaz para reducir enfermedades crónicas y mejorar la salud.

2.5 *Administración pública*

Estudios como el efectuado por Wolfenden et al. (2024) analizan el papel de las agencias de salud públicas en la prevención de enfermedades crónicas mediante la aplicación de enfoques de aprendizaje e implementación de intervenciones basadas en la evidencia. El desarrollo de un marco que describe tanto los procesos generales de mejora como las infraestructuras y otros apoyos recomendados facilita el logro de los objetivos propuestos.

En España, el Ministerio de Sanidad, dentro de la estrategia de promoción de la salud y prevención en el Sistema Nacional de Salud, ha desarrollado el documento *Actividad física para la salud y reducción del sedentarismo. Recomendaciones para la población*, actualizado en 2022. Las recomendaciones se basan en las propuestas internacionales de organismos como la OMS, la Agencia de Salud Pública de Canadá, el Departamento de Salud de EE. UU. o el Sistema Nacional de Salud del Reino Unido, entre otros, y su objetivo general es «divulgar a la población las recomendaciones consensuadas, actualizadas y basadas en la evidencia científica, sobre actividad física para la salud, reducción del sedentarismo y del tiempo de pantalla, con el fin de promover estilos de vida saludables, promover su salud, así como prevenir y mejorar la evolución de las enfermedades crónicas más prevalentes». Los mensajes principales de este documento se resumen en la tabla 23.3.

Tabla 23.3
Actividad física para la salud
y reducción del sedentarismo: mensajes principales

La actividad física proporciona múltiples beneficios para la salud.
Todas las personas, tanto mujeres como hombres, de cualquier edad y sea cual sea su estado de salud pueden beneficiarse de ser activas físicamente y reducir el tiempo sedentario.
Cualquier tipo de actividad física cuenta; es importante adaptarla a la vida diaria.
Con cualquier incremento en la actividad física se pueden obtener beneficios para la salud, cualquier cantidad de actividad física es mejor que ninguna, y cuanta más, mejor.
Las actividades de fortalecimiento muscular y de mejora de la masa ósea benefician a todas las personas.
Es importante para la salud no solo practicar actividad física, sino también reducir el tiempo que se pasa en modo sedentario.
Es importante que las opciones para ser una persona activa sean las más fáciles de elegir en los entornos en los que se vive.

Fuente: Ministerio de Sanidad, actualización de 2022.

2.6 *El papel de las nuevas tecnologías*

El desarrollo de tecnología portátil y de dispositivos inteligentes está proporcionando nuevos instrumentos para la monitorización de la actividad física. Esta tecnología incluye, entre otros dispositivos, relojes y pulseras con sensores específicos y sistemas de monitorización. Proporciona información variada, como la frecuencia cardíaca y su variabilidad, la saturación de oxígeno, las distancias recorridas, las calorías consumidas y los patrones de sueño y descanso.

Entre las cuestiones que se deben considerar y/o resolver se encuentran la precisión de los datos, el respeto a la privacidad, la disponibilidad de protocolos de validación estandarizados y de modelos de corrección de errores para mejorar la consistencia de las mediciones y la compatibilidad e interoperabilidad de los dispositivos.

En diversos estudios se están analizando la exactitud, la fiabilidad y la utilidad de los datos proporcionados. En relación con el parámetro «frecuencia cardíaca» existen iniciativas encaminadas a proporcionar recomendaciones de buenas prácticas. En la revisión efectuada por Schumann et al. (2025) se han estudiado diversos protocolos desarrollados para obtener perfiles de actividad física individual a partir de estos registros. Entre los parámetros analizados se encuentran la frecuencia cardíaca máxima, la basal o el grado de intensidad de la actividad. Se ha estudiado la viabilidad de estos métodos a la hora de cuantificar la actividad física, reforzar la adherencia a esta actividad y efectuar evaluaciones clínicas.

Con respecto al seguimiento de los programas dirigidos a fomentar estilos de vida saludables, Sousa Basto et al. (2025) han estudiado una muestra de personas adultas y han observado que usar aplicaciones con estrategias de fidelización refuerza el seguimiento de los programas de ejercicio físico y que la utilización de aplicaciones que recopilan los resultados puede impulsar la práctica regular de actividad física, al aumentar la motivación y el deseo de ir superando los resultados previos. En su estudio han visto que las principales motivaciones para hacer ejercicio se relacionan con el bienestar mental y físico, así como con el control del estrés y la ansiedad y con la prevención de enfermedades no transmisibles. Concluyen que la facilitación del autocontrol y el seguimiento del progreso personal son eficaces para fomentar hábitos de ejercicio a largo plazo y mejorar el bienestar.

También existen estudios sobre las aplicaciones de modelos de lenguaje amplios para mejorar las recomendaciones de ejercicio y actividad física en poblaciones tanto de pacientes como de personas sanas (Lai et al., 2025). Entre las contribuciones se incluyen el incremento de la participación al proporcionar retroalimentación en tiempo real, el desarrollo de planes de ejercicio adaptativos y la motivación mediante funciones interactivas. Favorecen que los usuarios establezcan y mantengan rutinas regulares de actividad física mediante intervenciones personalizadas. En relación con la accesibilidad, ayudan a proporcionar soluciones escalables y de bajo coste, especialmente útiles en comunidades remotas o desatendidas.

Referencias bibliográficas

ARUFE-GIRÁLDEZ, V., J. PEREIRA-LOUREIRO, M. B. GROBA-GONZÁLEZ, L. NIETO-RIVEIRO, N. M. CANOSA DOMÍNGUEZ, M. D. C. MIRANDA-DURO et al. (2024): «Multi-Context Strategies and Opportunities for Increasing Levels of Physical Activity in Children and Young People: A Literature Review», *Children* 11, p. 1475. DOI: https://doi.org/10.3390/ children11121475.

BALDWIN, J. N., K. PURCELL y L. HASSETT, (2024): «Promotion of Physical Activity by Health Professionals (PROMOTE-PA): protocol for effectiveness outcomes in a hybrid type I effectiveness- implementation cluster randomised controlled trial», *BMJ Nutrition, Prevention & Health* 0, p. e000901. DOI: 10.1136/ bmjnph-2024-000901.

IZQUIERDO, M., P. DE SOUTO-BARRETO, H. ARAI, H. A. BISCHOFF-FERRARI, M. CADORE-EL CESARI et al. (2025): «Global consensus on optimal exercise recommendations for enhancing healthy longevity in older adults (ICFSR)», *J Nutr Health Aging* 29, 100401. DOI: 10.1016/j.jnha.2024.100401. Epub 2025 Jan 1. PMID: 39743381.

KRIS-ETHERTON, P. M., K. S. PETERSEN, J. P. DESPRÉS, C. A. M. ANDERSON, P. DEEDWANIA, K. L. FURIE et al. (2021): «Strategies for Promotion of a Healthy Lifestyle in Clinical Settings: Pillars of Ideal Cardiovascular Health: A Science Advisory From the American Heart Association», *Circulation* 144, pp. e495-e514. DOI: 10.1161/CIR.0000000000001018. Epub 2021 Oct 25. PMID: 34689589.

LAI, X., J. CHEN, Y. LAI, S. HUANG, Y. CAI, Z. SUN et al. (2025): «Using Large Language Models to Enhance Exercise Recommendations and Physical Activity in Clinical and Healthy Populations: Scoping Review», *JMIR Med Inform* 27, p. e59309. DOI: 10.2196/59309. PMID: 40424584; PMCID: PMC12133071.

LEE, D. C. W., K. M. O'BRIEN, S. MCCRABB, L. WOLFENDEN, F. TZELEPIS, C. BARNES et al. (2024): «Strategies for enhancing the implementation of school-based policies or practices targeting diet, physical activity, obesity, tobacco or alcohol use», *Cochrane Database of Systematic Reviews* 12, art. n.º CD011677. DOI: 10.1002/14651858.CD011677.pub4.

MARTÍNEZ-GÓMEZ, D., M. LUO, Y. HUANG, F. RODRÍGUEZ-ARTALEJO, U. EKELUND, M. SOTOS-PRIETO et al. (2024): «Physical Activity and All-Cause Mortality by Age in 4 Multinational Megacohorts», JAMA Netw Open 7, p. e2446802. DOI: 10.1001/jamanetworkopen.2024.46802.

MOELLER, N. C., L. OESTERGAARD, M. G. B. RASMUSSEN, J. SCHMIDT-PERSSON, K. T. LARSEN y C. B. JUHL (2024): «How to get children moving? The effectiveness of school-based interventions promoting physical activity in children and adolescents - A systematic review and meta-analysis of randomized controlled- and controlled studies», *Health Place* 89, 103333. DOI: 10.1016/j.healthplace.2024.103333. PMID: 39163765.

PALOMBI, T., A. CHIRICO, B. CAZZOLLI, M. ZACCHILLI, G. ALESSANDRI, L. FILOSA et al. (2025): «Motivation, psychological needs and physical activity in older adults: a qualitative review», *Age Ageing* 54, afaf180. DOI: 10.1093/ ageing/afaf180. PMID: 40601367; PMCID: PMC12218189.

PRINGLE, A. y N. KIME (2024): «Interventions to Promote Physical Activity and Healthy Ageing: An Editorial», *Int J Environ Res Public Health* 21, p. 1225. DOI: https:// doi.org/10.3390/ijerph21091225.

SCHUMANN, M., J. F. FEUERBACHER, L. HEINRICH, M. OLVERA-ROJAS, A. SCLAFANI, J. C. BRØND et al. (2025): «Using Free-Living Heart Rate Data as an Objective Method to Assess Physical Activity: A Scoping Review and Recommendations by the INTERLIVE-Network Targeting Consumer Wearables», *Sports Med* 55, 275-300. DOI: 10.1007/s40279-024-02159-1. PMID: 39893599; https://doi.org/10.1007/s40279-024-02159-1.

SILVA, C. C., J. PRESSEAU, Z. VAN ALLEN, P. M. SCHENK, M. MORETO, J. DINSMORE et al. (2024): «Effectiveness of Interventions for Changing More Than One Behavior at a Time to Manage Chronic Conditions: A Systematic Review and Meta-analysis», *Ann Behav Med* 58, pp. 432-444. DOI: 10.1093/ abm/kaae021. PMID: 38721982.

SOUSA BASTO, P. y P. FERREIRA (2025): «Mobile applications, physical activity, and health promotion», *BMC Health Serv Res* 25, p. 359. DOI: 10.1186/ s12913-025-12489-z. PMID: 40065339. https://doi.org/10.1186/s12913-025-12489-z.

WAN, J., J. KIM, T. TSUJIMOTO, R. MIZUSHIMA, Y. SHI, K. KIYOHARA et al. (2024): «Effectiveness and Components of Health Behavior Interventions on Increasing Physical Activity Among Healthy Young and Middle-Aged Adults: A Systematic Review with Meta-Analyses», *Behav Sci* 14, p. 1224. DOI: https://doi.org/10.3390/bs14121224.

WHO (2018): «Global action plan on physical activity 2018-2030: more active people for a healthier world», World Health Organization. ISBN: 978-92-4-151418-7, en línea: <https://iris.who.int/bitstream/handle/10665/272722/97 89241514187-eng.pdf?sequence=1>.

WHO (2020): «World Health Organization guidelines on physical activity and sedentary behavior», World Health Organization, en línea: <https://www.who .int/publications/i/item/9789240015128>.

WOLFENDEN, L., J. WIGGERS, C. BARNES, C. LANE, D. GROOMBRIDGE, K. ROBERTSON et al. (2024): «Learning health systems to implement chronic disease prevention programs: A novel framework and perspectives from an Australian health service», *Learn Health Syst* 8, p. e10466. DOI: 10.1002/ lrh2.10466. PMID: 39444504.

ZHU, S., D. SINHA, M. KIRK, M. MICHALOPOULOU, A. HAJIZADEH y G. WREN (2024): «Effectiveness of behavioural interventions with motivational interviewing on physical activity outcomes in adults: systematic review and meta-analysis», *BMJ* 386, p. e078713. DOI: http://dx.doi.org/10.1136/ bmj-2023-078713.

Autorías

Editores

FRANCISCO JAVIER CHORRO GASCÓ. Departamento de Medicina de la Facultad de Medicina y Odontología de la Universitat de València. Centro de Investigación Biomédica en Red de Enfermedades Cardiovasculares (CIBERCV). Instituto de Investigación Sanitaria del Hospital Clínico Universitario de Valencia (INCLIVA).

JOSÉ VIÑA RIBES. Departamento de Fisiología de la Facultad de Medicina y Odontología de la Universitat de València. Centro de Investigación Biomédica en Red de Fragilidad y Envejecimiento Saludable (CIBERFES). Instituto de Investigación Sanitaria del Hospital Clínico Universitario de Valencia (INCLIVA).

Autores y autoras

ANTONIO MANUEL ALBEROLA AGUILAR. Departamento de Fisiología de la Facultad de Medicina y Odontología de la Universitat de València. Centro de Investigación Biomédica en Red de Enfermedades Cardiovasculares (CIBERCV). Instituto de Investigación Sanitaria del Hospital Clínico Universitario de Valencia (INCLIVA).

IVÁN DE AMO GALÁN. Instituto de Investigación Sanitaria del Hospital Clínico Universitario de Valencia (INCLIVA).

OSCAR JULIÁN ARIAS MUTIS. Departamento de Fisiología de la Facultad de Medicina y Odontología de la Universitat de València. Departamento de Ciencias Biomédicas de la Facultad de Ciencias de la Salud de la Universidad CEU Cardenal Herrera de Valencia. Centro de Investigación Biomédica en Red de Enfermedades Cardiovasculares (CIBERCV). Instituto de Investigación Sanitaria del Hospital Clínico Universitario de Valencia (INCLIVA).

CARLOS BERTOLÍN BORONAT. Servicio de Cardiología del Hospital Clínico Universitario de Valencia.

VICENTE BODÍ PERIS. Departamento de Medicina de la Facultad de Medicina y Odontología de la Universitat de València. Servicio de Cardiología del Hospital Clínico Universitario de Valencia. Centro de Investigación Biomédica en Red de Enfermedades Cardiovasculares (CIBERCV). Instituto de Investigación Sanitaria del Hospital Clínico Universitario de Valencia (INCLIVA).

LOURDES BONDANZA SAAVEDRA. Servicio de Cardiología del Hospital Clínico Universitario de Valencia.

CONSUELO BORRÁS BLASCO. Departamento de Fisiología de la Facultad de Medicina y Odontología de la Universitat de València.

CONRADO CALVO SAIZ. Departamento de Fisiología de la Facultad de Medicina y Odontología de la Universitat de València. Centro de Investigación Biomédica en Red de Enfermedades Cardiovasculares (CIBERCV). Instituto de Investigación Sanitaria del Hospital Clínico Universitario de Valencia (INCLIVA).

JOAQUÍN CÁNOVES FEMENÍA. Departamento de Medicina de la Facultad de Medicina y Odontología de la Universitat de València. Servicio de Cardiología del Hospital Clínico Universitario de Valencia. Centro de Investigación Biomédica en Red de Enfermedades Cardiovasculares CIBERCV. Instituto de Investigación Sanitaria del Hospital Clínico Universitario de Valencia (INCLIVA).

ELENA DE DIOS LLUCH. Centro de Investigación Biomédica en Red de Enfermedades Cardiovasculares (CIBERCV). Instituto de Investigación Sanitaria del Hospital Clínico Universitario de Valencia (INCLIVA).

ELOY DOMÍNGUEZ MAFÉ. Departamento de Medicina de la Facultad de Medicina de la Universitat Jaume I de Castelló. Servicio de Cardiología del Hospital Clínico Universitario de Valencia.

RAFAEL DE LA ESPRIELLA JUAN. Servicio de Cardiología del Hospital Clínico Universitario de Valencia. Centro de Investigación Biomédica en Red de

Enfermedades Cardiovasculares (CIBERCV). Instituto de Investigación Sanitaria del Hospital Clínico Universitario de Valencia (INCLIVA).

JOSÉ ANTONIO FERRERO CABEDO. Clínica Artes de Valencia.

ÁNGEL FERRERO DE LOMA OSORIO. Servicio de Cardiología del Hospital Clínico Universitario de Valencia.

CRISTINA FLOR RUFINO. Departamento de Fisioterapia de la Universitat de València. Instituto de Investigación Sanitaria del Hospital Clínico Universitario de Valencia (INCLIVA).

SERGIO GARCÍA BLAS. Servicio de Cardiología del Hospital Clínico Universitario de Valencia.

ELISA GARCÍA TERCERO. Servicio de Geriatría del Hospital Universitario de la Ribera, Alzira.

PATRICIA GENOVÉS MARTÍNEZ. Departamento de Fisiología de la Facultad de Medicina y Odontología de la Universitat de València. Departamento de Ciencias Biomédicas de la Facultad de Ciencias de la Salud de la Universidad CEU Cardenal Herrera de Valencia. Centro de Investigación Biomédica en Red de Enfermedades Cardiovasculares (CIBERCV). Instituto de Investigación Sanitaria del Hospital Clínico Universitario de Valencia (INCLIVA).

MARÍA CARMEN GÓMEZ-CABRERA. *Freshage Research Group*. Departamento de Fisiología de la Facultad de Medicina y Odontología de la Universitat de València. Centro de Investigación Biomédica en Red de Fragilidad y Envejecimiento Saludable (CIBERFES). Instituto de Investigación Sanitaria del Hospital Clínico Universitario de Valencia (INCLIVA).

JOSÉ JALIFE. Centro Nacional de Investigaciones Cardiovasculares Carlos III (CNIC). Departamento de Medicina Interna y de Fisiología Molecular e Integrativa de la Universidad de Michigan, Ann Arbor, MI, EE. UU.

MAGDALENA LINGE MARTÍN. Servicio de Geriatría del Hospital Universitario de la Ribera, Alzira.

LUIS MAINAR LATORRE. Servicio de Cardiología del Hospital de Manises, Valencia.

VÍCTOR MARCOS GARCÉS. Servicio de Cardiología del Hospital Clínico Universitario de Valencia.

ÁNGEL MARTÍNEZ BROTONS. Servicio de Cardiología del Hospital Clínico Universitario de Valencia.

HÉCTOR MERENCIANO GONZÁLEZ. Servicio de Cardiología del Hospital Clínico Universitario de Valencia.

FERNANDO MILLÁN-DOMINGO. *Freshage Research Group*. Departamento de Fisiología de la Facultad de Medicina y Odontología de la Universitat de València. Centro de Investigación Biomédica en Red de Fragilidad y Envejecimiento Saludable (CIBERFES). Instituto de Investigación Sanitaria del Hospital Clínico Universitario de Valencia (INCLIVA).

GEMA MIÑANA ESCRIVÁ. Departamento de Medicina de la Facultad de Medicina y Odontología de la Universitat de València. Servicio de Cardiología del Hospital Clínico Universitario de Valencia. Centro de Investigación Biomédica en Red de Enfermedades Cardiovasculares (CIBERCV). Instituto de Investigación Sanitaria del Hospital Clínico Universitario de Valencia (INCLIVA).

GONZALO NÚÑEZ MARÍN. Servicio de Cardiología del Hospital Clínico Universitario de Valencia

JULIO NÚÑEZ VILLOTA. Departamento de Medicina de la Facultad de Medicina y Odontología de la Universitat de València. Servicio de Cardiología del Hospital Clínico Universitario de Valencia. Centro de Investigación Biomédica en Red de Enfermedades Cardiovasculares (CIBERCV). Instituto de Investigación Sanitaria del Hospital Clínico Universitario de Valencia (INCLIVA).

PATRICIA PALAU SAMPIO. Departamento de Medicina de la Facultad de Medicina y Odontología de la Universitat de València. Servicio de Cardiología del Hospital Clínico Universitario de Valencia. Instituto de Investigación Sanitaria del Hospital Clínico Universitario de Valencia (INCLIVA).

RICARDO RUIZ-GRANELL. Hospital Quirónsalud Valencia.

AMPARO RUIZ SAURÍ. Departamento de Patología de la Facultad de Medicina y Odontología de la Universitat de València. Centro de Investigación Biomédica en Red de Enfermedades Cardiovasculares (CIBERCV). Instituto de Investigación Sanitaria del Hospital Clínico Universitario de Valencia (INCLIVA).

GUILLERMO SÁEZ TORMO. Departamento de Bioquímica y Biología Molecular de la Facultad de Medicina y Odontología de la Universitat de València. Servicio de Análisis Clínicos del Hospital Universitario Dr. Peset. Fundación para el Fomento de la Investigación Sanitaria y Biomédica de la Comunitat Valenciana (FISABIO).

JUAN MIGUEL SÁNCHEZ GÓMEZ. Servicio de Cardiología del Hospital Clínico Universitario de Valencia.

JUAN SANCHIS FORÉS. Departamento de Medicina de la Facultad de Medicina y Odontología de la Universitat de València. Servicio de Cardiología del Hospital Clínico Universitario de Valencia. Centro de Investigación Biomédica en Red de Enfermedades Cardiovasculares (CIBERCV). Instituto de Investigación Sanitaria del Hospital Clínico Universitario de Valencia (INCLIVA).

ENRIQUE SANTAS OLMEDA. Departamento de Medicina de la Facultad de Medicina y Odontología de la Universitat de València. Servicio de Cardiología del Hospital Clínico Universitario de Valencia.

LUIS SUCH BELENGUER. Departamento de Fisiología de la Facultad de Medicina y Odontología de la Universitat de València. Centro de Investigación Biomédica en Red de Enfermedades Cardiovasculares (CIBERCV). Instituto de Investigación Sanitaria del Hospital Clínico Universitario de Valencia (INCLIVA).

LUIS SUCH MIQUEL. Departamento de Fisioterapia de la Universitat de València. Centro de Investigación Biomédica en Red de Enfermedades Cardiovasculares (CIBERCV). Instituto de Investigación Sanitaria del Hospital Clínico Universitario de Valencia (INCLIVA).

FRANCISCO JOSÉ TARAZONA SANTABALBINA. Servicio de Geriatría del Hospital Universitario de la Ribera, Alzira.

ISABEL TRAPERO GIMENO. Departamento de Enfermería de la Universitat de València. Centro de Investigación Biomédica en Red de Enfermedades Cardiovasculares (CIBERCV). Instituto de Investigación Sanitaria del Hospital Clínico Universitario de Valencia (INCLIVA).

CARLOS VERGARA UZCÁTEGUI. Servicio de Cardiología del Hospital Clínico Universitario de Valencia.

MANUEL ZARZOSO MUÑOZ. Departamento de Fisioterapia de la Universitat de València. Centro de Investigación Biomédica en Red de Enfermedades Cardiovasculares (CIBERCV). Instituto de Investigación Sanitaria del Hospital Clínico Universitario de Valencia (INCLIVA).

Índice analítico

iónico   84, 125, 142, 213, 218,
219, 231, 265, 266, 372
HCN   126, 213
TRPV4   266
canalopatía   234, 235, 271, 363,
375, 376
cáncer   13, 14, 25, 31, 63, 66, 67,
69, 93, 138, 164, 168, 176, 286,
288, 292, 369
cannabinoides   236, 369
capacidad   289, 295, 358
aeróbica   125, 138, 139, 178, 192,
195, 202, 280, 281, 353, 364
anaeróbica   182
antioxidante   91, 93, 95
cronotrópica   229, 373
de adaptación   11, 24, 29, 30, 161
de esfuerzo   90, 131, 132, 181,
387
física   62, 185, 200, 204, 278,
308, 324, 332, 334, 357, 369,
374
funcional   14, 42, 165, 166, 179,
184, 282, 312, 314, 315, 317,
318, 330-332, 335, 336, 339,
343, 352, 355, 362, 378, 383-
385, 396
máxima   300
carbohidratos   84, 85, 96, 197
carcinogénesis   112
cardiomiocito → miocardiocito
cardioneuroablación   372
cardiopatía   111, 228, 231, 241, 308,
375, 376, 378
isquémica   14, 39, 41, 42, 44, 45,
49, 52, 63, 64, 103, 235, 243,
267, 286, 307, 309, 310-312,
322, 323, 325, 369, 375, 382
aguda   47, 312
crónica   45-47, 312
estructural   53, 166, 226, 230,
234, 235, 243, 250, 372-374,
376
carga   46, 63, 64, 131, 143, 178,
179, 185, 192, 195, 199, 200, 202,

204, 205, 231, 271, 280, 315, 316,
321, 334, 339, 368, 374, 376
arrítmica   230, 234, 244, 336
económica   179
cariocinesis   82
cariogénesis   106
carnitina   85
carvedilol   51
catabolismo   86, 88, 262
catalasa   91, 92, 295
catecolaminas   131, 161, 197, 198,
201, 204, 375
cateterismo cardiaco   52, 166, 308
células   25, 28, 80-83, 87, 88, 91,
101-103, 110-113, 124, 125, 132,
142, 145, 149, 176, 278
cardiacas   80, 81, 90, 204
de Purkinje   101, 103, 141
endoteliales   80, 82, 83, 101, 114,
260, 261, 265, 266
intersticiales   112, 118
madre   27, 28, 80
miocárdicas   80, 83
musculares lisas vasculares   80,
258, 266
neuronales   81
P (del nodo sinusal)   103, 117,
126, 138, 140, 142
progenitoras   81, 114
senescentes   28, 117, 124
T   25
chaperonas   111
ciclo   215
de Krebs   84, 86, 88, 89
de Wenckebach   213, 214
del ácido cítrico   85
cicloergómetro   200, 315-317, 322,
335, 383
circulación   89, 113, 180, 185, 195
colateral   29
coronaria   257, 258, 262-264,
267, 271
periférica   192, 193
pulmonar   193, 207
venosa   192

Q   166
QRS   140
T   164, 235, 239-241
orejuela auricular
  derecha   103
  izquierda   54
osteoporosis   14, 67, 176, 354
oxaloacetato (u oxalacetato)   85, 95
oxidación   85-88, 91, 94, 95, 96
óxido nítrico   81, 91, 196, 218, 257,
  265, 279, 290, 295

P

palpitaciones   53, 140, 244, 245
patrón
  de actividad física   69
  de bloqueo de rama   140, 232
  de Brugada   235-237, 377
  de conducción arritmogénica   143
  de hemibloqueo anterior izquier-
    do   140
  de llenado transmitral   114, 115
  de repolarización precoz   242
  de síndrome de QT largo   240
  fascicular   232
  ventilatorio   195
pausa sinusal   139, 227
pentraxina amiloide sérica   111
percepción
  del paciente   338
  subjetiva del esfuerzo   336, 337,
    341, 342, 353, 390, 391
pérdida muscular   179, 278
perfusión
  coronaria   160, 215, 259
  miocárdica   160, 166, 168, 258,
    259, 264, 265, 271
pericardio   100-102, 105, 106, 110,
  114, 116
perimisio   113
periodo refractario   214, 215, 247,
  248
periostina   110
peroxinitrito   91, 95

peso corporal   42, 64, 84, 289, 293,
  355, 392
picrosirio   113
pilates   321, 354
piruvato   85, 86, 88, 95
  deshidrogenasa (PDH)   88
placa
  aterosclerótica   180, 291
  coronaria   164
  endocárdica   104, 105
plegamiento   28, 109, 111
pletismograma   127
portador de
  desfibrilador automático implanta-
    ble (DAI)   363, 377
  marcapasos   373, 378
poscarga   199, 201, 270
potencia   353, 354
  aeróbica   183
  máxima   180
potencial
  de acción   125, 126, 129, 140,
    141, 216-219
    monofásico   216
  de reposo   126
práctica deportiva   226, 228-232,
  235, 236, 240, 241, 244, 250, 368,
  369, 371, 373, 376-378
precarga   131, 201
preexcitación   363, 367, 373
  ventricular   247
prescripción de programas de rehabilitación cardíaca   310, 389
presión
  arterial   14, 40, 52, 54, 64, 66,
    70, 84, 180, 185, 196, 201, 203,
    259, 269, 270, 280, 290-294,
    336, 337
  aórtica   160
  de llenado diastólico   104, 111,
    160, 248
  de perfusión   258, 259
  de pulso   162
  diferencial   201
  inspiratoria máxima   339, 391